現代精神医学の礎 I

精神医学総論

編集
松下正明 影山任佐

時空出版

刊行にあたって

　現代精神医学は，脳科学，行動科学の隆盛を背景に，生物学的方向を目指して邁進しているように見える．かたや精神医療の実践も非常に重んじられるようになり，その中核は精神保健活動となりつつある．つまり，一方では脳科学の科学的知と技法，他方では多様な職種による精神保健の実践的知と技法へと，二極化しているのが現代精神医学の特徴である．

　精神医学も精神医療も，社会制度や文明の枠内で科学理論や技術の影響を受けつつ発展してきた．病因論一つをとっても，器質因論と心因論との長い論争過程と支配原理という歴史の振り子の振幅を持つ．近代精神医学は，臨床精神医学に加え，法医学的精神医学，公衆衛生学的精神医学の三大要因から成立し，このことが近代精神医学誕生においては極めて重要な役割を果たしてきた．21世紀精神医学における司法精神医学と精神保健の昨今の隆盛は，長く潜在的地位に甘んじてきた後二者が時代の波に押し出され，顕在化してきた事態ともいえる．

　18世紀末に欧州において科学的精神医学が誕生してから既に200年余りの時が過ぎた．現代精神医学は多様な可能的な発展の一つの現実態に過ぎないが，それが最良の姿であるかどうか厳しく吟味する必要があろう．しかし，その判断基準を何に求めたらいいのだろうか？

　その判断基準を考えるとき，DSM記述主義原理の隆盛がまずは思い浮かぶ．DSMは，今日ではその原理に基づく疾病分類，診断の信頼性の確保という主な目的，動機に留まらず，精神医学の知の集積をその原理に従って組織化し，体系化してしまっている．つまり今や一つのパラダイムと化してしまっている．

　しかし，DSM的原理から排除されている病因論，精緻な症候論，これ以外の立場に立脚する疾病論，疾病分類学，精神病理学，またDSMには触れられていない治療論こそが科学的精神医学誕生以来，現代に至るまでの精神医学の本流であり，精髄ではなかったのか．

　DSM主義のパラダイムを発展的に乗り越えて，現代における科学的，人間学的知と技法の新たな枠組みにおいて，この本流，精髄を再生させるべきであるというのが我々の立場である．

それは科学としての現代精神医学を，相対性を見失わず批判的に捉えることであり，多様的統一性こそ精神医学の本来的特徴といえる。加えて精神医学が客観的数値に還元できない，人間の全体的理解を常に基盤としているものである限り，全体性もまた精神医学の本質であるといえる。

21世紀の精神医学・医療がどのようなニーズに応え，社会的役割を果たし，世界と人類に貢献しようとしているのか，我々の向かうべき方向，課題を共に考え，指針を明示し，精神医学の本質，有効な治療の開発，最良の精神医療システムを常に探究し，実現し，改革する姿勢を支えてくれる礎として，「現代精神医学の礎」発刊の最大の理由が存在する。

「現代精神医学の礎」は，1970～80年代に『精神医学』誌上にシリーズとして掲載された「古典紹介」の本文の翻訳と解説を再録したものである。欧米各国の18世紀末から20世紀中葉までの，幅広く重要な基本的論文，著書が網羅されている。精神医学，脳科学，神経心理学等を専攻する者たちが必読すべき，重要かつ基本的研究，治療法等広汎な領域と主題が収載されている。恐らくは紹介者自らが傾倒していたと思われる主題と著者について，熱意をもって最大の努力を払って執筆された珠玉の傑作が数多く，本紹介シリーズは発刊当時大きな反響と評判を呼んだ。

精神医学とは何か——と言う具体的答えがここにある，と言っても過言ではない。21世紀における現代精神医学の現状と将来を見通すとき，是非とも立ち戻って紐解かねばならない基盤がそこにある。復刻して是非再読してほしいという編者らの積年の思いがあった。

本書が，精神医学，心理学，脳科学等を志す若い学徒のみならず専門の方々にも広く読まれ，かつて様々な大きな問題に真っ正面から取り組んだ傑出した探求者の格闘の証に出会い，そこに展開している魅力ある世界が新たな感動をもたらす契機となれば，我々の願いは半ば達せられたようなものである。

なお，原著の『精神医学』誌における「古典紹介」シリーズそのものが，体系的に紹介論文を選択したものではないため，いくつかの重要な基本文献が欠落し，精神医学の古典が網羅されている訳ではない。これらの洩れてしまった重要な論文については，いずれ本書の別巻として刊行したいというのが編者らの希望である。

さいごに本巻シリーズの意義を理解し，再録に同意していただいた医学書院および筆者の方々に感謝申し上げたい。

2008年12月

編者　松下正明　影山任佐

序

　本巻は本シリーズの最終配本，完結巻である。内容は方法論等を中心とした論著等に加え，容量の関係から他巻に収録できなかった幻覚等の症候論をも収録してある。本巻のタイトルにあるように，主として総論的内容でもって構成されている。本シリーズ第Ⅰ巻として位置づけた所以である。所収論著は1843年のW. グリージンガーから1951年のR. アッシャーまで，100年間の英独仏語圏の重要な代表的論文を収めている。

　『精神医学』誌に掲載された「古典紹介」シリーズを本として刊行しようと筆者が思い始めたのは約10年余り前であった。既にほぼ完結していた「古典紹介」シリーズはまさしく現代精神医学の礎となった珠玉の論著ばかりで，しかも翻訳・解説者の並々ならぬ熱意と思い入れが伝わってくるものであった。発表から数十年を経過し，精神科医等関連領域の専門家の世代も二世代ほど経てしまい，現代精神医学のこの宝庫についてまったく知らない世代が多数を占めるようになってしまった。現行精神医学を支配するDSMパラダイムに代表される操作主義，自然科学至上主義的科学観の一元的支配，行きすぎは精神医学およびその関連領域が本来有している実り豊かで創造的な可能性を窒息させるのではないかという危惧を当時から強く抱いていた。現行精神医学の支配的パラダイムは現代精神医学を築き挙げてきた精神医学の大きな幾つかの流れの一つにすぎず，しかも完成体というにはほど遠いものであることを本シリーズは如実に示しうるものと考えた。歴史は対立するものの振り子のような振れ動きであることを教えてくれる。DSMへの本格的な批判が米国でさえ起きている。新しいパラダイムシフトが起こりつつあるのかもしれない。

　構想後，多少の紆余曲折の末に2006年になって時空出版がこの企画を引き受け，刊行が実現するということになった。同年秋の京都での精神医学史学会の懇親会の席で，精神医学史の尊敬する先輩である松下正明氏に共同編集を打診し，同氏より快諾を得た。こうして2007年から本格的な編集が始まった。シ

リーズタイトルと刊行趣旨について原案を筆者が用意し，共同編集者と共に推敲した。同時に文京区小石川の時空出版社内で，幾度か編集会議を開き，全体的構成がまとまり，各巻所収論著と各巻タイトル名と責任編集者の割り当てが決まり，2009年2月に本シリーズ第Ⅱ巻『統合失調症・妄想』（責任編集・影山任佐）が刊行された。以後，2010年9月には第Ⅳ巻『気分障害・非定型精神病／児童精神医学／精神科治療／社会精神医学・司法精神医学』（責任編集・松下正明）が，2011年3月には第Ⅲ巻『神経心理学／脳器質性疾患・外因精神病』（責任編集・松下正明）が刊行され，今回の本巻発行に至った。構想10年余り，編集開始以降6年，刊行以降約3年の月日が経った。筆者にとっては50歳代，60歳代前半の仕事の一つとなり，完結にあたり感慨深いものがある。幾つか本シリーズに収めたい論著もあり，いずれ続刊が刊行されることを期待している。

本シリーズは書評等で好評を得，本シリーズの刊行の意義が認められ，高い期待をもって待ち望まれていたことが分かり，企画・編集者としては大いなる喜びと満足をもって，最後を締めくくることができた。なお本巻末尾には共同編集者の松下正明氏作成の「精神医学主要文献 年表」を付しておいた。最後に，各執筆者，時空出版，医学書院，その他関係者の方々に深く御礼を申し上げたい。

なお，この第Ⅰ巻は最終配本の完結巻であるため，通常は最終巻に収載する総目次，人名総索引その他文献年表等のリストをここに収録した。

東日本大震災とアラブ諸国の民主化革命に揺れ動く世界的激動に新しい日本の復興と世界の未来を望見しつつ。

2011年3月

第Ⅰ巻責任編集　影山　任佐

第Ⅰ巻　執筆者（翻訳・解説）

［50音順］　＊印は故人で所属は初出当時のもの

飯田　　眞	元新潟大学医学部精神医学教室
今泉恭二郎＊	大阪回生病院精神神経科
臺　　　弘	坂本医院
加藤　　敏	自治医科大学精神医学教室
加藤　佳彦	かとう心療内科クリニック
越賀　一雄＊	大阪医科大学精神医学教室
小林　聡幸	自治医科大学精神医学教室
柴田　収一＊	東京女子医科大学神経精神科学教室
清水鴻一郎	京都伏見しみず病院
下坂　幸三＊	下坂クリニック
角南　　健＊	大阪医科大学精神医学教室
関　　忠盛＊	茨城県立友部病院
髙橋　　徹	国土交通省本省診療所
田中　寛郷	京都東山老年サナトリウム
千谷　七郎＊	東京女子医科大学神経精神科学教室
中谷　陽二	筑波大学社会医学系
濱田　秀伯	群馬病院
船津　　登	東が丘クリニック
宮本　忠雄＊	自治医科大学精神医学教室

現代精神医学の礎 ● 第Ⅰ巻

「精神医学総論」目次

刊行にあたって　　　　　　　　i
序　　　　　　　　　　　　　iii
執筆者　　　　　　　　　　　 v
凡　例　　　　　　　　　　　 x

1　W. グリージンガー　Wilhelm Griesinger
　　精神的反射作用について――精神疾患の本質瞥見〔1843〕
　　　　　　　　　　　　　　　　　　　翻訳・解説　柴田収一　　3

2　J. H. ジャクソン　John Hughlings Jackson
　　神経系の進化と解体〔1884〕
　　　　　　翻訳　越賀一雄，船津　登，清水鴻一郎，角南　健
　　　　　　　　　　　　　　　　　　　　　　解説　越賀一雄　42

3　A. クラマー　Augst Cramer
　　発声器官の筋感幻覚〔1889〕
　　　　　　翻訳　加藤　敏，小林聡幸／解説　小林聡幸，加藤　敏　112

4　S. コルサコフ　Sergej Sergejewitsch Korsakow
　　Wahnsinn の急性形に関する問題について〔1892〕
　　　　　　　　　　　　　　　　　　　翻訳・解説　今泉恭二郎　125

5　J. セグラ　Jules Séglas
　　幻　　　覚〔1894〕
　　　　　　　　翻訳　田中寛郷，濱田秀伯／解説　濱田秀伯　153

6　**P. ジャネ**　Pierre Janet
　　強迫症と精神衰弱——心理現象の階層的秩序〔1903〕
　　　　　　　　　　　　　　　　……………翻訳・解説　髙橋　徹　178

7　**E. ブロイラー**　Eugen Bleuler
　　精神病の症状のなかにみられるフロイト機制〔1906〕
　　　　　　　　　　　　　　　　……………翻訳・解説　下坂幸三　201

8　**A. ホッヘ**　Alfred Hoche
　　精神医学における症状群の意義について〔1912〕
　　　　　　　　　　　　　　　　……………翻訳・解説　下坂幸三　222

9　**L. クラーゲス**　Ludwig Klages
　　夢意識について　第Ⅱ部　夢のなかの覚醒意識〔1919〕
　　　　　　　　　　　　　　　　……………翻訳・解説　千谷七郎　240

10　**E. クレペリン**　Emil Kraepelin
　　精神病の現象形態〔1920〕
　　　　　　　　　　　　　　　　……………翻訳・解説　臺　　弘　305

11　**G. ドゥ・クレランボー**　Gaétan de Clérambault
　　精神自動症と自我分裂〔1920〕
　　　　　　　　　…………翻訳　髙橋　徹, 中谷陽二／解説　髙橋　徹　338

12　**E. ミンコフスキー**　Eugène Minkowski（英訳 F. J. Farnell）
　　精神病理学に適用されたベルグソンの思想〔1926〕
　　　　　　　　　　　　　　　　……………翻訳・解説　越賀一雄　356

13　**K. ビルンバウム**　Karl Birnbaum
　　精神疾患の構成〔1928〕
　　　　　　　　　　　　　　　　……………翻訳・解説　千谷七郎　381

14　**H. クンツ**　Hans Kunz
　　精神病理学における人間学的考察方法〔1941〕
　　　　　　　　　　　　……………翻訳・解説　関　忠盛, 宮本忠雄　412

15 R. アッシャー　Richard Asher
　ミュンヒハウゼン症候群〔1951〕
　　　　　　　　　　　　　　　　　　翻訳・解説　加藤佳彦・飯田　眞　467

現代精神医学の歴史的意義　主体と客体の相克
　―あとがきにかえて―　　　　　　　　　　　　　　　　483

『精神医学』「古典紹介」掲載論文一覧　　496

精神医学主要文献　年表　　501

総目次　　519

人名総索引　　523

凡　例

・本書の論文は『精神医学』誌に1974年から1998年にわたって連載された「古典紹介」から，すでに単行本に収録された等の理由で再録できなかったものを除き，テーマ別に4巻に分けて収載したものである。各テーマ内では基本的には発表年代順に収めた。

・各論文のタイトルページには，上記の初出論文で原著のタイトル名・著者名が欧文で表記されている場合も，タイトル名の和訳と原著者名のカタカナ表記を掲載した。

・その後の新たな解釈等がある場合は，「付記」「補遺」「解説補遺」として解説の最後に付け加え，文献等も必要な場合は追加されている。

・誤植や明らかな誤り，現在ではほとんど用いられない表記以外，原則として初出どおりの内容となっている。したがって，「分裂病」等の訳語もあえて当時のままとした。

・用語や表記，形式の統一は，初出論文に合わせて論文ごとに行った。

・本文のゴシック体は，初出論文でイタリック体もしくはアンダーラインや傍点等の付された部分である。

・原著者の注は本文に (1) (2) …と符号をつけ翻訳の最後に後注とした。

・訳者の注は訳注1) 訳注2) …と，解説者の注は注1) 注2) …と本文に符号をつけ同ページ下の脚注とした。

・本文中の訳者の注は〔　〕に入れポイントを落とした。

精神医学総論

Wilhelm Griesinger

Über psychische Reflexactionen：Mit einem Blick auf das Wesen der psychischen Krankheiten*

W. グリージンガー

精神的反射作用について——精神疾患の本質瞥見

　やかましい医学の時事問題を離れて，これから精神現象の大河が流れ過ぎる静かな岸辺に読者を御案内しよう。お断りするまでもないとは思うが，このさい案内役には，あの恐ろしい専門語だらけの哲学の手などは借りず，経験的な生理学に属する見解や概念の簡単明瞭な灯火を頼りにすることを，最初にお約束しておく。これ以外に方法はないのだ。——精神的有機生体と称される有機生体の諸現象の展開とその解釈とは，有機的存在であるからこそ，われわれの見るところ，専ら自然科学者にのみ委ねられるべきである。そしてこれら現象の細部に至るまで，有機組織体化された質料の多くの別の諸現象のために近代生理学が創り出し，発展させたのとまったく同じ諸概念，諸法則が適用されることは，これから詳しくお目にかけるとしよう。
　神経系における反射作用の概念は，上述の生理学的概念に属する。これはすでに遡ってWhyttおよびHallerの見解中にある概念で，J. W. Arnoldの指摘するとおりすでにUnzerが明確に，さらにわれわれのみるところではReil[1]がもっと明確に知っていたとはいえ，これを経験的に根拠づけ，この概念の持つ重要

---

* Archiv für physiologische Heilkunde, Bd. Ⅱ；76, 1843
　『精神医学』16巻2，3号（1974）「古典紹介」所収

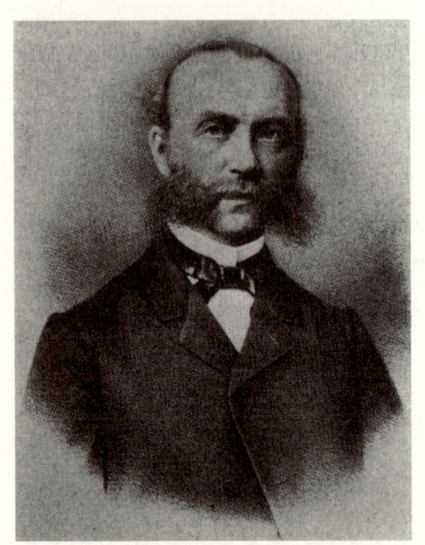
Wilhelm Griesinger (1817-1868)

性を余すところなく証明した功績は，M. Hall および J. Müller のものである。反射概念は，熱意をもって仕上げられた神経生理学から，異常に速やかに，医師たちの科学用語ないしは術語として採用されるに至り，そして概念が深められたばかりか広く拡大もされたために，すでに一種の日常語となってしまった。といってもそれは，本来日常茶飯の陳腐なものという意味ではなく，時代に適した必要な思想が普遍的市民権を獲得して学問上の共通財産となった時に，真価を発揮して勝利を誇ることになるような日常性なのである。

　精神現象の面においても，反射概念に出会った限りの現象に対しては，この概念の理論家の何人かによって，適切な眼差しが注がれはした。しかしほかならぬこの側面はまだ詳しい適用を受けたことがないのである。われわれはこれからそのような適用に一つの寄与をしたいと思うのだが，われわれの目的はとくに（延髄も含めた）脊髄の諸作用と，脳髄——それが狭義の精神現象の器官である限り——の諸作用との間の平行関係を取り上げて，正常および異常現象でこれを証明することである。しかしまず，今日までに一般に知られている反射現象と，反射作用そのものの概念とについて，その沿革を簡単に概観しておきたい。

　動物において，随意運動以外に，求心的（感覚）印象に引き続いて，この印象が意識内で知覚されることなく，それどころか脳を除去した（意識喪失）後でも，部分的にはより容易，より完全に生ずる一連の筋収縮が観察されている。これら運動は以前は主として交感神経によるものと説明されていたが，実は知

覚神経から運動神経へ直接伝達されるのではなく，この両者を結びつける脊髄または脳髄という中枢器官内での，反射という中継ぎを介してのみ，これら運動が生ずること，さらに，反射作用が行われるためには，どんなに微小であろうとも中枢部分の存在が不可欠であるということこそ，M. Hall および J. Müller の理論中の重要な新事実であった。この事実が確認されて反射作用は中枢部自体の一機能となり，反射現象のその後の研究は，かくして脳および脊髄の精密解剖学および生理学の手に委ねられるようになった。

　反射理論のこの第一発展段階はとりわけ，非随意運動としての反射現象と，意識された感覚および随意運動との相違を重視した。とりわけ M. Hall の理論では，反射運動のさいの脊髄の感受性能は**感覚**とはまったく異なるもの，反射性能のほうは**意志**とはまったく異なるものと考えられていて，感受性能のほうは，延髄と結合してはいるが，脳とは結びついてないという特別な神経線維を介するものとされていた。

　しかしながら，反射運動と感覚および意志との，このように截然たる区別は，全体的にみて，Nasse および Volkmann の以下の所見ですでに変更を余儀なくさせられねばならなかった。すなわち彼らは，首を切断されて反射運動しか可能でないはずの動物が，位置を変えるために，外部からの刺激によらない自発運動をしたのを観察したのであって，この運動は随意運動と酷似していた。この唯一つの観察だけですでに，意志と反射運動とを対立させる理論の正しさが疑問視されたのであったが，その後の Volkmann の観察は，感覚も反射現象の領域からまったく除外されはしないことを示すように思われた。すなわち彼は，首を切断された動物の運動が刺激の種類に応じて変化すること，それらの運動にはある種の状況下では高度の合目的性が認められること，このような筋収縮の合目的連合に関しては，刺激の様式のみならず部位（神経の末梢か，それとも神経幹か）にも基づいて著しい相違が生ずることを見出したのであって，この所見から，その動物には感覚と，刺激に反応するいくつかの手段の中から一つを選択する能力とが——この両者は「精神的原理」の協力なしには生じない——あるという想定が成立せざるを得なかった。この想定とそれから生ずる考え方——反射という生理的作用自体にとっては，感覚印象が運動を喚起する

ためには，最初に脳を通過しようとしまいと同じことだという考え方とでもって，反射現象の考え方は，最初に打ち出された見解とは本質を異にするものになった。そして M. Hall の神経分類説が原理的にどんなに不確実であり，説明がどんなに不備であるかをこれ以上証明しなくても，この英国の生理学者の理論は動揺せざるを得なかったのである。

　相次ぐ実験や理論的考察は反射作用の理論をさらに押し進めた。前者によっては主として，反射作用のさいの脊髄の種々の神経索の反応，これら神経索に対する麻酔および除脳の影響，さらに求心的印象および筋運動に対する意識および意志の反応が，より精密に研究された（Volkmann, Van Deen, Kürschner, Stilling, Budge）。

　Van Deen は洗練された多数の実験の結果，感覚と運動とには二つの別々の様式があり，一つは実際の感覚（sentiment réel）とそれから生ずる随意運動，もう一つは反射感覚と反射運動とであるという想定を抱くに至った。後者の運動は，印象が灰白質から直接前索に伝達されて生ずる，また反射感覚からも，刺激が相当に強い時には実際の感覚も生ずる，つまり，それが意識に達することもあるが，その場合も感覚に続いて生じた運動はやはり反射運動としての性格を傷つけられない，なぜならばそれら運動は求心的刺激に直接続く場合にのみ生じ，刺激と運動との間には，いかに短いとはいえ脳の作用（意志）に要する時間が経過する間がないのだから，と彼は説く。きわめて見事，きわめて洗練された諸実験からのこの結論はしかし，随意運動と反射運動とは区別さるべきであるとするこの時代の，測定をすべて軽視する意見のゆえにだけでも，完全な見解とは思われなかった。さらに Van Deen が，反射運動の協調と合目的性とに関する自分の観察を，実験上からは正しいとしても，奇妙に聞こえる以下の文章で要約したことも，彼の理論を受け入れたい人々の要求を満足させるものではなかった。すなわち，「意志と皮膚とだけが合目的運動を生ぜしめる性能を高度に有する」という文章である。
訳注1)

訳注1) ここの原注では Van Deen のフランス文の原文が挙げられていたが，文意は同じであるので省略する。

StillingはVan Deenの所説を遂一反駁し，とくに反射作用は刺激が脳にまで達しないで脊髄の後索から前索へ飛び移ることに基づくという主張を攻撃している。Stillingの見解によれば，脊髄への印象は，個々の部分で強弱の相違があるにしても，常に全体としての脊髄に作用するのだという。脳の存在する時には脊髄はその上に脳によって，意志と感覚作用とで規制されたある方向への，ある種の，より強い作用を持たされる。脳で決定された脊髄の作用よりも求心的印象のほうが強い時には，反射運動は全体としての脊髄から生ずる。この条件は除脳によって最もよく満たされる。したがって除脳後は反射運動はもっとずっと容易に生ずる。反射運動と随意運動との間には，脊髄そのものの作用に関して何も相違は認められない。というのも除脳動物では脊髄自体が**知覚する**のであり，これは反射運動の合目的性で示されるとStillingは主張した。——彼のこの想定は先に述べたVolkmannの説とよく一致していたのだが，その後Volkmannのほうは自説をふたたび改変し，そして（1841年），Kürschnerの実験を通じて反射運動と随意運動との実際の相違を確信したと述べている。そしてまた，背側灰白質の横走線維は腹側灰白質の横走線維が直接延びたものであるというStilling自身が発見した（「脊髄組織の研究」，1842年）解剖学的事実も，反射作用が（Van Deenの意味で）直接の移行で生ずるとする見解を支持するものと思われる。しかしこの解剖学的事実もまだまだ広く確証される必要がある。また反射運動の広い拡がりはもとより，その合目的性に至っては，線維の直接連絡説によるどんな解釈をも受けつけないものであろう。というのは，ほんの少数の感覚線維に限られた感覚印象が，無数の運動線維を合目的作用に転ずるのだからである。

このようにして反射作用の学説はまず実験の側面から見解をいろいろと動かされたが，この学説はさらに理論的に拡大されもして，その結果本来の意味を本質的に逸脱し，その意味自体も動揺するに至った。たとえばStrohmeyerはいわゆる運動-知覚反射法則を立てることによって，反射概念をいわば逆の方向に拡大したし，Stillingは血管神経の感覚神経に対する正常・異常の関係をやはり反射によるものと主張した。Valentinは反射現象をSynergieとAntergieという別の現象に関連するものと考えながらも，反射現象の独特性を確認して，そ

れが核小球（globulis nucleatis）に基づくものと論じた。Henle は反射現象をふたたび交感作用（Sympathieen）という広い概念に含めた。彼の説では，反射という中枢器官内でのこの一種の伝達と，運動および感覚の刺激伝達というそのほかの伝達形式との間には，比較的密接な関係があるという。Carus は，M. Hall の特殊反射性能と神経分類とをとりわけ攻撃して，一神経線維内の流れが，その線維の脳内の他端にまで達することなく別の線維に逆向きに伝わる（たとえば N. Sympathicus）ような一切の現象と反射現象とは同一であると主張した。Fr. Arnold は反射概念は承認できないとして，この運動現象は精神（Seele）自体の活動，すなわち精神の感覚とそれに対する反応（無論意識を伴わない）とによるものとした。これとまったく同様の立場から J. W. Arnold は，彼独特の論文で，M. Hall と J. Müller との見解を反駁し，動揺している反射概念を完全に打ち崩そうと試みた。そのために彼は，反射の概念に属する諸現象を，脊髄が全体として備えているある知覚および反応性能のごときものによるとし，またこれら現象と，意識された感覚および随意運動のさいに脳髄内で生ずる諸過程との類似を，はっきりと指示した。Budge は Budge で，すでに以前から「欲動」（„Trieb"）と意志とのより精密な分析で，そしてまた抑制理論という自説を立てることによって，運動の生理学を押し進めていたが，M. Hall の概念を全面的に棄てようとはしないで，制限づきで認めようとした。しかし，本質的には Van Deen の定義の拡大と見られる Budge の定義は，これから述べる諸根拠から，反射作用の概念の特殊性，独特性を明らかにするには不十分なものである。

　ドイツの生理学者たちによって与えられた反射学説のさまざまな改訂を知った後では，M. Hall の新しい論文（「諸疾患その他に就いて」，1841 年）は当然のことながら時代錯誤的なものにみえる。この反射理論の創始者は，この論文で，彼のいう真の脊髄神経系あるいは刺激運動的神経系を，大脳神経系と交感神経系との区別という，解剖学，生理学，病理学のいずれによっても正しいとされない旧来の分類の中に含ませようとしていて，反射理論の，上に触れた幾多の矛盾が未分化のままで含まれている最初の立場は，わずかの点でしか放棄していないのである。

以上の簡単な叙述で，反射概念が展開され形成されていくうちにますます拡大され，脳および脊髄の諸現象の別の類似法則と一緒にされるようになり，この拡大と同化とのために特殊概念としての反射概念がしだいに解消されるに至った事情がお分かりになったことと思う。受身の感受かあるいは感覚か——自動的反射作用かあるいは随意か——機械的機序かあるいは精神的自由か——結局のところこれらの問題こそ，特殊解剖学および生理学上の論争の余地ある細かい問題を除けば，反射作用研究の根底にあって，稀ならず表面に浮び上がりもした主な対立であった。なんらかの「精神的原理」，無意識ではあるが知覚し合目的に動く，脊髄内のなんらかの精神の共同活動といったものを想定してみても，こんな抽象的なものでは上の諸対立を決定的に調停するには足りなかった。脳および脊髄の中で求心神経の状態が遠心神経に伝達される，すなわち前者によって後者が励起されることは，もちろん依然として反射現象の本質と考えられてはいたが，同時にまた難問として残ったのは，合目的性を持つ諸現象であり，この伝達および励起が，表象および**表象**による励起とどんな関係にあるかということであった。反射作用は，M. Hall にとっては**感覚**なしの，Van Deen にとっては**意志**なしの，Budge にとっては**表象**なしの，知覚神経による運動興奮であった。結局は感覚，意志，表象が問題なのである。——われわれはこれから，求心的作用と遠心的作用とを脊髄および脳髄についていくつかの点でも少し詳しく観察し比較することによって，両者を司る法則は同一であること，求心的興奮から遠心的興奮への移行に関しては，表象と意向 (Strebung) と称される，脳自身の多少とも意識される二作用と，中枢器官の感覚現象と運動現象との間に，注目に値する一致が成り立つことを見出すであろう。さらにわれわれは，意識の領域での諸反射を研究することによって，その外の諸反射と意識との関係を正しく理解するために一つの寄与を与えたいと思うものである。

中枢器官内での求心的作用から遠心的作用への移行を段階的に観察する，つまり下級から始めて順次上って遂に「随意」と「意識」とを伴って精神的領域で行われる移行に達するとすれば，意識のいわば遠日点における第一段階とし

て，知覚・運動系の見かけ上の静止，あるいは正しくいうなら中間の活動段階というべきものに属し，一見しただけではまったく「精神」の関与なしに生じているように見える一作用を見出す。それは筋，細胞組織および血管の**緊張**(**Tonus**)であり，これこそ疑うべからざる一反射現象である。意志に依存せず意識にも上らない，この収縮可能な部分の緊張が，事実，感覚神経からの反射作用に基づいていることは，後根の切断で前根が無傷の場合でも，突然筋の緊張喪失が生ずる実験によっても，感覚神経の（温，冷等々の）状態で皮膚の緊張度と血管の直径とがどんなに変わり得るかという日常の経験によっても明らかなことである。

　これらの現象はわれわれの意志とはまったく関係がなく，われわれの意識に直接上ることもまったくないのではあるが，少し詳しく考えてみれば，これら現象が高度に表象内容に依存していることは直ちに分かる。たとえば悲しい表象は筋緊張を弛緩せしめ，別の表象は血管の緊張度を変え（赤面），また別のは皮膚の緊張度を変える（鳥肌）。しかしながらこの類の現象を変化せしめるように働くのは，個々の表象の特殊な具体的内容ではなくて，それら表象によって表象器官の中で喚起された促進または抑制の状態が全体として，脊髄の中にこれに照応する調子（Stimmung）を，反射の促進または抑制状態を，緊張の増進または低下を生ぜしめるもののように思われる。[3]

　全体としての脊髄のある状態で緊張が決定される。しかしこの状態はどんな風に，そしてどんな要素からでき上がっているのか？——明らかに専ら感覚神経の求心的印象によってである。（皮膚および感覚器官からの）感覚神経の状態の一部分は感覚という形でわれわれに意識されるが，（その外の全身からの）明らかに大部分は直接意識に上ることはまったくない。しかしそれでいて截然（せつぜん）と分かれているわけではないこの二種の印象は，合して中枢器官の一切の興奮の総和となる。中枢器官の感覚面の総内容は一切の求心印象の中身に等しい。しかし中枢器官はこれら印象を個々の線維に応じて別々に保持するのではなく，全体としての中枢器官の中で，入ってきた全印象の平均興奮値が刹那刹那に算出されるのであり，外見上の静止という外ならぬこの平均状態こそ，緊張を維持し規制する状態なのである。したがって明らかに感覚印象は中枢器官内であ

る過程——それぞれの特殊性を大部分失い，お互い同志一緒にされ，混ぜ合わされ，無数回結合され，そして全体のある状態が答えとして算出されるように全器官内に伝播される過程の下に置かれねばならない。中枢器官内のこの第一の過程は求心印象の**分散**（**Zerstreuung**）と呼んで然るべきであろう。さて中枢器官の第二の作用は筋の緊張並びに運動に向けての**運動性励起**（**motorische Anregung**）である。その強さとその常習的方向とは，同じく全体としての中枢器官の状態で規制される。しかし具体的な個々の場合に運動の特殊性を決定するのは感覚と表象とである。(4)表象にしてもその起源は求心的印象にあるのであって，表象に由来する運動の場合でも，運動推進が結局依存するのはやはりこの求心的印象なのである。そこでわれわれは以下のことを見出した。すなわち，分散過程の下に置かれるのは求心印象の運命ではあるが，それはこの過程によって，比較的無色の感覚興奮状態（および表象）の大洋中に没し去るためではなくて，運動性活動を励起する根源となって，したがって本来，求心印象それ自身が運動作用に移行し，この作用の中に目標を見出すためであることである。これは事実を目的論的に把握したものであるが，それも，緊張と筋運動とが動物体制の生の目的達成上どんなに不可欠であるか，しかも周知のように緊張と筋運動とはほとんど表象や意識された感覚を伴わずともうまく行われているものであることを想起すれば，許されることと思われる。

　求心印象は一部は直接（感覚器官），一部は間接に（脊髄から）分散されて**脳の中**に達することによって，脳においてさらに変化されて表象の源になる。脳自体の中で表象に対してふたたび同一分散過程がどのようにして繰り返されるのか，この過程からふたたびどのようにして脳の中で外見上の静止というある平均状態，すなわち諸作用の強さと常習的方向が依存するいわば表象器官の緊張が形作られるのか，そしてこの緊張から，あるいはこの緊張によって，ふたたびどのようにして，脊髄の運動作用に照応する作用が生ずるのかは，後に詳しく論ずるとしよう。

　外見上の**静止**という，ある反射状態の考察から，われわれは狭義の反射**運動**に移るが，この場合もやはり本来の主題に迫る問題だけに注目することにす

る。——反射運動の研究に最も適した下等動物では，除脳によって反射運動がより容易に成立するようになることは周知のとおりである。ところで Van Deen に倣って反射運動を合目的反射と非合目的反射（固有反射と非固有反射）とに分類するなら，除脳でより容易に生ずるようになるのは後者に属するものだけであることが認められる。合目的運動（たとえば防御のための運動など）は除脳前の状態に比べて決して強まりもせずより容易に生じもしない。むしろ，確かに数多くではないがいくつかの実験においては，非除脳動物が行うよりも，より弱くなり，より生じにくくなっているようにわれわれには思われる。これに反して非合目的運動（攣縮）ははるかに容易に——非除脳動物では全然運動の切っ掛けとならないようなわずかの刺激にも反応して生ずる。

　除脳によって感覚印象は，脳という，普通なら結局は，少なくとも一部は行き着くべき**分散**の舞台をすっかり奪われたことになる。そこで今や感覚印象の全体が留まることになった脊髄が，それら印象でいわばより強力に充電されて，正にそのために（非合目的）運動となって現われる放電も促進されることになるのは，当然のことといえよう。したがってわれわれは Stilling と同じく，このさいより容易に生ずる反射運動は**全体としての**脊髄のある状態に基づく，という見解を抱いている。この場合，脊髄内のある器官内での感覚線維と運動線維との隣接，それどころか直接の連絡を通じて，このより容易になった放電が，求心的刺激の来たのと同じ方向に向かって生ずる——たとえば一肢をわずかに刺激するとこの肢のみが攣縮する——のは，きわめて分かりやすいことである。

　さて反射運動の一部分で認められる合目的性は，どんな事態に基づいているのか？——除脳後にこのような合目的性が観察される下等動物（両棲類）は，通常状態では，われわれ人間が自分たちの経験から表象と呼んでいるものの類似物（Analogon）のごく朧ろ気なものしか用い得ないという想定は当然正しいであろう。下等動物の感覚印象が脳でこの独特な加工を受けて表象になることがきわめて弱くかつ朧ろ気でしかないのは，下等動物の貧弱な脳の簡単な構造によるものとしか考えられない。したがってこれらの動物では，人間的意味での本来の意欲は問題にならない。求心印象は，実際の感覚になろうがなるまいが，それら印象から表象が生ずる舞台を通過する大迂回路をまず通ることなし

に，直ちに運動に移行する。したがって，ほとんど存在しない表象からの影響がないに等しいからこそ，これら動物ではすでに非除脳状態の通常の運動ですら，反射運動と本質的に異ならないようなものと考えることができる。そしてわれわれの思うところでは，随意運動と反射運動とはこれら動物では通常の状態でほとんど一致すると，相当の根拠をもって言えよう。しかし非除脳動物のこれらの運動はもちろん合目的である，つまり個体現存の維持に適している。それは非除脳状態でもこれら動物の体制自体に基づいているのであって，意志といったようなものの自由選択に基づいているのではない。これら動物は，人間的意味での意志を持たず，持つ必要もない。それは彼らの生の全目的が生体としての目的であるからである。

　求心的印象が脳内で表象の類似物にほとんどならないにもかかわらず，この類似物はやはり，非除脳動物で，脊髄の調子と運動方向の規制に対する励起の一根源を含んでいる。それも明らかに感覚器官を通じてのものである。このさい，運動の調和と，生じ得る過ちを絶えず訂正することによる，個々の場合の運動の合目的性とを生ぜしめているのは，感覚印象，おそらくはまだ感覚の性質のままで，ほとんど表象に加工されていない感覚印象なのである。そういうしだいでわれわれは，除脳後に残存する合目的性を，全体としての脊髄が持つ，脳に発した励起の残余であり，あるいはそう呼びたければ，習慣の所産であると考える。これによってとくに，合目的運動が皮膚刺激からは生ずるが，脊髄または神経幹自体の刺激では生じないという事実も説明がつく。皮膚からの感覚印象は，その動物の既往の生活におけると同じ場所的結びつきで中枢器官に達し，かつてこれら印象に対して合目的な，感覚器官を通じて規制された運動が生じたのと同じ方向に，この場合は脳からの励起の残余，習慣の結果，運動が生ずる。この説明と，刺激の質によって変化する合目的性との関係，また同様に（たとえばすでに Arnold が注目したような）除脳両棲類の完全に自発的な運動との関係は明瞭であり，元来はやはり脳に源を持って生じたこれら運動が，除脳後はより容易にではなく，より遅く，より生じにくくなるのは，もはや当然のことであろう。――高等動物では反射運動に合目的性が認められない。高等動物の通常状態では，運動は求心印象そのものによって規定されることが，

動物が高等になるにつれてますます少なくなり，印象から生じた表象による規定がますます多くなって，運動選択と運動実施の合目的性とは，表象——動物の自由意志と人が呼ぶところのもの——にますます支配されるようになる。そして除脳によって表象が失われれば，運動のより大規模な合目的組合わせも終りを告げる。

　しかし上のように述べたからといって，非除脳の高等動物および人間の**一切の運動は意識された**表象に基づかねばならないと考えてはならない。むしろこれらにおいては，直接の切っ掛けとなるのが一部は未変化の感覚，一部はきわめて朧ろ気な表象であるような，非常に広汎な筋作用と運動推進とが認められるのであって，このような朧ろ気な表象の性質はそれ自体まだ不明なものもある。それは下等動物の合目的運動に接続するもので，純粋な反射運動と自由な随意運動とのいわば中間に位し，個々の場合にどこから随意が始まるかを決めるのは普通きわめて難しい。しかし，これら運動が単に，いわば遠方から，表象によって監督されていて，どの刹那にも表象が促進的または抑制的に働きかけ**得る**ということで，純粋な反射運動とは，本質的に区別される。この類の運動は，反射作用の先の定義でも反射運動と随意運動との相違を完全に明らかにすることができないことを示してくれる。つまり表象の始まりは高度に不明瞭，不定なものであって，表象の強さは把握し難い中間段階を経て増大し，強さの量的相違はある点で質の変化に転換する——すなわち意識されるように変わるのであって，これではじめて表象が「精神」の前景に登場することになる。脊髄は絶えず外界および自分の肉体からの無限量の求心印象によって充電され，いわば印象で満ちていながら，そのきわめて微小部分しか感覚として意識されないのであるから，脳もやはり，脳の特殊エネルギーに適応した興奮——すなわち表象である——によって充電されていて，しかもその無限の多数は朧ろのままで静止していて，ごく少数の，比較的強力な表象だけが意識の明るみに登場すると考えねばならない。

　求心印象が一体すでに表象になっているのかどうか，あるいはまた，表象になっていたとしても，朧ろ気な半意識にまで達しているのかどうかが疑問であ

るこの領域からこそ，この種の運動——その推進が純粋な反射作用と自由意志との中間に位するような運動が発しているのである。これらの運動は**本能的**（instinktmässig）運動と呼ばれることがある。しかし本能という語を，**既往の経験から**個体に与えられたのでは**ない**運動の切っ掛けであると（Fr. Cuvier らに倣って）解しようと思うなら，この呼び方は正しいとはいえない。なぜなら，反復と習慣とがこの種の運動では本質的役割を果たすからである。二，三の例を見てみよう。

　ある熱い対象に偶然手を触れると，印象が感覚されるや否や——この感覚から燃える形体という表象ができ上がる時間が経過する前に，手は急いで引っ込められる。これには本来の意志衝撃も不必要である。というのも，意志衝撃が成り立つにはその前提として，ある目的のほかならぬ表象が必要であろうから。この手の引っ込め運動は印象から直接合目的に行われるのであって，それはちょうど首を切られた蛙の一肢に燃える焔を近づけると，蛙がこの肢を，焔から遠ざかるように合目的に動かすと同様である。しかしこの比較は半分しか正しくない。蛙はその合目的運動を常に行なわねば**ならない**。これに反してわれわれは，もしもそれが意に適う場合には，表象を働かせてその運動を訂正し，手を焔の犠牲に供することもできるのだから。——結膜に触れると眼瞼が瞬くのは，明らかに反射的な，半合目的運動である。異物が目に入ると，はっきりとした目的表象なしに，そしてわれわれが瞬目しようと**欲する**ことなしに，瞬目が起こる。それにもかかわらずわれわれは，表象を通じてこの運動を助長することも制限することもできる。——行進曲のやかましい演奏に出会うと，しばらくたつといつの間にかわれわれは，歩調や運動を曲の拍子とテンポに合わせて変えていたことに気がつく。音の感覚はこの場合われわれの意志も表象もまったく喚起しないで（多分われわれはこの時まったく別の表象に思い耽っていたことだろう），運動に移行したのである。ダンスだとかそのほかの音楽の印象のさいも同じことである。

　以上の諸例では，表象を介する回り路を通らずに感覚が直接運動を生ぜしめるように思われる。別の場合には，明らかにすでに表象が決定者となっているが，しかしそれも表象の，朧ろ気な，意識にはまだ程遠いところにある性状に

よってである。だが脊髄内での運動と感覚との関係に等しいのが，脳活動の舞台では意向と表象との関係であって，この意向もやはり，表象と同じく，一部は強くて意識されるが，一部は朧ろ気で意識からはまったく遠く隔っていることがある。

われわれの習熟運動の大部分は後者の領域に属する。たとえば歩いたり字を書いたり，あるいは何か馴れた筋運動を行う時，われわれはそれら運動の表象自体を意識に浮かべることははなはだ稀で，せいぜい目的の表象を持つくらいにすぎないし，またたとえば歩行のさいまったく別の表象に思い耽っていることもある。それにもかかわらず，われわれの表象から常に新しい衝撃を受ける必要もなく，運動は進行する。けれども運動進行は明らかに表象に依存している。というのは，どの刹那にもその運動の変更や中止が可能だからである。これは単なる感覚から運動への移行ではない。なぜなら第一にこれにはなんらの感覚印象も必要ではないし，第二には，この運動の複雑な合目的性自体が，その成立様式がそんなに簡単なものでないことを示唆しているからである。これを説明するには，きわめて朧ろ気で弱いために意識には上らない表象と意向とが，絶えず働いていると考えるよりない。このさい，せいぜい，比較的強い衝撃が必要な運動開始時とか，変更が必要な時にしか，意識はそれら表象や意向に注意しないのである。

さらに模倣運動もこれに属する。これは小児で最も著明に認められる運動であるが，成人の行動においても，多少隠されているとはいえ，相当な役割を演じている。模倣運動は決して感知感覚から運動への単なる移行に基づいているようには見えない。とくに小児でよく認められることだが，感知印象を受容してから運動実行までにしばしば相当に長い時間がかかる――その間その個体はその運動をすべきかどうか，いわばためらっている――という事情だけでも，移行が直接的ではなくて，表象の領域を経たものであることが示唆される。とはいっても，この時喚起された表象はきわめて朧ろ気なもので，意向も意識の最下層にすらもほとんど達していない。――この領域に属するのは表情運動の大部分であるが，主たるものは最も興味深い別の現象――**言語**である。われわれの表象の大部分にはわれわれの内的聴覚の諸状態が伴う。つまり慣用的にい

くつかの表象に対して用いられることに定まっている音の組合わせ（単語）の弱く一過性の残留感覚（Nachempfindungen）[7]が伴う。これと幻聴との関係は，視覚においてはたとえば赤い形体の表象と，同一対象の（内的原因で生じた）はるかに活発な視心像[8]との関係に似ている。この弱い聴覚像が規則的にこれに照応した一連の運動状態へ，また微かな意向と，特定諸筋の適当な強さの収縮とへ移行したものが談話と称されるものである。必然的に個々の聴覚像に照応する個々の筋作用の合目的共同運動は，習熟の結果生まれたものである（小児の談話習得のさいに[9]）。この習熟がいったんでき上がると，あの朧ろ気な聴覚表象から意向への移行はもはや意識に上る必要がなくなり，意識を伴わずに，またはきわめて微かな意識の関与の下に，この移行が常に自然に生ずる。内的談話が絶えず行われる場合には，かの知覚的表象は一つの目標を見出し，そのさいしばしば朧ろ気な意向はすでに言語器官の微かな運動に移行する。この微かな意向が有声談話に属する機構全体の運動となって突発するに至るか否かは，普通その個体の自由な選択に委ねられている（すなわち，その上に加わるある表象によって決められる）。しかしきわめて活発な感覚印象または表象が，この移行，この突発を直接励起するのはしばしばあることで，言葉はわれわれの意識しての関与なしに，ほとんどわれわれの知らぬ間に，口から出てしまう。

　先に脊髄反射で学び知った現象が，今度は朧ろ気な表象の領域で反復される。首を切断された蛙では，身体のある部位のわずかな求心的刺激で突然生ずるのは，どんな運動でもいいわけではなくて，線維の隣接と習慣とから最も手近の運動だけであること，そして，先にわれわれが想定したように，除脳の結果求心的刺激による脊髄充電が比較的に強化された時に，これら運動はより容易に生ずることをわれわれは学んでいる。脳での場合には，きわめて強い表象（たとえば激情のさいの）による速やかな分散と脳のより強い充電とによって，これら表象の一部は直ちに意向に移行し，その意向は直ぐさま運動突発に移行すること，そしてこの運動は最も慣れた方向，とくに談話の方向に向かって生ずるが，それだけではなく別のいくつかの筋肉にも生ずる（情熱的に興奮した人の挙動）ことをわれわれは見る。——けれども談話の主動因が**明瞭な**表象と**意識的**意向との支配にはまったく程遠いこと，そして全過程が意識のきわめて朧

ろ気な領域で行われることがあることは，以下の事情でとりわけ分かることである。つまり内心では，話題とはまったく別のことに没頭していて，意識の前景はまったく別の，活発な表象で占められている時でも，われわれは言葉を聞き，その答えを口に上せ得るという事情である。こんな時には受容された聴印象はきわめて朧ろ気な，いってみれば胚種的な表象に加工され，この表象はいわば最も馴染み深い道を通って意向と運動とになる。そしてこのような意向も運動も朧ろ気で不正確であることは，そのような談話には決まり文句と慣用句としか用いられず，しばしば錯語や中絶も生ずることがあることから明らかである。

　直接の具体的証明がまったく望めないこのような領域では，一つの解剖学的事実に基づいていて，今述べたばかりのことをある程度明らかにするに適すると思われる仮説を利用することが許されるであろう。周知のとおり，感覚神経，とくに嗅神経，視神経，第五神経（N. quintus）[訳注2]などは，いくつかの神経根を持ち，これらを通じて脳の中でいくつもの側面または器官に印象を達せしめる。たとえば視神経は視床，四丘体，膝状体などに達している。このような解剖学的仕組みには以下のような目的があると考えるべきではなかろうか？　つまり，求心印象がいくつもの方向に向かって分散し，諸印象が複雑な脳内状態と組み合わさるのを助長する目的，そしておそらくはまた，感覚印象を受容するこれらいくつかの経路を介して，印象が多少とも直接に意向と運動とに移行し，他方，印象が表象に変形され組み合わされる場所まで印象を伝達することを可能ならしめ，これを実現させる目的である。

　脳の特別な中枢線維体系の用途といえば，感覚印象を受容し，それらを分散，加工して表象に変え，かくして意向に移行せしめること以外にない。これこそこの体系の特殊エネルギーである。しかし，表象自体と意向とには，ちょうど脊髄内で感覚と運動とが二つの別々の神経群で結びついているように，別々の連絡線維が対応しているのかどうか？　この疑問についてなんらかの見解を述べることは，上記仮説の適用範囲を逸脱することになるであろう。(10)

訳注2）三叉神経のことであろう。

これまでは，感覚にまだなっていないか，あるいは朧ろ気にしかなっていない求心印象と筋緊張との関係，それから感覚そのものと運動との関係，最後に朧ろ気で全然またはほとんど意識されない表象と意向との関係を考察してきたが，これからいよいよ**意識された**表象の領域に踏み込むことになる。われわれは意識について以下の見解に全面的に賛成する。すなわち，意識とは諸表象に付け加わった何ものかであると考えるべきではなくて，意識は個々の表象の激しさ，強さ，明るさにこそ依存するものであり，静止状態の集団の中から意識された表象が際立つ関係になるという見解である。意識されない表象，半ば意識された（朧ろ気な）表象，意識された表象という区別は，この見解によれば本来単に量的な区別でしかないであろう。しかし先にも述べたとおり，ある点でこの量の相違が質の相違に転ずるのである。

先に筋緊張を考察した時に，求心性（感覚）印象の第一の独特性として，分散過程を挙げておいた。同様の過程は意識された表象の領域でも繰り返される。身体の全部位からの感知感覚と，意識されない求心性印象とが互いに離ればなれではいないのと同様に，表象も互いに離ればなれではいない。動揺しやすい，流動的とでもいえる表象のこの特性は，とりわけ J. Müller がいかにも見事に解説したところであった。われわれはこの特性を，先に述べた諸現象との類似点に即してみていくとしよう。

感覚器官を通じてある具体的一体，たとえばある芸術作品をわれわれの中に取り入れる時，最初は種々の感知印象とそれによって惹き起こされた種々の表象との，乱雑な集団を受け取っただけであって，さまざまの未分化の対蹠（たいしょ）を持つこの集団の全体としての内容は，ある一体的印象——それがわれわれの中にやがて喚起する快感もしくは不快感を顧慮して普通感情と呼ばれるような印象をわれわれに与える。けれどもこの表象集団は，意図せずして分散し始め，「感情」は個々の表象に分かれ，これら表象は既存の表象と組み合わさって，既存の精神的貯蔵庫の圏内を縦横に駆けめぐる。しかし新しいものが古いものの中に入るこの分散過程，この相互浸透過程から，新しい明瞭な表象が出来上るか，それともまた，この全過程の結果，精神の全内容がほんのわずかしか変化しないかは，精神的貯蔵庫と脳の既存の素質とによって決まることである。——こ

の例で述べた，乱雑な集団からの表象の分離とその新しい組み合わせという過程は，個々の表象についてもまったく同様に繰り返される。この場合も意志のなんらかの努力によって過程の進行を止めることは不可能である。一つの波が必然的につぎの波を喚起し，これに没するように，われわれの関与なしに，——J. Müller の例を借りていうなら——腕という表象が彫刻，古代の芸術品，ジュピター等々の表象，あるいは筋，白筋（Albin）の表象等々に移行するのである。

さて脊髄内で求心性印象の分散の結果，全体としての脊髄にとって，中等度の運動活動，すなわち筋緊張を規制するある状態が生じたのとまったく同様に，脳髄の中では，分散し互いに組み合わさった表象の全体から，見掛け上の静止状態が，心的運動，すなわち志向（Bestrebung）の力と習慣的方向とを規制する状態が生ずる。生じ得る志向の力，軽易性および方向に対する一切の表象の総和の全体としての関係，すなわちこの**心的緊張**（**psychischer Tonus**）は，一部は**情**（**Gemüth**）とか**性格**（**Charakter**）などの語で表わされているが，ここでは残念ながらその意義を詳しく論ずることはできない。

中枢器官に受容された諸印象の第二の属性，すなわち運動推進になろうとする属性は，意識された表象の圏内では，志向に移行し，志向とその結果との中に目標を見出そうとする属性として，ふたたび同様に認められる。こう述べたことにはなんら持ってまわった証明は要らない。われわれの精神的行為すべて，意識された意向と活動の一切は，有機生体のそのような強要に基づいている。意識された表象の志向への移行は，脊髄内での反射作用とまったく同じく，有機生体的としての強要と衝動とに基づく。有機生体の創り主は，この単純な動因を，凡人にも史上の英雄にも等しく持たせてくれたのであって，この動因がわれわれを駆り立てるのをわれわれは感じ，表象から意向そして行動になる，この最終の移行でのみ，表象の目標，すなわちわれわれの精神的自我の実現が達成されるのを感じ，行為こそわれわれの使命であり，それがわれわれの内部を解放するものであることをわれわれは感じているのである。

ところで意識された表象と無意識で朧ろ気な表象との区別は，前者には何か特別な新しいものが付け加わったことによるわけではなく，意識は表象のほかならぬ激しさに基づくのであるから，そのような表象から志向への移行にして

も，その移行自体が意識に上る程度にまで激しくなることがある．その時この過程は**意欲**（**Wollen**）と呼ばれる．つまりわれわれは意欲とは，意識された表象が意識された意向状態に移行する最中のものと了解する．意欲には意識が必要である．しかしわれわれは動物における表象の激しさや明瞭度を全然知らないし，またこの程度と，したがって生じ得べき意識の強さとは動物によってきわめてまちまちであるのみならず，（人間におけると同じく）習熟と教育とによって変化し得ることさえあることは，多数の事実から考えられることなので，人間の意味での真の意欲を動物も持つかどうかを論ずるのは無駄な論議であることは分かりやすい道理である．けれども，意欲自体とは明らかに識別できる**意志の自由**は，決して意欲自体にはじめから具わっているものではない．むしろそれは，**別の表象や志向を**，目下進行中の表象・志向に作用させる可能性，そしてその別の表象を一定範囲内で自発的に——とはいっても任意の法則ではなく特定の法則に従って——，喚起する可能性にすぎない．

さてこの意志の自由は人間においては，仮にどんなに無教育な人間でも，最高の教育を受けた動物よりも，測り知れぬほどに大きい．それは人間の表象が測り知れぬほどに豊かであり，動物が決して持ち得ないほどに多様であるという単純な理由による．表象が多面的になり完成されればされるほど，具体的な個々の場合に，目下進行中の表象によって別の表象が喚起されやすくなり，それが進行中の表象の周りをいわば取り巻くようになればなるほど，表象の選択がより大になり，行動がより自由になる——思考は人間を自由にする．無教養で粗野な人の場合には，比較的わずかな表象しか持ち合わせず，表象が相当な激しさに達することもなければ，組み合わせもわずかしか生じないので，自由はしだいに習慣——個人が漠然とその中で生き続ける習慣となるか，それとも自由意志のある低級段階にしか達しない．この事態が個人に応じ外部状況に応じて変化を蒙るのとまったく同様に，上述の表象の分散および組み合わせも，精密で明敏な頭脳の持主にあっては，粗雑遅鈍な人とはまったく別の速度と多様性とをもって行われ，まったく別の新しい組み合わせが生まれる．そして習熟と教育とによってこの事情がどんなに大きく変わるか，脳の分散機能，組み合わせ機能がどんなに鋭敏になり改善され得るかは周知のことである．

エピクロス以来多数の哲学者によって，動物体制の目的，動物の一切の意向と運動とが目指す目標は，快を求め不快を避けることだという原理が述べられている。しかしこの原理には，有機生体にはその意向と運動との直接動因（つまり，感覚および表象から運動状態への有機的——これは機械的といってもいいかもしれない——な命令による移行である）が内在しているのではないだろうかという疑問が許されるように思われる。「動物は感覚し始めるや否や表象と欲求（意向）とを持つようになる。なぜならば，感覚のあるところ痛みと満足とがあり，これらのあるところ欲求があるからである」という，J. Müller が引用したアリストテレースの命題は，われわれのみるところでは，「動物は感覚し始めるや否や運動をも持ち，表象を持ち始めるや否や志向をも持つ。**これらの移行が自由に行われる**のを動物は満足と感ずる。それゆえ彼らはこれを促進する事情を探し求め，逆の事情からは逃走する」と言い変えられるであろう。事実，日常の身体的諸機能，筋緊張，感覚，運動および栄養（これはまた血管の緊張に依存している）などが支障なく力強く生じていることに，快適感，快感，健康感が結びついているのと同様に，精神の健康も上述の表象作用および意向作用が調和して一様に進行することに結びついていて，これが乱れると精神的不快，精神的苦痛，精神の病気が生ずることになる。快は不快同様に個人の実存の生目的ではない。真面目な人生観は上述の原理を拒否する。そしてまた捉われざる眼で彼の原理をみるならば，以下が確認される。すなわち，有機生体の唯一の目的は，有機生体化された質料中の諸力の発揮，有機体制自体の全面的表現と実現以外の何ものでもなく，快と苦痛とは，諸機能の無制約の活動・進行の物指しないしは見張り役として，有機生体の生活史に伴うことである。

すでに述べたように，表象は意向を励起し，意向になり，意向はふたたび運動——筋作用——を励起する，あるいは運動になる。しかし意向を経由するこの道程だけが，表象を切っ掛けとして運動が生ずる唯一の道ではない。誰も知るとおり，意向（意志）の影響は受けないが，それでも表象によって変化する筋肉がいくつもある。たとえば心筋がそうだし，腸の筋肉層がそうである。肛

門挙筋も，その痙攣的収縮が勃起のさい主役を演ずる限り，ある限度まではそうである．最後に挙げた筋のこの作用は，意志で左右はされないが，表象を切っ掛けとして生ずることがある．これは表象がそれに応じた感覚を励起し（ちょうど表象がもっと強い時に別の官能幻覚を喚起することがあるように），この感覚から単純な反射を介して運動が励起されることによって生ずるのだと思われる．しかしこのような感覚を喚起することがいつも必要かどうかは疑問である．たとえばわれわれは，ある種の表象が心搏を速めることを知っていて，この表象によって心臓にある運動上の影響を及ぼすことができる．この作用には心臓の辺りのある感覚が伴うことも時にはあるが，必ずしも常にではない．このような所見は，この種の運動が，表象の結果としての感覚を通じて間接的に，感覚からの反射として生ずるのか，それとも表象が運動神経のこの種のものを直接に活動させることもできるのかという疑問を決定するに決して十分ではないであろう．しかし，とにかく，上述の所見から，これらの器官が運動するための衝撃は，直接の意向の影響を受けない部位から発するものでなければならないことだけは明らかである．

　このことからわれわれは，実験に基づいて生じ，神経生理学にまったく新しい概念を導入した一つの見解に言及せねばならない．それは Budge の提唱した**抑制説（die Hemmungstheorie）**である．この理論によれば，随意運動というものは，小脳の具えているある抑制力の中断によって生ずるとされているが，この抑制力とは，われわれが Stilling の最近の論文を正しく理解したとすれば，小脳によって，脊髄のおそらくはすべての白色線維に機能的に与えられているものである．Budge の実験結果はこのように解すべきなのか，別の解釈が成り立つのではないのかという疑問を抱くことはできるし，また運動に及ぼす意志の影響はこの理論で別に明らかにならないではないか，というのはいつもあんなに巧みに，あんなに好機を逃さず抑制中断が起こるのはなぜなのかということが問題なのだから，という反駁を是認することもできる．しかしそれにしてもこの理論が多少とも精密な意向の教えてくれる諸事実と驚くほどに一致することは認めざるを得ない．多少とも明らかに意識される意向の筋運動への移行は，積極的な活動よりはむしろある抵抗，ある抑制の解除に似た様式で生ずる．た

とえばわれわれが歩こうとか話そうと欲する時，これらの意向からは運動神経に対して何か特別な作用，何かもう一度積極的な衝撃といったものは不必要で，歩行とか談話という表象が**何ものによっても妨げられなくなるや否や**，これら意向が運動に移行するのである。たとえば一本の指を用いて何か運動を行おうと欲する時もこれとまったく同様で，運動活動にいわば，そちらへ向けて突発してよいという許可が与えられるや否や，まるで自発的であるかのように指が動くのである。われわれの身体の状態には，運動があまり自由でなく，習慣的筋活動すら**抑制されている**ように感じられる場合がしばしばある。こんな時には，表象も意向も存在しているのだが，運動活動の抑制がすべての運動に関して一様に強化されているように思われ，そのために一切の運動が遅く弱くなり，運動実行が楽々とした自発性の感じをもはや与えず，努力を要する仕事のような感情を与えるものである（たとえば眠い時，多くの病気の時などにおいて）。

　小脳についての Budge の見解を全部採用するのではなく，彼の抑制理論がどうすればもっと広く拡張されるか，そしてこの現象が精神的領域でどのように反復されるかということだけに着目したい。脊髄の反射**運動**は除脳後により強く，より自由になる。何に基づくことにせよ，反射運動は脳のある間は，脳によって抑制されていたのである。**意識された感覚の運動への移行**（反射の第二段階）は**表象**によって（意志によって）抑制される。**表象の意向への移行**もやはり抑制されるが，それを抑制するのは——明らかに別の表象だけである。目下進行中の表象に働くその他一切の表象の共同作用は精神的抑制となり，これは，**分別**（**Besonnenheit**）とか，また生理学的とは異なる意味で Reflexion（反省）と呼ぶことができる。通常の健康状態の範囲内ですら，いわばさまざまな領域に入り混っているこの抑制と，求心作用から遠心作用への移行との関係には数えきれぬ変種があるのだが，抑制と運動との間のこの関係が障害されるような脊髄および脳髄の状態はきわめて数が多い。この障害が著明な時にはその状態は病気と呼ばれ，脳の場合は精神障害（Seelenstörungen）と呼ばれるが，その主性格の本質は**分別**，またしたがって精神的自由性の異常または完全**喪失**である。——生理学的状態と病理学的状態とを交互に考察していくことで両者の理解を深めようとするのがわれわれの原則であるから，今後もやはり，これら

病的現象を二，三多少とも詳しく観察していくが，それにはふたたび脊髄から始めて脳髄に登ることにする。

　動物体内に相当量を与えると，中枢器官の活動性を独特な様式で変化させる種類の薬物がある。一般には，それは麻酔薬（Narcotica）と呼ばれ，それぞれさまざまな効果を持ち，とくに中枢器官のさまざまな部分を侵すことは古くから周知である。けれどもこのうち二，三の薬物については，比較的最近になってようやく精密な経験的知見が得られた。蛙をたとえば経皮的に Nux vomica（マチン子）で中毒させると，一つには自発的に痙攣様発作（Tetanus）が生じ，また，健常動物には全然印象を与えないほどの微かな接触で，広汎な激しい筋収縮（反射運動）が惹き起こされるようにもなる。J. W. Arnold によって，後者の場合に運動に及ぼすこの効果の発する部位，つまり毒物が主として侵した部位は脳ではないこと，また脊髄全体に一様に拡がっているのではなく，とくに延髄であることが示された。主として延髄から中毒蛙のこの「被刺激性昂進」が生ずるのである。われわれはこの現象を脊髄の二つの作用がより容易に，より昂進して生じたものと考える。一つは外部から（反射昂進）および身体自体から（自発的 Tetanus）脊髄に達した求心印象が主として脊髄の上部終点へ向かって分散する作用，もう一つはこれら印象が運動神経の遠心的活動に移行する作用である。二作用のこの昂進がおそらくはある抑制の解除によって生ずるのかどうかという疑問には，仮説をもって答えるよりないが，それは結果そのものには無関係である。われわれはこの事実とその単純な解釈とで満足する。すなわち，筋運動の広汎な拡がりと容易な出現とは（延髄へ向かっての）分散昂進と，延髄で生じた運動励起への転換昂進とに基づくという解釈である。すでにここに重要な類似に対する手掛りがある。

　阿片とモルヒネの蛙で行った Arnold の実験では，除脳後には知覚昂進も Tetanus も生ぜしめなかったが，脳をそのままにしておいて脳がこれら薬物で麻酔された時には，両者が生じた。したがってこれらの薬物の一次的効果は脳に生じ，脳から二次的に延髄が侵されるように思われる。脳に対する効果の本質は，人間での観察，とくに比較的健康人の中等量服用（阿片吸飲）のさいに

認められるが，人間では脊髄の知覚昂進と反射軽易化とは認められない（たとえば腸蠕動のごとき二，三のものは明らかに低下する）。ただ阿片服用後に時にみられる広範囲の皮膚の痒みは知覚昂進の兆しと見なすことができる。脳に対する効果の本質は，表象および意向の活動が軽易になり増進することである。表象の分散が昂進して，個々の表象が目まぐるしい速さであわただしく走り去り，多数の新しい，やはりあわただしい表象を励起する。表象から意向への移行も増進する。これは個人差と中毒の程度とに応じて，時には精神の興奮と渇望として，時には大胆，向う見ずとなって現われる。このさい多くの場合性欲が昂進し，また阿片吸飲で真の憤怒発作が起こることも稀でない。

煙草は蠕動を増進せしめるが，性欲のほうは，幾多の観察によれば，減少せしめるように思われるので，この点煙草の効果は阿片のとは反対であるといえよう。煙草は常習者にあっては，われわれの思い違いでない限りは，脳に作用してその結果，表象のより軽易な分散，より自由な進行を生ぜしめ，これは思考をある程度促進するが，しばしば気楽な夢想に陥る切っ掛けともなり，かくして心地よい気分を生ぜしめる。

しかし何といっても中等度の**アルコール中毒**ほど，麻酔薬の作用研究に好適なものはない。

ワインは表象分散を促進させることによって空想を喚び起こし，アッと驚くような才知の組み合わせを作らせる。精神力のこの自由軽易な活動は快感，上機嫌という全体印象を与える。談話はより活発に生じ，当意即妙の言い回しを楽しむ。平常の表象抑制は跡形もなくなり，長いこと求めていた観念がおのずと浮かび上がる。忌わしい陰気な考えの重荷にとって代って快活が現われる。しかしそのほかの，しかも一段進んだ段階での現象として，軽易，自由になった意向の面に属するものに，無遠慮な談話と行動とがある。この無遠慮は平常の談話・行動に作用している表象の全体，つまり分別を失ったもので，そのため思い浮かんだ表象内容が，むき出しに直接さらけ出されることになる。同様現象としてさらに怖いもの知らず，大胆，無敵の自信などがあり，志向への移行が軽易になったこれら過程には，精神的な快と力強さという全体印象が結びついている。——ところで周知のとおり，ワインで必ずしも万人が楽しくなる

わけではなく，逆に不愉快になったり陰気になったりする人も多い。これは決して特異体質（Idiosynkrasie）によるものではない。その証拠には，何人かの人はいつもそうなるとは決まっていない。このことの理由は一重に，ワインによって励起される気分は，麻酔作用の始まりかけの時に現存した表象内容に依存し，この表象がまず最初に分散し組み合わせられて意向に移行することによる。おそらくは周囲の人に気づかれなくても，主として，あるいは日頃，陰気な表象ばかり抱いている人々というものがあるもので，これらの人でこそ，上述の効果が一番多くみられるのである。

　脊髄および脳髄は麻酔薬によって上述のような作用を受けるが，そのほかにも種々の（内的）原因によって，感覚・運動，表象・意向は病的変化を蒙る。それらは相当に目立つようになると，一部はヒステリー，Chorea などの名前のもとに纒められ，一部は精神障害，精神疾患と呼ばれるに至る。この論文ではそれら状態を詳しく分析することはできないが，以下のことだけ指摘しておきたい。すなわち，感覚と運動とが変化すれば，間もなくこれに応じて表象と意向とにも変化が波及することである。誰しも「ヒステリー」状態，あの気分急変，陽気から陰気への動機なき飛躍を知っている。これは脊髄における感覚・運動の不規則性にそっくり照応した，脳機能の領域での一状態なのである。Chorea と呼ばれる小児の運動障害において，多数症例で患者の述べたことからわれわれが確信しているのは，痙攣様発作と外界の意識の部分的消失とが始まるとともに，活発なしばしば奇怪で恐ろしい表象が出現し，時にはこれら表象が談話，歌等々に移行もすることである。明らかにこの場合，これら軽度の脳障害は，運動性の脊髄部分が侵されるのと同時にか，あるいは痙攣発作によって直接喚起されるかで生じたものである。しかし表象と意向とが一次的にかつ独立して，あるいはとくに著明に，比較的長い間，現実離れしている（alieniert）ような疾患となると，これは **Wahnsinn**（狂気）と呼ばれることになる。

　狂人（Wahnsinnige）を見たことのある人は，幾多のこれら患者の症状と麻酔薬中毒の発作との酷似に注目したに違いない。それゆえ麻酔剤中毒について上に述べたことは，読者各自がお考えになる上で，狂気の正しい理解に資するい

くつかの材料となるであろう。われわれの見解では、狂気とは正に表象の分散とその意向への移行とにおける異常に基づくものである。理窟で考えれば分かるように、脳のこの二作用は、昂進し軽易になるか、それとも難渋し抑制されるかの可能性があり、したがって二つの異なった基本状態が成立するはずである。しかしこういった先験的な路を経てではなく、自然観察という、より正しい路を経て、この二つの基本状態を見出し、それらを特徴づけ、一次的なものとして区別することが事実できたのである。第一の異常から患者に生じ、観察者にはこの状態の主特徴として目立つ全体印象は、自負心増大の情調（患者によって表現はきわめてまちまちである）であり、第二の異常の全体印象は気落ち、精神的不快の情調である。ところで観察の結果さらにつぎのことも分かった。すなわち数え切れないほど多くの症例では、ほとんど例外なく**第二の状態**、精神的憂うつ（die psychische Depression）の状態が、狂気を構成する進んでの一連の変化の出発点となっていて、この状態こそ本来一次的であることである。この事実を最も明瞭に認識してその重要性を余すところなく強調したのはGuislain[14]であり、これを確認したのはZeller[15]であった。この事実の正しさは、（原注15の病院における）狂気の患者数百人の自験例での発病期の比較研究の結果、われわれにとっては不動の法則といえるものとなった。しかしながら同時にわれわれは、この初期うつ状態がきわめて多くの症例でまったく見逃されたり、病気の前駆症状と見なされなかったりしたことも経験した。それは持続がはなはだ短かかったり、または過敏、精神的不快感、自信欠乏、漠然とした悲哀感などのかたちでしか現われず、患者自身すらはじめの間は自覚しないこともあったりするためである。しかし別の症例では、うつ状態が数カ月も数年も続いて、外見、口調、行動を、何人（なんびと）も狂気の存在を疑わないほどにまで変化させる。この状態は**憂うつ病**（**Schwermut**）、メランコリーと呼ばれている。

　これを理解するには、そもそも精神的不快が成立する様式を精密に観察する必要がある。先にも述べたように精神的不快は、表象の分散および意向への移行の自由な流れにおける抑制の印象から出てくる。この抑制が自覚されるかどうか、抑制から精神的苦痛が生ずるかどうかは、患者によってはなはだまちまちである。それゆえ敏感で教養ある人は、表象の分散が順調にいかないと、た

とえばある事実の原因が分からなかったり，当面の問題が解けなかったりすると，それだけでもう不快を感じるのに反し，鈍感で粗雑な頭の人には，表象を加工して主観的に正しい関係に置く（このための有機生体的強要に基づいているのが「人間性の真理追求」である）ことの失敗が全然苦にならない。──しかしもっと一般的には，そして主としてそうなのであるが，精神的不快は，表象が意向に移行する過程の抑制から生ずる。人生の不幸な事件が直接に影響を与えるのは，このことに基づいている。わが子を失った母親，己れの期待の瓦解を目前に控えた野心家，不意に破産の憂き目に遭った投機家，彼らすべてはまず，それぞれの対象に応じた表象が意向に移行する道を絶たれたことを精神的不快と感ずる。それら表象が強ければ強いほど，亢進すればするほど，表象目標が見つかるはずの方策の絶たれた苦しみはそれだけ痛切に感じられ，行き場のない表象の宙ぶらりんの不安定な動揺がそれだけ長く続き，したがってそれら表象はそれだけ深く我と我が身を責めることになる。

　この意向の抑制された状態とその結果生ずる精神的不快の情調（絶望に至る悲しみ）とは，持続状態としては，一部は上述のように，さまざまな外的体験に励起されて成立することもあるが，また一部は，表象器官，意向器官としての脳が一次的にか，それとも外の臓器から（生殖器からのことがしばしばある）の交感的「刺激」を通じての病気になって，そのために表象の分散ととくに意向とが減少し，抑制されるようになることもある。後者の場合の観察から，狂気には常に「身体的」原因があり，結局のところ狂気で病んでいるのは決して「精神」ではなく，腸または子宮，あるいはそのほか任意の臓器にすぎないと考える大間違いの理論が生ずることになった。第一の起こり方の場合には，元来この状態の切っ掛けとなった不安な表象が長期間持続（分散等々が妨げられているためにほかならない）して，狂気全体がその周りに群がる中心点を作り上げることがきわめて多い。脳が直接の精神的励起から病気になったのではない第二の場合には，意向抑制の状態に照応する新しい陰気な表象，多くは夢で見るような怪奇な性質の表象が間もなく生ずるという，きわめて注目すべき現象が現われる。このさいこういった表象は，脊髄における現象に適切な類似が見出されるような様式で生ずる。

脊髄の中で求心印象，および全器官の状態に対する運動励起の異常な関係（痙攣とか半身麻痺など）が長く続けば，新しい異常感覚（痛覚）が早晩起こらずにいない（Strohmeyer の運動−知覚反射とか痙攣のさいのその他周知の諸現象）のと同様に，表象および全器官の状態（表象の緊張）に対する意向の上述したような異常な関係が続けば，意向の抑制状態に照応した新しい表象が喚起されぬことはなく，これは不安定に動揺している表象を一層増加させることになる。これらの表象の内容は当然患者の教育程度やそのほかの思考範囲に照応し，かくして死後天国に入れないとか，地獄の苦しみ，既往の重罪，忌わしい動物への変身等々の，かの妄想（素人のいう「固定観念」）が成立する。そしてすでに感覚神経に，感覚器の神経またはその中心端の活動を刺激する働きが具わっているのと同様に，表象器官としての脳の侵害は，もっと容易に脳の各部位の機能を刺激して，かくしてとくに視・聴覚，そのほか嗅覚などの幻覚が生じてくる。それらによって悲しい表象が外部に投影されるわけだが，それは感知現象の完全な思い違いとして患者自身に向かって戻ってくる結果しか生まない。

　今述べた状態は直ぐに分かるとおりすでに二次的のもので，一次的変化はとりわけ表象から**意向**への移行過程に生じている。実際にこのとおりであることは明らかに観察される。憂うつ病のこの最も純粋なかたち，原発状態にあっては，上述の移行の抑制は，もっともなことながら，精神的苦痛，奥底の自我の重い障害として感じられるので，自分の状態を述べることができる患者は，障害点が何であるかをきわめてよく承知していることがしばしば分かる。つまり彼らは，**意志**が全然ないことを訴えるのである。そのさい患者は全然妄想を持たないこともあるのだが，それでもやはり志向の抑制が認められる。というのは，例外なく彼らは平常の仕事を放棄して何一つしなくなり，しばしば数週間もの間，定まった隅っこに坐って同一の汚点を見詰めたり，あるいは，残されたわずかばかりの志向を，あてもなく，または救いを求めて，さまよい歩くのに費すのであるから。

　たとえば麻酔された蛙において，反射作用の異常性を生ぜしめるのは全体としての脊髄の一状態であるが，それと同様に，表象の分散と意向への移行とにおける上述の異常性は，**全体としての脳髄のある状態**によると考えざるを得な

い。われわれは先に，筋緊張を規制する全体としての脊髄のこのような状態と，脳髄――それが（朧ろ気なまたは意識された）表象や意向の全体の内容，力および方向を含み持つ限り，脳髄の状態との間に存在する類似を指摘し，情（Gemüth）と性格（Charakter）という言葉を，表象と運動推進との彼の緊張を特徴づけるものとしておいた。そういうしだいで，狂気の基本障害を**情の病気**（**Gemüthsleiden**）と呼ぶなら，この命名がいかに正しいものであるかは容易にお分かりであろう。そしてこの狂気という状態では，個人の病前性格の最も注目すべき変化がみられるとしても，これを不審に思う人はいないであろう。

　狂気の第二の基本形は，これまでに述べた状態の特性とは正反対の特性を示す。表象・意向の抑制，それによって生ずる不安とはなはだしい不快との代りに，第二形では相当度のアルコール中毒にみられるような，表象分散の高度の昂進と，表象から意向への移行の相当度，しばしば過度の軽易化とがみられる。表象は速やかに止めどなく流れ去り，どの表象も別の表象を励起し，新しいもの古いもの，長いこと眠っていた記憶や，変化に富んだ未来の心象が浮かんで来ては逃れ去る。だがこれら表象はどれもまた新規の意向を目覚めさせる。これらの意向の多くはやはり速かに意識をかすめ去るが，それでもその中の少数のものは定着することもある。この状態のこの側面は，並外れの強欲，無数の計画や願望，抵抗を軽んじまたは抵抗と戦う激しい独裁的意欲（表象から意向への移行の活動は意識に活発に上る）などとなって現われる。なぜならば，脳活動のこのような変化から，患者には向上感，健康感という全体印象が増大してくるからで，患者はこの印象を確保しようと努める。患者は，精神的により豊か，より自由になった，勇気とほしいままのエネルギーとに充ち溢れていると自覚する。意向の興奮はまたしばしば――必ずしも常にではない，つまりこの状態の全経過を通じてではないが――筋の作用増加となって現われる。患者は多弁で早口に喋り，大声を出し，歌い，叫び，気忙しく走り回り，ありとあらゆる目に立つ行動に出る。このさい多くは，食欲と性欲とが昂進する。筋力も昂進するようにみえるが，これはもちろん大部分意向自体の向う見ずの推進によるものである。

　この場合も憂うつ病のさいと同様に，元来は主として意向にのみ生じた病変

が，意向における高度の昂進状態に対応した，二次的で比較的長く続く変化を間もなく表象にも生ぜしめずにはいない。このさい，われわれはふたたび，脊髄において過度の運動作用（収縮）の結果，感覚に二次的異常（神経痛）が生ずるという事実を思い起こす。(19)このことからこの状態には，本質的に促進，自意識昂進の性格をそれ自体持つ，一連の妄想が生まれる。そうなると患者にとっては，遠大で大規模なさまざまの計画が**現実性**を帯びてくる。患者は突然，渇望していた一切が——巨万の富，ダイヤモンド，名誉と征服が——事実手に入ったと思い込む。戦いは終わった，そして手中にした喜び，勝利の歓喜は時には恍惚感にまで高まり，これを患者は自分の思考範囲の最高究極のものとして，自分は神になった，創造主になったという以外の言葉を知らない。

　自意識昂進に基づくこの自惚が患者によってどんなさまざまな表現形となって現われるか，全状態が引続いてどんな状態に至るかなどのことは，ここではこれ以上述べることができない。表象ならびに意向の抑制増大と軽易性昂進との上述の二基本状態のそれぞれが，脳髄自体のどんな状態に基づいているのかを，われわれが全然知らないことはいうまでもない。両方の場合ともしばしば充血が，ある比較的遠い器質的原因となっているように思われる。とりわけManieでは，頭頂部脳膜の充血と浸出とがこういった原因であるようで，この結果脳回の灰白質が同時に侵されることになる。どんな形の狂気でもこれまでのところ脳髄自体の恒常的変化が見出されていないのは周知のことである。二次的な形，すなわち痴呆（Blödsinn）では，いくつかの部位の硬化，脳萎縮，慢性水頭症等々がしばしば見出されている。これらの所見を，生前の障害が症状となって現われた器質的状態であると認めるのは，生前の盲目を死後見出された視神経萎縮の結果であると躊躇なく説明するのと同程度に正しいことである。

　狂気の二次的な形は上述基本形の残遺（Residuen）である。二次形においてどんなに多く，精神的緊張，すなわち情と性格との，さらに意向の全体としての状態の持続的変化が見出される（一切の性格が吸収され消滅してしまったように見える程度にまで）にしても，二次形を上述二形と区別する最も著明な目印しは，**表象**自体の領域における残留異常に基づくものであり，二次形は知能の

1. 精神的反射作用について——精神疾患の本質瞥見 33

病気として上記二つの一次的な情の疾患とは区別するのが然るべきである。

　以上の論述でのわれわれの主な目的は，健常および異常状態における脳の「精神的」活動の相互の比較と，脳の活動と脊髄の作用との比較との主要点を論ずることであった。造詣深い読者は，今述べたばかりの考察は，精神障害の本質に関する通途の見解と幾多の点で異なっているものとお考えになるかもしれないが，それでもそのような読者は，われわれの見解がこの状態の通途の大方の理論とどんな関係にあるのかを見逃されることはないと信ずる。——「意志の疾患」("Willenskrankheiten") という想定に真向から反対するドイツの一精神病医の聰明な見解とわれわれの見解とが異なるのは，狂気の二基本状態は表象，とくに意識された表象から意向への移行のあり方における異常にこそ基づくと，われわれが認識する点である。——罪（愚行）と激情とは狂気に先立つことが多いし，狂気の原因として働きもする。しかしこの二つだけが狂気の原因であると考えるのは，日常の観察一切に反する。——いわゆる身体論の最も流布された見解を信奉するためには，人は唯心論者（Spiritualist）たらざるを得ない。しかしわれわれは，狂気自体の中に腹部神経叢やら心臓，門脈あるいは腸管の疾患を認めることができない（むしろわれわれは他臓器の病的状態を比較的遠い原因にすぎないと考え，脳罹患の結果あるいは単なる合併症と，もっとしばしば考える）ばかりでなく，狂気では外ならぬ精神（Seele）の核心が病んでいると考えるのであるが，これは「精神」自体を不当に扱うことでもなければ，精神の尊厳を汚す説でもないと信ずるものである。

　精神——これまでの考察ではこの言葉を稀にしか用いないできた。それはわれわれが，個々の所見の具体的内容を，この多義解釈を許す単語——正にそれゆえ見掛け上の単一性しか持たないこの単語で総括する必要をほとんど感じなかったからである。精神的活動と有機生体との関係についての，われわれの研究の根底をなす見解を，論争や教訓を好む者のように，これ以上詳しく述べる

訳注3）Heinroth, J.（1773-1843）を指すと思われる。Ackerknecht によれば，詩人としては Treumund Wellentreter という筆名を持つこの高名な精神科医は，精神病は純粋な Seelenkrankheit であり，罪を犯した者は神に罰せられて意志の自由を失ったものだと説いている。

ことが必要であろうか？

　われわれが示そうと試みたのは，脊髄の生表現である感覚・運動と，脳髄の生表現である表象・意向との間に，細部にわたってまで認められる並行関係を指摘することであった。脊髄の二作用に対して言葉は，それらの一体性を表現する特別の単語で纏める必要を感じなかったのに対し，脳髄の作用のほうにはその必要を感じたと思われる。容易にお分かりのことであろうが，感覚・運動という脊髄の二機能をも「精神」という単語で把握し，したがって結局は神経諸中枢の一切の作用全体を「精神」と解するのは，一面においてはまったく適当であろうが，他面においては無論われわれの洞察の助けにはほとんどならない。したがって脊髄や反射作用等々にも，ある「精神的原理」があるのかどうかというようなことは二義的な重要性しかない疑問でなければならない。生理学的意味では，この疑問に肯定の答を与えることがまったく正しい。哲学は「精神」という語を，普通単に脳の諸作用のみ，しかもそのうち普通は意識と結びついた諸作用だけを表わすものと解している。

　「反射作用」という言葉は，脊髄内での感覚印象から運動印象への移行を表わすものと解されている。「精神的反射作用」という言葉でわれわれは，脳の一作用，すなわち表象から意向への一部意識された，一部は無意識の移行を，より詳しく考察しようと欲した。脊髄のほうでは，最近の研究のお蔭で，ほとんど確実に，感覚を媒介する部分と運動を媒介する部分とが明らかになっている。脳髄となると，これに似た機能別の器官部位の識別はまだほとんど不明である。精神的活動が分かれて行く個々の作用が脳のどの部位に属しているのかをわれわれは知らないが，しかしわれわれは物質論を押し進めて以下のように信ずるものである。すなわち，脳髄の精巧複雑な構造は，単なる解剖学的興味のために出来たものではなく，求心印象の受容，それの表象への加工，表象の分散と組み合わせ，表象の意向への移行，運動衝撃の放電などのための器質的装置と考えられるものであると。実際，表象と意向とは器質的過程の結果であること，そしてこの関係を脳は精神の道具であり，精神の物質的基本であるといい表わすのはすでに間違いであることをはっきりと認識するのは，自尊心や人間愛を

傷つけることにはならないであろう。

　完成した有機生体で精神と呼ばれるものは，ある時突然に，出来上がったものとして，自然，または自然の外に存在する造物主の手から生まれたものではない。精神はゆっくりと徐々に出来上がってきたものである。最も初期の小児期を観察すると，表象や真の意向が目覚めるのに，そしてそれらが無意識あるいは半意識の暗がりをようやく逃れ出るまでには，随分長い期間がかかること，また精神的単一性という事実が意識に上るのはどんなに後になってからであるかが明瞭になる。めいめい自分の経験を考えてみれば教えられることが多い。われわれ自身，自分たちの最初の発達の，長いこと埋もれていた神話をふたたび思い起こす時——回想を幼児期の曙光に深く沈ませれば沈ませるほど，それだけ多く，最初の脈絡のなさ，最初の感覚印象と衝動との支離滅裂ぶりが意識され，そしてわれわれが動物並みに，自分自身の自我を何一つ知らず，他人につけられた名前でしか自分を知らなかった彼の状態がふたたび眼前に現われてくる。かくしてわれわれは，われわれの精神的個体性も，われわれの全個体と同じく，ゆっくりと発展してきたもので，われわれの精神は最初から完成していた，自然の所産などではなく，自分独自の生活史から出来上がったものであることを明らかに知るのである。

原　　注

(1) たとえば『精神病治療学ラプソディー』中で。
(2) 感覚神経の興奮によって，しかも先に（感覚神経のこの変化によって）**表象**が生ずることなしに生ずる運動すべては，反射運動と呼ばれる。
(3) 詳細にわたりすぎないように，ここでは拮抗反射および直接の交感性反射についての見解を立入って論ずることは断念せねばならない。同じく，脊髄の白質線維の**抑制**機能に関する，最近 Stilling が発表した見解から生ずる明白な二，三の帰結もここでは論じないことにする。
(4) 運動についてはこれは自明である。緊張については，個々の部分（頬の皮膚，涙腺，大腸等々）が個々の感覚状態および表象状態に対して示す特殊な連関が一つの例証になる。
(5) Budge の定義を指す。**原注**(2)参照。
(6) G. H. Meyer 著『神経線維の生理学に関する研究』，Tübingen, 1843. §212 参照。
(7) Henle の意味での知覚的表象（sinnliche Vorstellungen）。

(8) この活発性が，たとえば Henle および Meyer が想定するように，感覚神経自体の同時活動に由来するという説は，われわれにはまだ明らかに証明されたものとは思えない。
(9) 聾唖者の談話習得はこれと異なる。彼らには聴覚印象の残りの残像がなく，正にそのために残像の言語器官への反射もない。彼らは手真似（視覚残像の運動への移行）と文字言語とにその代用物をいくらか見出す。彼らの吠え声のような言語音には自発性がまったく欠けている。
(10) 大脳の個々の部位の機械的刺激で，個々の内臓運動が生ずる——しかもきわめて非恒常的に——ことは数人の学者が観察している。たとえば Budge は，線状体の左側の刺激で胆道のただ一回切りの運動を，Valentin および Budge は，脳梁刺激でも，また大脳の右および左頭葉の刺激でも，心搏動が変化するのを観察した，等々。しかしこれらの観察から，大脳のそれら部位には当該臓器の運動線維そのものがあるとする結論にはわれわれは賛成し兼ねる。Budge 自身（上掲研究Ⅱ．35頁），脳梁内に心神経の中枢点があったとしたら脳梁切断後は心搏動は遅滞すべきで，速脈になるはずはないであろうし，実験動物はその後4日間も生存できなかったであろうと述べているが，これはもっともな意見である。われわれとしては，大脳に対するきわめて多数の実験の結果を事態に即して説明するのは，以下のような自然な想定しかないように思われる。すなわち，侵襲によってそれら部位の特殊エネルギー，つまり表象と意向自体が変化し，干渉を受け，あるいはまた刺激によって特別な興奮を惹き起こされて，そのため実験動物には，表象および意向の独特な状態——（表象から運動への移行がより容易になる）激情状態に多分似た状態が生ずるであろうという想定である。激情現象においては，心搏動の促進および不整のみならず胆道の運動，そのほか多くの同様な運動現象に対しても，明らかな類似現象が認められるのである。
(11) 誰でも自分なりに分かっていると思って用いていながら，明確な意味で用いられることがきわめて稀なこの種の言葉に，具体的な中身を容れようとすると，容器を一杯に満たすことができないか，そうでなければ容器から溢れてしまうことが起こりがちである。しかし新語を作ることはできるだけ避けなくてはならないので，これらの言葉は残しておくのが当を得ている。上述の状態が静止的または受容的と考えられる限り，この状態が普通情と呼ばれ，この状態がある意向を規制するように働く時，これを性格と呼ぶ。
(12) 酩酊の弁舌豊かな描写を挙げよう。「表現の才に恵まれず，日頃非社交的な人間が，己れの思想をさらけ出し，日頃に似合わぬ雄弁で己れの精神の豊かさを発表する。日頃口の巧い話し手のほうはといえば，未聞のあつかましさで自分一人で喋りまくり，口をはさむ者があれば誰でも，下らない無駄口で圧倒してしまう。**両者とも心を遣って軽快を感じているのだ**」。(Duttenhoffer：精神生活の病的現象，シュトットガルト1840年，21頁）。
(13) このような励起，表象から意向へのこのように軽易な移行に対する欲求の度合いが国によって異なるのは面白いことだ。いくつかの民族ではこの欲求がきわめて大きい。それは主として，情の深い人と俗にいわれるような民族である。つまり，表象の総和が意向に対して久しく静止したままである（20頁参照）ような人々のことで，こういう人にとっては表象を進行させる手段は都合いいものである。
(14) 《Traité des Phrénopathies》（精神病について），ブラッセル，1833年。「狂者（l' aliéné）にとってはすべての印象は苦痛をもって生ずる」と，Guislain が主題思想として冒頭に題した文章はいう。そこには，「元来狂気は不快，不安，苦悩の情態であり，苦患であるが，それも，倫理的，理知的，大脳による苦患である」とある。

(15) Winnenthal 精神病院の活動に関する第二報，『ヴュルテムベルク医学通信』1840 年 7 月。
(16) Fibrae sensoriae fibras sensuales excitant.（感覚神経は感覚器の神経を刺激する）（Valentin,「機能について」96 頁）。
(17) われわれは Zeller に倣ってこれを **Manie, Tollheit** と呼ぶ。精神障害のどんなかたちにも周期的に出現することのある Furor とは無論混同してはならない。
(18) 「一踏み踏めば千糸が動き，
　　紡錘（つむ）は飛ぶ飛ぶ右左。
　　目にも止らず糸走り，
　　バタンと踏めば千糸が織れる」。
(19) Van Deen が脊髄での実験から引き出した一つの結論もこれに属するものである。「スポンジ質中に運動が続いている間ほどに現実の感情も内省の感情も最も効果的にゲラチン質に運ばれる時はない」。つまり，脊髄の運動性部位の活動昂進は求心性作用の軽易度を高めるという結論である。

翻訳　柴田　収一

■解説■

ヴィルヘルム・グリージンガー著

「精神的反射作用について──精神疾患の本質瞥見」

柴田　収一

　略歴：Wilhelm Griesinger は 1817 年シュトットガルトに生まれ，チュービンゲンおよびチューリヒで医学を学ぶ。21 歳で卒業後パリに遊学，1839 年帰国。間もなく Winnenthal 精神病院の助手となり，A. Zeller（1804-1872）の下に 2 年間診療に従事。1842 年末，Roser および Wunderlich 編集の Archiv für physiologische Heilkunde に，「自然哲学的思弁に反対する厳密に経験的な研究方向」の文章を発表し始める。1845 年『精神病の病理と治療』（後に 1861 年に増訂）出版。1849 年キール大学内科教授。1850 年カイロに渡り，2 年にわたって，エジプト副王の侍医兼衛生評議会（Conseil de santé）の議長を勤める。この時の経験は寄生虫・伝染疾患に関する著書（1857）を生んだ。内科教授として 1854 年チュービンゲン，1860 年にはチューリヒに赴任，ここでは精神病院長を兼任。1865 年ベルリン大学神経精神科教授となるも，1868 年病死。

　Griesinger の精神医学史的評価はこれまで諸家によってなされているが，最近の Janzarik のものは最も適確と思われる。
　ロマン期精神医学がまだ支配的であった 19 世紀の 20 年代に，啓蒙期の感覚主義に由来する反対の潮流が強まった。自然科学の嵐のような進歩に導かれた新たな精神的新思潮は世紀の半ばを少し過ぎたころに，極端な物質論として全盛に達して，19 世紀後半の医学の実証主義の基礎をなすに至る。
　哲学からの独立を獲ち得た心理学は，新たな基礎科学として生理学を頼ることになり，「生理学的心理学」または「精神物理学」と名乗るが，この代表者が Herbart（1776-1841）である。表象原子論（Vorstellungsatomistik）と呼ばれる彼の心理学は，原子論的物理学を手本にして，形而上学，数学および経験に基づ

く連想心理学であり，彼の説はロマン期の Dynamismus（力動論）とともに，Griesinger を経て Freud にも影響を及ぼす。Herbart は精神現象を単子（Monad）様の体験単位と解される表象に還元した。その他一切の意識要因，たとえば感情や意志などの諸現象は，力動的連関の下に互いに干渉抑制し合いながら，「意識の閾」に押し寄せる諸表象から導き出せると彼は説く。

この Herbart の心理学と，Johannes Müller に始まる神経生理学から得た反射理論とが，Griesinger の上記教科書の理論的根拠たる精神模型の建築石材であった。脳髄と脊髄とは解剖学・生理学的体制が同一で，精神生活は感覚・運動反射という基本的作用により，反射概念に倣って了解できる。感覚と運動との間には，精神生活の中枢として表象が介在する。さまざまな脳疾患は精神的異常と感覚・運動障害とを生ぜしめることがある。しかし精神疾患と理解すべきは，精神症状，とくに表象と意欲との障害が前景に立つ脳疾患のみである。狂気（das Irresein）は脳のさまざまな異常状態の「症候群」であり，「精神疾患には常に脳の罹患が認められる」。

Griesinger の貢献は後に「精神疾患は脳の疾患である」という曖昧な命題に要約されている。周知のようにこの命題はギリシア・ローマ時代にまで遡り得るもので，実際上すでに彼以前の世代において，（「心因論者」は除くが）ほとんど自明のことであった。Griesinger の真の貢献は，自分の自然科学的基本見解を背景に「狂気の諸形」を述べるにあたっての，彼の慎重な批判的態度である。というのも，この基本見解は慎重さの欠けた手にかかって，19 世紀の終り1/3に「大脳神話学」（Nissl）に発展したのであるから。

Griesinger は「精神的に異常な諸基本状態」を一つの疾患過程の諸時期として記述する。このさい，激情的状態に基づく一次的（原発性）狂気と感情昂奮のあまり目立たない二次的（続発性）障害とを根本的に区別せねばならない。後者には「多くは psychische Schwäche（精神的無力）という支配的性格があり，一次的狂気の結果としての妄想や誤まった意欲が独立し固定している」。一次的障害はうつ情態〔Melancholie または病的自閉（In-sich-Sein）〕と昂揚情態〔Manie または Jessen によれば病的忘我（Außer-sich-Sein）〕とに二分され，うつ情態には Hypochondrie と Schwermut との二亜型が，昂揚情態には Tobsucht および

Wahnsinn がある。続発性狂気のほうは，部分的または全人格的な気違い（Verrücktheit）および Blödsinn（痴呆）という，主として残遺的でもはや回復不可能な精神的無力状態である。この無力状態には続発性のもの以外に先天性のものもある。主として精神的原因の狂気では，精神的印象や身体的障害，素質的および遺伝的体質，「精神的個人性の内部の歴史」や幼児期からの家庭の影響等々の，成立条件の全体を顧慮せねばならない。

　Griesinger の精神医学は 19 世紀の終わりごろまで確固たる立場を維持していたが，Kraepelin の体系にとって代られて速やかに声名を失った。ようやく最近になっての歴史的研究が彼の意義をふたたび正しく評価するようになった。Chiarugi, Autenrieth を経て Zeller から受け継ぎ，後に否定的評価を帯びて単一精神病説と呼ばれるようになった Griesinger の理論の後世の批判者たちは，精神疾患は脳疾患であるという命題を無条件に承認して，Griesinger 自身が解剖学的病変が見出されないことが多いとした Schwermut と Manie とにまで，病理解剖所見を証明しようと無駄な努力を重ねた。そしてまた Griesinger が根本的に区別せねばならないとした一次的障害（本論文中では Gemüthskrankheit と呼ばれている）と二次的残遺状態との別も 20 世紀以来顧みられないできた。たとえば Janzarik も述べている。「精神分裂病診断をめぐる見解の相違は，この新たに作られた疾患単位の中に，生産的成分と残遺的成分とが一緒くたに詰め込まれていながら，両成分の症候学上の価値づけの点で意見が一致しなかったし，現在も一致していないことに関連する」と。

　しかし Griesinger は，説を曲げて，1867 年に一次的気違い，または「原発性妄想病」を認めることに踏み切り，これを感情障害に基づくのではなく，直接に「大脳皮質の異常作用」に由来するものと論じた。「原発性妄想病」はその後長く尾を引いて Paranoiafrage に発展するのだが，ともあれこの 1867 年という年こそ，神経学的精神医学への曲り角の目印となる年である。それまでは Griesinger の中にあって底流として力強く働き続けていたロマン期の感情主義（Emotionalismus）が，この年滔々たる物質主義の仮説に抗しきれなくなったのであった。かくして社会精神医学の実際家 Griesinger の，「ドイツにおける精神病院とその一層の発展について」（1867）中の前途有望な思想も，実現への道を

ほとんど一世紀近くせき止められることになる。

　訳出した本論文は，翌 1844 年同じ雑誌上に発表された „Neue Beiträge zur Physiologie und Pathologie des Gehirns" とともに，Griesinger の教科書の基本理論を述べたもので，いわゆる生理学的精神医学の原典といえよう。哲学的思弁を排するといいながら，文章の背後にやはりアリストテレース - Thomas 的な彼の人間像が感じられるのも面白いし，彼自身 Analogie を用いての思弁に陥っていると批判することもできよう。論旨は明快で論理は一貫しているが，文体が冗長だと今日では感じられるかもしれない。これらはしかし時代の相違に基づくもので，冗長な文章も，人がゆっくりと語り書き，相手もゆっくりと耳を傾け文章を熟読した，よき時代の所産である。素直に読めば 130 年を経た現代の読者も得るところ少なくないと思われる。

　Griesinger の著書には上述書以外に，彼の死後未亡人の請いを容れて Wunderlich が編集した論文集がある（Gesammelte Abhandlungen, 2Bd., 1872）。この書の第 1 巻は 1968 年に復刻され，本論文もそれに拠った。

参考文献

1) Ackerknecht, E. H.：Kurze Geschichte der Psychiatrie（石川清・宇野正人共訳；ヨーロッパ臨床精神医学史，医学書院，1962）.
2) Janzarik, W.：Forschungsrichtungen und Lehrmeinungen in der Psychiatrie, Hdb. d. Forensischen Psychiatrie, Bd. 1, S. 594ff., Springer, 1972.
3) Kolle, K.：Große Nervenärzte, Bd. 1, S. 115ff., Thieme, 1956.
4) 内村祐之：精神医学の基本問題，医学書院，1972.

John Hughlings Jackson

Evolution and Dissolution of the Nervous System (Croonian Lectures, 1884)*

J. H. ジャクソン

神経系の進化と解体

―第1講―

　私はまず始めにこの講義をすることを許された会長に心から感謝するものである。
　進化（evolution）の理論は日々新しい信奉者を得ているが，進化といってもそれは単にダーヴィニズムと同じ意味ではない。H. Spencer はその進化の理論をあらゆる秩序の現象に適用した。中でもその神経系への適用は医学者にとって最も重要である。私は以前から神経系の疾患の研究において，それを進行の逆行（reversal），即ち解体（dissolution）とみなすことが極めて都合がよいのではないかと考えていた。この解体という術語は進化の過程の逆の過程を示す名称として，この術語を Spencer から借りてきたのである。この問題は長年にわたって研究されたところである。約50年前，Laycock は反射活動の理論を脳に適用した。Charles Bell は酩酊の深さについて，また Baillarger は失語症について述べた時，そこに随意的段階から，最も自動的な段階への退行（reduction）の

---

* British Medical Journal, i, pp. 591, 660, 703, 1884 ; Lancet, i, pp. 535, 649, 739, 1884 ; Medical Times and Gazette, i, pp. 411, 445, 485, 1884
『精神医学』18巻9, 10, 11号（1976）「古典紹介」所収

あることを指摘した。故人，Anstie博士の研究（興奮剤と麻酔剤）では，この解体という言葉は用いてはいないけれども，神経系の疾患を解体の例として研究するのに非常に有益な貢献をなしている。またその他にもこれと同じ方向にむかってなされた極めて有益，かつ独創的な研究として Ross, Ribot, Mercier の研究をあげることができる。Hitzig や Ferrier の輝かしい研究は他の分野における偉大な価値をもつとともに，神経系の進化と解体の理論を支持するのに極めて有益でもあったのである。この点に関して著者は最近の大脳局在についての有益な Sharkey の論文について大いなる敬意を払うものである。

　できる限り早く dissolution ということを説明するために，私はここで極めて簡略にその前提として必要な註解を加えておきたいと思う。ここでは H. Spencer によって特に主張された若干の重要な点の説明には全くふれないで，ただ進化と解体との最も顕著な面についてのみ述べておきたい。残念なことに講演の時間の都合でこの問題を非常に省略して述べねばならない。そこで私の考えに重大な影響を与えた Spencer 自身を私が彼の理論，むしろ彼のごく一部分の理論を適用したところから軽々しく評価，判断してもらっては困るのである。私はこの講義の中である通俗的な術語を用いたことを許してもらいたい。"最も随意的"（most voluntary）という言葉は一つの術語のようなひびきをもってはいるが，"最も自動的"（most automatic）という言葉に対して用いられた時，それは一つの通俗的な術語なのであって，後ではそれらの言葉は使用しないようにすることが望ましいのである。また私はこの場合ある省略をしていることも認めねばならない。即ち私は大部分の大脳系について述べている時，ほとんど小脳系のあらゆる分野のことは無視しているのである。さしあたり私は精神と神経の状態との間に絶対的な区別のあることは無視してかかっているのである。

　まず進化について述べ，その過程の最も顕著な点のみをとりあげて，ここでいう進化の過程がある一つの特殊な秩序における上行性の発展であるといっておこう。私はこれについて以下に述べるように3つのことを述べているのであるが，それらはそれぞれちがった見地から述べられてはいるが，結局全く同じことを述べているのである。

1）進化とは最も器質化された（the most organized）段階から最も器質化されていない（the least organized）段階への過程である。即ち，最も低い，よく器質化された中枢（the lowest, well organized centres）から，最も高い，最も器質化されることの少ない中枢（the highest, least organized centres）への過程である。いいかえればその進行は生まれた時，既に比較的よく器質化された中枢から上昇して，その生長とともに最高の中枢へと向かい，この最高中枢は絶えず器質化されていくのである。

2）進化とは最も単純なもの（the most simple）から，最も複雑なもの（the most complex）への移行であり，また最も低次の中枢，即ち最低中枢（the lowest centres）から最も高次の中枢である最高中枢（the highest centres）への移行である。最も複雑な中枢が同時に最も器質化されていないといってもそこには何ら矛盾はない。例えば単に2つの感覚要素と2つの運動要素からなる中枢を考えてみよう。もしその感覚と運動の要素がよく結合されておれば，刺激は容易に感覚から運動の要素に向かって伝わってゆくのであり，従ってその中枢は，非常に単純な中枢であっても，高度に器質化されているのである。ところで他方，我々は4つの感覚要素と4つの運動要素からなる中枢を考えることもできる。しかしそこでは感覚と運動の要素の間の結合は極めて不完全であるため，神経の流れは強い抵抗をうけるのである。この場合この中枢は前にいった簡単な中枢より複雑さは倍加してはいるが，器質化という点ではただ半分しか器質化されていないといってよいのである。

3）進化とは最も自動的なもの（the most automatic）から最も随意的なもの（the most voluntary）への移行である。

ここから生じてくる3つの結論とは次のようなことになる。まず神経系の進化の頂点であり，"心の器官"（organ of mind）（あるいは意識の物質的基礎）である最高の中枢とは最も器質化されておらず，最も複雑で，随意的であるということである。そして神経系が"組み立てられる"（put together）陽性（positive）の過程というのはそういうもので，それが進化なのである。そこで逆にその陰性（negative）の過程とは"ばらばらになる"こと（taking to pieces）であり，それが解体なのである。

解体とは先にいった進化の過程の逆であって，ここでそれについて多く述べる必要はあるまい。それは未発達の過程であり，秩序の上からは最も器質化されない，最も複雑で，随意的な段階から最も器質化され，最も単純で自動的な段階へ"向かって"（towards）の解体なのである。私は"向かって"（towards）という語をここで用いたが，それはもし解体が進んで最も器質化された段階にまでそれが及んでくる，いいかえれば解体が全面的になれば，その結果が死と考えられるからである。この講義で全面的解体〔訳者注：死のこと〕については何も述べない。解体が部分的である時，常に条件が二重になるのである。神経疾患の症候論は二重の条件をそなえており，そこにはすべての症例において陰性と陽性の要素があるのである。たとえ解体があっても進化が全くなくなってしまうのではなく，進化のあるレベルは残されるのである。そこで次のようにいってよい。即ち解体をうけるということは厳密には，進化のより低いレベルに低下させられるというのと同じことである。よりくわしくいえば，最も器質化されていない，最も複雑で随意的なところが消失するということは，より器質化され，より複雑でなく，より自動的なところが残されていることを意味している。このことは必ずしも自明の理ではないのであって，もしそうだとしてもそれは無視されていることが多いのである。ある疾病が精神病の症状を起こすといわれている。この場合その疾病はその解体に応じて単に陰性の精神症状を起こしてくるにすぎないのであり，他のあらゆる複雑な形で生じてくる陽性の精神症状（錯覚，幻覚，妄想，突飛な行為）は何らかの病的過程によって侵されていない神経系の活動の結果であると私には思われるのである。即ちそれらの症状が生ずるのは，残されている進化のより低いレベルが活動している時なのである。この原理は他の方法でも説明されるのであり，その要点を繰り返して述べる必要はない。ここで健康ということについていえば，各人の正常な思考や行為は我々がその最高中枢の最上層とよぶところ，即ち進化の正常な最高レベルの最も適切な状態が残存していることであり，あるいはそのことを意味している。さて，疾病によって進化の正常な最高のレベル（最上層 the topmost layer）が機能を失ったと考えてみよう。それは解体であり，それに応じて患者の精神病の陰性症状が生じてくる。その陽性の精神症状はそのレベルでの

患者の最も適応した状態の残存を示すものであり，より低い段階においても，その時には最も高い進化のレベルにおいて残っている機能によって生じてきているものなのである。精神病患者がどんな不合理なことを口走り，どんな異常な行動をしたとしても，それは彼らの最も適応した状態の残存したものなのである。この場合私は"最も適応した"（fittest）といっているのであって，"最もよい"（best）とはいっていない。この点で進化を説く学者は良いとか悪いとかいうこととは関係がないのである。我々は，一人の精神病者がその錯覚を信じていても不思議には思わないのであり，患者は自分なりの知覚をもっているのである。その錯覚などは疾患によって生じてくるのではなくて，彼に残されている機能，即ちその疾患によって侵されなかったところの機能の結果なのであり，その時の彼のすべてがそこに現れているのである。そして彼の錯覚なども彼の精神なのである。

　以上，私は進化，解体の考えについて簡単に述べたが，次に私はこのような考え方の一つの欠点ともみえるところについて述べておきたい。解体の現象についてはそれがたとえ時にあったとしても，我々は進化の正確な反対と思われる解体の例に出くわすことはほとんどないのである。しかし，しばしば正確な反対でなくても反対に近い場合をみることがある。私はここに生じうる何らかの難点があれば，それを取り除きたいと思う。我々は解体の場合を大きく2つに分け，均一的（uniform）と局部的（local）な解体とに分ける。

　均一的解体の場合には神経系全体が同じ条件，あるいは同じ悪い影響のもとにある。即ち全神経系の進化は比較的均一的に逆転されている。これらの場合には全神経系は"低下"させられてはいるが，種々の中枢が同じように障害をうけているのではない。例えば神経系統がアルコールのような有害な作用をうけると，その作用が全ての部分に及んでいく。しかし最も高等な中枢が，最も器質化されていないために，まず始めにそこが，アルコールによってひどく侵され，より器質化されている中等の中枢はそれに対してより長く抵抗する。そして最低の中枢は最も器質化されているために最も長い間もちこたえることができるのである。もし呼吸や循環などの最低中枢が，最高の中枢より以上にもちこたえないならば，アルコールで死亡することは極めてありふれたことにな

るであろう。先にいったことをいいかえれば，均一的解体がすすんでいく時には，ある組み合わされた秩序（compound order）に従ってすすむといってよい。そこでこれらの段階は最高位（highest），中等位（middle），最低位（lowest）の中枢の頭文字をとって示せば大体次のように表されるであろう。解体の第1段階，または第1の深さは h，第2段階は h^2+m，次に第3段階は h^3+m^2+1 ということになる。私は均一的解体の場合に中等，および最低中枢が巻き込まれてくることについては後で少ししか述べないつもりであるが，解体の秩序が一つの組み合わせの秩序であることを知ることは，特に局在論についての明確な考えに関して極めて重要である。

次の問題は局部的解体である。明らかに神経系の一部分に疾患があっても，それは全体の進化の逆行というわけではない。すべてその場合そこにみられるのは進化の局部的逆転なのであって，そこで病んでいる部分が現しているところには，随意的な働きから自動的な働きにむかう秩序の喪失がみられるはずである。実際に均一的解体についていわれたことを繰り返していえば，最も随意的なものから，最も自動的なものへの低下がみられるのは，最高中枢のあらゆる領域に解体が生じた時のみである。解体とは色々な意味で局所的なものといってよい。疾病は進化のどのレベルにおいても起こりうるのであるが，それは一側性，あるいは両側性に起こるものであり，主として感覚要素を侵すこともあれば，また主として運動要素に障害を起こすこともある。特にいっておかねばならないことは，ここには最高中枢の局部的な解体があるということである。ここで認められることは，あらゆる精神病の場合，最高中枢が病的に障害されるということである。精神病にはその程度と種類がいろいろあり（例えば，進行麻痺やメランコリー），そのために，当然この2つの疾病の場合，色々な分野の最高中枢が病的に侵される。種々の精神病とは最高中枢の種々の局部的解体なのである。

そこでいま私は解体の実例を挙げてみよう。私がいっておきたいのは，ここで私が選んだ例は最もはっきりと解体の法則を例証しているが，我々が広い臨床的な知識をもっているすべての疾患が，解体の法則を証明していることを示しうるとは思っていないのである。しかしながら私は極めてありふれた症例，

またはその病理学が十分に分かっている症例を例にあげたが，それらの症例は中枢神経系の最低から最高に至る種々のレベルの疾病による症例なのである．その大部分のものは局所的解体の例である．

　1．中枢神経系の最低の中枢からみてゆくと，まずあげられるのは最もありふれた進行性筋萎縮である．ここで分かっていることは萎縮が最も随意的な四肢，腕，そして何よりもまず手の最も随意的な部分から始まるということであり，次いでそれが軀幹，一般により自動的な部分に拡がるのである．

　この例において進化のより低次のレベルについて述べることになるが，それは全く分かりきったことを述べることであって，手の小さな筋肉だけが萎縮した段階では，中枢では，第1または第2の背側の前角（dorsal anterior horn）に萎縮があり，腕の筋肉のためには進化のレベルがより低くなっている点は，より高い前角（anterior horn）によって補われているのである．このことはどうしても述べておかねばならないことである．何とならばこの場合より高いとか，より低いとかいうことは解剖・生理学的により高いとか，より低いということが明らかに意味されているからである．

　2．更により高い段階にすすむと，そこに片麻痺があるが，それは脳の中央領域（mid-region）の神経叢の部分の破壊によるものである．最もありふれた片麻痺を例にとると，そこに我々は身体の一側の最も随意的な運動が多かれ少なかれ喪失していることが分かる．そしてより随意的な四肢である腕がより強く，より長く侵され，また顔の最も随意的な部分が他の部分より以上に障害をうけることも分かっている．ここで我々は特に進化のより低いレベルが残されていることを述べねばならない．そのレベルは厳密には附随的でより低いレベルというべきである．ここで注意すべきことは，一側性の運動（より随意的な）が侵されても，より自動的な，両側性の運動は保持されていることである．このことはずっと以前にBroadbentによって説明されたことであり，それにつづく臨床的研究は彼の仮説に一致している．その要点は，片麻痺の場合，両側性運動を司どる神経系の若干が破壊されているにかかわらず，その両側性運動は障害されないということである．これらの運動は二重に，即ち脳の各半球に中枢をもっているのである．片麻痺は解体のはっきりした例であって，体の一側の

最も随意的な運動の喪失なのであるが，より自動的な運動は残存するのである。

　3．次の例は振戦麻痺である。この疾患の病巣についてのあらゆる思弁はさておき，その運動障害がよく解体を示している。その大多数の場合，振戦はまず腕を侵し，手指に始まり，特に親指と人さし指に始まる。この疾患の運動障害は両側性となる。それが進行した段階では，振戦麻痺は強剛を伴った両側性の麻痺であって，それは両側性の解体なのである。

　4．次にてんかん様発作（epileptiform seizure）について述べよう。それは問題なく脳の中央領域（中位の運動中枢）の疾患によるものである。最も普通の例をとってみれば，痙縮（spasm）は主に腕，ほとんど常に手から始まり，最もしばしば親指，または人さし指，あるいはその両方に始まる。これらの2本の指は全身の最も随意的な部分なのであろう。

　5．〔次にてんかん様発作の後に起きる一時的な麻痺の例も，上に述べたことを示すものである〕。

　6．舞踏病では四肢（最も随意的な部分）がより自動的な部分である軀幹より以上に侵され，より随意的な四肢である腕が足よりも障害をうける。この疾病の局在については明らかではない。しかし症候論的にそれは解体を示している。舞踏病には私は特別な関心をもっている。その運動が極めて微妙なことはその疾病が高度のものであること，即ち進化の高いレベルの疾患であることを示していると思われる。20年前，私はその特殊性から考えて脳の回転（convolution）がその運動を現すものと考え，それ以後ずっとこの見解をいだいてきたのである。

　7．失語症も解体の理論を色々な点でよく示している。ここで完全に口のきけなくなった例を考えてみよう。

　（a）ここでは知的な，より随意的な言語は喪失するが，感情的な，より自動的な言語は残る。くわしくいえば，患者は話すことができず，そのパントマイム（pantomime）は極めて単純である。しかし，一方患者は笑い，顔をしかめ，その声色をかえ（彼は歌うことができることもある），以前と同じように身ぶりをする（gesticulate）のである。感情の表出である身ぶりは知性的な言語の一部分であるパントマイムとは区別されねばならな

い。

（b）他の場合には全くものが言えない患者でもしばしば"はい"（yes）とか，"いいえ"（no）は言えるのであるが，これは極めて意義のある事実である。ここで分かることは，患者はあらゆる言葉を失ってしまっているが，あらゆる発語のうちで2つの最も自動的なものは例外であるということである。"はい"と"いいえ"とは明らかに最も一般的なものである。というのはどんなことがいわれても，とにかくそれに賛成するか，反対するかのどちらかであるからである。この2つの言葉はしばしば用いられる結果，それに関係する神経の配列は必然的に高度に器質化される。そしてしまいには極めて自動的なものとなる。

（c）より有意義というわけではなくても，より重要なこととして，患者は話す時には一言もいえないが，我々が彼に言うことはすべて理解するということを例にあげることができる。明らかにこのことは言葉の最も随意的な役割は失われているが，言葉のより自動的な役割は残っていることを示している。

（d）失語症の患者が"いいえ"（no）という時その発語に3段階がある。一人の患者はただ感情的にそういうにすぎなく，それは最も自動的な役目を果たしているにすぎない。他の患者も同じように正しく答えるかもしれないが，それは先の患者の場合より，少しは自動的でないとはいえても，やはり非常に自動的な役目をもっている（この時には，若干，本当の意味での言葉がある）。やはりこの場合には"いいえ"（no）という言葉がより高度に使用されており，失語症患者の中にはそのように"いいえ"ということはできないものもある。ある患者は一つの質問に"いいえ"と答えることができても，そう言えと言われると，"いいえ"と言うことができぬこともある。失語患者に，"あなたの名前はジョーンですか？"ときく。患者は"いいえ"と答える。そこで患者に"いいえと言って下さい"（say no）と命じる。すると患者は言おうとはするが言えない。同じように次に"あなたは100歳ですか？"ときく。彼は"いいえ"と答える。そこで彼に"いいえと言って下さい"と言うが，患者は言えないのである。言えと命じられた時に"いいえ"と言うことができないのは，言語上の失敗というのではなく，このように返事するのに，言葉を用いる能力は保たれているのにそれが言えないというのは，やはり解体の現象を例証していると主張することができる。

（e）ものが言えない患者が舌を出せと言われてもそれができないことがある。患者は何を求められているか知っている。それは時に彼がその指を口の中に入れて舌を出すのを手伝おうとしていることからよく分かる。舌は普通の意味で麻痺していないことは容易に証明される。患者は嚥下もよくできるのであり，もしその舌が見ただけで麻痺していると思われるほどひどく麻痺しておれば，そううまくものを嚥下できないはずである。その上，他の場合には，患者は，例えば口のふちにたまたまパン屑をとるように舌を

突き出す。ここにより自動的状態への低下があり，そこでは命じられた時舌を出すという運動にくらべて，それ以上に随意的な舌の運動はできなくなっているのである。

〔私はそこで失語症患者がののしる（swearing）言葉を発すること，またその他無邪気に不意に声を出す時の発語について述べ，これらの発語のあるものは巧妙に作りあげられた叙述的な構造をもってはいるが，何ら叙述的な価値をもつものではないことを注意しておく。患者は興奮している時に流暢に発語した言葉を繰り返して発語することができなかったのである。私は次に失語症患者が例えば「私のところに来なさい」というような言葉を繰り返してまだ発語しうることがしばしばあることについて述べた。これらは失語症患者の口から出るが，それは何らの叙述的価値をもっておらず，話し言葉（speech）ではない。私は以前にそれらについて説明はしていないが，それらの発語は，患者が疾患にかかった時に発語し，あるいは発語しようとしている単語（words）であるという仮説を述べた〕。

8．これまで私は神経系のただ半分において，種々のレベルで生じる局部的解体について述べてきたのである。最高中枢に達すれば，私は均一的（uniform）解体，即ちこれらの中枢のあらゆる分野が等しく，同じ悪い影響をうける場合について述べることになる。私は若干の精神病の例を選びたい。これはあらゆる神経疾患の中で最もむずかしいものをとりあげていることになる。私は，これら精神病が解体の原理を例証していることを詳細に示すことはできないが，これらの極めて複雑な症例の中で最も単純なものを選んで考えれば，それが一般に解体ということを証明することができると考える。そこで極めてありふれた例として，急性で非脳性の疾患における譫妄（delirium in acute non-cerebral disease）をとりあげたい。科学的にみればこれは精神病の一種である。この時でも他の精神病の場合と同じように，どうしても解体のみを考慮するのでなく，同時にそこに残っているより低い進化のレベルをも考慮に入れるべきである。患者の症状は一部は陰性であり，一部は陽性である。陰性というのは，患者は自分が病院にいることが分からなく，自分のまわりの人物を認知することもできなくなっている点である。いいかえれば彼はその周囲が分からなくなってい

るが，これは彼が不完全な意識しかもっていないというのと同じである。我々は，患者が，自分がどこにいるかを知らないといってはならない。というのは彼には不完全な意識しかないからである。彼が自分のいるところが分からないということはそれ自体が意識の欠陥なのである。陰性の精神状態は，その身体面において，その最高中枢の若干の最高の神経配列の機能が何らかの仕方で疲労しているか，または喪失していることを意味している。それは患者の最高中枢の最上層の機能の喪失を示しているといえば好都合かもしれない。もちろん，誰も最高中枢，または他の中枢がその層の中にあると信じていない。しかしそのように仮定すれば説明が簡単になるであろう。患者の症状の他の半分は陽性である。彼は色々なことが分からないだけでなく，患者は間違った知識をもっているのである。患者は自分が家にいるとか，仕事をしていると想像して，それが実行できる時には，あたかも彼はそうしているかのように振舞うのである。自分の看護婦を看護婦と認知しなくなった彼は，看護婦を自分の妻と思ってしまう。患者の症状のこの陽性の部分はその最高中枢の第2層の活動を示すものであるが，この第2層は正常な最上層の機能が働かなくなったいまでは，それが最上層なのである。その譫妄はその折の最高の進化のレベルにおける最高の状態が残存したものなのである。明らかに患者はより自動的状態に低下している。陰性という点で，患者はその現在の"現実の"(real)環境が，分からなくなっているが，それはその最高の最も新しい発達してきた，最も器質化されてはいない神経配列の機能の喪失によるものである。そして次に陽性の面についていえば患者はある以前の"架空の"(ideal)環境に適応したかのように話し行動するのである。これには必然的により器質化された神経系の配列が関係しているのである。

　さてここで上述の8つの説明について，ある誤解を防ぐために若干の一般的な注意すべきことを述べておこう。もう一度はっきりいっておきたいのは，この8つの例の各々がそれぞれ異なった解体であるということである。ここで意味されているすべてのことはそれぞれが随意的段階から自動的段階への低下を示しているのであって，このことを疾病にかかっている中枢，またはその中枢の一部が表示している（represent）ということである。極めて極端な症例とし

て，進行性筋萎縮と精神病（急性非脳性疾患における譫妄）の例を考えてみると，この両者は類似している，というのはそれぞれの場合そこにはより自動的状態への低下があるからである。そしてまた同時に，それらは非常に類似していないともいえる。何とならば，そこで病的におかされている神経系の部分が極めて異なっているからである。

　ここまではほとんど私は神経の状態と精神状態との間の区別を無視してきた。そこでもし精神病の場合を一連の精神現象としてのみ考えるならば，それを一連の身体現象にすぎない進行性筋萎縮と比較し，あるいは両者を対照にすることさえ不合理であろう。しかし医学者のように精神病，または"心の疾病"（disease of mind）とは種々の精神現象を表す最高の神経中枢の疾患であると理解すれば何ら難点はないのである。我々は最高中枢の疾病と，ある筋肉の萎縮に表されている若干の前角（最低中枢）の疾病とを比較，対照するのである。しかしこのことを認めれば，この両者ははなはだしく異なっているために両者を何らかの基盤の上において比較することはもちろん，対照とすることさえ馬鹿げたことだといわねばならないであろう。しかし誰もその各々が中枢神経系の病的障害であることを否定するものはない。これを認めるならば，両者の類似していない点を主張する人々に対して，一方における障害は中枢神経系の非常に底面にあり，他方では極めて頂上のほうにあるといって反論できる。この2つの障害が中枢神経系の中で遠く離れているとはとても考えられない。しかし，解体の原理にもとづいて分類するのは，正しいかもしれぬが，価値がないといわれるかもしれない。即ち進行性筋萎縮から精神病へと秩序を上って行く系列を作っても役に立たないといわれるかもしれない。そしてまた進行性筋萎縮は最低のレベルにおける一つの小さな片隅に生ずるより自動的状態への低下であり，片麻痺はより高次のレベルでのより大きなスケールの低下であるとか，また精神病とは最上層のレベルにおいて，最大のスケールで起こる低下であることなどを示しても役に立たないのであり，この種の研究が完全にうまくいったとしても，誰かがそれをするほどの値打ちはないのである。私はそのような分類が直接の価値をもつものではないことは認めるが，しかし，臨床上の目的にとっては間接的に大いに価値があるのである。我々はその仕事の上で2種類

の分類を必要とする。この2種類の分類が必要なことを証明するのは容易である。実地上の目的のために農夫によってなされる植物の分類，厳密には配列があり，また生物学の発展のための植物学者によってなされる植物の分類もある。私が思うに，竹と普通の草を分類したり，あるいはコタニワタリ（harts tongue）を植物学者の庭の木生シダと分類したりするよりも，進行性筋萎縮と精神病とを分類する上述の根拠のほうがより不釣合でないと思う。このような植物の分類は農場，または菜園では不合理であろう。そして同じように解体の理論にもとづく神経系の疾患の分類もまた精神病院とか，病院の病棟では不合理であろう。しかし私は精神病――最高中枢の疾患――が神経系の精神的でない疾患――より低位中枢の疾患――と比較して研究される時，進化の理論にもとづいてなされる原則しか知らないのである。

　次に私は特殊な解体にみられる種々の深さについて述べよう。解体が深くなればなるほど，残る進化のレベルより浅くなる。片麻痺は内包の病変によるものであり，病変の重篤さに従って3つの程度の深さがある（3つの程度に分けるのが人為的であることはいうまでもない）。第1の程度では顔，腕，足に若干の麻痺があり，第2の程度ではこれらの部分により強い麻痺があり，それに加えて麻痺の範囲がより広くなり――患者の頭や眼が麻痺した側から反対のほうに向けられていく。ここで私が"組み合わされた秩序"（compound order）とよぶものが明らかにされている。この2つの程度の間の相違は，第2の程度ではより強い麻痺があるというだけではなく，またそこにただ広い範囲の麻痺があるにすぎぬというのでもなく，その程度の相違は両方の面にあるのであって，第1の程度で侵されている部分により強い麻痺があり，更にその部分をこえた部分にまで麻痺の範囲が拡大されているのである。局在論の適切な理論は病変の重篤さがます時"組み合わされた秩序"（compound order）における麻痺の増大を説明しなければならない。片麻痺の第3の程度になるとか，あるいはその程度をこえると全身の運動不能をきたす。この程度になると，患者は意識を失ってしまい，この喪失が，何故患者がその体の"他側"（other），または"第2の側"（second side）を動かさない理由を説明しているのかといわれるかもしれない。しかし私はあとで物的な状態を心的状態で説明するのは価値がないという

2. 神経系の進化と解体　55

ことを示したいと思っている。

　ここで，私がずっと以前からいだいていた意見を支持するために証拠を持ち出したいと思う。その見解というのは，身体の両側のすべての部分が脳のそれぞれの半球に表示されている (represented) ということである。この私の見解はすでに言及した Broadbent の仮説を単に拡張したものにすぎない。私の仮定していることは，左右の四肢は脳の左右の半球それぞれ別々に極めて不同に表示されているのに対して，両側性に活動する筋肉は各半球にほとんど同等に表示されているということである。少なくとも身体の両側のある部分が脳の各半球に表示されている証拠は，一側の内包の陰性の障害について脊髄の両側に向かって"下降していく" (descending) 神経線維の消耗 (wasting) をきたすということである。

　てんかん様発作の程度は種々の深さの解体を示すものである。例えば親指や人さし指の痙縮 (spasm) から，全身のけいれんに至る種々の程度がある。

　これらのてんかん様発作の程度が複雑なことは極めて明らかである。てんかんの発作症状 (fit) の第1段階では大ざっぱにいえばまず腕が少し侵され，第2段階では腕が更に強く侵され，顔面が少しく侵されてきて，第3段階になると腕が最も強く侵され，顔面の障害がひどくなり，そして足がわずかに侵されてくる。この広がりの複合的な秩序は，局在についての何らかの適切な理論があってそれを説明せねばならないとすれば，これは次のような記号で表すこともできよう。即ち，まず a, 次に a^2+f, 次に a^3+f^2+l 等にと。これをこえて更に全身性の痙縮 (spasm) をきたすような程度の場合もある。これらの症例は身体の両側が脳の各半球の中に表示されていることを一層証拠立てているものと私は考えている。フランクおよびピートルズ (Arch. de Phys., 8月15日, 1883, No. 6) の行なったある種の実験は二重の表示 (double representation) についての問題に最も重要な関係をもっている。彼らはイヌの脳の各半分のいわゆる運動領域を露出して，一側の運動領域を除去したところ，他側（左側）の"腕の中枢"の反復電気刺激 (faradisation) によって全身けいれんが生じるのを見出した。また彼らは痙縮 (spasm) が一つの特別な秩序に従うこと，即ちまずこの場合右腕が侵され，次に右足，次に左足，それから左腕が侵されてくるのを見出した。

「従って，てんかんは一側の運動領域があらかじめ破壊されていても，また脳梁が縦に完全に切断されていても全身に拡がりうるのである（フランクおよびピートル）」。ここに身体の両側が脳の各半球の中に表示されており，またこの両側が各半球に別々に表示されていることの証拠があるように思われる。私はこのすぐれたフランスの医師の観察について言及したが，彼らは，「脳がまず突発的発作を起こし，突起部（protubérance）や球部（bullbe）や骨髄（moelle）がそれを全身に拡げる」と主張しているといわねばならない。もしそうであるならば，これは身体のあらゆる部分の運動は，例え完全に脳に表示されてはいないとしても，脳の各半球からの命令をうけていることを証拠立てているのである。これは進化と解体の理論にとって極めて重要な事実である。私が考えたように脳の各半球にある中位の運動中枢（てんかん様発作を起こす部分に始まる放電）が身体の両側の運動を支配，表示していることがその明らかな証拠である。そして私は最高運動中枢（前頭葉）はより複雑な結合をなして，より単純に結合している中位の中枢が表示したところのすべてを再表示（re-represent）していることを示す事実が他にあるであろうと考えている。これらのより進化した中枢の部位に始まる放電がてんかん発作を起こすのであって，この発作はいわばてんかん様発作よりもより進んだけいれん（more evolved convulsion）である。

〔この講義の残りの部分で種々の程度の失語症を例として取り上げ，もう一度解体の深さの相違や，残された進化の浅さに種々の程度のあることを示し，かつまた疾病について陰性と陽性という二重の症候論のあることを明らかにしようとしたのである。"言語の欠陥"（defect of speech）をもった患者は間違った言葉を発するが，それは健全な侵されていない神経配列の活動によるものであって，この疾病は単にその患者が正しい言葉を言うことができないということの原因にすぎない。"言語の欠陥"の症例において，ただ"はい"（yes）とか"いいえ"（no）とのみ発語できるような他の失語症患者の状態と比較しうる状態は，まず第1に陰性症状として前者が正しい言葉を言うことができない点であり，後者では口がきけない（speechlessness）という点である。そして第2に陽性症状として，前者が多くの間違った言葉を発するに対して，後者においては

ただ"はい"，"いいえ"という言葉しか残されていないということである。前者では解体は軽く，進化のレベルは極めて高いが，後者では解体が深く，進化のレベルは非常に浅いのである。〕

―第2講―

　この講義の中で，附随的に私が述べたいことは，神経中枢に一つの階層制があるということであり，それが進化の理論と一致していると私は信じている。私はいつも神経系の形態学的区分，脊髄，延髄等々に従って神経中枢を配列してきたのである。ここで私はそれらを解剖－生理学的基礎の上に，特にその各々が身体，またはその一部分を表している間接性の程度に従って配列するのである。最も下等な，即ち最下位の運動中枢は，脊髄の前角であり，より高等なものとして頭部の運動神経のそれぞれの核がある。それらは最下位の脊髄の前角から眼筋の核へと拡がっている。それらは最下位の大脳の中枢であるとともに最下位の小脳の中枢でもある。従ってそれらの障害はそれらが表示（represent）している部分を中枢神経系全体から切断するのである。私はここでは小脳系のことにはふれない。最低中枢は最も単純で最も器質化された中枢であり，それぞれは身体のある限定された領域を間接に表示しているが，しかしそれは間接的というよりもほとんど直接的に表示しており，それらは表示するもの（representative）なのである。中間の運動中枢はFerrierの運動領域を形成する回転である。これらはより複雑であり，より器質化されておらず，身体のより広い領域を二重に間接的に表示しており，それらは二重表示的（re-representative）である。最高運動中枢はいわゆる運動領域の前方の回転である。ここで「いわゆる」と私がいうのは，長年にわたって脳の前頭部位全体が運動性，または主として運動にかかわっていると信じ，かつ主張してきたからである。[3]

　このことについては他の講義でよりくわしく述べたい。最高運動中枢は最も複雑で，最も器質化されない中枢であり，最も広い領域（身体のあらゆる部分の運動）を三重に間接的に表示しており，それらはre-re-representativeである。中間の運動中枢はすべての運動中枢が表示しているところをあらためてもう一

度表示するということは，何人(なんぴと)によってもほとんど反論されることはないであろう．私は更に一歩進み，最高運動中枢（前頭葉）は，中間の運動中枢が表示しているところを，もう一度更により複雑な結合をなして表示しているというのである．要点を繰り返していえば，そこでは表示（representation）の複雑さがまし，あるいはその錯綜がより大きくなっているのであり，そのために結局は最高運動中枢は身体のあらゆる部分の運動を最も特殊，かつ複雑な結合において表示し，あるいはいいかえれば協調させているといえるのである．感覚中枢の図式を述べる必要はあるまい．主な結論を述べれば以下の如くである．

（1）最高の（主として）感覚中枢は Ferrier の感覚領域の後方にある部分であり，また最高の（主として）運動中枢は，いわゆる運動領域の前方にある部分であって，この両者が意識の身体的基礎をなしている．
（2）ちょうど，意識が心的な人間全体であり，かつそれを表示しているように，その解剖学的基礎（最高中枢）は，身体的な人間全体を表している．即ちその身体のあらゆる部分の印象や運動を表示している．古風ないい方をすれば，最高中枢は潜在的に有機体全体である．意識の状態は有機体全体を表示する中枢の最適状態の残存を伴うものである．

私は繰り返して，あらゆる神経疾患の症候学は二重であることを主張してきた．即ちあらゆる症例において，そこには陰性（negative）な要素と陽性（positive）な要素とがあるといった．私は更にこのことを精神病のある症例によって示そうと思う．前に私が述べておかねばならなかったことは，既に何年も以前にMonro博士が，精神病においては，陰性と陽性の要素の両方があると指摘したことである．Mortimer Graville 博士は何年間もの間，解体の理論を適用したが，彼は"denudation"（露出）という術語を用い，より下等な層の"露顕"（exposure）について注目している（その層を著者は残存している進化のより低いレベルとよんでいる）．

私はてんかん発作後の状態（post-epileptic states）で，それを科学的にみると精神病の症例である状態を考察してみようと思う．というのはその状態は，どんなに軽く，あるいはどんなに一時的であっても，正常な精神状態から逸脱し

ている。そこで3つのことを示したいと思う。

(1) 種々の重篤の程度のてんかん発作症状（epileptic fit）のあとには種々の解体の"深さ"（depth）をきたし，従って残された進化の種々の"浅さ"（shallows）を示す。
(2) ある症例においては残された進化のより低い種々のレベルの神経系の配列の興奮性の増加をきたすことを説明する。そしてこの二重の試みにおいて本質的にはずっと以前にLaycockの述べた原理を利用しようとしているのであるが，このことはLaycockより以上にもっとはっきりとAnstieによってまたその後Thompson Dicksonによっていわれたところである。
(3) 最高中枢の陰性の障害は麻痺を起こしてくる。

　よく知られているように，あるてんかん患者は，その発作症状（fit）のあとで精神異常の状態（maniacal）になるものである。この状態は"てんかん性の精神異常"（epileptic mania）とよばれるが，それは精神異常を伴ったてんかん性無意識（epileptic unconsciousness with mania）というべきである。その状態が二重のものであることは明らかであり，そこには陰性と陽性の要素がある。発作症状が終わってから，患者がまだ無意識であるとき，当然，身体的側面において，その最高中枢，いわば最高の2つの層のある最高の配列が機能を失うのである。私が主張しているのは，このとき同時に存在する精神異常は残された次のより低い進化のレベル，即ち第3層の活動が非常に昂進した結果であるが，その層は過度の生理学的活動を除けば正常なのである。しかし次に起きる問題は，何故，一人の無意識な人間があばれ狂って活動的なのかという問題である。何故に最高の2つの層の機能が喪失したとき，次の第3の層が，今いったような過度の生理学的活動の状態になるのであろうか？　この問題を方法的に考察するために，まず私は先に述べたてんかん発作（paroxysm）について述べねばならない。
　てんかん発作は急激にして過度の放電，またはエネルギーの遊離が最高中枢のある部位に始まることによるのである。(4)
　換言すれば，そこには"生理学的爆発"（physiological fulminate）がある。それはある細胞が異常な栄養状態（病的過程）をきたし，徐々に極めて高い緊張――

高度の不安定性に達し，それが過度の生理学的状態となり——突然に多量のエネルギーを遊離し，そして再び徐々に高度の不安定性に達するのである。特に強調したい点は，これらの高度に不安定な細胞が，それらが特に表示している身体の部分に向かって下降線（downward line）にそって放電を起こすのみでなく，それらの細胞はまた側面的に"交叉線"（cross-line）にそって放電し，健康な，比較的安定した同じ一般的なランクの側枝性（collateral）な神経配列の抵抗に打ち勝ち，その神経配列の各々が更に下方に（"downwards"）に放電するということである。このようにして部分的には最初の放電から，そしてより多くは健康な神経配列の二次的放電からそこに末梢に向かっての莫大なエネルギーの遊離が起こるのである。説明のために次のように考えてみよう。海軍省というのは最高の海軍の中枢であるが，それは24人のメンバーからなっており，その一人一人が中間の士官や最も下級の士官の介在を通じて海軍の全体を支配すると。そこで我々は2つの事柄を説明しようと思う。まず第1に最高中枢の小さな部分の破壊によってはほとんど何らかの結果を生ずることはないが，その小部分の突然の過度の放電は，間接的かもしれないが，非常に大きな結果を起こしてくるのである。もし24人のメンバーの一人がその義務を投げ出せば，海軍全体の統制が極めてわずかであっても欠陥をきたし，残りの23人のメンバーのある人がより以上に活動してそれを補うことになる。これは最高中枢のわずかの部分の破壊したときにも同じである。よく知られているように脳のある小部分——最高中枢の小部分——が破壊されても，何らの顕著な症状をきたさない，即ち代償が実際に完全に行なわれるのである。しかしてんかん発作症状に相当する場合というのは，24人の最高の海軍士官の一人がたまたま気が狂ったときのようなものである。そのときには下級士官にばかげた命令を出して，いわば下方に向かって放電して（"discharging downwards"），彼は海軍に広範な，しかし軽度の障害を起こす。しかし間違った忠告をする同僚，いわば側枝的に放電すること（discharging collaterally）によって，彼は同僚たちを導いて下級士官たちに更にばかげた命令を伝えるのであり，彼らを下方に向かって放電するように導くのである。このようにしてばかげた命令を増すことによって，全海軍がひどく，全面的に"ひきつけ"を起こすのである。彼らの同僚の一人が欠

けた場合にその欠損を補うためにより一層に働くことになる士官たちは，その一人が狂ったときにはどうしても過度に協力せざるをえなくなる。私はこの過度の"協力"（co-operation）という術語に特に注意してほしいと思う。それはいわば倒錯された（inverted）代償であって，この2つのことは何らかの局在論の図式に基づいて注意深く考察されねばならない。

　ここでやっと我々はてんかん発作症状の終わったときの状態について述べることになる。一般にてんかん性の精神障害（epileptic mania）について，それがしばしば普通のてんかん発作のときに起きる，またはむしろそれが発作にとって代るものだといわれている。更に私が，てんかん性の放電によって起こされ，そのあとに残された解体の第一の深さとして述べるものは，ほとんど医師によって発作，あるいは発作の一部と考えられると思われる。私はこのような仮説はとらない。しかしもしこれらの仮説が実証されても，解体はたとえちがった過程によってであれ，やはり例証されるであろう。私は1つの反対の仮説を述べ，それが事実に一致しているか，いないかを私のいうことを聞かれている人々にまかせたいと思う。[5]

　私の見解というのは，てんかん発作における突然の多量の放電が神経路の消耗をきたし，それが過度の電流によってその発作になっていったのである。単純な例，てんかん様の発作によって例証してみよう。ある人が左足にひきつけをきたし，それについで一過性にその足の麻痺を起こす。そのような症例において，脳の右の中間領域（中間運動中枢）の皮質のある部分に疾患，例えば腫瘍があることについてはすべて意見は一致するのであろう。そして外に現れた出来事が顕著なものであるから，それに一致した内部の出来事も顕著である。即ち腫瘍の近くの神経細胞の放電も非常に過度であることは明らかである。更に中枢性の放電，または内部における爆発が——それは一次的なものもあれば，二次的なものもあるが——外部の筋肉に"到達する"（get at）ためには，そこに発達した神経の流れ（nerve-currents）が特殊なルートを通って——内包（internal capsule）を下方に降りて脊髄の反対の側索（lateral column）に至り，それらが次にある前角（ある最も低い中枢）を圧倒し，それを放電させようとし，そして最後には末梢神経によって筋肉に達するのである。そこには放電する皮質

から，けいれんする筋肉へ向かう過度の活動がある。一過性のてんかん様発作[6]のあとに起きる麻痺について示唆する説明（Todd and Alexander Robertson）として，次のようにいわれる。即ち，てんかん様発作の間に中枢の神経線維の過度の"働き"（exercise）が起き，その後にしばらくの間，神経線維が全く消耗したままでいるというように説明されている。この仮説はある症例においては，膝蓋腱反射の亢進とか足の搐搦[7]がてんかん様発作後の麻痺の段階でみられることによって確かめられるように思われる。Beevor はあるてんかん発作のあとにこれと同じことを見出している[8]。更にこのことは実験的にも確かめられている。Franck と Pitres との高度に科学的な研究に対して私はもっとも敬意を払って賞讃するものであるが，彼らは，犬に起こしたてんかん様痙攣（epileptiform convulsions）のあとに，人為的に放電させられた皮質の部分がしばらくの間は興奮しないでいることを発見した[9]。

　ここにいたって一般に次のことがいわれうる。即ち，突然でしかも過度の放電，またはエネルギーの突然で過度の解放（liberation）が中位の運動中枢の部分に起こり，それにつづいて二次的にそれに介入せしめられた他の部分の消耗が起きるのである。そこには，"放電している障害部"の細胞の機能低下——細胞のエネルギーの消失——と並んで，二次的に放電せしめられた部分の機能低下，およびこれらの一次的，二次的放電によって起こされた中枢神経線維の消耗からくるより広い範囲の陰性の状態があるのである。

　Todd，および Robertson の仮説を最高中枢に適用すれば，てんかん発作症状のあとには，その重篤さの程度に従って，これらの最高中枢においてあるときはより多くの，あるときはより少しの層が消耗をきたしているといえるのである。私はそこにおいても中位の中枢や，脊髄の側索の線維，そしてときには若干の最低中枢に消耗が起きていると信じている（これは複雑な秩序の1つの例である）。下方に向かう消耗の範囲は放電の重篤さに従って変わるにちがいない。そしてまた我々が心掛けねばならないのは，この他の要因が，その範囲を支配しているということ，即ちより中枢が下等になるほど，ますますそれが器質化されているということであり，こうしてこの低い中枢はより抵抗力があり，より早く回復するということである。私はここではより低位の中枢のかかわり

あいについては，それを無視している。

　さてここで明らかにてんかんの精神障害の例にかえって考えるならば，そのときの最高中枢の最高の2つの層の消耗があるが，それは純粋に陰性状態なのであるから，それによって極度の陽性状態である精神障害を説明することはできない。無（nothing）があるもの（something）の原因とはなりえない。繰り返していいたいことは，その精神障害的活動が，そこに残されたより低い進化のレベル——第3層——における神経配列の活動の結果であり，その神経系統は過度の生理学的活動をしている以外には健康なのであるということであり，またその精神障害の活動はより低いことは低いが，そのときには最高の進化のレベルにおける最高状態が残って活動していることの現れであるということである。ここで述べられていることを更に特別に明らかにするために，我々は消耗の3段階，解体の次々に深くなる3つの種々の深さについて述べねばならない。それは種々に異なった重篤さをもつ，てんかん性の放電によって起こされるものであって，その解体に一致して漸次減少する3つの深さの段階があるのである。

　第1の深さ——
　そこでは最上の属の解体を意味する意識の欠陥があり，それに伴って第2層の活動の増強を意味するある種の観念湧出（ideation）が生じてくる。その2種の条件は大まかにいえば夢を伴った普通の睡眠に似ている。

　第2の深さ——
　そこではいわゆる意識の消失があり，それは最上層と第2層の解体を意味しており，それに伴った第3層の活動の増強を意味するところの多少とも精密さをもつ活動（その一つの側がてんかんの発作のあとの精神障害を伴う無意識）が生じるのである。その二重の条件は夢遊状態（somnambulism）を伴う睡眠に似ている。

　第3の深さ——
　ここでは，第1，第2，第3層の解体を意味する昏睡があり，そこでは一見すると呼吸や循環などのような第4層の活動の残存を意味する"生命的"な機能のみが残っている。二重の条件は深いねむり，即ちいわゆる夢のない睡眠に類

似している。

　ここでいわれている意見とは，各々の場合に残った進化のより低いレベル——その時の最高レベル——が最高中枢の一部分であるということなのである。第1の深さにおいてそれは明らかである。第2の深さについてはより低い進化のレベルは中位の中枢からなっている。これらの中枢，そしてその後においては最低中枢が働いていることはいうまでもないが，しかしその活動は最高中枢について残されているところによって行なわれていると考えられる。私は，第3の深さの場合，より低次の，そのときには最高の進化のレベルが最高中枢の中にあると信じるものではあるが，この意見を支持しようとするものではない。主張される一つのことは，これらの各々の段階には陰性，陽性，およびしばしば超陽性的要素があるということである。我々は普通の専門語のことを知っておらねばならない。というのは，てんかん後の精神障害は陽性要素のみについて名付けられており，てんかん後の昏睡はその陰性要素のみについて名付けられている。陰性症状としてそこには意識欠損から始まり，その程度が増強して，いわゆる意識消失をへて，昏睡に至るが，それらは3種の解体の増強される深さを示している。陽性症状としては，高度なものとして，いろいろな観念湧出（ideation）があり，次に段々に低下した段階となって，そこにいろいろな行動が生じたりして，ついには，単なる生命的活動のみとなり，それらは残された進化の段々すすむ浅いレベルを表している。これについてあとで私は重要な限定を述べたいと思う。

　〔第1層の深さについては今述べた。観念湧出，または"夢のような状態"（dreamy state）が通常，知的前兆と呼ばれ，ほとんどの医師はそれを発作の一部分と考えていた。"夢のような状態"が頻繁に起き，しかもそれが吸うとか，舌打ちするとか，時につばをはくというような中枢性の味覚要素の興奮を意味すると考えられる運動と同時に，またはそのあとにその夢のような状態が生ずることに特別な注意が払われたのである〕。〔訳者注：以上第1の深さ〕。

　第2の深さ（Second Depth）——ここにはより強い放電がありそれがより深い消耗を起こしたのである。そこでは観念の湧出はなく，少なくとも回復したとき何も憶えてはおらないが，そこにある行動は行なわれている。そこには実際

にいくつかの下位段階 (sub-degrees)，または下位の深さ (sub-depths) があるのである。そのような下位の深さは解体の第2の深さにもあり，明らかに第1，第3の深さについてもあるのである。そしてそれに応じて進化の低下していくレベルに多数の下位段階があるのである。第2の深さについては，症候的に種々のこみいった行動がみられ，てんかんの発作症状のあとで無意識に食事の途中で魚釣の人の行動のような高度に特殊で複雑な行動がみられ，患者はリールから糸を引き出し，糸のもつれをとき，ポケットから釣針をとり出し，それに糸をつけ，餌をつける（これらをすべて黙劇的に行なう）といった高度の行動から，下っては名を呼ばれると床の上に大の字になって寝るといった簡単な行動をしたりする。

〔てんかん発作症状のあとで無意識のとき，てんかん患者がこみいった行動をすることについていままでくわしく述べられてきた。しかし今いった魚釣りの例は上のことの説明に役に立つと思われる〕。

解体の第2の深さの場合に，大ざっぱにいえば，患者の最高中枢の最高の2つの層の消耗があり，それに応じて意識の消失がみられ，——他の言葉でいえば，その「周囲のことが分からなくなる」(lost to his surrounding) （彼は自分が食堂にいるなどといったことが分からなくなる）。陰性症状としてはこのくらいにしておこう。我々はまた陽性の要素，残ったより低い進化のレベル，第3層についても認めており，その第3層の活動によって患者は自分が他の場所に関係していると思って行動し，——例えばあたかも自分が河の土手にいるかのように振る舞うのである。この2つの全く対称的に反対の要素を説明しないような解釈，即ちこのような行動を患者がやめるというだけでなく，それを患者がやり出すということの両方を説明しないような解釈は適切なものではない。これをいいかえれば，その患者のてんかん後の状態は患者の以前の正常な状態とはマイナスと同時にプラスにちがっているのである。発作症状の後では患者は同一人であっても，ちがった人間であったのであり，またはよくいわれるように，てんかん発作後の患者は「彼自身ではなかった」といわれてよい。一面で彼はあまりに彼でなく，他面で彼はあまりに彼自身なのである。てんかん性精神異常と呼ばれる症例においてのみでなく，すべての程度のてんかん後の行

動——魚釣をする人のようなこみいった行動から，下っては床の上に大の字にねるといった行動——は2つの対称的に反対の要素をもっており，それを何らかの適切な仮説をもとにして説明せねばならない。

私はここで進化と解体とについて附加的に若干の一般的な注解を加えねばならない。

進化の理論の意味するところは，最も器質化されたものから，最も器質化されぬ段階，または他の言葉でいうと，最も一般的なものから，最も特殊なものへと移行することである。大ざっぱにいえば，より特殊なものが漸次つけ加わっていく（adding on）のであり，常に新しい器質化が加わっていくといえる。しかしこの"追加"（adding on）というのは同時に一つの"抑制"（keeping down）である。ちょうど一つの政府が国の統制から生じてくるとともに，その国を指導するように，より高次の神経配列も，より低次の中枢を一層低く抑制しておくことによって進化したのである。もしこれが進化の過程であるならば，その逆の解体の過程は，ただより高次の中枢の働きを除去するという（taking off）のみでなく，同時にそれはより低次の中枢を解放する（letting go）のである。もしこの国の政体が突然に破壊されるとき，我々は悲嘆するが，それには2つの原因があるのである。第1にすぐれた人物の奉仕がなくなること。そして第2にこのようにして支配を失った人民の無政府状態とである。政体の喪失は我我の患者における解体に相当しており（その最高中枢の最高の2つの層の消耗），その無政府状態は，次のより低い進化のレベル（第3層）の活動がもはや統制がとれなくなってしまったことを物語るものである。

一般的な原理を述べる他の方法（Anstieの原理をふくむ）は，てんかん性の精神障害や，その他述べられている症例における過度の活動は決して起こさせられているのではなく（not caused），それは許されて（permitted）いるのである。即ち迷走神経（pneumogastric）を切断すると心臓はそのために早く打たされるのではなく，早く打ってよいと許されるのである。いいかえれば，進化のより低いレベルが"活動にあおりたてられる"（goaded into activity）のではなくて，"解き放たれる"（let go）のである。そこで分かることは，最高神経中枢——2つの層——の消耗に応じて意識の陰性の障害をきたすことである。そしてこ

の消耗は同時に次のより低い進化のレベル——第3層——から今までに加えられていた支配が除去されることであるから，その第3層が活動し始め，"解放"されるのである。

　我々はもう少しこの2つの深さにみられる若干の相違について注解しておきたい。それらの間の一つの大きな相違は，第1に観念湧出（ideation）が記憶されているか，あるいはもちろん我々はそれについて何も知るはずがないという相違である。後者の場合からいうと，夢遊病（somnambulism）におけるように何も記憶されていない。しかしはたしてこの第2の深さにおいて，"意識の喪失"といわれているにかかわらず，ある観念が生じているかどうかが重要な問題となり，初め考えられた以上により実際的な重要さをもってくるのである。我々がいま考えている最高中枢というのは第3層のことであるが，この中枢の神経配列のあるものにも活動があることは，私は確実であると認めている。問題はこうである。「この活動に意識の状態が伴うか，伴わぬか？」ということである。これには2つの見解があるであろう。そこで再び発作のあとで無意識のときにリールから黙劇的に糸を引出したりした釣人の場合を考えてみよう。回復してから，自分のしたことを全く憶えていないこの人に，そのこみいった動作をさせた神経活動に何の意識状態も伴っていないのであろうか？　一つの見解は患者が何も憶えていないという事実が，そこに何の心的状態も存在しなかったという証拠であるというのである。そして他の見解はその操作の極めて精巧なことは，ある意識状態が共存していることを意味しているというのである。我々はそれぞれの見地を論理的な結論にもっていかねばならない。第1の見解をとる人はほとんど医者であると思うが，その人々は患者が単なる機械（machine）であったのであり，意識がないのだから患者は自動人間（automation）にすぎなかったというにちがいない。いいかえればこの見解はこみいったごく普通の運動が，何の意識の痕跡もなしに生じるかも知れぬということを心にとめておいてほしいと思う。第2の見解ではその人間は一つの機械であり，不完全な自動人間であり，神経機械の最高の部分を失ってしまっていることは認めるのであるが，しかしそこではある程度の意識の状態が残されたより低い進化のレベルにおいて神経系の活動に伴っているといってよいのであろう。これらの2つの

見解の各々の帰結についてはあとで述べよう。

　第3の深さ（Third Depth）——最もひどい放電（discharge）を考えよ。それがすむと患者は昏睡となり，不動であおむけに倒れ一寸みると呼吸，循環のような生命にかかわる運動以外には何の動きもなくなる。

　心的状態との間の区別をできるだけ無視してきたので，ここで特にこの点についてふれねばならない。その理由はあとで明らかになろう。現在てんかん発作後の昏睡患者の不動性について普通になされている説明としては，患者に意識がないから動かないというのである。私はこれは一つの形而上学的説明だと思う。我々は科学的な事実においてはあくまでも現実的な（realistic）な説明を求める。私はてんかん後の不動は麻痺だと信じている。こういえば反対意見があって，単なる事実として麻痺はないと反論されよう。誰かがそこには片麻痺もなく，他の局所的な麻痺もないというのならば，完全に私はその人に同意するであろう。私がいいたいことは，そこにはある普遍的に拡がった麻痺があるということである。事実は議論のうちにあるのでなく，議論はその解釈の問題である。すべての人が同意していることは，てんかん後の昏睡患者が動かないのは，無意識の**とき**ではないということである。すべて私が反論していることは，患者が動かないのは患者が無意識で**あるから**であるという主張に対してである。どんな人間でも最高中枢の少なくとも最高の配列に同時に何らかの身体的変化がなければかつて決して無意識にはならなかったのである。私の主張することは，患者の不動性をこれに関連する陰性の精神状態に帰するよりも，それをその神経中枢における陰性の身体的変化に帰するのがより現実的であるということである。いいかえれば，私は形而上学的な説明の代りに現実的説明をしたのである。この問題はこうもいえる。もし意識消失がすべてであるならば何故患者は今までと同じように動けないのであろうか？　この質問は多くの医者にとっては当然である。というのは，既に私の指摘したように，医師たちは積極的にごくありふれた，こみいった運動を示したてんかん性精神障害の患者に意識がないと積極的に主張することになるからである。

　ここで比較しうる2組のセットの事実について考えてみよう。ある人が四肢の引きつけのあとで，その足を動かさないとき，誰でもその四肢が麻痺してい

るという。しかしもし全身を含めるてんかん発作のあとでどれかの四肢が動かせないとき，それは麻痺しているとはいわれず，患者は意識がないから動かないと説明される。この見解に一致して，その患者はてんかん様発作のあとでその脚を動かさないが，それは彼がその脚についての意志を失ってしまっているからというはずである。誰でもこの説明は全く言葉だけのものと分かる。しかし患者は無意識になっているから動かないという説明は実際には同じかもしれぬが，それは人の心に妙に耳ざわりなことにはならない。それはよくいわれるなれた説明であるから，偽の現実論のみせかけをもっているが，私はそれは全く現実的ではないと思う。そこで他の見地から広範囲の症例について考えてみよう。私がこれを主張するのは最高中枢の陰性症状によって全面的，または広い身体の麻痺が生ずるということを確かめることが極めて重要だと思われるからである。私はてんかん後の昏睡のときの麻痺状態の一部はより低い中枢の要素の消耗によるということを認めるからである。

　てんかんの軽い発作（**le petit-mal**）のあとで患者は自分で「疲れ切った」（knocked up）とか，「何に対しても私には不向きであった」（unfit for anything）とかいう。この状態の説明は普通の言葉でいわれており，患者は弱っていたといわれる。しかしもし同じ患者がもっとひどい発作を起こしておれば，そしてそのあとでまったく動けなかったならば（生命に関係する運動は除いて），その不動性は形而上学的に説明される〔訳者注：無意識から，また陰性の精神症状から説明するという意味〕。てんかん様発作のあとで片足だけの麻痺をきたした単純な例では患者は麻痺しているといわれる。そのためまず初めは日常語のありふれた説明がなされたが，神経の過剰な放電のあとに，麻痺になってくる「弱っている」（weakness）ということが一体何かと尋ねたい。第2の説明では形而上学的説明がなされたが，私のいいたいことは，もし意識の消失がすべてであったとしても，なぜ患者が動かないかが説明できぬといいたい。意識消失がすべてではないのだ。第3の説明だけが現実的である。我々は局所の動かないことと局所的な発作が麻痺であり，全身性発作のあとの全身性の不動が麻痺でないこと，そしてそれに形而上学的説明が必要なことを信じるべきであろうか？　そのうえ意識消失がてんかん後の昏睡のときの不動性を説明するとして，その意

識消失がまた Beevor によって記載された膝蓋腱反射の亢進やフースクローヌスも説明できるものであろうか？　Beevor によれば，更にあるてんかん発作のあとには，両眼の一時的な一側性の偏向（lateral deviation）があるという。この偏向を意識消失で説明できるであろうか？　それは少なくともある麻痺の決定的な証拠ではなく，特に両眼がその前の発作のときにその方向に強く回転した側から偏向するとき，その証拠でないであろうか？　てんかん後の麻痺のときに起きるそのような偏向は確かにある麻痺を意味しているといわれるであろう。てんかん発作のあとに起きるとき，それはまたある麻痺を意味することは確かである。これについては次の講義でもう一度 Ferrier や Gerald Yeo が，私が最高中枢とよぶ前頭葉について行なった最近の実験について述べるとき，それについて述べるであろう。

　あるいは，誰かが，「はげしい放電のあとの全身性の不動が麻痺であるというあなたの考えは，てんかんの第2度の無意識と精神障害についてのあなたの説明と一致しないではないか。そしてもしあなたが3つの層の消耗がてんかん後の昏睡における全身性麻痺の原因であるというならば，あなたはてんかん後の精神障害では，また2つの層の消耗がたとえわずかでもある麻痺を伴うことを認めねばならない。あなたはてんかん性精神障害にはたとえ同時に全身性の活動状態にあったとしても，同時に全身性麻痺があるといわざるをえなくなる」というかもしれない。もちろん私は一人の人間が全面的に麻痺していると同時に全面的に運動しているというような不合理を認めるものではない。私のいいたいことはただ，てんかん後の精神障害では身体全体にある程度の麻痺があり，あるいはより正確にいえば，あらゆる運動の消失があり，そして同時にあらゆる部位のある他の運動の存続と過度の発展があるということである。これが誇張でないことを示すために，私はある部位の全体のある運動が消失し，その部位の全体のある他の運動が残っていることは極めて普通のことで珍らしくないことを指摘したい。普通の片麻痺のときの，あるいはてんかん様発作のあとの一側の腕の不完全な麻痺の例をとってみよう。その腕が"弱い"というのは間違っている。患者は四肢全体のうちのいくらかの運動を失ってはいるが，なお四肢全体のいくらか別の運動は残している。極めてしばしば最も"デリケート"

な運動のあるものは消失するが、同時に多くの"大ざっぱ"な運動は残されるのである。自分のシャツのボタンをかけられないけれども、患者は力強く握りしめたり、一発強い拳固をおみまいすることはできよう。できるならばいくつかの症例でよりくわしく例証することもできよう。一側の腕が永久に部分的に全く麻痺する。つまり四肢全体のうちのいくらかの運動が消失し、しかも四肢全体のうちのある運動は残るということは、その腕にはげしいけいれんの起きることで十分にわかることである。そしてそのけいれんとは、残された運動の突発的な過度の増強に他ならないのである。いかなる適切な局在論をいってもこのことを明らかにしなければならない。舞踏病において、我々は、持続的な麻痺と同時にその同じ部分に過剰運動のあるのに気付く。この疾患で随意的な協調運動の消失や欠如と呼ばれるものは麻痺の間接的な証拠となる。即ち協調運動の不随意な障害は、残された運動の過活動性によっているのである。

　私は次に述べることは容易に想像することもでき、信ずるのに何の困難も感じないといいたい。即ち意識の欠損を意味する最高層、つまり第1の深さの消耗は、全身に及ぶ軽い麻痺の"薄い拡がり"(spread out thin)をもたらす（弱いとよばれる）。意識の消失を意味する2つの層、つまり第2の深さの消耗は全身により"濃く"(thickly)拡がる麻痺をきたす。それにもかかわらず、第3層の増強された活動によって、身体のすべての部分の他の運動が極度に過剰になるであろう。そして、てんかん発作後の昏睡における不動性はなお全身に及ぶところのより濃く拡がった麻痺なのである。

　そこで私は次のように述べたい。(1) 最高中枢は、感覚－運動性である。(2) 意識の陰性の障害は、最高中枢部分の陰性の状態を含意している。(3) すべての精神病の場合には、ある程度の意識の欠損がある。私は次のような意見を持たざるをえない。即ち、あらゆる精神病の症例において、たとえ軽くとも、ある程度の全体的、または広く拡がった麻痺——感覚、または運動、あるいはその両者——が存在すると。私はこのように主張するのである。しかしその存在を多くの症例で示すことができなかったことを私は認めるものである。私は精神病の場合には意識の陰性障害はほとんどないといってよいほどの段階であり、それに応じてそこには麻痺もほとんどないと考えるべきであるが、精神病

ではそこに同時に伴う陽性の要素は極めてこみいっている，つまりそのときには身体的な面では解体が極めて浅く，しかも残った進化の段階は極めて高かった場合なのである。痴呆の場合，その患者の"鈍さ"(lethargy)は，その陰性の知的状態に帰さねばならないともいわれるが——これは形而上学的説明である。私は痴呆を，急性に発現したてんかん発作後昏睡と類似のもので，ただそれが慢性に起こったものといいたい。そして"鈍さ"は患者の陰性の知的状態を示唆している，患者の多かれ少なかれ最高中枢の陰性状態にきたすものであり，鈍さを私は麻痺と呼ぶべきであろう。

麻痺は間接的に精神病のある場合では認められる（その存在は直接的には否定されるであろうが）。それは顔の表情が失われるとか，発語が困難とか，四肢の振戦（それはある種の麻痺の間接的証明であるが）とか，歩行のよろめきなどがあると主張されるときである。それらのうちの一つだけを取り上げてみると，表情が明確に消失するのは最も特殊な，即ち"デリケート"な顔面運動の消失か，もしくはそれらの永続的展開の消失（硬直），もしくはその両者である。ここでは抽象されたものとしての"表情"が失われてはいない。いかなる健康な人の行動でも，我々が知るのは，その人の運動からである。私が枚挙してきたような症状はちょうど私が最高運動中枢部の種々の部分の慢性陰性病巣によると考えるべきものである。それらは進行麻痺の多くの症例に存在するものであり，Crichton Browne はかつて，それを特に脳の前葉部から後方に向かって，即ち最高運動中枢から中間の中枢に向かって拡がる疾患に負うものであることを示したのである。

さていま私は"重大な限定"(serious qualification)について述べた。てんかん発作後に魚釣りをする人の動作をした前述の症例を取り上げるとき，次のような難点に出会わねばならぬ。そこには，深い解体を意味する，いわゆる意識消失と，しかも極めて高い進化の段階の残存とを意味するところの非常に手のこんだ行動があるのである。私は，てんかん発作後の状態においては，局所的解体が存在し，それはてんかん発作後の消耗が一方の大脳半球にあるか，もしくはそこでより優勢であるかということを意味していると主張したい。このように大脳の一方の半球の最高中枢には進化の低い段階が存在するのに対して，他

方，反対側の半球の中枢には進化の完全な，または極めて高い段階が存在しているのである。もしそうならば矛盾はないことになる。

〔次いでこの演者は，あらゆる種類の精神病の症例にみられるすべてのこみいった（陽性の）精神状態は残された進化の低い段階での健全な神経の配列の活動の結果であるという主張を色々な例をあげて示している。演者は振戦譫妄に悩む患者は，病的過程が侵した神経の配列を媒介として，ラットやマウスなどが見えてくると信じているのである。そして演者は何らかの病的過程によって侵された神経の要素が活動している間に，患者が"声を聴く"（話された言葉を聴く）とか，憂うつ症の人が自分は地獄へ向かっているというような妄想をいだくとも信じていない。演者はこのような陽性の精神症状のみならず，また同時に必ず存在する陰性の精神症状の説明も Anstie の原理によってなされると考えたのである〕。

〔演者は次いで精神病の症例における多くの要素について言及している。(1) 最高中枢の全体的解体の場合も，局所的解体の場合も共に種々の深さの解体が存在する。これはまさに局所的解体の症例によって例示されたことであり，また精神病の慢性例で両方の解体の系列が並行して起きる場合にもよく例示されることも疑いないであろう。——即ちそれぞれの二重の症候論が記録されたとしたならば，一方は非常にこみいった妄想を持つ症例から，下っては痴呆の症例の場合がそれであるが。(2) どんな人でも解体を受けるものである。老人も若い人も，教育のある者も，ない者も，賢い人もそうでない者も受けるものである。(3) （解体が）生じるのに進度があるのである。演者は，よりすみやかに制禦が取り去られるほど，残された進化のより下位の段階での活動はより大であったと信じていた。——このことを説明するために，演者はほんの1分かそこらの時間で，解体をうけたてんかん性の精神障害患者のはげしい譫妄状態と，その何千倍もの時間をかけてゆっくりと解体に陥った老年痴呆患者の無活動状態とを比較している（てんかんのいろいろと異なった症例についてと同様に比較している）。(4) 外的環境の影響と局所的な身体の状態。単純な末梢の興奮が最高中枢（残された進化のより低い段階における）の極めて繊細な状態をひき起こす例は，夢について述べたすべての学者によって記載されている。そして進化のより低い段階は，過度の生理学的な活動の生じるとき，より広い刺激の放散をそこにやってくる刺激に与えるのである。"幻聴"は必ずしも音や言語と特に関係するどのような中枢の部分のいかなる疾患をも示唆するものではない。この特殊な精神的な障害は，耳や聴神経の，あるいは残された進化のより低いレベルで働く神経の核における何らかの病的状態によって，全体的または部分的に進化のより低い段階に退行せしめられた患者では，生ぜしめられるのかもしれない〕。

第3講——

　私はいままでは大体において，精神と神経の状態の間にある区別を無視してきた。いまこれについて特に考えてみよう。Spencer がいっているように，「進化の理論はその純粋に学問的形態としては，その反対者がしつこくそうだと考えているようであるが，決して唯物論を含むものではない」ということをここで注意しておくのがよい。Spencer は唯物論的仮説など「全くとるに足らぬ」ものという。Spencer, Huxley, Tindall を唯物論者とよぶのは Sir Joseph Lister を滅菌外科の反対者であるというのと同様に不条理なことである。Spencer はしばしば意識の状態と神経の状態との間の絶対的な区別を主張している。ここにその最も明瞭な言明がある。Spencer は精神と神経の状態の組み合わせがますます複雑になっていることを考慮したのちに，次のように記載している（Psychology, vol. i, p. 403)。「もちろん私は物質の働きがそのように精神作用になるとは思わない」。その本の Sektion 41-51, 62, 63 でいわれているように，「我々はどんなに努力しても心と運動とを同化させることはできない」。私は単にある物質的な進化と，それに相関する心的進化の間に1つの *parallelism*（平行論）があることを示しているにすぎない。たとえ誰かが物質的なもの，即ち神経系統について完全に唯物論的であろうとしても，全く物質的でない心について唯物論的になれはしないのである。人間には心と体とがある。あるときには，ある1つのことをするという原理にたって，この講義では私はまず身体だけについて述べようと思う。人間はこれを物的にみれば，1つの感覚-運動のメカニズムである。特に私の主張したいことは最高中枢——心または意識の身体的基礎——はこの種の構造をもっており，その中枢は体のあらゆる部分の無数の異なった印象や運動を表示しているということである。しかしそれは極めて間接的に表示しており，ちょうど腰椎の拡大部（lumbar enlargement）が比較的に少数の限局された分野のみしかほとんど直接的に表示していないのと同じく確かなことである。最高の中枢は "心のために"（for mind）あるとは答えられるであろう。これを認めるといっても，それは，それらの中枢が心の物質的基礎を形成しているという意味においてであり，私は，それらの中枢が "体のために"

（for body）あるともいえるのである。もし進化の理論が真理であるならば，あらゆる神経中枢はすべて感覚-運動性の構造をもっておらねばならない。より下級の中枢が細胞や線維からなっているように，もし最高中枢がこれと同じ構成をなしているとすれば，その最高中枢もまた同じ構造をもつと考えるのがアプリオリに正しいと思われる。あるレベルにおいて，我々がそれを進化の一つと呼ぼうと呼ぶまいと，ある突然の変化がいろいろの種類の構造の中心に入りこむのであればそれは驚異であろう。一つの神経系の最高中枢がより低い中枢より極めて複雑であることが，そんなに非常な相違であろうか？ 数年前に，私は次のような問題について尋ねたことがあった。即ち，いろいろな運動と印象とを表す過程からでないとすれば，心の器官はどのような"実体"(substance)からなっているというのか？ と。そして印象と運動との時間と空間のうちで，より以上に相互に複雑に協調していることを表す部分としてより以外に，どのようにして，けいれんが低い中枢からくるのと異なっているといえるのであろうか？ 我々は，大脳半球が運動〔および感覚性〕の経路と根本的に異なった面において形成されていると信ずることができようか？ (St. Andrews Medical Graduates' Reports, 1870. 1 巻 p. 26 参照)。Hitzig や Ferrier の研究以来，けいれんは脳の中心領域（私はそれを中位運動中枢と呼んでいる）にその運動を表示していると認められてきた。特別な理由もなく，次のように問われることもあろう。即ち，何故に脳より前方の部分，前頭葉（私はこれを最高運動中枢と呼んでいる）がその運動を表示してはいけないのかと。事実，最近 Ferrier と Gerald Yeo (Proceedings Royal Society, Januany 24, 1884) とがサルについての実験から，前頭葉がある運動を表示しており，特にそれらが眼球や頭の側方運動であり，あらゆる運動の中で最も代表的なものである (represent という言葉の別の意味で）という結論を示したのである。これは最も有意義なことである。というのは多くのてんかんの発作 (paroxysms)（その放電は最高中枢のある部分に始まるものであるが）が眼球と頭とを一方に向けることから始まるからである。そしてより意義のあることは，我々が Beevor の観察をよりよく憶えておくことであって，その観察というのは，てんかん発作後の昏睡の多くの症例において，眼球が，初期の発作のとき向いていた一側から，極めて一時的に横にそれるこ

とがあるという事実である。しかし一方でFerrierは，脳の前方部全体が運動性であるという点で私の考えに同意しているのであって，彼の言葉でいうと「精神的操作（mental operation）は最後まで分析していけば，結局は単なる感覚と運動の実体（substrata）になってしまうのであり」（**大脳の機能**），それは私が長い間真剣に主張してきたことであるが，また他方彼は運動中枢を中位の大脳運動中枢と最高の運動中枢と分かつことには同意していない。そしてFerrierは私が最高運動中枢と呼ぶものは，ただ眼球と頭の運動のみを表示しており，私のいうように身体のあらゆる部分の運動を表示しているとは考えていない。

更にくわしく説明するとなると，私は大部分，運動についてのみ述べなければならない。何とならばけいれんが印象（あるいは，不明確に感覚とか，感覚の結合した観念といってもよいが）を表示することは誰も否定した人はなかったと私は信じている。もし最高の中枢が運動を表示していないとすれば，普通のてんかん発作症状（epileptic fit）の現象は私には分からないものにみえる。更に私は，最高中枢は身体の**あらゆる**部分の印象や運動を表示していると考える。印象を無視してかかれば，このような立場は非常に色々と異なった証拠によって支持されるように私には思われる。

1．私は，てんかんの発作において，意識が発作と同時に，またはその始まった直後に失われるのであるから，放電は意識の身体的基礎である最高中枢のある部分から始まると仮定する。私はすべてのてんかんの発作において放電が最高運動中枢のある部分から始まるというのではない。中には最高感覚中枢の部分に放電が始まって，それで2次的に運動中枢のほうにも放電が及ぶときもあるであろう。私が確かだと思っていることは，中位の皮質領域（中位の運動中枢）の部分に始まる放電によって生じるのは，てんかんの発作襲来（epileptic attacks）でなく，それはてんかん様発作（epileptiform seizure）だということである。てんかんの発作（paroxysm）の事実を考察してみると，私が思うには，最高中枢はあらゆる有機体の部分を最も複雑な結合において表示していることであり，そこでは中位と最低の中枢の分在によって――即ち有機体の各部分が再表示されている（re-represent）のである。

（a）我々は，烈しいてんかんの発作症状ではすべての骨格筋が強烈な活動

を起こし——体のすべての部分の無数の異なった運動が同時に生じてくるのが分かる。

　（b）より軽い場合として，小発作（petit mal）を例にとれば，そこでは中枢性放電の効果が全面的でなくても，極めて広く全身に及んでくるのであり，そのような症例では色々な症状を呈し，例えば眼や手の筋肉の痙縮（spasm），顔面蒼白，唾液分泌，発汗，循環機能の変化（Moxon 氏が主張しているように時には心臓の活動の停止），その他に呼吸停止，更にこのような軽い発作症状の起きている間，またはその直後に大小便を排泄するなどのことがあるのである。小発作（petit mal）のある症例では，講演の最後で述べるが，色々な精神状態，いわゆる知的前兆（intellectual aura）がおびただしく存在しているということは，いわば今述べた荒々しい症状が最高中枢の異常な活動によるものであることを保証している。このこみいった精神状態は"心の器官"（the organ of mind）の活動に帰することを何人も躊躇しないであろうと私は思うが，それでも私が観察した限りでは，てんかん様の発作（中位の運動中枢の放電）の間，またはその後には決して生じなかったのである。

　（c）次に我々は，てんかん，または色々な異なったてんかんの"前兆"（warnings）のみを考え，その"前兆"が中枢性放電が開始してから生じておろうと，それを伴って起きようと，とにかくその"前兆"には色々なものがあることを知っている。目まいに眼球筋肉や頭の筋肉の痙縮（spasm）が伴ってきたり，"妙な粗野な感覚"（crude sensation）が嗅覚，視覚，聴覚，味覚に生じたりすることもある。この他にも心悸亢進，epigastrium に起きる特別な感覚，広い範囲に及ぶひりひりした痛み（tingling），ぞっとする身震い（shuddering），さむけ（shivering）なども生ずる。

　（d）てんかんの症例からの他の証拠となるのは，重症の発作症状が終わったとき，ある全身性の麻痺があることである。少なくとも私は私の最後の講演でそのように主張した。確かに多くの種類の証拠は，最高中枢——意識の身体的基礎——は有機体全体を表示しているとの結論を示しているのである。

　2．この他にも全く異なった証拠もあるが，それも同じ結論となる。ある医学者は意志の中枢とか，観念中枢とか，推理（reasoning ?）の中枢，情動の中枢

などについて述べている。もちろんこの4つのすべては大脳の中枢なのである。これらの4つの"能力"のそれぞれに別々の中枢があるとは少なくとも信じられてはいないけれども，説明を単純にするためにあたかもそれらの中枢があるかのように述べようと思う。そこで私は極めて簡単に分析を進めていくが，それは精神状態そのものを分析するのではなく，その身体的基礎——神経の配列——について分析を進めるのであるが，この配列はそれぞれにおいて感覚-運動性のものと思われ，三重に間接に身体の部分の印象と運動を表示しているのでないかと思うのである。しかし私は感覚の要素については何もいう必要はない。というのはそれが否定されるなどということはないと考えるからである。

（a）意志の身体的基礎は運動を表示する神経配列からなっている。いいかえれば，運動しようとする特殊な意志は，身体面において，意志の中枢が働いている間において全有機体の最適の運動の中での適者生存である。"意志の中枢"は運動，特に腕，脚，顔および眼の運動を表示する中枢である。

（b）次は**観念の中枢**，あるいは**記憶の中枢**についてであるが，ここで問題を触覚による観念，視覚による観念，または心像（image）のような単純な例に限局してみると，観念の中枢は必然的に両手や両眼の運動を表示していると主張しうるのである。その中枢は手と網膜の印象を表示していることはいうまでもなく確実である。しかしそれはまた運動をも表示していることもまた主張する必要がある。誰でも何かに触れるとき（生き生きした触覚心像をもつ），必ず指を動かしているのであり，眼を動かさないでは何人も何かをみる（生き生きした視覚心像をもつ）ことはできないのである。従って"客体の概念"（idea of objects），より適切にいえば，"淡い心像"（faint images）と呼ばれるものの解剖学的実体には，そこに手と眼との表示された運動があるはずである。

（c）私はかつて誰かが推理（reasoning）の中枢について述べたのを聞いたことはないことを認めるものである。しかしもし他の能力について別々の中枢があると信ずるに足るだけの根拠があるとすれば，当然推理（reasoning）の中枢の存在を信ずるにもより強い根拠があると考えるべきである。推理している間には言語が働いて役立っている。それらの言語は必然的にすべて抽象的な思考として要求されるのである。そうだとすると，言語の中枢，あるいは推理の中

枢は特に高度に複雑で，かつ特殊な発語分節運動を表示する神経配列からなっているであろうと考えられる。[10]

（d）感情（emotion）の中枢。強い感情の表れるとき，体のほとんど全部分がそこに巻き込まれてきて——単に四肢，顔面，声や呼吸筋のみでなく，多くの内臓器官もそれに巻き込まれてくる。そのとき感情の中枢は極めて広範囲の運動を表示しようとするであろう。恐怖の感情をいだいている間には，顔面蒼白となり，心悸亢進や呼吸の促進がみられ，時には大小便排泄作用が亢進し，口渇，皮膚の冷汗が強くなったりする。[11]

これは一般に一つの感情の中枢があり，それが症状出現にかかわっている部分の表示（representative）ではない中枢があるのであるが，その中枢の活動が，これらの部位だけを表示しているより下位の中枢の作用によって症状の顕現をきたしているのだと普通説明されているようである。私がより一層現実的だと認める見解というのは，感情の中枢そのものが極めて間接的ではあるが，種々の感情の私的顕現にかかわる身体の各部位を表示しており，かつ感情は，中枢の活動している**間**に生じてくるのであり，その中枢活動は中位と最下位の中枢のいわば副代理人（subagency）ともいうべきメカニズムによって症状の発現をきたしているという見解である。

さて，4つの別々の能力が存在することは信じないとしても，意志，記憶，推理，感情は一つのもの，即ち意識の状態の単なる人為的に区別された側面であると主張することによって，私のいいたいことは4つの中枢の代りにいくつかの最高中枢があるということであり，これらの中枢の働いている間に同時に意志，記憶，推理，感情の機能が発揮されているということであり，厳密に同じ価値をもった言葉でいえば，そこには意識の状態が生じているということである。もしそうだとすれば，そのとき"4つの中枢"をそれらの運動性の表示を組み合わせれば，そこにまとまって，まず第1に運動，特に上肢，下肢および顔面の運動，第2に手と眼の運動，第3に言語分節の運動，第4に身体，動物，有機体の多くの部分の運動を表示する最高中枢のあることが分かったことになる。この証拠からの結論は極めて不完全で不十分であると私は思うが，とにかくいくつかの最高中枢があって体の部分の非常に多くの部分と，確かに非常にち

がった種々の部分をその中枢が、表示しているという結論になる。2つの全く異なった種類の証拠が同じ結論に達するのである。これらを一緒に考え合わせると、てんかんと精神病とはともに最高中枢の疾患であると主張するのに何らの不調和もないことが分かる。健康なときには意志、記憶、推理、感情、あるいは他の言葉でいえば、意識の状態は身体のあらゆる部分を表示する最高中枢の感覚-運動性の神経配列の前後の連関がわずかに活動している間に生じてくるのである。ところがてんかん発作ではそれは極めて多くの感覚-運動性の神経配列がほとんど同時に突然で過剰の放電によって起こるのである。そのような放電の間においては、意識は中断し、その放電から2次的に下方への中位中枢の放電、そして最低中枢の第3位の放電がそこに加わってきて——そこに身体のあらゆる部分の無数の運動のあるような闘争状態をきたすのであって、それを我々は全身性けいれんといっているのである。てんかんと同時に最高中枢の疾患である精神障害の例をとってみても、陰性の要素である意識の欠損は最高中枢の最上層の喪失、あるいは更に説明するためにはその中枢の最上層の機能の消失を意味している。最高中枢が感覚-運動性であるという仮説をもとにして、上述のことが原因となって軽度ながら広汎に分布された麻痺が起こるのである。陰性の要素（錯覚など）は残っているより低いレベル、即ち第2層の活動と同時に進行する精神作用（mentation）、あるいは意識なのである。その最高の精神作用が可能であるが、この陽性の要素は正常よりもより強い感覚-運動性の神経配列の活動している間に起きているのであるが、その活動はけいれんについて起こる症状よりも比較にならぬほど弱いものである。精神障害の場合、第2層、あるいはその一部分がてんかん性発作症状のときのように突然に過剰に放電するとすれば、精神障害の精神作用さえも放電の間とまってしまい、けいれんがそこから生じてくることになるのであろう。このことは後述で引用する所からも分かるように、一つの古い結論なのである。その当時、私はHitzigとFerrierの研究の有利なことを知らなかったために、脳を中位と最高の中枢に分けていなかった。今ここで挿入された言葉が示しているように、私はそのとき精神的なものと身体的なものとを明確に区別していなかったのである。

「確かにその結論には文句のつけようがないのであって、大脳半球の疾患か

2．神経系の進化と解体　81

らくる精神症状は〔身体面において〕根本的には片麻痺，舞踏病，痙攣などそれぞれ特殊的に異なってはいるが，何れも似たものである。それらの精神症状はすべて感覚－運動の過程の欠如に基づくか，あるいはその過程の無秩序な発展によるものにちがいない」(St. Andrews Medical Graduates' Transactions, 1870, Vol. I , p. 26. を参照のこと)。

　もっとも精神作用がさかんに行なわれている間には運動はないと反論されるであろう。ここで心にとめておいてほしいことは，私がいっているのは"4つの中枢"の神経配列が一緒になって最高中枢をなしており，身体の各部分を三重に間接的に表示しているということである。中位の中枢と最低中枢とは単に"エネルギーの貯蔵所"(reservoirs of energy) であるのみならず，そこはまた"抵抗の位置"(resisting position) でもある。視覚性の観念構成 (ideation) を例にとり，感覚性要素を無視してかかれば，眼筋肉の運動を三重に間接に表示している神経配列の軽い興奮があるが，その興奮は中位の中枢の抵抗に打ち勝つほどに十分に強くないということがすべて論争になることなのである。観念構成が知覚の中にのぼってゆくとき，身体的に最高中枢の同じ神経配列により強い放電が起き，そのために中位の中枢，ついで最低の中枢が圧倒されるのである。私はこの問題についてあとで最高中枢がかかわっているそれらの反射行動について考察したのちにもう一度述べるつもりである。

　そこで私はもう一度器質化の程度，特に，最も器質化されていない最高中枢について述べようと思う。私はすでに，これらの中枢が最も複雑であり，同時に最も器質化されていないと考えるのに何の難点もないことについて述べた。もし最高中枢がすでに器質化しておれば，そこには何ら新しい器質化もなく，新しく何かが獲得されることもないであろう。私はここで器質化の程度について，解体の過程を例にあげて説明しようと思う。問題はアルコールについてであって，その大量では昏睡を起こすこともあるとしても，その少量では"興奮させる"(excite) ことが主張されうるであろう。泥酔している人のさわがしい行動は，アルコールが最高中枢のある神経配列を活動に向かってあおりたてるためであり，またそれは Anstie が考えたように，より高度な，より器質化されていないレベルの消耗につづいて生じる，より低位でより器質化された進化の

レベルの許容された活動の増進の結果でないといってよいのである。もっとあいまいでない例をあげてみよう——それは単純な疲労の場合である。よくいわれる脳の"衰弱からくる"（from debility）"増強された活動"（increased activity）の好都合な例が Greater Britain の中にある。「今夜，私は5日間夜ねむらずにいたあとで最も恐ろしく特殊な型の疲労をおぼえたがそれは6日6晩平原で経験したような疲労であった」。注意すべきことは，その著者が体の状態を疲労と呼んだことである。「再び脳は互いに独立して考える2つの部分に分けられるように見える。そしてその一側が問題を提出するとき，他方がそれに答えている。しかしこのときはまた一種の半狂気の状態，すなわち脳の両方ともが一致しないでさまよっている状態，いいかえれば"現実の光景"がある想像された架空の光景にとってかわられているのである」。一般に我々は，その状態が疲労，5日間の夜の不眠によって起こされているというのであるが，もっと合理的な説明をするとすれば，疲労は単に陰性の身体状態のみを起こし，精神状態の陰性の部分，即ち"現実の光景"の喪失に応じるものであり，そして下位の，より器質化された神経配列の活動中に生じてくるが，消耗した最高中枢の支配を脱して現実の光景にとって代る"架空上の光景"（ideal scene）が生じてくると思われるのである。ここで私には Anstie の原理がはっきりと通用されると思われる。私は例としてもっと極端な例をあげることもできるであろう。譫妄（delirium）は飢餓の間に始まってくる。しかしたしかに食糧の全面的な不足によってある神経配列がより活発な活動に達することが主張できないであろうか。もしそれらの神経配列より大きな活動をするのならば，我々は，更に飢餓状態にある人間の譫妄状態の陰性の部分を説明せねばならない。栄養不良が全く反対の対照的な2つの面を示し，かつそれらが神経系統の共存状態であるといえるのであろうか？　Anstie の原理はこの両方を説明している。

　次に私が考察しようとする一対の術語は随意的と自動的という術語である。"最も随意的"（most voluntary）という言葉は"最も自動的"（most automatic）の対照，として用いられると，何かと非常に異議のあるところである。随意的という術語は，心理学的術語と生理学的術語との合成物である。そこで私はその代りに"最も自動化されない"（least automatic）という術語を用いたいと思う。

2. 神経系の進化と解体

この"最も自動的でない"という術語は"最も随意的"と呼ばれるものに厳格に同じ意味の言葉である。このことについては実際には H. Spencer がその註の中で,「自動活動の停止と意志のめばえは全く同一の事柄である」(cessation of automatic action and the dawn of volition are one and the same thing) (Psychology, vol. i, p. 495)。意志はより自働化していない神経配列の活動している間に生じてくるものであり,あるいはむしろ,「一種の精神活動が,記憶,推理,感情,または意志のどれか一つが我々の注目している側面に従って生じてくるといえるのである」(Spencer, vol. i, p. 495)。そこでいま我々は進行 (evolution) における進歩 (progress) は最も自動化されたものから,最も自動化されぬものへの進歩であり,このために最高中枢は最も器質化されていないというのである。これは単なる言葉の問題ではない。これに代る表現をもってしても,随意と自動との唐突な区別を意味することはなくて,最も自動化されたものから,最も自動化されないものへの程度のあることを意味しており,また人間はそれを物質的にみなすとき,一つの自動機械であるが,その神経系の最高の部位(最高中枢)が最も自動的でないのである。これに代る術語では,意志の働き,即ち一つの心的状態を純粋に物質的領域の活動とすることがないのである。

　一つの完全な自動機械は自分の力で進んで行くものである。そこにはほとんど自らの力で動くような神経配列から他のより低い,より器質化された神経配列よりの助けをかりてはじめて活動するような神経配列に至るまで種々の段階であるのである。神経配列が自らひとりで働くということは,その配列が十分に器質化されていることを示しており,神経配列がとにかく自力で活動することが困難であるということは,その配列がまだ少ししか器質化されていないことを物語っているのである。そこで他の側面からみると,最も自動化されたものから,最も自動化されていないものへの段階は,最も器質化された機能から最も器質化されていない機能への器質化の段階である。実際にすでに述べたことを繰り返すことになるが,もし最高中枢が完全に自動化しておれば,"随意的"操作のようなことは生じようがなく,従ってすべてが器質化されており,新しい状況に正しく適応することはできないであろう。そして我々は特殊な外界の条件に正しく適応するように準備しておくべきであるが,全く新しい条件

に新しく適応することはできないであろう。(12)

　ますます完全に器質化されるほど，ますます自動的になるということは一つの事柄のちがった面にすぎないのであって，それはごくありふれた例として，文字を書くことを学ぶ時のことを考えてみればよい。そこには比較的に完全に遺伝された自動的な操作から，いわば2次的に自動的な操作（例えば書字）などを経て，更に上に登るとある人が現在思考したり行動しているときにそれに関わっている自動化の最も少ない神経配列の活動に至るまで，自動性に種々の段階があるのである。また我々は最も器質化され，最も自動化された神経配列からのぼって，今ちょうど始まったばかりの神経配列に至る色々な段階があるといってよいと思う。――そのとき神経の要素は初めて神経の流れによって進められているのである。

　この見地から解体を説明するというのは，器質化の過程について述べたあとでなされた説明である。私がここで注目したいことは，"自動的なもの"（the automatic）というような表現を用いるとき，ある人にとって極めて自動的なことが，他の人には自動的でないということがあることを我々が心得ておかねばならない。このことは我々がそれを適用するとき一つの真理であるか，あるいは，分かりきったつまらぬことかのどちらかである。一人の患者が例えば急性で脳性でない疾患にかかっているとき譫妄状態になり，それらの動作は極めてそれ自身念のいった，こみいったものであっても，それが進んでパントマイムで自分の仕事の動作をするとき，それらの動作は彼には決して念のいった，こみ入ったものではないのである。それらの動作は深く自動的になってゆき，健康なときには全くそれらの動作はひとりでに行なわれるのである。その結果，その動作が精巧でこみ入っているにもかかわらず，そのような動作のみが残存するということは他の患者において，まだ自動的になっていない同じような動作が残存しているとき以上にその解体がより深いことを意味しているのである。

　私はここで2つの全く反対の術語"一般的"（general）と"特殊的"（special），従ってまた例の一対の"複雑な"（complex）と"単純な"（simple）の術語をとばしてしまうことにしよう。我々はここで，反射活動の理論を問題にすること

になる。最も器質化された"most organized"と最も自動化された"most automatic"に相等する術語は，"最も完全な反射"であり，最も器質化されていない，"least organized"，そして最も自動化されていない（least automatic）とは最も完全に反射になっていないものである。

　自動活動の程度には神経配列の独立性に関連しており，ほとんど自分自身でやっていく行動，そしてほとんど他のすべてのものから独立しているような行動から，他のものによって容易に行動に入るようなもの，他のものに全く依存しているような活動に至る段階があるのである。反射活動の程度にも色々あって，それは生体に及んできた刺激の程度に応じて生じる神経配列の程度を示すものである。その区別が極めて広汎にわたって人為的であることは明らかである。しかしこの区別は便利な区別である。更に注意しておくことといえば，上述のことは全く高等な大脳中枢が必然的に介入してくるような反射活動に限定して私自身述べているということである。ここで我々はこれらを2つに区分してみようとしているのである。

（1）完全で強いもの。この場合には最高中枢が強力にあらゆるより下位の中枢にそって介入しているものである。

（2）不完全で弱いもの。そこでは最高中枢のみが介入しており，わずかにしか活動していないものである。

　まず人為的に単純化された完全で強力な反射活動の例から始めよう。そこで私がレンガをみているとしよう。しばしばこれは"知覚"（perception）と呼ばれる。しかし私はそのとき生き生きしたイメージをもっているという表現のほうをとり，それをperceptionとはいわないのである。これまでのところは，我々は精神の現象について述べてきたのである。そして今はこれに関連した純粋に身体的な現象について言っているのであるが，その現象は有機体がその環境（過程は実際に二重である）と一致している間に生じる，というよりむしろ一致を生ぜしめるような反射活動である。まず最初に起こることは末梢性の印象（網膜の上に）であり，次に刺激がまず最低位，次に中位の中枢，そして最後に最高感覚中枢にまでのぼっていく。特に注意すべきことは，そこには最も器質化された中枢から，最も器質化されない中枢への移行があるということである。

そしてそこでは最も変容を加えられぬものから，最も変容を加えうるものへの移行があるのである。またそこにはエネルギーの上向きへの放散（energy-liberation）の増加があり，これに従って最高感覚中枢に強い放射と広い放射が起きているのである。ここまで述べたのは単に反射活動の半分にすぎなく，ただレンガの色と関連した最高感覚中枢における身体的条件について述べたにすぎない。レンガであれ，他のどんな事物であれ形をもっており，形は色と同じように説明されねばならない。ある対象物の形は点と点との多数の位置の関係であり，我々のこの関係についての知識はこの場合ならば眼球運動である。(それは手のある運動を象徴している[13])。

最高感覚中枢から出る電流はいわば，最高運動中枢へと横切って移り，そこから下方に向かって中位，および最低運動中枢を経て筋肉性の末梢に至り，そこに眼球運動の展開が起こるのである。この段階での過程はより器質化されていないところから，最も器質化されているほうへの過程であり，最も変容を加えうるところから最も変容を加えられぬ段階への移行である。そこには下方に向かってのエネルギー放散に限定があり，下方へのエネルギー放散にも限度があり，こうして最高中枢における広汎な興奮から末梢の部分に限定された運動が起きてくるのである。ここで我々は完全で強力な反射活動をみるのである。ここで完全というのはあらゆる中枢の他の命令，感覚性であれ運動性であれ，すべてがそこにかかわり合ってくるからであり，そして強力なといったのは，最高中枢が非常に活動し，従って上方へのエネルギーの放散が増加するからである。

これは純粋に身体的な過程である。生き生きした心像（vivid image）というのは我々がもつ精神状態なのであって，それは2つの最高中枢の分野において生じている身体的条件の働いている間（during）（身体条件からではない not form）に生じ，その心像は強く決定的に"投影"（projected）されるのである。というのはより低位の中枢が介入してきており，それは外界の世界の部分のようにみえるからである。翌日我々はレンガがないのにレンガを考えることができる。即ち"一つのレンガの観念"（an idea of it）をもち，更には，私が言いたい言い方をすれば，我々は淡い心像（faint image）をもつのであり，まえのときには，

我々は生き生きした（vivid）心像をもったのである。あとの場合には，反射活動は不完全で弱い。感覚の最低の中枢，中位の感覚中枢，そして中位と最低の運動中枢もこれに参画していないのである。最高の感覚と運動の中枢だけが介入参画しており，それは反射活動にはちがいがないが，ただ大きな感覚－運動の鎖の中心的な結合のみがそこに参画しており，知覚のときに起こる全過程の中心的な部分のみがもう一度やりなおされ，そして興奮が軽いものであるため，生じてくる心像は淡い（faint）。そして最低中枢はこれに参画していないために，その心像は弱々しく，不確実に投影され，それは我々の部分であるより以上にみえる。

　そこで反射活動の理論がてんかんの発作症状（epileptic fit）の解明にどのように適用されているかしらべてみよう。そしてもう一度小さなスケールではあるが，てんかんの発作症状が意識の解剖学的な実質のある部分に始まる過剰の放電によるものであるという言明をはっきり例示しよう。ここで次のように想像してみよう。即ち私自身についていえば，私は視覚の観念構成の中枢のみがあって視覚の心像のみの解剖学的基礎からなる中枢があり，他のものについてはないと信じられない。我々は無数の互いに相違した対象物の心像（image）を"貯蔵"（store up）しており，その対象物の各々がある色彩とある形をもっているとは信じられない。このことは，身体の側面において，我々の想像している中枢に無数の神経配列が含まれており，その各々がそれぞれ別々の網膜の印象や種々ちがった眼球運動を表示していることを意味している。そしてそれらの印象や運動は解剖学的に感覚－運動性（網膜－眼球性 retino-ocular）の神経配列であり，生理学的にはそれらは反射活動なのである。この中枢が末梢から誘発されずに（不完全で弱い反射活動），わずかに働いている間に我々は淡い視覚観念をもつのである。そして末梢性の作用によって誘発されて強い活動を起こしている間末梢への反応に導いてくるとき（完全で強い反射活動）が起き，我々は生き生きした視覚性観念（知覚の間に関与していた最高中枢の一部分と観念構成の間に関係していた最高中枢の一部分とは全く同じものである）をもつのである。ここまでは健康な活動の2つの程度について述べた。そこで次にこれらの中枢の神経配列の細胞のあるものが，何らかの病理学的過程によって高度

に不安定となり，てんかんのときに起きるような程度にまで達すると考えてみよう。その帰結するところは，多くの神経配列がたまたま突然に過剰に，同時的に放電することになる。

そのような放電の間，そこには多くの色彩や形体の種々異なったもののイメージは生じてこないであろう。しかし反対に眼の前に粗野な生き生きした色彩の何かの塊まりがみえたり，同時に多くの眼球運動の強い展開をも生じるであろう。即ちそれが眼球の筋肉のけいれんである。

またここで非常に重要な他の事実がある。私が述べてきた対になる術語やその他に私の見落としてきた若干の他の術語はその意味で平行（parallel）ではあるが，それらは一見してそのように平行にみえたというようなものでないと私は思っている。我々は進化というのは必ずしも必然的な過程ではなく，それは条件に負うているといわねばならない。進化とはいわば“平坦に”（even）底面（bottom）から上層（top）へと徐々に複雑さがましていくようなものでない。即ち我々が遺伝によって必然的に進歩せねばならないように我々は発展（develop）するのである。そしてまた我々に可能なように，即ち外的条件に従ってなしうるように進展しているのである。そこにはそれ以上に何かがある。というのはそこには私が内的進化（internal evolution）とも呼びたいものがあり，その過程は最高中枢において最も活発に進行している過程なのである。人間の最高中枢におけるその偉大な複雑性のために，人間は非常により下等な動物より極めてすぐれているのである。我々は互いに異なった多くの観念を獲得している。即ち，身体の面では多くの異なった最高中枢の神経配列の器質化があり，そのとき環境との現実との交渉があるのである。眠っているとき，また“反省”（reflection）しているときのように，この現実との交渉がやんでいるときほとんど同時的（quasi-simultaneous）な軽い最高の感覚中枢の活動が環境から何らの妨害もうけずに，最低と中位の感覚中枢によって環境から防禦されており，従って最高運動中枢は中位と最低の中枢によって抵抗されて環境に対して何の反応もない。そのような場合（睡眠，空想，反省など），最高中枢の極めて最高の神経配列，いいかえればそこで全く新しい器質化がなされうる最高中枢の最高の神経配列はほとんど活動しておらず，そして次につづくこれらの中枢のより低

い部位がより強力に活動しているのである。最高中枢の神経配列，あるいはその一部の要素は「残されてそれら自身の間で互いに勝負のつくまで相闘うのであり」，そこに新しい色々の結合が生まれ，その中の適者が生存していくのである。次第に弱くなっていく結合ではあるが，明らかに新しい結合が夢の間に形成される。しかし私は永続する再配列（permanent rearrangements）がいわゆる夢のない睡眠の間に形成されると主張したい（私は Bristol と故 Symonds 博士が実際に述べていることを信じている）。内的進化（internal evolution）はあらゆる中枢において進行すると考えられる。おそらく例えば，排尿，排便の中枢のようなある中枢については，それはほとんど完成されているといってよいであろう。それらはほとんど生まれたときから自動的で私の推察では，それらの機能はほんの軽くより高い中枢にもう一度表示されているが，それらは多くの抑制下にあるのである。内的進化の理論は，初め一寸見たときには最高中枢から最高中枢に至る神経組織の数が適切でないかのように見えることをうまく説明していると思われる。最高中枢には多くの感覚－運動の結合があると思われるが，その結合は，環境との何らかの現実的に調和された相応に対してそれには応じていないのであり，その結合はその正常の興奮の場合，現実の運動を起こしてこないのである。そして多くの最低の中枢の場合にはそこに純粋に“局所の出来事"（local affair）にとっての感覚－運動の神経配列があるであろうと考えられ，その局所的な出来事にはより高等な中枢における再表示（re-representation）はほとんど必要でないと想像される。普通いわゆるほとんどの精神作用は視覚と触覚の観念，あるいは言葉において行なわれているので，あるいは，最高中枢における内的進化が，それが眼球，手指および言語分節の筋肉を表示している神経配列の非常な増加をきたすのである。このことはちがった仕方で，小さな筋肉は最高中枢に極めて広く表示されているということを言葉をかえてもう一度繰り返し述べているのである。(14)

　精神作用には感情を含んでいる。最高の感情は（Spencer によれば），より低いものから合成されているように，身体的側面において人間では感情的表出の間にそれにかかわっている有機的部分の最高中枢に大きな再表示（re-representation）があるであろう。小さな筋肉や有機体の部分の最高中枢に広く

表示をもっていることについて述べられていることは，軽いてんかんの発作症状（fit）のとき──比較的軽い放電が最高中枢の部分に始まり──主としてけいれんする筋肉は骨格筋も今述べたような小さな筋肉であるという事実と一致している。このように考えれば内的進化（internal evolution）において，軽度のてんかん性の発作襲来（epileptic attack）の場合に有機体の部分の不調和は介入が説明されているものと私は思う。[15]

　これらの中位の運動中枢の部分は特に小さな筋肉を表示しており，そこには最も小さな細胞（Bevan Lewis）がある（私はそれらは最も抵抗の少ない経路と思う）。はたして同じようなことが通用するか，あるいは最高運動中枢では通用しないかは私の知るところでない。

　これまでのところ，私はできる限り，人間を一つの単なる機械として考察してきた。私はしばしば前に述べたところでは実際に心理学的な術語も使ったということは正しい。しかし現実に私は単に神経系統のみを取り扱ってきたのであり，精神状態の下にある身体的条件について述べてきたのである。ここで私は意識と神経の状態との関係について述べよう。私の主張する理論とは，第1に意識の状態（あるいは同じ意味であるが，心の状態）と，神経の状態とは全く異なっているということであり，第2にこの2つの事物は一緒に生じ，すべての精神の状態はそれに関連した神経の状態があるということであり，第3に2つの状態は平行論をなして生じているが，一方を他方から干渉されることはないという3つの点である。これは共存の理論（the doctrine of concomitance）と呼ばれてもよいであろう。このようにして視覚の知覚の場合には中断されない身体的回路があり，それは複雑な反射活動であり，感覚の末梢から最高中枢を通って筋肉の末梢にかえっていくのである。視覚心像は，純粋な精神状態でこの身体的なチェーンの2つの最高の結合の活動と平行して生じる──その活動している間に生じるのであって（arises during），それはこれらの活動から生じるのではない（not from）──。いわば視覚心像はこれらの結合の外部において"成立している"（stand outside）のである。

　共存の理論はとにかく神経系の疾患を研究するのに好都合であると私には思われる。このような考え方，あるいは本質的にそれに類似した理論は，Hamilton, J. S. Mill, Clifford, Spencer, Max Müller, Brain, Huxley, Du Bois Raymond, Laycock, Tyndall, Hermann, David Ferrier などによって主張された。共存の理論をとる人々は意志，観念，そして感情が運動を起こし，あるいは何らかの他の身体的状態を生ぜしめるとは信じないのである。彼らは，一人のヒステリーの女の患者があれやこれやを行なわないのは，彼女にその意志が欠けているからであるとはいわないであろう。また一人の失語症の患者がその言葉の記憶を失ったために話さないともいうまい。そしてまた昏睡状態の患者は意識を失っているから動かぬともいうまい。反対に上述のこれらの人々は身体的無能力の物的説明をしようとし，それを見出そうと努めているのであろう。私はここで精神状態と神経の状態との間にある関係の性質が何であるかを明らかにしようとしているのではない。

　次に起きる質問は共存の範囲についてである。神経系のどこまで下のほうにまで意識は伸びているのであろうか？　Lewes は意識のある段階，あるいは"感受性"（sensibility）はどんなに最低の中枢についてさえ活動を伴っていると考えたのである。ところが一般に通用している見解といえば，より低い限界がどこまでかかわっているかについては一致していないが，意識の程度とか"感覚性"の程度とかはただ最高の活動にのみ伴っているということである。実際ある人は"心の無意識状態"（unconscious states of mind）について，あたかも意識の下にあるほのかな精神状態でもあるかのように述べている。私はこの見解を理解できないから，それを正確な言葉で述べる自信はない。最高の，最も器質化されていない神経配列の活動はその活動している間に意識，あるいは最も生き生きした意識が生ずるのであるが，その活動は，より低位のより器質化された神経配列の活動によって規定されていることを私は硬く信じている。実際すでに私がいったように，意識の状態は一つの全体としての有機体のあらゆる部分を表示する中枢の最も普通の状態の残存に伴うものである。大ざっぱにいえば最高の神経の状態は下方から規定されており，最高中枢の最高の部分に及ぶ独裁的な機能によって決まるものではない。しかし，より低位の神経配列の活動に，たとえ淡いものであろうとなかろうと，何らかの心の状態が伴っているかどうかについては議論の余地のあるところである。神経の配列がより器質化

され自動化され，器質化されていても，あるいはより器質化し，より自動化するにつれて神経配列の活動によりわずかな意識がそれに伴うものであり，このことは，最高の，器質化の最も少ない，最も自動的でない，最も完全でない反射中枢が意識，あるいは最も活発な意識の身体的基礎であることを意味している。

〔演者は次に運動が試みられたときにのみ生じた調整の障害について述べているが，——それは意志から出発して，あるいは現実的にいえば最高中枢の部分に始まる放電によって起こる運動が行なわれるときにのみ生じてくる調整の障害について述べた。（演者は印象や運動を表示する下位の中枢とそれらを協同する上位の中枢との間に種類の差があるとは信じていない。いわゆる上位の協同の中枢は下位の中枢に表示されている印象と運動とが，より複雑で特殊な結合をなしてそこに再表示 (re-represent) されている中枢なのである）。彼の考えによれば，今述べているあらゆる調整の障害は即ちそこにある運動の消失があるという意味において本質的には麻痺の場合なのである。そこにはまた健康な神経配列の非常なエネルギーの発揮に伴う他の運動の過度の展開があるのである。陰性と陽性との2つの要素が調整と障害を構成している。ここでもまた，異なった状況においてであるが，単に解体に注目することのみならず，残された進化の段階（より低い，あるいはより高い，また側枝のレベル）について注目することが重大であることが分かる。演者は右側外直筋の麻痺の症例によって述べた協同の障害に関する彼の仮説を説明して，この純粋に陰性の状態の間接の結果として，左側の眼の内直筋に過度の陽性の効果がおよんでいたこと（二次性偏向 secondary deviation）を指摘している。最高中枢に発する普通の放電であれば右眼を外に向けないが，強い放電があると右眼にはやはり効果を及ぼさずに，左側では非常に偏向したのである。ここには陰性の障害の直接の影響とその間接の過度の陽性の影響とがはっきりと分かれてみられる。しかし彼は同じ筋肉が侵されている調整の障害の場合にはその原理を主張しうると信じていた。そこには一組の筋肉のある運動の消失とその筋肉の他の運動の保持とがある。書痙 (writer's cramp) の場合，ある最低中枢に表示されている書字のわずかばかりの最も特殊な運動の喪失という意味においてはある麻痺があり，それは過度の使用，即ち濫用によるそれらの細胞の萎縮からくるものであると考えていた。その結果，最高中枢により強大なエネルギーが生じそれが下方に下って最低中枢の萎縮した要素を強制的に活動させるのである。これらの要素に影響が生じないときには，書字の運動の最も特殊なものは生じてこないで，同じ他の最低中枢に表示されている同じ他の筋肉のよりありふれた運動の過度

の展開が生じたというのである。彼は小脳の中心葉の一部分が破壊したときに生ずるよろめきの本質的条件は背柱（spine）のある運動の喪失であり，麻痺であると考えていた。下肢の不規則な運動は残された健康な神経要素の放電の結果であると考えていた〕。

〔次に演者は考察を運動に限って局在論についての意見を述べている。説明のために上肢と下肢との両方に1つの中枢を想定している。"普遍化する"（universaliser）というのは中枢のあらゆる部分が上肢と下肢とをともに同じように表示しているといわんとしているのであり，"局在化する"（localiser）というのは中枢の一部分が上肢のみを表示し，他の部分が下肢のみを表示しており，実際に2つの中枢をつくっているといわんとしているのである。後者（localiser）が一般に行きわたっている仮説である。演者はこれらの見解のどちらかをとろうとしたのではない。彼はHitzig, Ferrier や他の人々の中脳皮質についての最近の実験以前にもまたその後でもともに局在論について，かつて述べていた意見を新たに述べているのである〕。

〔「1つの脳の回転はただ上肢の運動のみを表示し，他の回転はただ言葉の運動を，そしてまた他の回転は下肢の運動のみを表示しており，他の場合にも同様にそのようになっている」といわれるかもしれない。上述の事実は，これが神経系統の構造のプランではないことを示している。そこで例を用いていえば外側の部分 x, y と z はそれぞれ線状体の単位によって表示されている。しかし表示のプランとしては，その単位が主としてただ x だけを大きく x_3 といった風に，他の単位は同じように主として y のみを y_3 といった風に表示しているのでなく，おのおのの単位は x, y と z を含み，あるいはいわば x_3, y_2, z といったように，他は x_2, y_3, z 等々といった風に表示されているといえる。ところが更に高度の進化に達した大脳(16)ということになると容易に分かることは，先と同じプランが行なわれているとすれば，1インチ四方の回転では足りなく，必ず顔や上肢，下肢の麻痺を起こしてくるのであり，x, y と z とは他の回転に表示されることになる。「そしてまた容易に分かることは1インチ四方の回転の放電が全領域に過度の運動を起こすにちがいないということである。というのはその回転はその複雑さの程度に正確に比例して灰白質とともに x, y と z を表示する過程を含んでいるからである」（St. Andrews Medical Graduates' Transactions, 1870, see Vol. 1. p. 27.）。

これは補償と，その"転化"（inversion），即ち過度のときの協同の理論を述べる唯一の他の方法である（第2講参照）。このような二重の理論（double doctrine）は彼によれば，イヌの中位の脳（mid-cerebral）の領域における運動表示に適用される。イヌの中間の皮質（dog's mid cortex）部位の破壊は一生涯残る麻痺は起こさぬが，そのどこかの部位の放電によってけいれんをきたすのである。Ferrier, Charcot, その他の人々は引用されている部位が書かれて以来のことだが，サルやヒトにおいて中位皮質に破壊的な損傷があれば，ある永久的な局所麻痺をきたすことを示した。これらの動物においては，補償はイヌよ

りも少ないのである。そして人間の場合には重要な問題は，そこに何らかの回復があり，いくらか補償されるものなのか？　という問題がある。演者は今は何らかの破壊的損傷にとって補償が絶対的なものとは考えていない。彼の仮説というのは，上肢のいわゆる中枢はその部位を極めて特殊的に表示しているというのであるが，それはまた下肢や顔をより一般的に，そして身体の他方の各部位をより一層一般的に表示しているというのである。同様に他の中枢についてもこの考えは準用できる。この見地に従えば，上肢の中枢の破壊はその上肢のある決定的な麻痺を残し，もしあるとしても下肢や顔面の麻痺はほとんどないのであり，下肢と顔という2つの部分もまた大きな表示を，いわばそれらに固有のより特別の中枢をもっているのである。他方，初めは上肢の中枢に限局されていたが四肢に及び，更にそれをこえて下肢や顔などに広がるけいれんを起こしてくるはずである。しかし刺激の流れは発展して一つの中枢に限局されないで，明らかに他側の中枢に広がり，そこにも放電が起きるのである。このようにして腕から始まったけいれんは全面的となるがそのときの単一の中枢−上肢の中枢−が四肢のすべてを表示しているという証拠はない。(17)

しかしFrank, Pitresによるイヌについてのある実験は，演者の考えによれば，彼の局在論の見地──あらゆる中枢からあらゆる部分を表示しているが，そのおのおのの中枢はある一つの部位を特殊的に表示している──がそれらの動物の場合にも主張されているが，この見地を明らかにしようとしていたものと演者は解している。彼らはこれらの実験から次のように結論した。彼らは実際に，てんかんにおいて，誘発された興奮が唯一の皮質の中枢に限定されていても，てんかんは全身に普遍化される（généraliser）ことを明らかにした。〔彼らは腕の中枢を孤立させており，その中枢の刺激によってすべて四肢のけいれんを起こさせた〕。そして皮質の中枢が前以って破壊されておれば〔彼らは他の実験において腕の中枢を切断させたのであるが〕，けいれんが前以って破壊された中枢に一致した筋肉へと拡がることをさえぎるものはなかった〕。

〔ここで述べねばならぬことは，第1講でも述べたように，これらのすぐれた医学者が，脳に発作襲来が始まり，protubérance, bulbeに及び，脊髄がそれを全面的に拡げるのであると信じているといわねばならない。皮質中枢の切除は「それが最初に興奮する部位であればけいれんを止めるものではない」（Alfertoni, FrankとPitres）。FrankとPitresの議論には有能であり，力強いところがある。彼らの議論は最も尊重すべき考察に値するものである。脳橋，延髄，そして脊髄（最低中枢）が最初の皮質の放電によって放電されるのである。とにかく今述べた実験は，すべて（all）の最低中枢が，演者が考えているようにすべて再表示されていても，中位の皮質のおのおの（each）の部分の命令下にあるのである。あらゆる最低中枢の放電は，まずはじめに放電された中位（mid-cortex）の皮質の特殊な部位によって規定されている〕。

〔彼の局在論の仮説を認めるには難点があることは認めるとしても，演者は一般に行きわたっている仮説ではすべての事実を説明はしないと思っていた。どんな適切な仮説にしても，それで以下のような8つの事実を説明せねばならない〕。

1）運動中枢の破壊的な障害から，麻痺が生じてくるが，その麻痺は特別により随意的な部位に起こるということ。

2）放電の障害から運動（けいれん）の発展は同じであって，腕に始まるてんかん様発作は上肢，中でも手に始まること，そして下肢に始まるけいれんは足から始まり，また他に顔から始まったけいれんは口の一側に始まること。

3）ここでいったおのおの（1と2）における進行は複雑な秩序を示していること。

4）ある一つの部位は永久的に不完全に麻痺しているが，その全体は時にけいれんを起こすこともあること。

5）回復，あるいは若干の回復が永久的な麻痺を生ぜしめる破壊的障害について起こること。そしてそのときにはしばしば少なくともある補償があること。

6）運動の中枢に一つの小さな破壊的の損傷があってもほとんど，あるいは全く麻痺を伴わないが，ある突発的で過度の放電がその部分に始まると（間接的に）極めて烈しいけいれんをきたすのである。

7）中位の皮質（mid-cortex）のいろいろの部分に始まる放電から，我々は同じ部位を侵してくる発作症状（fits）を認めるが，それらの部分は互いに異なる秩序にあるのである（同質異性の発作 "isomeric seizures"）。

8）患者の中にはけいれんの前に何の麻痺もない患者が，けいれん発作のあとで（一過性ではあるが），強い麻痺をきたすということ。（単麻痺（monoplegia）の症例は〔麻痺はただけいれんの後にのみ生じる〕，例えば脳腫瘍のように何らかの障害が死後に見出されるとき，その障害がその直接で破壊的な作用によって生じたことを示す証拠として引用してはならない。）

原　　注

(1) 私はより高位なレベル，また最高位のレベルの進化の中枢の部分に始まる放電によると思われるてんかん発作について述べているのではない。ある人が極めて限局されたてんかん様発作を長期間きたしていると，その人はついには同じ仕方で始まって，全身的となる発作を起こしてくるが，それらはてんかん発作（epileptic seizure）ではなくて，単により重症のてんかん様発作にすぎない。

(2) 私が "いわゆる運動領域"（so-called motor region）というのは私がこの領域の部分が運動性であることを認めないのではなくて——私はその部分を中位の運動中枢とよんでいるのだ

が——，この領域の前方の部分もまた運動性であり，それが最高運動中枢であると信じているからである。
(3) 「いろいろな事実からみて，脳の前方の部分は心の運動面に役立っており，後方の部分は心の感覚面にかかわっていると考えてよいであろう」——British Medical Journal, 1869 年。
(4) はっきりと理解しておかねばならぬことは，私はてんかん型の発作（epileptiform seizure）について述べているのではないということである。その発作は中間の中枢——いわゆる運動領域——より低い進化の程度の中枢のある部位に始まる放電に基づくものである。
(5) 私は置換（replacement）の理論，即ち"精神病"（psychoses）は普通のてんかん発作の代りに起こるという理論を認めており，それを信じているといわれてきた。ところが現実には私はその理論を全く信じていないのである。私はずっと以前にそれをすてたのであった。私はすべての入りくんだ，突然に起こるてんかん患者の状態はそれらが心的と呼ばれようと，身体的と呼ばれようと，すべて発作につづいて起きると信じている。私が West Riding Asylum Reports, 5巻, 1875年に発表した論文の題，「てんかん発作後（after）の一過性の精神障害について」という題がこのことを示している（第1巻, 119頁をみよ）。
(6) かかる発作のあとの麻痺について極めて有益な論文が Dutil 博士によって発表されている。Revue de Médicine, 3月, 1883年。
(7) 私は同じような症例を Medical Times and Gazette（2月12日，1881年）に発表した。題は「一過性左片麻痺で，左下肢から始まるてんかん様発作のあとに下肢の搐搦や，膝蓋腱反射の亢進を呈した症例について」である。
(8) 私が示唆したのは，これらの反射の亢進は統制の消失によるものであり，大脳の抑制的な影響の低下につづいて生じる前角（最低中枢）の過度の作用によるものであるということである。現在，前述の論文でふれたように私は脊髄の側索の線維の消耗のみならず，Gowers がいっているように側索自体の中の抑制の中枢の消耗があることのほうがより起こりうることのようだと考えている。Westphal と Gowers は，あるてんかん発作のあとに，一過性の膝蓋腱反射の消失があることを指摘している。Gowers は，これらの症例において腰椎核（lumbar nuclei）が消耗しており，その消耗の程度が，膝蓋腱反射の極めて強い症例よりもより深いことを示唆している。
(9) 「部分的てんかん発作（épilepsie partielle）につづいて生ずる大脳皮質の衰弱の現象は極めて容易に確かめることができる」。——M. François-Franck et A. Pitres, Archives de Physiologie, 15, Août, 1883, No. 6。
(10) このことは何も心的事物である一つの言語が極めて特殊で複雑な発語の分節運動のための何らかの神経配列の働きであることを意味してはいないのであって，そのような神経配列（または，むしろ聴覚－分節的な神経配列）が言語の身体的基礎，あるいは解剖学的実体であることを意味しているのである。私は，これらの分節運動が大きく，ブローカの領域に表示されているが，その上更にあらためて最高運動中枢に表示されていると信じている。
(11) 私は積極的なその影響（effect）の多くは間接的に先行する突然の放電によって起こされる神経繊維の消耗によるものであると信じており，恐怖に対する身体的な条件としてそこには陰性と陽性の要素があると主張するものである。例えば心悸亢進は間接的には迷走神経の抑制線維の消耗によるものであり，大小便の排泄も間接的に内臓を支配する神経の消耗によるといいうる。これらの2つの陽性症状は上位よりの支配の除去によって生じる，より低位の中枢の解放された過剰活動によるのである。

(12) より自動的になるということは，ある人は解体と考えると私は信じるが，それは解体ではなくて，反対に進化が完全になりつつあるのである．最高中枢は最も複雑に進化しつつあるが，同時にまた最も不完全に進化している．換言すれば，最高中枢は"一種の混乱した終末"(the ravelled end) である．そこでは進化が最も積極的に進んでいるのであるが，他方最低位の中枢では，例えば呼吸などについていうと，進化は恐らくほとんど完成されているのである．

(13) 小さなものを見るとき，高等中枢における運動性神経配列のみの興奮があるのであるが，それは下方に向かって中位，最低の中枢まで下って行かない．

(14) よく知られていることだが，手足の1本の切断ののちに，患者は幻影肢 (phantom limb)，あるいはその一部分を残存することがある．Weir Mitchell によれば，最もしばしば幽霊のように残る部分は末端の部分であることが多い——その部分は最も小さな筋肉をもっている部分である．四肢の部分からその切れ残りに至るまでしばしば幽霊のように残らないのである．ここに最高中枢における小さな筋肉をもった部分の特に大きな表示のさらに確かな若干の証拠がある．

(15) 私が内的進化として記載したことは本質的にはその過程を Spencer が Psychology, vol. i, の第6章 physical synthesis，特にその246節で述べているところから引用したものである．

(16) そのとき，私は中枢を形態学的に配列し，そのとき最高，中等位の運動の大脳中枢には区別しなかったのである．私は常に回転について，線状体が「より高い力に登る」といってきた．第2講で述べたように今では中枢を解剖−生理学的基礎の上に配列している．

(17) いうまでもなく，"centre" という語は人為的な表現である．しかしそこで "上肢に対する中枢" という表現をすれば，そこに我々は（中枢の一部位に始まる放電から四肢へと痙攣のひろがり方から判断して），そこで sub-centre（準中枢）を考えねばならない．

翻訳　越賀　一雄・船津　登・清水鴻一郎・角南　健

■解　説■

J. H. ジャクソン著

「神経系の進化と解体」について

越賀　一雄

第1講

　精神神経病学に従事する医師の中でJacksonの名を知らぬ人はいないであろう。それは多くの場合，いわゆるてんかんのJacksonian marchなど，多くはてんかんについてのことであろう。しかしJacksonは単なるてんかん学者ではなく，深く，そして広い生命観をもっていることは，ここで我々の訳した彼の講演からも容易にうかがい知ることができる。そしててんかんについても現在の進歩した新しい知見を予想せしめている点もあり，原典は熟読に値するものがある。
　まず第1にいっておかねばならぬことは，Jacksonはイギリスの哲学者Spencerの進化論をそのバックボーンとしているということである。イギリスは進化論の元祖Darwinを生んだ土地柄だけにSpencerもその影響をうけたことは極めて自然であり，当然であり十分了解することができる。どこかの国のように偉い学者や思想家が現れても，その後継者がなく，いやに奉ってしまい，君子何とかに近付かぬとばかりに，「えらい，えらい」と無関心を粧うか，自分には分からぬとなると放置し，また逆に感情的に無駄な反論をして自らをなぐさめているようでは学派の伝統などというものはないに等しい。これでは日本の生んだ偉大なる大先生も少しは淋しかろうと御同情申し上げる。大英帝国ではさすが伝統の国であるだけに，この偉大なる哲学者Spencerが先輩Darwinの理論をうけつぎ，これがまたこのJacksonによって精神神経病学の中にも導入されてきているのである。SpencerなしにJacksonは考えらはないと思う。
　Spencerの進化論はたとえば次図のように進化を説明する。

```
A─────────┼────┼──┼─┼──B
          C    D  E F
```

　まずAの段階からBに向かってその半分のC点まで進化し,次にCBの中央的Dに達し,更にDBの中央のEまで進化する。そしてEBへまずその半分だけ進化しF点に達する。このように全体の中の部分の寄せ集めで考えて行き,部分の寄せ集めでABに達するというが,こう考えればFBの中央点,更にその又中央というように考えれば永久にAからBには到着しない理屈になる。それは現実の事実に合致しない。進化の跡をたどって部分の集合から進化を解くのでは矛盾をきたすことになる。その考えは全体は部分の集合以上のものであることは分からないし,元来その考え方は極めて静的(static)である。この問題についてはSpencerの著書にゆずり,私は先を急がねばならない。

　そこで登場してくるのがBergsonの進化論であって,それは「創造的進化」(creative evolution)といわれ,Spencerがしたように進化の跡をたどって,そこに見出された断片を寄せ集め並べたてこれが進化だといったところで,本当の意味での進化の姿はとらえられないといい,そこには過去から現在へ,そして現在から未来に向かっての飛躍(élan)がなければならないという。Spencerが単に過去をふりかえって考えたのに反しBergsonは未来に向かって創造されていく点を強調したのであり,イギリスの暗い空の色に対してclear and distinctで,明るいノルマンジーの空のように彼の考え方は我々に希望をもたせる。話が横路にそれそうになったが,要するにBergsonの進化の理論はSpencerに比較しより力動的dynamicであることを注意しておきたかったので,蛇足を加えたわけである。

　Jacksonの主張する階層,ハイエラルキーの理論(Schichtentheorie)においては,「神経系の進化と解体」の理論は全く静的(static)であり,一方Bergsonの影響の下にJanetの心理学的力などの影響をうけたと察せられる,最近注目されているH. Eyのnéojacksonism,またorganodynamismがより動的(dynamic)であることは明瞭に理解しておく必要がある。H. EyによってJacksonの特色がよく分かり,Jacksonを理解することはH. Eyをより深く知ることができると私は信じている。

最近 H. Ey の学説についてわが国でもすぐれた訳や解説もあり，精神疾患の考え方も明瞭で興味深い理論が紹介され，しきりに引用もされているようであるが，その時彼の思想，見解はいつも néojacksonism といわれる。そこで Jackson の考え方を少しは知っておらねば，どこが néo なのか dynamique なのか理解できなくもないが，知っておればよりよく了解しうることは明瞭である。

　このような意図のもとに我々はできる限り忠実に，しかも分かりやすく原典を翻訳しようとしたが，間違っているところ，不当な点があれば御教示たまわれば幸いである。

　Jackson の階層理論（Schichtentheorie）では神経系の発生からみて神経系の機能が脊髄から大脳皮質へと上方へ，上方へと移動，移行したこと，即ち神経系統における上行移行説が認められており，その移行を"進化"（evolution）といっているのである。

　そしてこの場合，まず下位の中枢がその上に中位の中枢の成立とともに下位の機能は中位の中枢によって支配，統禦され，更に上位の中枢の形成，進化とともに上位中枢には，より高度の念の入った，精巧な身体のある部位，例えば右手の5本の指の運動，感覚が表示（represent）されており，その上にまた最高中枢（highest center）があって下位の中枢，機能を監督している。そのため二重の表示が成立することもあり，Jackson はこれを re-represent とか，更には三重になると re-re-represent などといって人を惑わせるようであるが，今，上にいった説明で彼の考えていることは大体お分かりいただけたと思う。

　このような方向と逆の方向へと転落し，上位の中枢が侵されると，即ちそこに解体（dissolution）が生じると，その時最高中枢が侵されると（これがあとでいう陰性症状である），その残された進化の最も高い中枢が従来の上方からのしめつけがなくなり，勝手な運動をやり出す（これが陽性症状）残された最も解体の低い時の最高中枢になり，運動の過剰，不協和がそこに起こるのであり Jackson は分かりやすく Chorea，Parkinsonism を例に，そして脊髄などの中枢は主として我々の意識とはまず関係のない反射の中枢であり，ほとんど意識は関係しないと見てよいであろう。

　この間の事柄を Jackson は極めて巧妙に説明する。例えば下位の中枢など，

より強く，最も確立された反射の中枢は最も器質化された（most organized）といい，その逆に上位に進化するほど least organized であり，意識などは最高中枢の中の最も上位中枢におかれるものであると考えている。最高中枢は少ししか organize されておらず，即ち least organized である。中枢は低位に向かうほど well organized であり，すべて反対の場合は organized の程度が高いといってよく，それだけ感覚と運動とは密接に結合されていて，間違いの起こる余地はないのである。高等なものほど間違いが起きやすいものだといってよく，Irren ist menschlich といってよい。

　条件反射の場合にも始めは刺戟があれば中枢で何らかの間，それは停滞し，従って意識が介入しているが，刺戟と反応とが何回も反復している間に反射路が完成され，organize されてくると無意識に刺戟があれば直ちに定まった反応が現れるようになる。教育とは反射の数を増加させることだといった学者もあるが，一面の真理であろうが，ただそれだけでは人をみればなぐりとばしたくなるような反射でもできれば大変なことになる。反射学は教育と密接な関係にあることは確かであるが，全面的にそれのみで教育の根底とすることは浅薄な意見である。全て何ごとも分を越えては逆効果となる。

　さてこのような神経系統のハイエラルキー，階層構造の中のどこかに障害がある時の状態を Jackson は巧みに説明する。いささか static ではあるが，その説明は明瞭，簡単なことは確かである。もちろん，精神と脳，意識と中枢の関係となるとやや厄介ではあるが……。

　まず最高中枢が侵されると，例えばそこに意識が関係してくると，例えば軽く意識が侵され，ひどくなると意識消失（loss of consciousness）をきたす。消失という意味でそれはマイナスの症状，即ち陰性症状（negative symptom）であり，その時夢をみるとすればそれはプラスの症状，陽性症状（positive symptom）であるというのである。

　要するに上級の層の障害があればその層の司どる精神身体の機能が侵され，また消失し，その層以下で残っているその時の進化の最高中枢のレベルの中枢の活動が上層の中枢からの統制，支配を脱して表面に出てくるということになる。

例えば最高中枢としての第1層が侵されると,その押さえが利かなくなって,その時の最高中枢となった第2層の活動が解放されて表面化してくるというわけである。以下同様で解体が深くなると進化の浅い,非常にレベルの低い進化の層の活動が現れてくるのである。

　Jackson はすべての精神神経病学の症状をこのような考え方で統一的に理解し説明しようとしている。Chorea, Parkinsonism などの説明もその病的な運動をうまく押えて正常な運動を生ぜしめている上位の中枢が障害をうけたため,即ち正確,迅速,精巧に四肢,特に手指が動かなくなるという陰性症状がみられるが,これらは協調運動が不能になった点で negative symptom ではあるが,その上位中枢の機能欠損（−）によって,これまではうまく調整され,支配されていた未開で,奇妙な幼稚な下等な低次の運動が解放されて陽性症状として我々に観察されるようになる。

　Jackson の説明は極めて合理的で,あまりに単純にすぎると思われる人もおられ,もう古いといわれるかもしれぬが,それはこれが「古典紹介」の欄をうめる原稿であることを心得ていてもらいたい。古典は無意味といってしまえばそれまでである。いずれにしても偉大なる学者の理論,説明,主張ほど簡単,単純で誰にも分かるような等しい単純性,素朴さがあるはずである。grande simplicité とはこのことである。これとは逆に同じ領域の同じテーマについて偉大であると自他ともに許す学者のいうことの「何と分かりにくく理解することの困難さよ」となげかわしく,情なくなることの多い近頃,私は petite complicité としかいえない。これは惜しいことであり残念なことである。彼らは少しものを知りすぎているのでなかろうか？ Zu viel ist zu wenig といいたい。これは学問の性格によることは分かっているが,あまりに眼にあまるときもしばしばあるとは困ったことである。

　Jackson の神経系の疾患についてのもう1つの興味深い点は,彼が神経系の疾患と精神病とを連続的に考え,いずれかが高い層の疾患,他方が低い層の疾患であるとしても,いずれも解体による疾病であり,質的に両者は同じ性格のものであり,決して両者はただ量的にその解体の度合いによって差があるのみと考えていることである。ここで解体という時彼は全面的（uniform）なものと

局所的（local）とを区別しているが，néojacksonism を主張する H. Ey の考えで前者，即ち精神疾患を dissolutions globales であり，後者を dissolutions partielles といって区別しているのに相当している。言葉づかいは少ししか異なっていないが，Jackson より H. Ey がより dynamique であることは H. Ey を少し勉強されたら容易に感得されることである。

精神病も高等な神経病にすぎず，重篤な神経病になると精神病的状態を呈するものであり，精神病と神経病の区別は病棟管理，運営上の区別しかないなどと考えているところなどいかにもイギリス人の経験主義の哲学をいだき，その頑強で徹底的なイギリス魂が垣間見られてほほえましくさえある。私など大脳病理と精神病理の関係を真面目に論じようなどとするのを，さらりっと病棟管理の都合といわれてはガックリきてそのユーモアと毒舌，皮肉に会うと苦笑したり，意気消沈するような気もするが，精神医学，神経科学はイギリス流儀だけでは面白くなく，かつ一面的でもあるので，あれこれ独語，仏語国の神経病，特にその精神病理に関心をもって私のテーマを追究しているのである。

精神と身体，意識と大脳などの根本的で興味深いテーマをさらりとうけ流してしまうのもどうかと思われる。イギリス学派にとってそんな問題は経験主義と何の関係もないナンセンスな問題とばかりもいっておれなくなると思う。そんな人物ばかりがイギリスにいるとは考えていないが，そのような傾きをもつのは伝統のせいであって，私のような研究には無視できない学派である。

Jackson の理論について解説する時，てんかんに触れないではおられない。脳のある部位に focus, Herd がある時，そこから放電が生じて（discharge），その脳の部位が表示（represent）している身体の部分にスパズム（痙縮）が起き，それが大脳皮質のその部位に近い所から段々と広い範囲に放電が伝わり，例えば右手指のような最も精巧な運動をする手指からけいれんが徐々に上肢，軀幹，そして右半身の全体に及ぶころになると，次には左手指から左半身といった工合についには全身体にけいれんが及んでいく。もちろん，頓坐型も多く，このような典型的な Jacksonian march をはっきりとみることはそんなに多くない。マーチは聞いても視ても楽しいが，このマーチは楽しいどころか患者のそのような発作は視ても聞いても苦しく，同情の念を禁じえない。特にその患者の家

族，父母，兄妹にとってこの march は呪うべきマーチであろう。

　今述べたような症例はそんなに多く臨床で見出されるものではなく，上述の解説にはいささか誇張を図式化しようとの解説者の意図が反映していることを承知しておいていただきたい。臨床において上述のような整然としたマーチを見出すことはむしろ少ないであろう。

　さて，てんかん発作についてであるが Jackson は色々と術語を縦横無尽に駆使してその精細な観察を記載している。脳波もなく，特別な機械もない時代に実にくわしく忠実に詳細に観察し記載されたものと驚くことがしばしばである。発作の種類とか型を非常にくわしく分けて，術語を使っているかと思う時もあり，また中には現代の術語との間にかなりの概念上の相違もありそうであった。その辺の Jackson の心の動きまでよみとり訳すことは至難であろう。例えば発作についての通訳が適切な場所で正しく訳しえたか否かいささか心許ない。やはり原典を横にしなければ，我々の解説，翻訳は誤解を生みはしないかと恐れるのである。一応は前後の文章の脈絡，言葉の感じなどを考えて訳したが，自信なく曖昧な所にはカッコを入れて中に原語を記入しておいた。

　そこでその第1号として attack なる語が問題で発作でもよいが，前後の状況から「発作襲来」(attack) という風に訳した。次に seizure は発作と訳し，convolution はけいれんでよいとしても，fit は発作にちがいないが，原文の意味からこれを広義に解して「発作症状」と訳しておいた。

　その他大したことはないが paroxysm は発作とし，概ね seizure と同義と解した。spasm は痙縮としたり，原語のままにスパズムとしておいたりした。また postepileptic state などてんかん後の状態でよいとしても，epileptic，epileptiform などと一応区別して，てんかん性とかてんかん様などと区別して訳した。しかし文章の前後の意味や，内容から推量して時に上述の訳とは異なった訳をしていることと思うので，できる限り原文にあたっていただきたい。そして我々の下手な訳，明らかな誤訳もあれば御教示ねがいたい。

　fit という語は現在我々のいう oral fit, abdominal fit などという fit とは大部意味がちがっているようであり，またしきりに出てくる mania も現在の Manie と同じでないことはもちろんである。この mania は躁狂といったらよいのであろ

うが，文意をよみとって古典紹介をするというのであれば，誤解をさけるために私たちは，fit という症状はここでは一過性の精神障害であるように思われるので，postepileptic mania とあればてんかん発作後の一過性の精神障害として統一した。

　この講演の原稿を日本語に訳する時，最も困ったのは Jackson のいう represent というはなはだ厄介な英語の単語である。Jackson はこの言葉がよほど好きと見えて一度ならず，2度，3度 represent, re-represent, re-re-represent などという言葉を使うのである。一体何のつもりか，何を考えているのかしれないようないい方で浅薄ととればとれるし，自らは否定する形而上的な深い意味があると思えば思えることもあり，少し我々にとっては曖昧模糊としていてとらえにくい言葉，訳しにくい単語である。日本語に直訳して「代表する」などと訳しては何のことか分からなくなる。問題の represent は，我々は表示すると訳しておいた。"to be represented" のように passiv に使われているときには「表示されている」と訳してみた（支配されていると訳した所も2〜3カ所あったかもしれぬ）。四肢が中枢に表示されているといえば，それは脳のある中枢が四肢を支配しているということの受動面であり，この時ヘゲモニーは脳の中枢でそれが四肢，身体のあらゆる部分を支配しているという aktiv な面が強く表面に出されている。represent, be represented は一つの事実の受動面，passiv の面と自発面，そして積極面とがある。そのように複雑で，やや曖昧な表現として represent を Jackson はえらんだのでなく，反対にこの represent（うらがえせば be represented）という一語によって脳と精神，意識と身体の関係の問題を彼なりに解答しようとしているといってよいのではなかろうか？　Jackson の学説の鍵になる言葉は "represent" という言葉である。これをただ「表示する」と訳して万事終わりとしていてはこの古典が新しい研究の出発点にならないで，古い死語でしかないことになっては何のための古典紹介か分からないことになる。

　以上簡単な Jackson の理論の大まかな展望を試みたが，以上述べたことから分かるように，その階層説は Spencer の進化論の影響下にあり，Bergson の creative evolution の理論とはむしろ反対極に立つものとみなしてよい。Spencer の進化論は過去をふりかえる傾向が強く，Bergson は前方に希望をもって élan

により未来に飛躍することが包意されているのである。従って Spencer と Jackson の関係は Bergson と H. Ey の関係に似ているが，一方が static とすれば H. Ey のほうは dynamic で organodynamism といわれるだけのことがあると思われる。

　古典は古いがしかるべき学者の手にかかれば単に古くなく，新しい衣をまとい，新しい状況の中に強い伝統の力と新しい活力を得て，次の創造，飛躍の踏台になると思う。

第2講

　進化論の影響のもとに Jackson は神経系にある階層性，即ち hierarchy を考え，最高中枢と中間のいわば中位中枢，そして最低中枢をそれぞれ運動領域として大脳の脳の前方の分野が，それにかかわっており，大脳の後方分野が感覚面にかかわっていることを指摘し，この両方の最高中枢が意識の身体的基礎であるといっている。

　彼の考えはこの辺で極めて静止的で static な印象をうけ，運動と感覚の間でより上位の中枢が侵され，解体されると，今まで押えられていたより低次の中枢が上位の中枢からの制禦を脱して，即ち残された最も高いレベルで従来抑えられて表面に出ていなかった部位が裸になって（denudation）従来みられなかった機能が露呈されるようになる。そのとき上位の中枢の機能が侵されるのを陰性（negative）の症状と呼び，そのときになって現れてくる症状を陽性症状（positive symptom）という。

　このような考えも第1講で述べたところから単に神経疾患のみでなく，根本的には精神病にも同様に考えており，例えば睡眠は最上中枢や上位中枢の機能が陰性症状として意識の消失をきたし，そのときわれわれのみる夢は残された進化のレベルでの活動によるといい，大胆にも精神病は夢の一種といった考え方に立っているのであり，H. Ey の Psychose とは一種の夢だといった点は Jackson も Ey も同じ考えであるが，それは Jackson の考え方が上述のように極めて静的であるに対して，H. Ey はそこに dynamic な要素があり，解体と進展と，

またその階層性も Jackson の static なのに dynamic, organic な印象がより前景に出ており，そのために H. Ey の考え方は Jackson のそれより dynamic である。

その他 Jackson と H. Ey との間にはよく似た点があり，その発想は同じでも，その背後に眼を光らせている学派の影響，より端的には Jackson が Spencer の哲学に，そして H. Ey は Bergson の哲学に無意識か，意識してか影響されていることは明らかであろう。

例えば Jackson の思想のさわりともいうべき中枢の器質化（organization）についても Jackson は最高中枢はその器質化がすでに完成されたものでなく，most organized でなく反対に least organized であるといい，その両層の中間に位置する hierarchy を考えて，解体と進展との間の関係も static に考えているようである。

この organization が H. Ey では Jackson よりもはるかに dynamic で organodynamique といわれる理由はここにある。

Jackson は軍国主義者であったのか，なかったのか分からぬが海軍省で上級の大将の一人が狂ってくれば，そのときの残された中将が，大将にかわって代理するが，そこで間違った命令を下せば，とんだことになっていき，混乱状態をきたすことを要領よく説明している。そもそも偉い学者はたとえ話がうまいもので，確かに小学生にでも説明してきかせ，分からせる自信があるのであろう。Bergson のたとえ話には及ばぬとしてもジャクソンも相当の上手な説明のできる人であったらしい。それを更にうまく理解して，たくみに色々な精神神経病学に néojacksonism, organodynamique な点を導入したのが H. Ey で，さすがに既に死滅したか，古典なので皆の関心をひかなくなった Jackson を再び revival ブームにのせたのである。古典，古典といって，たてまつっておかずにわれわれもそれを自分の血と肉として新しい衣をきせて発展させるべきである。

更に一言しておきたいことは彼の論文にしきりに出てくる represent, または represented という言葉で，いかにもイギリスの neurology だという感じが出ており，この語に相当するドイツ語を何といっていいのか，適当な訳があれば御教示ねがいたい。わが国の指導的な立場にある生理学者東京医科歯科大での勝木先生のあとに教授として坐った古河太郎君が，represent は代表とか，表現,

表出などといわれていたが，生理学でも今もつかうが生理学用語集にはふくまれていないと教えてくれた。ここで私は表示と訳して一定させたがあまり自信がない。Jackson は少し皮肉屋であったのか，represent で困っている読者を煙にまいて，re-represent といったり，re-re-represent などといったのかも分からない。Jackson の写真をみたこともないのに皮肉屋だったとか，軍国主義者であったとかなかったとかいい加減なことを放言しては忠実な解説にはならないかもしれないが，Jackson の主張，見解は私たちの下手な訳より原文を読んでいただき，この解説，訳がそのときの理解に少しでも参考になるところがあれば望外の喜びである。

興味ある一つの点は，脳の最高中枢は決して organization がすでに完成されたものでなく least organized，現代なお進化しつつあるものと考えている点である。

Jackson といえば，Jacksonian march だけしか思い出せないでは Jackson に対して気の毒であり，正当な Jackson の理解者とはいえまい。そうはいっても，Jackson といえばてんかんということになることは確かであろう。発作については色々な型があり，その代理症としての一過性の精神障害などは彼は考えていないようである。

先に触れた dissolution にも uniform と local とがあり，前者の dissolution が global なのが精神病学の対象であるに比して local なのは partial で神経疾患がその対象であるということは注目に値するところであろう。彼は神経疾患と精神疾患とはただ病棟管理の都合によるとでもいって，他の学者先生があれこれいっているのを冷笑しているかもしれない。ここらの辺が古典紹介の弱いところで，Jackson の書いた論文，また解説を加えられたところから判断するより方法がない。死人に口なしである。それだけに古典紹介の意味があり，それだけに忠実に原典の意味を正確に伝えるように努めるべきである。global を uniform，local を partial といってもよいのであろうが，representation, representative, re-representation，更に re-re-representation などドイツ語，フランス語でどういったらよいのか。まさしく Jackson はイギリスの頑固さとユーモアにあふれているが，ドイツでは何というのであろうか？　Jackson はフランスにおける H. Ey

によって新しく衣をきせられて，néojacksonism, organodynamism として新生のジャクソニズムとして新しく学界に登場してきたのであり，ドイツで represent に相当し，ドイツ語で H. Ey の organodynamism, represent を何と訳すかどなたか適訳があれば教えてほしい。用語集にのらないくらいであるからこれを表現する（représenter）することはむずかしそうでドイツ語でなら vorstellen と訳してよいであろうが，vor-vorgestellt, vor-vor-vorgestellt などといってもピンと来ない。それより先に日本語でいうとどうなるのかどなたかお教えねがいたいものである。

　Jackson は睡眠から昏睡にいたるところのメカニズムを極めて巧妙に説明し，第1の深さ，第2の深さ，そして第3の深さと分け，そこにてんかんらしい患者が何かしているとき突然に魚釣りのこみいった複雑な行動をすることをたくみに説明し，第3の深さでは昏睡状態になり患者には動きが消失する点に注目し，特にてんかん発作後の昏睡状態にある患者の動きのない点，即ち不動性についてそれを「意識がないから動かない」という主張にたいして反論している。それはあまりにも形而上学的な説明であって，最高の2つの層がてんかん発作後，最高レベルの2つの層の中枢の消耗があり，それは陰性症状であるが，これによって極度の陽性症状である精神障害を説明できないといって"無"（nothing）が"何かあるもの"（something）の原因とはなりえないことを明確に述べているが，論述がたしかに clear cut であり，フランスの学問の精神に容易にうけ入れられたものと考えるものである。形而上学ぎらいの Jackson が独特の形而上をもっているらしいが，ここでは Bergson, Janet, Minkowski などを生んだフランスの土壌とは根本的なアプローチの仕方が違うのである。それらについて長くなるのでさけたい。

　Jackson はてんかんの発作症状の後で，食事の途中で急に魚釣りのときにやるような複雑で念のいった（elaborate）行動を無意識のうちにやるのをみて，これはてんかん患者が発作後無意識の中で念のいった，こみいった動作を行なうのは何らかの意識がそこに働いているからであると主張する。Jackson はこの辺のところをある国の政体が突如として破壊されるときのことを例にとっている。ここでは無政府状態を例にあげて説明しているのは興味深い。そしてあら

ゆる精神病の場合には何らかの程度において意識の欠損があるといい，たとえ軽くとも何らかの種々の程度において麻痺があるという。麻痺状態についても，患者のにぶさ (lethargy) は陰性の知的状態に帰さねばならないともいわれるが，これは形而上学的説明だとして Jackson はこの考えをとりあげずに，痴呆は急性に発現したてんかん発作後の昏睡状態と類似しており，そのような患者のあの「にぶさ」(lethargy) は慢性に起こった麻痺だと Jackson はいいたいようである。

また幻覚についても面白い解説をなしているのであるが，それはむしろ解説ではなく原典にかえって読んでいただきたい。

第3講

第1，第2講ではほとんど無視されてきた精神と神経系の関係について第3講でふれているが，根本的にはすでに第1，第2講でそれとなく触れられた問題である。

Jackson はその思想的指導者である Spencer を唯物論者でないという。しかしだからといって彼を唯心論者であるともいっていないのであり，いわゆる平行論をとるものとして Spencer を紹介している。従って最高の神経系の中枢は for mind であるとともに for body であるという。

そのような平行論と進化論が巧妙に mix されたのが Jackson の根本思想であり，てんかんの種々の症状を基礎にして精神と神経系統との間をたくみに結びつけ総合して一貫した理論を展開しているのである。そしてこの講義の中で主として神経系の最高中枢の機能，役割がくわしく述べられ，それが感覚運動の中枢であること，そしてそれが"organ of mind"であることを論述している。そして Jackson は人間の感情についてその得意の representation の説を適用するのに意志，記憶，推理の機能とともにややその説明に苦心のあとがうかがわれる。

それと同時に Jackson は精神障害，精神病，特にドイツ流の内因性精神病，即ち精神分裂病，躁うつ病についてはあまりふれておらず，もっぱらてんかんの精神症状を主として考えており，その点ドイツ，フランスの精神医学のもつ特

殊性は考えられておらず，ほとんど無視されているといってよい。大体その名さえ講義の中に出てこないようであり，てんかんを中心として考えられているといってよい。極言すればてんかん中心主義の精神と神経系との関係が論じられているのである。

　第3講では主として"最も随意的"(most voluntary) と"最も自動的"(most automatic) との対照が述べられており，それはそれとして示唆的であり，興味深い論述である。それが most organized と least organized の理論と極めてたくみに調和されて述べられているが，それは平行論とはいうが一元論的であり，両者は決して別々の理論でなく非連続でなく，連続的に考えられた上での平行論とみてよいであろう。そこには彼自身の好まぬ形而上学が潜在的にイギリスの伝統のもとに語られているとみてよいと思う。更に知覚と記憶の問題についても vivid な image が前者なら，後者は faint な image として一貫して両者を考えようとしていることも注目に値する理論である。vivid は"生き生きした"と訳し，faint は"淡い"と訳したがあまりそれが正当かどうかは自信がないが，知覚と記憶を一貫して image としてとらえる考え方は教えられるところが多い。

　第3講についての解説は重要であるが，紙数の都合により，極めて簡単に述べるに止めたが，幸い全部を訳したため翻訳より原文から学びとれるところを学んでいただければ妙な解説をつけるより有益であろうかと思う。訳や解説が参考になれば幸いである。いずれにしても Jackson の精神医学の考え方はドイツ，フランス，そしてアメリカのそれと大いに異なっていることを理解することによって，よりよく了解され得ると思う。

Augst Cramer

Hallucinationen im Muskelsinn des Sprachapparates[*]

A. クラマー

発声器官の筋感幻覚

　子供がどうやってしゃべることを覚えるのか (Preyer),例えば,発音された言葉を正しく反復する試みを何度も新たに繰り返し,ついに言葉を記憶から自由に取り出して発声できるようになることを考えてみよう。つまり,はじめは自分の四肢と同じように,発声器官をあちこち無目的に動かして遊んでいた子供が,どうやって,その不断の努力のもと次第に発声器官を意のままにするのか,すなわち,いかにしゃべることを習得するのかということを考えてみよう。さらに,これらの発語運動の習得に何が寄与するのかと問うてみよう。その際,はっきりしているのは,以下の点である。すなわち人間の耳は,他人の発音した言葉を反復する際,緻密な制御を行っており,しかも,言葉を記憶から引き出した上ですぐさま発声する能力は筋感覚 Muskelsinn の助けを借りてはじめて獲得される。筋感覚は,構音に必要な正確な運動表象を我々の意識にもたらし,このようにして,運動インパルスが言葉の発音のため適切に発せられ,大きな訂正なしに,ただちに言葉が発声されるのである。
　小児が言語を習得する際に果たすこの筋感覚の支えは,大人が外国語を学ぶ

---

[*] In : Die Hallucinationen im Muskelsinn bei Geisteskranken und ihre klinische Bedeutung. Akademische Verlagsbuchhandlung von J. C. B. Mohr, Freiburg I. B., S. 11-22, 1889
『精神医学』40 巻 1 号 (1998)「古典紹介」所収

際にも一般に認められる。誰しも自分の経験から，知らない単語を正確かつ迅速に発音することがしばしばいかに難しいか，しかも大声であれ小声であれ自分で繰り返し発音してはじめて，つまり，発声器官を活動させることによってはじめて単語が習得されるということを，自分自身の経験からよく知っているはずである（Wernicke）。

暗記についても，大部分の人の場合，事情はたぶん同じである。この場合も，多少とも大きな声で発音することが，迅速かつ正確に記憶に刻み込む重要な手段となる。この場合当然のことながら，Charcot の患者のように，文字ないし活字の視覚表象だけを拠りどころにして，書かれたものや印刷されたものの内容を記憶する人たちは別である。

多少とも大きな声による発音ないし随伴性構音 Mitarticulieren（Hoppe）をとおし，我々が，筋感覚を媒介にしたできるだけ正確な運動表象の獲得を目指しているのは明らかである。

さらに立ち入って，思考としゃべる言葉との関係を調べると，この問題に次のように解答することができる。確かに言語表象（語）なき思考は可能であるが——これは，何よりも，まず，まだしゃべることができない子供の経験（Preyer）ならびに耳の聞こえない人の観察（Kussmaul）から支持される——，しかし，大多数の人間においては，しゃべる言葉は自分自身の思考の雛型の役割を果たす。つまり，まずもってプラトン，およびその後の多くの人々が強調するように，我々の思考は本質的に内言とみるべきである。

Streiker は，言葉による思考の際に発声器官に起こる出来事について調べ，我々が文字や音節・語・文を思い浮かべると，その度にある特定の感じが発声器官の一部に生じ，それが文字や音節・語・文を実際に発音する際に運動に変換されているのを見いだした。彼はこの感覚を，微かな，多くは無意識の運動インパルスとみなした。それは，およそ我々の意識になんらかの言語表象が浮かび上がるたびに，発声器官へと遠心性に放たれる。

言葉による思考の際，発声筋にまったく動きがみられなくとも，実際には微かな運動が発声器官に起こっているはずである。その証拠として，数年来，完全緘黙と昏迷状態に陥っていたのに，突然，以前と同じ調子で，何の困難もな

く再び話し始める患者を挙げることができる。なぜなら、もしここで、たとえごく微かな神経支配のインパルスであれ、運動性の事象がまったく起こっていないのであれば、発話に使われる筋肉は長期間、使用されないために訓練されず、昏迷から目覚めてすぐさま、いかなる困難もなく発話する能力は患者から奪われているはずだからである。

　以上の簡単な考察において我々は、言語の習得に筋感覚がいかなる役割を果たしているか、そして大多数の人間では言語が思考といかに近縁な関係にあるのかということを示そうとしてきた。

　さて我々はこれから、発声器官の筋感覚が幻覚的にひき起こされる場合、いかなる結果が生じるかを調べることにしよう。これらの筋感覚の知覚路にある特異的なエネルギーの役割は、発音ないし構音している最中に、筋肉組織の筋感覚受容器官を興奮させる刺激を特異的な運動感覚として大脳皮質へと運ぶ、ということに求められる。その刺激は大脳皮質で発声器官の運動表象に置き換えられ、この運動表象が貯蔵される。

　したがって何らかの病的な刺激がその受容器官の先のどこかでこの求心路に加えられると、他の知覚の感覚に対してと同様に運動感覚に対しても受容的にふるまう意識（Meynert）は、実際には実行されていない発声器官の運動の報告を受けとることになる。当然のことながら、作用している刺激の強度に応じて、また筋感覚路の範囲のうち、その刺激の関係した部分に応じて、意識へと搬送される運動感覚は異なったものとなる。類似のことを我々はすでに運動器官の筋感覚の幻覚についてみた〔訳注：本論に先立つ第1章〕。ここにおいてもまた無数のバリエーションすべてを跡づけるのは不可能である。しかし、私には、精神病患者の臨床観察に見合ったいくつかの群を抽出することができるように思われる。

　第1の群では、筋感覚路が全体として病的な易興奮性の状態にあると考えられる。そこでは、言葉による思考の際に発声器官へと流出するこの微かな運動インパルスは、ある程度に増幅された運動感覚として意識へと運ばれるので、患者は、単に思考されただけのものが実際に構音されて口に出されたのと同じであるかのような印象を持ってしまう、と考えることがおそらくできるだろう。

精神病患者ではこうした事象がはっきり認められ，彼らは，自分の考えることすべてがあたかも内なる声によって思考とともにしゃべられるように感じると述べる。しかし，この場合の声はもちろん実際の声ではない。それは単に「そのような感じ」にすぎない。その声は患者により，身体のあらゆる部分に転送させられる。しかし，まさしく口に転送されることが多い。たいてい患者はこれらの発話が転送させられる部分に不快感を覚えている。例えば声は，前胸部の不安感が同時にある時，しばしば前胸部ないし心窩部に転送させられる。

これに関してHoppeは，「幻聴の声が定位するのは人が考える場所ないし考えさせられる場所である」と記している。

また，しばしば患者は発声器官におけるこれらの異常な筋感の感覚心像を何かの音やあるいは雑音に結びつけることもある。例えば，それは耳自体の固有音や耳鳴りであったり，外的な原因により喚起された聴神経の知覚であったり，ついには幻覚的に興奮させられた聴神経の産物（聴神経の特異的なエネルギーに相当した音響や音色，雑音）であったりする。

こうした状況において患者は，耳の中，耳の前，壁の後ろ，窓の前，あるいは何かの雑音の中，例えば長靴のギイギイいう音の中，ペン先が紙と擦れる音（Emminghaus）の中，鳥のさえずり声の中など，つまり，我々の聴神経を興奮させるありとあらゆる外界の刺激に，自分自身の思考を聞き取ってしまう。

このように発声器官の筋感覚の幻覚を耳鳴りや聴神経の幻覚に結びつける患者において，声がどこから来るかという方向性や距離感が何に基づいているのかということについて，さらに研究されるべきである。

音がやって来る方向性についての表象を我々がどうやって得るかという生理学的な見解はあまりに込み入っているので，我々はこれらの声の音響の方向性に関して，生理学的な観察に基づいた説明を求めることは差し当たって諦めなければならない。

それに対して，声がどの辺りからやって来たのかという距離感は，主として部分音の多寡に基づいているとともに，発話に付随した他の種々の雑音の部分的欠如によるという可能性がある。Grützner はこの点に関し，腹話術師の声を本当に遠くから聞こえるように感じるという事実を挙げている。

さて，このような患者が読んだり書いたりするとき何が起こるのだろうか？
簡単にいえば，大方の人間では文字を読む際に，視覚表象を発声器官の運動表象へと変換するのが最も重要なことである。発声器官のいかなる運動表象も発声筋組織の運動神経の微かなインパルスに結びつけられているということをすでに我々は見てきた。はっきりと発声器官を動かすことなしには文字を読むことができない人々は，これらの見解の正当性に対するいま1つの証拠となろう。しかし読むとき，我々の意識にまず初めに浮かぶ思考は言語表象である。読む際に起こる発声器官への運動表象の出現は，時間の継起の上からは常に二次的に起こることなので，上に述べたようなやり方で自分自身の思考を聞く患者は，何かを読む際，あたかも一緒に唱えられたり復唱されたりするように感じる。

文字を書く際に起こっていることは，まさに逆である。この場合，思考すなわち発声器官の運動表象が書字に必要な運動表象に変換され，続いてこれに対応した運動神経のインパルスが発信され，この結果，視覚の助けを借りて思考が紙へと書き付けられる。それゆえ，この場合，発声表象の出現が一次的な出来事なのである。そのため，我々の患者は書こうとすることすべてが前もって言われてしまったり，あるいは口述筆記させられるかのように感じてしまう。

事実，我々はこうした現象をこの種の患者において多数観察することができる。彼らは常に自分が読むのと一緒に読んだりぶつぶつ言う声がするため，持っていた新聞や本を不機嫌に下に置く。彼らは紙に書き付ける前に書こうと思ったことがすでに知られていることに驚くのである。

私が手に入れうるかぎりの考想化声に関する理論的見解から，この異常な事象に対する私の簡単な特徴づけを，以下，少しだけ強調したい。すでに Baillarger はこうした研究に従事し，患者は「その時，夢においてそうであるように，自分自身の声であることを認めることができない」と考えた。

Kandinsky はこのような症例について次のように記している。「私の患者 Laschkow はその病気のある期間，スパイが自分の考えを察知できると確信していた。それは，彼に，思考する際の発語において不随意的に作り出されるほとんど目に見えないほどのわずかな舌の動きを，見えないスパイが特別の機械

を使って記録していると感じられたからである。それゆえ患者は，思考に相応した舌の運動を生じさせることなく考えるよう，つまり（明らかに亢進していた）舌の運動神経支配の感覚抜きに思考するよう苦労したが,うまくゆかなかった。——自ずとわかるように，不随意的に（声高に）しゃべるという稀ならず観察される現象の根底に声の神経支配の亢進が起こっていないのならば，このような場合，患者は舌と唇の筋器官の運動感覚の幻覚（または，そういいたければ仮性幻覚）を有していたといえるだろう」。

　私自身の臨床的な観察によれば，多くの場合，自分自身の思考を声で聞くとき，声の神経支配の亢進の関与が常に必要というわけではないのは疑うべくもないと思われる。もっとも私は，このような事象が場合によっては，考想化声を出現させるということに反論するつもりはない。この点については後にまた触れたい。

　Hoppe はこのように自分自身の思考を声で聞く際に起こる事象を次のように考えた。

　「幻聴は，自然に浮かんだ考えが気づかれない程度の思考の構音によって声で聞かれるようになり，こうして見かけ上はどこから来たのかわからない幻聴へと形作られる。この場合，単に低い声や大きな声で思考された幻声だけではなく，構音の途上で実際に患者の耳の中に生じる幻声もあり，この声は患者によって耳の中で聞かれたり，あるいは外界へと移しかえられることになる。このような自分でこしらえた幻声について，患者は，声は本当で，それは自分と会話している者の言葉だと，その正当性を主張するに至る。しかし，構音していない場合には，頭に浮かんだ，単に考えられただけの言葉を彼は聞き分けることができても，それが耳で聞こえるとは感じない。構音されているのが気づかれずに聞かれる声は，小さくささやかれるか，あるいは一言一言はっきりした自分自身の声のこともあれば，他者の声のこともある。この他者の声は，そのとき他性を付与された思考により発声器官ないし聴覚の記憶中枢に呼び起こされるが，しかし，それは末梢の偽造物かもしれないし，あるいは前述の発語の雑音に由来するのかもしれない。非常に大きな音は聴音器官に属しているにもかかわらず，これらの声が極めて大きく，人間を超えた神の声であった場合

でも，患者は同様に一言一言それを構音している可能性がある．患者はその上，同時的な構音によって彼の頭の雑音の中に声を組み立て，その構音と骨伝導によってそれを聞きとっているのかもしれない．歪曲された声は神経実質の中の分子運動の障害を示している」．

つまり Hoppe は，考想化声は元をただせば，小さな声で一緒にしゃべるということに起源を持っていると考えている．

ごく最近では，Séglas がこのような病的事象を詳細に検討し，しばしば我々の見解に近づいている．ただし，彼は考想化声はほとんどの場合，観察されず，それとして認知されない随伴性構音によって成り立っていると考えている．その著書の第一部の終わりに彼はこう書いている．「しかし，我々は完全性幻覚にまではいまだ達してはいない．なぜなら，たとえ運動心像が強くなり，これが外部の運動となって現れるとしても，患者はいつも，それが主観的な現象であるのがわかっているからである．この現象の運動レベルでの対応物は，いわゆる分別を伴い理性と両立する感覚性幻覚である．もう一歩進むと，この同じ現象は患者にとって主観的性格をまったく失ってしまう」．第二部で彼は考想化声における本質的な事象について意見を述べている．内なる声を聞く際に発声器官が動いたことを否定する1例の患者を記述したあと，彼はこう述べている．「我々は，一見我々の見解に否定的な症例もなんら矛盾するものではないと考える．そして，我々が今しがた述べたことは患者自身の言葉で以下のようにほぼ要約できるだろう．『考えるとき，私はしゃべらずには考えることはできません．さもなければ窒息してしまいます．そこでまた，注意して下さい，たとえ私が大きな声でしゃべらない時でも，私の唇が常に動いているのがわかるでしょう，しかも，私がおなかの辺りに声を聞いている時には，もっとはっきりわかるでしょう』」．

我々の見解は，ここに示したような Hoppe と Séglas の意見とは次の点で異なっている．我々としては，考想化声は，大多数の人間においてみられ，この現象は，思考の最中に発声器官へと流れ出す微かな運動インパルスが，患者においては筋感覚の幻覚によって増幅され，あたかも実際に構音しているかのように体験されることで成立すると考える．それゆえ，実際に唇が動いているか

どうかは問題ではない。一般に発声器官の活動においては，やはりごく微かな発声が必要なのである。

したがって，我々は，発声器官からの誤った報告により，この判断の誤りが引き起こされると考えるが，前述の著者たちの見解では，このような随伴性構音に対する誤認を生じさせてしまう判断の曇りが，初めから患者にあると想定しなければならない。

第二の群では，発声器官の筋感覚を皮質へと運ぶ，求心性伝導路の一部分のみが幻覚的な興奮を引き起こすと考えられる。そこでは，刺激された神経の特異的なエネルギーに応じて，その興奮が続くかぎり，ある一定の運動表象が強制的な力をもって絶えず意識に押し入ってくる。しかし，上述したように，意識は習慣的なやり方でもって，発声器官のあらゆる運動感覚を，聴神経を通して獲得されその支配下にある聴覚表象に結びつけ，この結果，語表象に到達するのである。したがって，これらの筋感覚路の特定の部分の幻覚的な興奮の結果は，病的な刺激により励起された求心路の部分に応じて，常にある一定の語やある一定の文，つまりある一定の思考が抗しがたい力でもって絶えず意識に押し入ってくるということになる。この事象は精神医学でよく知られている現象，すなわち強迫表象である。

第三群については我々は，何か発音しようとするとき何が起こるかよく考えてみよう。その際，我々が発音しようとする事柄をまず考えること，言い換えると，我々が発音しようとした言葉の発声器官における運動表象を意識へと導くことが疑いもなく必要である。その時はじめて，発声器官に運動神経のインパルスが適切に送られ，我々が発音しようとしたことが正しく発音されるのである。

次いで，我々が激しい興奮の中で，それまでうまく言えなかったことを口に出してしまうようなことが，いかによくあるか，あるいはアルコールの影響下に往々にして翌日の自分の都合を考えずに秘密をいかに漏らしてしまいやすいかを思い起こし，こうした現象の生じる理由を探ってみよう。そうすると極めて簡潔に次のように説明される。すなわち前述の状態の際に生じる中枢神経全体の過敏性のために，頭に浮かんだ発声器官の運動表象がすぐさま運動インパ

ルスを引き起こすのである。もっとも，およそここに述べた状態では，たいてい多かれ少なかれ意識狭窄が存在し，この意識狭窄が前述のすべての場合において判断力の低下をわずかならず助長しているのと同様に，この場合でも，こうした事柄の推移を容易にしていることを私は認めないわけではない。

　第二群において，我々は発声器官の筋感覚路の一部の病的な興奮が我々に強迫表象を強いるだろうということをみた。さて，病的な刺激により引き起こされた筋感覚の興奮が直ちに運動インパルスも引き起こすほどに強い場合，何が起こるだろうか？　その場合，患者は一定の語や文を多少とも大きな声で発音することを強要されることになる。そこで我々は強迫発話という症状を眼の当たりにする。強迫的な色彩を持つ単調な単語の発声から，文章全体をすべて語ることを強要される事態にまで及ぶこうした現象は，Kahlbaum, Westphal, Kandinsky, Roller, Neisser などによりいくたびも観察され，よく記述されているので，私がさらに詳述を重ねるのは控えていいだろう。

　我々の強迫発話と近親関係にある現象として，患者が同一の語または同一の文だけを何度も書き記すという，Neisser による興味深い観察がある。こうした症例では，いま仔細に考察した，病的興奮に基づくインパルスが，発声器官にではなく，書字に必要な筋肉組織へと流れ出すのである。

　おおむね一般的に支持されている強迫発話に関する様々な理論的見解の中から，少なくともいくつかの点で我々の考察に近い Kandinsky の見解を紹介したい。彼はその強迫発話についての図式を明らかにするため次のように記している。「運動性言語中枢と抽象的表象の中枢は病的な易刺激状態にある。抽象的表象の中枢が実際の興奮の基点となる」。したがって病的な刺激は直接的に運動性言語中枢に影響を及ぼすのではなく，抽象的表象の中枢を通して，むしろ間接的に影響を及ぼす。

　これらの強迫発話が，すでに考察された〔訳注：第1章〕強迫運動と同様にけいれんの一種とみなされる（Kahlbaum）という見解に対して，例えば，我々が至極当然にけいれんとみなす進行麻痺患者の発作中の運動現象は，前述の強迫運動とはかけ離れたものであって，それを思い起こさせることは決してない，ということを私は強調したい。進行麻痺患者のけいれんでは，本質的には，種々

の筋における多くは完全に単独性の間代性収縮が生じているのであり，複雑な協調性の運動であることは決してない。いわゆる脳卒中性のけいれんの最中の舌や発声器官の他の部分の粗大なれん縮を思い起こすなら，我々が論評を加えた強迫発話との差が一層はっきりする。

　我々の考察において，協調運動の速やかな実行にはこれらの運動に要する様々な支配神経のインパルスが必要だということを私はたびたび強調した（Rieger による拮抗筋の神経支配）。その運動性遠心路の特異的なエネルギーの役割は，運動インパルスを末梢の筋器官に運搬することにある。直接中枢末端に対してであれ（進行麻痺患者の発作の場合），これらの神経路に影響を及ぼす病的刺激は確かに実に様々な筋収縮を引き起こす。しかし，より複雑な協調運動は生じない。なぜなら病的な刺激は，1つの協調運動を引き起こすように，個々の神経線維を多様な形では興奮させえないからである。

　筋感覚の求心路を通して保持される運動感覚に依存する我々の意識が正確な運動表象を得たときに初めて，これまでみてきたように，運動インパルスが適切に放たれ（拮抗筋の神経支配）協調運動が直ちに実行されることになる。それゆえ，我々の患者において観察された強迫運動（そして強迫発話もまた同様に）は合目的的ではないにしろ複雑に協調した運動であるが，それは誤った前提に基づいた運動表象によってのみ生ずる，と仮定しなければならない。

　要約すれば次のようになるだろう。けいれんとは，1つの表象が統制的に働くことなく引き起こされる運動現象と理解される。一方，強迫運動は，筋感覚の幻覚に基づき，意識に押しつけられる運動表象によって運動神経性の事象の端緒が与えられる運動現象である。

　　　　　　　　　　　　　　　　　　　　　翻訳　加藤　敏・小林　聡幸

■解　説■

Cramer と幻覚論

小林　聡幸・加藤　敏

　ここに訳出したのは Augst Cramer 著『精神病者における筋感幻覚とその臨床的意義』(1889) の第 1 部第 2 章である。原文の引用文献は省略した。
　本書第 1 部において，Cramer は筋感幻覚を 3 つの器官別に分けて，第 1 章で四肢などの運動器官の筋感幻覚，ここに訳出した第 2 章で発声器官の筋感幻覚，そして第 3 章で眼筋の筋感幻覚を論じている。続く第 2 部は第 1 部第 2 章の延長ともいうべきもので，考想化声や強迫表象についてさらに論じられている。
　通常，五感に対応させて，幻視，幻聴……と分類される幻覚において，筋感覚を問題にしたところが Cramer の独自性であるが，結局それが考想化声などの言語性幻覚にかかわってくる点で，Séglas の言語性精神運動幻覚[11]と問題圏が重なってくる。Cramer は発声器官の筋感幻覚から，考想化声，強迫表象，強迫発話を導いている。ここでいう強迫表象は今日の言葉でいえば，強迫観念やある種の自生思考ということになろう。
　Esquirol が幻覚を「対象なき知覚」と定義したというのは，後世の簡略化で，彼自身は幻覚を妄想に引きつけて考える立場も持っていたようだ[5]が，Cramer や Séglas の活躍した 19 世紀末から 20 世紀初頭の幻覚論は，幻覚を知覚の異常としてみる立場が主流であった。そのような状況下での Séglas の功績は幻覚における運動性の要素の注目であるが，その研究は Cramer に触発されている。Cramer もまた，筋感覚という知覚の異常という形ではあれ，結局，幻覚における運動性の要素の強調に至っているわけである。Séglas の関心が中枢から末梢へという遠心性の問題にあるのに対して，Cramer は求心性の事象を中心にすえたにせよ，今日の我々の視座からみれば，本文において Cramer 自身が Séglas との違いを強調するほどには，その論点は大きく異なったものではない。

幻覚論における運動性の要素の着目という点に関しては，20世紀中葉よりのsubvocal speech[1),4),6),7),9)]の研究に引き継がれているといっていい。最近の研究ではFrith[3)]の「自己モニタリングの障害」説およびそれに続く研究[8)]がこの流れにあるといっていいだろう。日本の研究では，幻声の成立機序を「背景思考の聴覚化」に求める中安[10)]が「聴覚化」に加えて「言語運動化」にも言及していることや，幻聴を「知覚」の次元の現象として復権させる意図のもと，身体的次元での「発語運動」に注目しようという田中ら[12)]の端緒が目に付くところである。

幻覚の精神病理学的研究を神経心理学や認知科学に結びつけるためには，さしあたり機械論的幻覚論が扱いやすいわけで，最近，再び幻覚における運動の要素が注目を集める傾向がみられるのも故なしとしない。Eyは機械論的幻覚論を旧式なものと断じながらも，それが繰り返し灰の中から再生し続けてきたと述べている。しかし，新しい理論も古いものとさほど変わらず，「我々は幻覚の『優れて (par exellence)』機械主義的な諸理論の原型を結局古いモデルのなかにこそ見出すことになるのである[2)]」。この辺りで100年前の類似の見解を振り返ってみるのも無意味ではなかろう。

貴重な文献を快くお貸しいただきました中根晃先生に深謝いたします。

文　献

1) Bick PA, Kinsbourne M：Auditory hallucinations and subvocal speech in schizophrenic patients. Am J Psychiatry 144：222-225, 1987
2) Ey H：Traité des hallucinations. Masson, Paris, 1973（古川冬彦，阿部隆明訳：幻覚Ⅲ—「線型」病態発生論．金剛出版，1996）
3) Frith ChD：The cognitive neuropsychology of schizophrenia. Lawrence Erlbaum Associates Publishers, 1992（丹羽真一，菅野正浩監訳：分裂病の認知神経心理学．医学書院，1995）
4) Gould LN：Auditory hallucinations and subvocal speech. J Nerv Ment Dis 109：418-427, 1949
5) 濱田秀伯：分裂病の仮性幻覚．臨床精神病理 15：155-161，1994
6) Inoue T, Shimizu A：The electromyographic study of verbal hallucination. J Nerv Ment Dis 151：415-422, 1970
7) 加藤　敏：幻覚の精神病理．構造論的精神病理学，弘文堂，pp36-73，1994
8) Leudar I, Thomas P, Johnston M：Selfmonitoring in speech production：Effects of verbal

hallucinations and negative symptoms. Psychol Med 24：749-761, 1994
9) McGuigan FJ：Covert oral behavior and auditory hallucinations. Psychophysiology 3：73-80, 1966
10) 中安信夫：指定討論. 臨床精神病理 15：163-168, 1994
11) Séglas J：Des hallucinations (1894). In：Leçons cliniques sur les maladies mentales et nerveuses. Asselin et Houzeau, Paris, pp1-28, 1895（田中寛郷, 濱田秀伯訳：精神医学 36：991-996, 1103-1110, 1994）
12) 田中寛郷, 千葉裕美, 濱田秀伯, 他：幻聴の成立過程に関する一考察. 日本精神病理学会第 18 回大会, 東京, 1995（抄録：臨床精神病理 17：76-77, 1996）

S. コルサコフ

Wahnsinn の急性形に関する問題について

　Umopomeshatel'stvo^{訳注1)} の急性形に関する問題は，今日一般の注意をひき起こしている。このことは，その臨床講義において，Meynert に umopomeshatel'stvo の急性形の叙述をなさしめたあの興味によって，またわが国においても外国においても，この急性形に関するかなり多くの研究が出現したことによって証明される。残念ながら，医師たちはまだ，この問題の種々の細部についての意見の一致に達していない。ここに，ロシアの神経病理学者や精神医学者がこの問題について見解を明らかにすることが望まれる理由があり，またこの問題が我々のセクションの仕事のプログラムに入れられた理由がある。もちろん，一回の会議でこの問題を明らかにすることはとてもできまい。しかし，意見の交換によって，将来この問題の解明に向かって進まねばならない方向は見出すことができよう。

　我々のテーマは，Meynert が《Die akuten Formen des Wahnsinns》なる呼称のもとに記載し，後にそれに amentia の名を与えたような形の研究，またこれらの

---

* Trudy Ⅳ sezda obshchestva russkikh vrachei v pamyam' N. I. Pirogova, 691, 1892
　『精神医学』18 巻 5 号（1976）「古典紹介」所収
訳注1) Wahnsinn
訳注2) primärer Wahnsinn

形と今日まで pervichnoe pomeshatel'stvo と呼ばれているものとの関係,そしてまた,いろいろな学者によって maniya, ostroe slavoumie, stupor 等々の呼称の下に記載されてきた若干の形との関係ということになる。

　私は主題の歴史を詳細に叙述しようとは思わない。なぜならこの歴史は, P. I. Kovalevsky, B. S. Greidenberg, S. N. Uspensky, および P. Ya. Rosenbakh のロシアの仕事でよく知られているからである。ドイツの文献に pervichnoe pomeshatel'stvo に関する学説が現れた時に,これに属する形から急性の経過をとる形を分離しようとする努力も現れたということが,これらの業績からわかる。これまで maniya の呼称のもとに記載されてきた多くの症例が, ostroe pomeshatel'stvo の形に属しうることがわかった。ついでこの形においては,意識（soznanie）の障害,意識の sputannost' と pomrachenie が前景に立っていることが述べられた。その結果,急性の発病と経過を有する形は, ostroe slavoumie, あるいは poluostroe slavoumie（Dementia primaria sabacuta Schüle）, ostroe gallyutsinatornoe umopomeshatel'stvo（der akute〔halluzinatorische〕Wahnsinn）あるいは snopodobnoe pomeshatel'stvo〔I. G. Orshansky〕の呼称をより好んで付与されるようになった特別のグループに分離された。Krafft-Ebing はその入門書において,一方では pervichnoe pomeshatel'stvo から,そして他方では,彼の考えによると精神神経症（prikhonevroz）のグループのうちの特殊の形をなしている急性の治癒可能の痴呆（ostroe izlechimoe slaboumie）から Wahnsinn を分けている。しかし Wahnsinn の臨床経過を知っているすべての人には, ostraya gallyutsinatornaya sputannost' として始まった疾患が,極めてしばしば昏迷状態（sostoyanie stupora）に移行すること,そしてこのようにして, Krafft-Ebing の精神神経症のあるものは他のものに移行することがよく知られている。このことによって,

---

訳注3) Manie
訳注4) akute Demenz
訳注5) akuter Wahnsinn
訳注6) Verwirrtheit
訳注7) Trübung
訳注8) traumhafter Wahnsinn
訳注9) akute halluzinatorische Verwirrtheit

もちろん，これらの形は非常に近いものだと考えざるをえないし，Meynertはこれらの形を全く公正に統一して，それに一つの共通の呼名を与えたのである。彼はこの形をamentiaと呼んだ。

Amentiaに関するMeynertの講義を読むと，確かに，非常に多くの点で彼の意見に賛成である。それにもかかわらず疑問もある。その疑問は主として，病気の種々の例の極めて多くのものをamentiaに統合して，Meynertはあまりに夢中になっているのではないかということである。てんかんのpetit malの状態をも彼はamentiaに算入しているという一つの事実によってすでに，amentiaなる呼称は，疾病形というよりもむしろ症状群の名称であると考えざるをえなくなる。更に彼によって与えられた命名は誤解に導く。amentiaといえば，そう昔でない頃にはまだ，物のわからない状態（bessmyslie）を意味していた。ところがMeynertがamentiaなる呼称のもとに叙述しているようような症例においては，bessmyslieが常に起こるというわけではない。つまり，これに属する症例の間には，確かに，amentiaなる呼称がこれらの例にとってはこじつけではないかと思われるほど，患者の精神活動の崩壊がそう深くないような例もある。ここに属せしめうる若干の例では，意識を究極までは抑圧していない幻覚や妄想観念の集積がある。従って，精神活動の障害があるのみでbessmyslieはないのである。Meynertの見解の真実性が疑問なので，pomeshatel'stvoの急性形に関する問題は，決して解決されてはいないといま一度考えざるをえない。

Meynertのほか，Schüle, Kraepelinのような他の優れたドイツの精神医学者たちも，pomeshatel'stvoの急性形に関する問題にたずさわったが，私は，一つには時間が短いという理由で，一つにはこの問題は彼らによっても決して解決されていないという理由で，彼らの見解を更に詳述することはしない。そこでもいろいろな学者たちの見解の一致はないが，フランスの文献では，これらの形に関する問題は，我々やドイツ人たちの場合と全く他の基盤に立っているということについて少しだけ述べよう。これに属する症例は，極めて種々のグループに割り当てられていて，例えばMagnan学派を取り上げれば，これに属する症例の大部分は，彼やその弟子〔Legrain〕によって，délire démblée chez les dégénerésの症例に算入されており，一部はmanie et mélancholie chez les dégénerés

に算入されている。ご出席のロシアの精神医学者の方々が，この問題についても意見を述べられるよう切望する。特に Magnan が，その délire chronique à évolution systematique を変質（degeneratsiya）の徴候が必ずしもない人びとに固有の病気であると考えていることと，〔従って，定型的な被害妄想を変質形（forma degenerativnaya）だと考えている Krafft-Ebing の見解に完全に対立していることと〕このこととを対照すれば，ostroe pomeshatel'stvo の全症例が変質者（degenerirovannykh），即ち精神病が現れる以前に身体的ならびに精神的変質徴候を現している人びとに起こるということに賛意を表するのは極めてむずかしいと私には思われる。

イギリスやイタリアの精神医学者たちは，ロシアの精神医学の発展に著しい影響は及ぼさなかったから，それらの学者たちの見解にもふれず，この問題についての私自身の見解の叙述に移ろう。

まず第一に私は，私の報告の表題にある「**急性の（ostry）**」という術語に関して注釈を加えねばならない。この術語は，我々がテーマとする形について語る場合に常に用いられる。しかしそれにもかかわらず，この術語を注釈なしで用いてはならない。《ostry》という術語は，精神医学では，経過は長期でも急性に発病する病気の記号として用いられる。確かにこの呼称は極めて条件的な呼称である。まさに身体病に対して用いられる場合には，この呼称は，発病のみならず，急性の経過をも意味している。従って，数カ月あるいは1年以上すら続く精神障害に対して用いられると，この呼称はかなり奇異な感じを与える。だからこの術語は，このような疑わしい症例においては全く用いないのが適当であろう。しかしこの術語に対する我々の習慣上，たちどころにこれを用いないようになるとは思えない。

《ostry》という術語は，種々の精神病に対して用いられる。melankholiya も[訳注10]
maniya も，大多数の症例において急性形に算入される。ostroe slavoumie も，ostroe gallyutsinatornoe pomeshatel'stvo も，ostry bred[訳注11]も急性形に属する。しかし

訳注 10）Melancholie
訳注 11）akuter Wahn

いわゆる ostry psikhoz のすべてが我々のテーマではなくて，pomeshatel'stvo のグループに入るであろうもののみが我々のテーマなのである．かくて，Krafft-Ebing によって，primäre heilbare Demenz および der akute（halluzinatorische）Wahnsinn なる呼称のもとに叙述された形がこれに属することになろう．ostry bred（delirium acutum）と呼ばれている特殊の形もこれに算入しつつ，Meynert はこれらの形を amentia の呼称のもとに一つに統合したのである．

　今日 amentia に算入されている例は，以前は ostroe pervichnoe pomeshatel'-stvo―― **paranoia acuta** と呼ばれていた．しかし今日では，急性例は paranoia からはずされていて，《paranoia》なる呼称は，極めて長びく，慢性の経過をとる症例のために残されている．しかし後に出てくることからわかるであろうように，発展の速かさと経過の点ではおそらく急性形に入るであろうが，英知の障害の特異性の点では，おそらく amentia によりもむしろ paranoia に入るであろうような症例はないかということが，我々にはまだ問題として残る．もしこのような例があるならば，そのような例もまた ostraya forma umopomeshatel'stva に算入されねばならず，我々のテーマに加わらねばならない．

　我々はいま一度 paranoia の急性例の問題に帰ろう．そして今は，Meynert によって **amentia** と名づけられているような症例について詳述しよう．
　ロシア語ではこの形を sumasshestvie（P. I. Kovalevsky），obshchee pomeshatel'stvo（P. Ya. Rozenbakh），snopodobnoe pomeshatel'stvo（I. G. Orshansky），ostraya sputannost' と呼んでいる．私はこの形を **理性喪失（bezumie）** と呼ぶほうを選ぶ．私は既に amentia なる呼称はあまり適切ではないと考えるということを述べた．この呼称はむしろ bessmyslie というロシア語の訳に相当する．そして急性理性喪失（ostroe bezumie）に罹っている人のすべてが，Meynert がそういっているようにわけがわからない（bessmyslenny）ということはない．それ

訳注 12) akute Psychose
訳注 13) akuter primärer Wahnsinn
訳注 14) akute Form des Wahnsinns
訳注 15) insanity, paranoia
訳注 16) allgemein の意

故，他の述語を見つけることがより正しいだろうし，私には **dysnoia** という述語がより近いように思われる。この呼称は，多少とも深い思考困難（zatrudnenie myshleniya），精神生活における**規則正しさ**（**pravil'nost'**）の全般的な障害，観念の錯乱（sputannost' predstavlenii）を示していて，私の考えでは，bezumie の際にみられる症状に相当する。この dysnoia という呼称の中には，《paranoia》という述語の中に含まれているのと同一の述語が精神活動の記述のために含まれているから，この呼称のほうがより適切である。dysnoia と paranoia の症状の主な違いを，意識の清明度の保持の程度に私はみる。dysnoia の際には，意識の障害が前景に立っていて，この場合意識は，あるいは昏迷状態の程度にまで完全に低下しているか，あるいは大量の幻覚や錯覚や正しくない判断によって錯乱（sputanny）している。paranoia の際には，意識は比較的清明でありうる。しかしその内容は変化していて，しかもその変化は部分的なことが多い。

　私は ostraya sputannost' あるいは bezumie の症状を詳細に述べようとは思わない。ostraya sputannost' の病像は，Meynert, Krafft-Ebing その他の叙述によって知られているからである。私はこれからの叙述のために私にとって必要な本質的な特徴のみを述べる。

　この形は，大部分，短い前駆期をもって始まり，急性に発病し，そのうえ最初から，連合の結合における弛緩の徴候が現れ，正しく見当をつける能力が障害され，自己の注意を処理する能力が障害される。ほとんど常に観念の殺到と恐怖およびうつ憂の情動が現れる。患者を強く興奮させ，最初の時期には相当激しい反応をひき起こす多様な妄想がかなり速やかに発展する。この際，不眠，しばしば最初の日には 39℃ に達する発熱状態，舌苔，拒食，顕著なるいそう，便秘，赤い尿，心臓機能の変化が起こる。その後の経過はいろいろである。一群の例においては，上記のような状態は，数日，あるいは 1 週間経過すると，同様に長く続かないで全快する精神生活の軽度のエネルギー弱化状態に移行する。他のグループの例においては，数日あるいは 1 週間続く妄想や激しい反応を伴う最初の時期の後に，多少とも深い，そして大抵数カ月あるいは 1 年すら続く**昏迷様状態**（**stuporoznoe sostoyanie**）が始まる。第三のグループの例では，上記の初発症状の後，これも相当長く続く**躁病様状態**（**maniakal'noe sostoya-**

nie) が発展する。最後に，大抵数日間続く最初の発病の後，1週間，2週間，あるいは3週間続く寛解が起こり，次いで再び錯乱や興奮が現れるような例がある。この第2回めの発作は，時には長びき，時にはまた速やかに経過することもある。時には病気は，これらの個々の，比較的短い発作の全系列から成り立っている。即ちしばしば，動きの強まった興奮期の後，抑圧された状態と寡動を伴なう中間期が始まる。こんなわけで，病気はいくぶん，極めて短い相を有する循環形（tsirkulyarnaya forma）を思わせる。これらの例では稀ならず，精神活動の短期間の抑圧は，昏迷の程度にまで達する。

　周知の如く，あらゆる型の bezumie は，その発病の時期は非常にまちまちであるが，全快しうる。時には数日あるいは1週間で終わり，時には2年，3年と長びく。しかし全然治癒しないということも稀でない。

　我々の興味をひく疾病形の経過は極めて多様である。だから，理論的な目的のためにも，また予後や治療のためにも，似たような例を同時にグループ分けすることはかなり重要である。この問題にたずさわったほとんどすべての学者がこのことを行なった。例えば Krafft-Ebing は，akuter（halluzinatorischer）Wahnsinn から stupiditas を独立の形として分けた。Konrad は bezumie を昏迷形（stuporoznaya forma），躁病形（maniakal'naya forma），および混合形（smeshannaya forma）に分けた。Kovalevsky は，amentia acutissima, acuta および chronica に分けた。私も私の立場から，私の観察した症例を分類する。そしてその際，病気の経過の違い，つまり最初の妄想性興奮（bredovoe vozbuzhdenie）が昏迷（stupor）に移行するか，躁状態（maniya）に移行するか，痴呆（slaboumie）に移行するか，あるいは何か他の形で終わるかという点の違いを分類の主な判定規準と考える。次いで妄想観念，追想の殺到，および幻覚による意識の混乱（zaputannost' soznaniya）の程度，躁病様状態の徴候，うつ病様状態の徴候および意識の部分的欠損の徴候の程度が分類の判定規準となる。

　Bezumie の経過の上述のような観念に従って，私は diznoiya を次の諸形に分ける。その際，私の決定した型の間の移行形の可能性をも認めることが必要だと考える。

I. Stuporoznoe bezumie――dysnoia stuporosa

Sputannost' の最初の発作の後, その sputannost' が長期の昏迷つまり精神活動の深い抑圧に移行するような症例がこれに属する。この形の大多数の例において, 緊張病症状 (katatonicheskie yavleniya) にも遭遇することがありうる。

II. Bredovoe bezumie――dysnoia deliriosa

これは意識の抑圧 (podavlenie soznaniya) 〔意識の抑圧は bezumie のこの形の際にも常に認められるが〕や精神的反応の中止としてよりはむしろ, 観念結合における**混乱 (besporyadochnost')** として, 大抵は錯覚や幻覚と結びついた妄想観念の奔流として現れる。この形においては私は若干の亜型を分ける。

例えば一群の症例においては, **定型的 (単純性) 妄想性理性喪失 tipicheskoe (prostoe) bredovoe bezumie――dysnoia deliriosa typica** が起こる。これらの症例においては, 多少とも激しい反応を伴い, 感動の爆発を伴って, 時には極端な程度〔仮性失語症性錯乱の段階 (stepen' psevdoafazicheskoi sputannosti)〕にまで達する意識の混乱 (zaputannost' soznaniya) が前景に立っている。ある時は極めて短い, ある時はより長い, どれだけかの時間の経過の後治癒する。この亜型の若干の例では, 長い間なかなか治癒しない。このような例では, 興奮を伴う最初の妄想の発作後, ある時は顕著な妄想をみ, ある時は多少とも深い混乱 (zaputannost') をみ, ある時はかなり頻回の興奮発作を伴う, かつは昏迷, かつは痴呆に近い精神活動の抑圧をみるような, 相当長く続く状態が発展する。この状態は 6〜12 カ月続いて, 常にとは決していえないが, 大抵治癒に終わる。これらの症例を私は, tipicheskoe bredovoe bezumie の**遷延 (zaputanny)** 例と名づける。

Dysnoia deliriosa の初発症状に, **躁病様状態 (maniakal'noe sostoyanie)** の徴候, つまり, 動きの増強, 絶え間のない多弁, 観念の速やかな変換 (大部分は極めて狭い限られた範囲内においてではあるが), あくせくした状態 (suetlivost'), 比較的陽気な, 柔和な, しかし時には怒りっぽい気分が, 早期に (時には初めの数日に, 時には初めの数週に) 合併するような例が bredovoe bezumie の第二の型をつくる。この状態は稀ならず躁病 (maniya) と混同される。しかしこの状態は初めの意識の混乱期, 病気の全経過に存在する意識の混乱の徴候,

非常な単調さ，運動性興奮症状がほとんど常同的であるということ，英知界の生活内容の比較的な貧困さと狭さによって躁病から区別される。この形を私は躁病性理性喪失 maniakal'noe bezumie——**dysnoia deliriosa maniacalis** と名づける。この形は通常，5〜6カ月の後意識の清明（proyasnenie soznaniya）をもって終わる。この際完全な治癒は大部分は，多少とも続く感情鈍麻期（period apatii）や精神的不活発期（period psikhicheskoi vyalosti）を経て始まる。

　Bredovoe bezumie の第三のグループの症例では，当初から，とりとめのない妄想（bessvyazny bred）の内容において，**不快な内容の観念（idea nepriyatnogo soderzhaniya）**の優位が認められる。つまり患者は，恐怖，うつ憂の情動の影響下にある。患者の運動反応は，その精神生活の暗い内容に一致している。最初の数日のこのような状態の後，長く続く昏迷が始まり，bezumie の昏迷形が発展することが極めて多い。しかし若干の例では，暗い内容のとりとめのない妄想は病気の全経過を通じて残り，常に前景に現れる。このような例を私は**うつ病性理性喪失** melankholicheskoe bezumie——**dysnoia deliriosa melancholica** と名づける。これらの症例は，以前は melancholia activa あるいは passiva と呼ばれていた。しかし初期における意識の sputannost'，病気の全経過における意識の sputannost' の存在，一次的に発生したつながりの薄い（malosvyazny）妄想によってうつ病から区別される。これらの例は，かなりしばしば，長びく遷延形に移行する。

　次に病気の経過において，個々の発作の間の顕著な中間期があり，この際時に抑うつ相と興奮相の交代が認められるような例が，bredovoe bezumie に属する例の第四の亜型をつくる。これらの例は，一群の例では，intermittiruyush-chaya diznoiya (**dysnoia intermittens**) と呼ぶことができ，他の群の例では，diznoiya tsirkulyarnogo tipa (**dysnoia circularis**) と呼ぶことができる。このような例もまたしばしば治癒に終わる。

　Diznoiya の第Ⅱ形つまり bredovoe bezumie の諸形はこのようなものである。
　Ⅲ．病気が意識の全般的な混濁，あるいは妄想観念の集積として現れるよりもむしろ，知的活動の部分欠損として，つまり連合の環の脱落として現れる——このことは多少とも顕著な思慮の足りなさ（nedomyslie）として現れるのだ

が——ような diznoiya の例が第Ⅲの形をつくる。患者はこのような例では，妄想症状あるいは昏迷症状は現さず，感情の鈍麻（nesoobrazhitel'nost'），批判の欠如，患者をとりまく環境の要求と行為との不一致によって我々を驚かすが，この際周囲の知覚能力はかなりよく保たれている。この形を私は **dysnoia dementica** と呼ぶ。この形の起こり方の程度はいろいろで，時には非常な疲労あるいは道徳的なショックの後に発展する。多くの例において，初期のしかし短期間の sputannost' の時期を認めることもあるが，その後速やかに痴呆期が始まる。この形も治癒に終わりうるが，時には（特に若い人びとでは）消しがたい痕跡が残る。

Ⅳ．dysnoia の第Ⅳ形に移ろう。病気が単に diznoiya の初めの前駆期であるかの如く現れる例が時々ある。つまり，患者には散漫さ（rasseyanost'），注意による制御能力のなさ，偶然殺到する大部分は不安な内容の観念に意識が支配された状態，順序を追って考えることのできない状態が認められ，何か不安，何だか一定しない恐怖の感情が患者を占領する。このような患者を観察していると，ここでも完全な意識の sputannost' や妄想が今にも現れそうに思われる。実際，時に意識の sputannost' が現れるが，しかし，数時間といった短い発作の形で現れて終わる。このような状態はある時は数週，ある時は数カ月続くことがある。病気は umopomeshatel'stvo の境界に立っているかの如くである。しかしその境界を踏み越えることはない。これらの形を私は abortivnaya forma diznoii（**dysnoia abortiva**）と名づける。これらの形は大部分は，神経衰弱（nevrasteniya）の身体症状を合併している。私は，疲労の後，急性疾患（例えばインフルエンザ）の後，産後，流産の後等々に，神経病質（nevropatichny）の人びとでこれらの形をみることがあった。

私が述べる diznoiya の諸形はこのようなものである。

しかし私が述べたように，**paranoia** のいくつかの形もいわゆる急性精神病の形の中に入らないだろうかというまだ未解決の課題が残る。今日では，徐々に始まり，長い経過をとる症例が大部分は paranoia に属している。しかしこのことは，大多数の症例にとっては正しいとしても，それにしても，bezumie によりもむしろ pervichnoe pomeshatel'stvo に算入されねばならないような比較的経過

の短い，治癒に終わる症例がある。意識の比較的な清明さ——周囲を見当づけ る能力，目的にかなった行動の能力——誤った観念が前景にあるということ， そして誤った観念の系統化の傾向を，paranoiya を bezumie から区別する主な特 徴だと私は考える。即ちここでは，自分の固有の人格を事柄の中心に置こうと するような，あらゆる働きかけは自分の固有の人格のためにあるとするような， そしてまた，知覚と追想を自分の人格の条件と結びつけようとするような特別 の傾向が大部分である。ここでは妄想はほとんど常に部分的である。いいかえ ると，誤った観念は意識の内容の一部にふれるのみである。つまり観念の大部 分は全く正しいのである。我々がこのような例に遭遇すると，大部分は我々は paranoiya の診断をつけ，不良な予後について述べる。だが実際は，これらの例 は時に治癒に終わることもある。

　私が観察したこれに属する症例を，私は次のような型に入れることができる。 第一型は妄想が主として空想の所産と関連しているような症例である。空想の 所産と幻覚症状（大抵 Kandinsky の偽幻覚）はこれらの患者ではほとんど常に ある。これらの患者は，象徴化の傾向および一面的な追想〔追想錯誤（oshibka vospominaniya）〕とともに，得られた知覚のおびただしい部分に特別の色彩を 施こす。それにもかかわらず患者は，周囲を非常に明確に知覚しうるので，自 分の職業（商業，建築業など）に従事し続けることが稀でない。実際，対人関 係や仕事との関係は，妄想観念の影響のもとに著しく変化する。だがそれは， このことが paranoiya 患者において起こるが如く，まさにその如くである。しか しもちろん，妄想内容からみれば，自制の保持の程度からみれば，病気の外観 的な症状は極めて多様である。このような症例では，病気は通常，その発病直 後には確認されないで，患者が医師にかかったとき，稀ならず，かなり系統化 された広汎な妄想の存在を確認することができるのが大部分である。ある場合 は患者は，あらゆることにおいて自分に軽蔑，嘲笑を示そうと努めている自分 の同僚に迫害されているのに気づき，ある場合は患者は，国家と教会の改造計 画のとりこになっていて，その際一部の国家メンバーが自分の側に立ち，他の メンバーは彼と反対の側に立っているのに気づく。つまりある場合は，それは Bismark によって具現された悪に敵対して善の側に立つ闘士であって，彼つま

り患者は，自分の味方に大天使 Michael をもっており，全世界とすべての現象を，Bismark の悪魔の影響範囲に属するものか，あるいは大天使 Michael の影響範囲に属するものかに分ける。患者の注意を妄想観念からそらすと，患者は多くの事柄についてすばらしく見事に考えることができるということに気づく。常に被害妄想と改造観念をもっている人が商業に関して立派に語り，建築家が家の建築について良い助言を与え，計画を画いた等々である。私が指摘したように，これらの例は，痴呆に終わることが稀ではないにしても，治癒に終わることもありうる。その他この病気は，私の観察によると，再発の傾向がある。この形を私は **paranoia hyperphantastica** と名づける。

　この形の若干の例においては，不快な内容の観念（被害観念，悪い力の影響観念，相応する知覚の象徴化）が前景に立っているし，他の例においては，誇大観念あるいは神聖観念（ideya svyatosti）が優位であって，自我感情の亢進がみられる。しかし大抵，病気の初めにおいては，不快な内容の観念が優位で，その後亢進した自我感情に相当する観念が前景に現れる。

　この形は，paranoiya に属する形と bezumie（diznoiya）の妄想形に属する形との間の移行形として正当に評価されねばならない。ここに属する若干の例は，妄想観念の範囲の広さの点，および思考過程の困難さの点において，diznoiya の妄想形に極めて近く，他の例は反対に真の paranoia により近い。

　私が気付きうる限りでは，この形は，遺伝性の濃厚な人に起こり，再発の傾向がある。この形は痴呆に終わることが稀でない。

　第二型——これは，病気が痛覚やいろいろな知覚錯誤と密接に結びついている pomeshatel'stvo の形である。これらの形においても同様に，患者は周囲をよく見当づけることが稀でなく，多くの点に関して正しい知覚を持っている。しかしその英知界の生活の内容は，痛覚や知覚錯誤と関連のある妄想観念によって占められている。この形に関しては Schüle が詳しく述べていて，これに属する例を Dysphrenia neuralgica mit Transformation の呼称の下に記載している。これらの例も同様に治癒に終わりうる。私はこの形を **paranoia neuralgico-paraesthetica** と名づけるが，この形は，神経系の感覚部分の興奮性の亢進のある人びと——神経衰弱患者，自慰者，ヒステリー患者に発展するのが稀でない。

急性に発病する paranoia の第三型として**うつ病性 Wahnsinn** の形〔forma **melankholicheskogo pomeshatel'stvo**（**paranoia melancholica**）〕を述べる。一連の抑圧された気分，極めて強いうつ憂，絶望，あるいは恐怖を伴うこの形においては，被害観念，破産観念，はっきりした自責妄想の伴わない敵から苦しめられるのではないかという予期がある。この形はうつ病に極めて近く，大抵うつ病と診断される。しかし妄想観念はうつ憂と同時に一次性に現れ，自責妄想の性格を持たないという点で真のうつ病の形からは区別される。この形はしばしば酒客，女性では更年期，梅毒に罹ったことのある人びと，老人などに起こる。その本質上この形は，うつ病と paranoiya の合併したものである。おそらくこの形と，私が dysnoia deliriosa melancholica と名づける形との間には移行例がありうるだろう。

最後にその不合理な観念（大部分は極めて限られた数において）が，次第に強迫観念の緊張に近づいていくその極度の緊張によって速やかに注意をひくような例が，急性 paranoiya の第四型をつくる。このような例においては，突然現れてどれだけかの時間続いた妄想観念が，同様に突然消えもしたのをみる機会が私にはあった。

ほとんど常にこの形においては，妄想観念の出現が，不安な気分，刺激性，恐怖および時には憂愁の出現を伴っている。強迫観念の形の精神病とこの形が似ているという理由で，私はこの形を **paranoia ideo-obsessiva** と呼ぶ。この形は平衡のとれていない人，変質者，心気症者などに起こる。

急性に発病する paranoiya の他の型もありうるだろう。しかし私は今は，上述のような形についてのみ述べることができる。

Diznoiya や paranoiya のいろいろな形の他に，深い痴呆をもって一度に始まるいくつかの形，いわゆる **ostroe slaboumie**（**dementia acuta, s. dementia primaria**）の形も，pomeshatel'stvo の急性形の，我々の興味をひくテーマになりうる。今日これらの例に関して，まだ最終的な結論を行なってはならない。私は，これらの例のあるものは，器質的な隠れた原因（脳膜炎，脳梅毒）に基づく精神病の例であり，他のものは多発神経炎性精神病（polinevriticheskii psikhoz）に属せしめることができ，第三のものは，急速に痴呆に移行する diznoiya に属せしめうるということを，私の観察に基づいていうことができるだけである。

Ostry bred（**delirium acutum**）に関しては，この病気も同様に我々のテーマに入れねばならない。この形に関する見解は，周知の如くいろいろである。Meynert はこの形をそのまま amentia の型に算入している。他の学者たちは，この形に対して独立疾患に対するようにみている。私は，自分の側からは，あれこれの立場に同意するほど十分なデータを持たない。

かくて "ostraya" forma umopomeshatel'stva に属しうる例を検討して，私はこれらを次のように分類する。

```
                   ┌ Ⅰ．Dysnoia stuporosa（catatonica）
                   │ Ⅱ．Dysnoia deliriosa      ┌急性経過例
                   │    1．Dysnoia deliriosa typica└慢性経過例
    A．Dysnoia    │    2．Dysnoia deliriosa maniacalis
        Bezumie    │    3．Dysnoia deliriosa melancholica
                   │    4．Dysnoia deliriosa circularis
                   │              s. intermittens
                   │ Ⅲ．Dysnoia dementica
                   └ Ⅳ．Dysnoia abortiva
         Paranoia  ┌ Ⅰ．Paranoia hyperphantastica
    B．Pervichnoe │ Ⅱ．Paranoia neuralgicoparaesthetica
        pomeshatel'stvo│ Ⅲ．Paranoia melancholica
                   └ Ⅳ．Paranoia ideo-obsessiva
    C．Dementia primaria acuta（?）Ostroe pervichnoe slavoumie
    D．Delirium acutum（?）Ostry bred
```

私の手元にある病歴の検討によって，私は umopomeshatel'stvo の一般グループに属するいろいろな症例をこのように分類する。しかしこの分類を行なって，私は問いを設けないわけにはいかない。それはこの分類は本来，真に個々の疾病の分類であるかいなかということである。この問いに対して私は，次のように答えねばならない。現在の分類の観点からこれらの病形をみれば，ある程度までは肯定的であり，移行形の可能性を許すことができるならば，その場合にも肯定的である。しかし一般に今日，精神病を独立の疾病形に分類することが正しく確立されているかどうか問題がある。melankholiya, maniya, amentiya, paranoiyaという現在の諸形において，我々が真に各独立の疾病をもっているとはとてもいえまいという点について，大多数の精神医学者の意見は一致していると私は思う。つまり大部分は，これは状態の要点にすぎないのであって，種々の疾病の際に遭遇することのある症状の総和が，大部分はこの状態によって記述されるのである。この考えを確認するためには，振戦譫妄もpetit malも，ヒステリー性意識障害の状態も，また多くの他のものも，amentsiyaという一つの形に入れているMeynertの見解でも引用することで十分である。例えばmelankholiyaと呼ばねばならないということについてでも，医師のいろいろな見解を思い起こすことで十分である。もしこの際，いわゆる精神神経症に相当する疾病に関する我々の観念のこの不明確さを，狂人（pomeshanny）である進行麻痺に関して存在する見解のあの明白さと対照すれば，もちろん我々は，精神神経症におけるよりも進行麻痺において，はるかにより明白な疾病をもっているというだろう。おそらくこの明白な疾病の研究はまだ十分ではないであろうし，この疾病に関する我々の知識の詳細においては多くの問題があるであろう。しかしそれにもかかわらず，これが極めて明白な疾病形であるという点については誰も疑わない。そして我々はこの疾病形において何をみるか？　この疾病形においてうつ病様状態も，躁病様状態も，pomeshatel'stvo状態も，sputannost'状態も起こる。即ちいろいろな精神神経症に相当する状態が起こる。そしてこのことは，これはうつ病である，あるいは躁病であるということ，あるいは我々が進行麻痺と関係があるといえる場合には，これは他のものだということを，我々に一瞬たりとも躊躇させない。これらの形の分離，進行麻痺と同じ価値を有する形の分離に我々は努力しなければならない。しかし残念ながら，これらの形も少しずつ分離されているとはいえ，今のところこれらの形はいまだ少ししか分離されていない。これらの新しく分離されるものの中から，私が**多発神経炎性精神病 polinevriticheskii psikhoz**と名づける形を示さないわけにはいかない。この疾病の症例を観察せねばならぬようになった人びとはおそらく，この疾病においても一群の例で，sputannost'の像も，痴呆の像も，激越性うつ病（azhitirovannaya melankholiya）あるいは心気性うつ病（ipokhondricheskaya melankholiya）の名のもとに記述されているものに近い不穏の像もみねばならない

ようになるという点について私と意見が一致するだろう。若干の例では，pomeshatel'stvo の場合のように，意識は十分清明なのに，偏った妄想も起こる。そしてそれにもかかわらず，我々の観察する症例が多発神経炎性精神病であるということを確認することができれば，その際，偶然の，一過性であるかもわからない外観的な症状のみを示している，《pomeshatel'stvo》，《azhitirovannaya melankholiya》という術語よりも，我々にとってこのことは，事柄をはるかに明確にする。私はこの講演において，この疾病について詳述した。それは，この疾病の研究は，この講演の主要なテーマをなしている形，つまり umopomeshatel'stvo の急性形についても明らかにすることができると考えるからである。事実私には，多発神経炎性精神病と Meynert が amentsiya と呼んでいるような形との間の，いわば移行形とでもいうことのできるような症例を観察する機会は一度もなかった。これは産後の pomeshatel'stvo の症例に特にしばしば起こる。産後，不都合な条件の際，つまり主としていろいろな毒素による生体の自家中毒について語る蓋然性の極めて大きいような条件の際に，そのあらゆる特徴的な徴候を備えた多発神経炎性精神病が起こる。しかし産後には時に，大抵，幻覚性錯乱（gallyutsinatornaya sputannost'）の形で産後の pomeshatel'stvo の普通の形も発展する。このことは，全生体に働きかけてくる原因，しかも特に大脳に，その皮質に限局した原因の影響の現れによる産後の pomeshatel'stvo もあるのではないかと自問する可能性を私に与える。このことの確証として私は，一方では，自家中毒の影響のもとに発展する疾病として産後の pomeshatel'stvo を考えている多くの学者たち（Gansen, Cramer ら）の考えを引用することができ，他方，大多数においてではないにしても，極めて多くの症例において，生殖器の領域における何らかの産後の疾患の痕跡に，自家中毒を起こす条件をも見出しうるということを引用することができる。最後に，これらの患者に稀ならず起こるところの，皮質以外の神経系の他の部位の障害を示している，神経幹の走行に沿うての痛みや異常感覚も，私にとってこのことに関する教示となる。かくて産後精神病（poslerodovy psikhoz）と自家中毒の関係に関する仮説は全く根拠のないことではない。もしそうならば，これは全生体の，しかし精神活動の中枢を何よりも大きく侵す全身病である。精神活動の中枢を最も侵すのはなぜ

か？　おそらくそれは，毒の特性によってであり，またおそらく罹病者における精神的平衡の特別のもろさによってであろう。

しかし，定型的な産後の pomeshatel'stvo をこのようにみることができるならば，ここから sputannost' の他の形に移ることももはや困難でない。なぜなら産後の pomeshatel'stvo を Fürstner がすでに ostraya gallyutsinatornaya sputannost' (Verworrenheit) として定義しているからである。主として大脳半球皮質の，しかし一部はまた全生体の同じく自家中毒の現れをも同じく，私は dysnoia と呼び，Meynert は amentia と呼び，Krafft-Ebing は der akute, halluzinatorische Wahnsinn と呼ぶこともないではないか。自家中毒に好都合に働く条件の際，例えば急性疾患後，強い疲労の後，また直接の中毒の際，例えばアトロピンの中毒，アルコール中毒などの際にも，この疾病が現れるということは，このことを支持している。この病気の際に，特に病初において，全生体の側からの徴候があるということ，即ち稀ならず発熱状態，舌苔，尿の質の変化，顕著なるいそう，また女性では稀ならず月経の停止があるということも，このことを支持している。私の考えによると，急性の発病もこのことを支持している。もちろん，その上に病気が発展した基盤もまた少なからざる役割を演じているのである。おそらく疾病そのものが，その個体の精神的中枢の特性によって著しく条件づけられるものと思われる。疾病の外的症状もまた，おそらくこの特性によって条件づけられるであろう。初めの，つまり病気の最初の数日，あるいは数週においては，通常，反応はすべての患者において，意識や精神活動の全分野——感情，英知，および意志の深い障害を証明しているかなり単調なものである。しかしその後，通常，あれこれの分野に主として現れる障害が分かれ始め，その結果疾病は，ある時は躁病様 sputannost'，ある時はいろいろな陰影をもつ昏迷様 sputannost'，ある時は慢性の妄想性 bezumie の性格をとる。このことは何に依存しているか？　もちろんこのことを決定的に述べてはならない。しかしこのことは，障害された神経中枢の**個人的な**特性と，精神機構のいろいろな部位の一様でない抵抗力によって条件づけられるということは考えることができる。その結果，第一期——つまり精神生活のすべての面の障害の時期——の後，次の時期には，精神的有機体のいろいろな部位の反応は一様でなく，正常な機

能の回復はすべての部位において平均して調和して起こるわけではない。

　私はこの見解をさらに拡げようとは思わない。時間が足りないので,この理論の観点から,我々に興味を抱かせる形に対する遺伝負因の影響やその再発の傾向をいかに説明するかについて語ろうとは思わない。――この説明は私はいつでもできるのである。同じ理由で,この講演において検討される以外のいくつかの他の精神病についてのこの観点からの見解が,いかにあるべきかということについても示そうとは思わない。私は,この観点からみれば,現実に我々には, Meynert の amentia に属するいくつかの症例の形においては,独特のもの,独立の疾病として定義することのできるものは何もなく,精神病であるばかりでなく,ある程度までは全生体にとっての全身病でもあるような疾病があるだろうということについて述べるだけである。

翻訳　今泉恭二郎

■解 説■

S. コルサコフ著

「Wahnsinn の急性形に関する問題について」

今泉恭二郎

　この論文は, 1891年1月7日モスクワにおいて行なわれた N. I. Pirogov 記念第4回ロシア医師会議神経精神疾患部会において, S. S. Korsakov (1854～1900) によって行なわれた講演の内容である。Korsakov がこの論文に関する研究をテーマにした動機は, この論文の当初に書かれているように, その頃の医学界において Wahnsinn の急性形が問題になり, これを研究しようという機運が高まっていたにもかかわらず, その体系化は混沌としていて, 臨床・疾病論的な立場に立つ M. Schüle (1846～1916) や E. Kraepelin (1856～1926) によってもこの問題は解決されていなかった (現に Kraepelin はその Dementia praecox の中に Hebephrenie, Katatonie とともに Amentia も統合している) こと, 同じくこの問題, ことに意識の障害と関連のある精神病像に取り組んだ Th. Meynert (1833～1892) が, 連合の錯乱を基本的特徴とするものを Amentia としてまとめたものの中には, 極めて広範囲のものが含まれていて, それは疾病形というよりも症状群と考えざるをえなかったということ, Meynert が Amentia として統合したものの中には, 最後まで意識の抑圧がなく, 幻覚や妄想が主症状をなしていて, Amentia という呼び方は誤解を招くおそれがあったということ, こういういくつかの事情や批判からであった。

　この会議では, Korsakov の弟子 V. P. Serbsky (1855～1917) も登壇した。彼は Korsakov の基本的立場を支持し, その Amentia の臨床形における, Meynert の広義のあいまいな解釈に批判を加えつつ, 急性精神病の呼称における術語的混乱を解消するために, 二つの基本形を分けることを提唱している。すなわち Meynert の Amentia に相当する急性錯乱 (ostraya sputannost') と急性妄想性精神病 (ostry bredovoi psikhoz) である。Serbsky によると, 後者は前者と異なり, 意

識は比較的清明で，妄想観念が基本的な症状をなしているという。

同じくこの会議において，I. A. Sikorsky は，個々の疾病形の分離に反対して，精神病の臨床像と経過における個人性の重要さを強調した。これに対してKorsakov は，精神病の病像の差異に関して個人的特徴を考慮することは重要だが，そのことによって疾病をひき起こす原因の意義が掩い隠されてはならないと反論した。Serbsky と G. I. Rossolimo（1860〜1928）も Korsakov の見解を支持した。Serbsky は個人性が疾病形そのものに影響を及ぼすようなことはあるまいと述べた。Korsakov の師に当たる A. Ya. Kozhevnikov（1836〜1902）も結びのことばで，「現代の精神医学は，臨床形を解剖・生理学的基礎の上にまとめる方向に進まねばならない。精神医学の将来の発展は，神経病理学の発展，脳の解剖学と生理学の発展に完全に依存していると確信する」と述べて，Korsakov の立場を支持した。

私は初め，Korsakov がこの論文に関する研究をテーマとするに至った精神医学の歴史的背景，またこの会議で上記のような論議が生まれるに至った歴史的背景，特に精神病の分類の歴史を古代から概観してみたいと思ったが，紙数の都合で，Korsakov の活躍した前後の時代に絞らざるをえなくなった。

Korsakov のこの論文とも関係のある Wahnsinn や Verrücktheit などの用語が用いられるようになったのは，19 世紀の初葉からのようである。18 世紀の終わりから 19 世紀の初めにかけての精神医学は，I. Kant（1724〜1804），J. G. Fichte（1762〜1814），F. W. Schelling（1755〜1854），G. W. F. Hegel（1770〜1831）らの観念論の支配の下に，思弁哲学的色彩の強いものであった。この頃医師として生物学的要素と思弁的要素とをあわせ持っていた A. Heindorf（1782〜1862）は，1811 年に出版されたその教科書の中で，外界に対する精神の客観的態度が狂うことを Geisteskrankhheit とし，精神そのものの自己感情内における障害を Gemütskrankheit として，前者に感覚，観念，判断，空想や理性の疾患などを区別し，後者に一般感情，感覚，欲求，人間的自我感情の疾患などを区別している。判断の障害は更に，fixe Idee, Narrheit, Verrücktheit に分け，理性の障害を Wahnsinn, Aberwitz, Wahnwitz, Phantasterei, Schwärmerei などに分けている。彼の分類は自身の臨床的経験に基づいたものではなく，概念的，模式的，心理的・

思弁的で，そこには疾病単位の一つも，精神症状の一つも把握されていない。

　Korsakovの生まれた19世紀の中葉は，上述のような思弁的世界観が崩壊して，いわゆる精神論者と肉体論者の激しい闘いの後，A. Conte（1798～1857）の実証哲学やE. Heckel（1834～1919）の一元論のような唯物論的背景に支えられた身体論者がついに勝利をおさめ，自然科学の勃興と相まって，身体論が新しい精神医学の基礎となった時代である。このような情勢の下に，進歩的な世界観を持ち，新しい精神医学の方向を示したW. Griesinger（1817～1868）のような学者が生み出されたのである。1845年に出版された教科書のなかで彼は，各精神病の基礎には，脳の破壊的変化があること，すべての精神活動は反射の模型から形づくられるということを述べた。そして研究は臨床経験的な生理学の上に打ち建てられねばならないこと，精神病は症候学的，現象的にみるのではなくて，病因的にみていかねばならないこと，精神疾患の本態は脳の疾患の解剖学的変化の中に把握されねばならないことを強調している。しかし反面この書の中では，精神病像は厳密な意味における疾病とはみなされず，短期間の障害から，治癒しない二次的な狂気および痴呆に至るまでの，種々な変化に富んだ単一の脳過程の単なる症状だとみなされている。

　かくてGriesinger以後の精神医学の方向は，神経病理解剖学的なものとなり，その後継者として後述のMeynertやC. Wernicke（1848～1905）を含む多数の学者が輩出するに至る。

　一方，実地臨床面における精神医学の発展には，18世紀におけるフランス唯物論哲学の影響が大きい。例えば，J. G. Cabanis（1757～1808）は，その論文「人間における肉体的なものと精神的なものとの関係」（1799～1802）の中で，精神病は脳の病気であること，社会環境が精神病の原因となることを書いている。彼はまた，P. Pinel（1745～1826）によって行なわれたあの有名なBicêtreにおける（1793），またSalpêtrièreにおける（1795）精神病施設の改革の準備に大きな役割をした。このような改革はほとんど時を同じくして，イギリスのYorkの町でもW. Tuke（1732～1812）によって行なわれたし（1792），イタリアのFirenzeではV. Chiarugi（1739～1820）によってPinelに先立って（1789）行なわれた。アメリカにおいては，B. RashがPennsylvania病院で1790年代にPinelと

同様の改革を試みた。また Th. Kirkbride (1809～1883) はアメリカの精神病院における無拘束体系を推進した。ドイツでは T. Ch. Reil (1759～1813), J. G. Langermann (1768～1832) らが, イギリスでは J. Conolly (1796～1866) が卒先して Pinel の意見に従った。

このような精神病施設の改革は, 後には他の国々でも行なわれたが, これらの改革が精神疾患の組織立った臨床観察の研究のための条件をつくり, 精神医学の新しい発展の基礎になったことは重要である。

Pinel の弟子 J. E. D. Esquirol (1772～1840) はフランスのみならず, 他のヨーロッパ諸国のその後の臨床精神医学に大きな影響を及ぼした。Esquirol は, ドイツほど思弁哲学的な影響の多くないフランスの風土の中で, 臨床的な経験を基にして, Pinel のそれとほとんど一致する次のような症候論的分類を行なっている。つまり, mania, lipemania (melancholia), monomania, dementia (徐々に得られた痴呆), idiotia (先天性) である。Esquirol は精神病と精神発育遅滞の間に境界を立てているが, この境界は今日まで多くのヨーロッパの分類において保たれている。彼の記載した monomania は, 現在もなお討議の対象になっている。Esquirol は精神病理学的傾向と臨床・疾病論的傾向というフランス精神医学の二つの発展傾向を示したかの如くである。彼の弟子 J. P. Falret (1794～1870) は, 循環精神病と進行麻痺を記載し, 彼と同時代のイギリスの A. L. J. Bayle (1799～1858) は進行麻痺を記載した。B. A. Morel (1809～1873) は進行麻痺とてんかんのみを補足して Esquirol と同じ分類を繰り返している。

Morel はまた変質 (degeneration) の概念を発展させ, 変質の学説を立てた。彼の考えは, 環境の種々の有害要素が精神病をひき起こしうるのみならず, それらの要素は, 子孫に類似の病気や, 最後には完全な変質に導く種々の身体的並びに精神的異常をひき起こしつつ, 遺伝の道を通して子孫に反映するというのである。Morel の学説のプラスの面の一つは, 精神病の発呈における社会的要素の役割が強調され, 病因的な原理が提起されたという点であり, いま一つは, Morel が変質を宿命的なものとは考えず, 存在条件を変化させることによる, また, 精神衛生並びに身体衛生の領域において, 多数の人を広汎に教育することによる, 精神病の治療に関する課題のみならず, 予防に関する課題を初めて

提起したという点である。

　Morelの研究の後継者 V. Magnan（1835～1909）は，臨床の立場から変質の概念を研究した。彼は臨床観察の結果，精神病を，健康人に起こる精神病と，負因のある人つまり変質者に起こる精神病の二つに分け，前者の症状群はより均一で単純であるが，後者の症状群は，同一症状群の範囲内において，基本的な症状の上に，常に臨床像を複雑にする補足的な症状が重なっているとした。Magnanのこのような臨床観察は，今日の《単純な》あるいは《小》症状群と，《複雑な》あるいは《大》症状群の分け方の中に生かされている。Magnanはまた，《平衡のとれない（déséquilibré）》精神の記載によって，精神病質の研究に取りかかった最初の人である。

　しかしその後，変質に関する学説はその進歩的な特質を失い，精神病および特に精神病質の宿命的な遺伝に関する学説に替わり，反動的な類型学の基礎となり，住民の系統学（genealogy）および《遺伝的素質》の基礎となった。また犯罪性や売淫の生物学説の基礎となった。

　同じ頃 Salpêtrière のクリニックでは，J. M. Charcot（1825～1893）とその弟子 P. Janet（1859～1947）によって，神経症——ヒステリーと精神衰弱——の研究が主として心理学的立場から行なわれていた。S. Freud（1856～1939）も Charcot の弟子で，精神分析もこの学派に根ざしている。

　19世紀の60～70年代は，自然科学におけるダーウィニズムと反ダーウィニズムの激しい闘いの年代であったが，精神医学においても進化論的傾向が起こった。そしてその代表は M. Maudsley（1835～1918），J. H. Jackson（1835～1911），Th. Ribot（1839～1916），I. P. Merzheevsky（1838～1905）など，主としてイギリス，フランス，ロシアの学者たちであった。彼らの研究において，臨床精神医学にとって生理学的方法がいかに大きな意義を有するかが強調された。

　同じ頃，前述の神経病理解剖学的研究方法に立った Meynert と Wernicke によって，すべての精神活動とその障害は，脳の局所装置およびその障害に帰せられるという多分に思弁的ないわゆる精神形態学説（Psychomorphologismus）が提唱された。Wernicke の弟子の1人 H. Liepmann（1863～1925）はこの見解を

体系化し，同じく Wernicke の弟子の 1 人 K. Kleist（1879～1960）は，この概念を，精神活動の病的障害に関して，模式主義の顕著で極端な機械論的局在論的概念につくりあげた。

Krafft-Ebing は病因的ならびに解剖学的混合の分類を提唱し，D. H. Tuke は 1872 年病因的原理と疾病論的原理による平行的分類を提唱した。

Esquirol の時代からフランスの精神医学では症候論的傾向が支配的であったし，先述の Griesinger の思想も，一方では単位精神病の概念をも促進しつつ，Kraepelin 以前のヨーロッパの精神医学における症候論的傾向の支配を促進した。

19 世紀の初め，経験的観察が蓄積されてくると，それらの観察のグループ分けが必要になってきた。このためにはグループ分けの理論的基準が必要になり，この結果，精神医学においていろいろな流れが起こることになる。しかし 19 世紀の終わりにかけて，精神病の本質を明らかにするためのいろいろな研究方法を，臨床観察の研究に応用しようとする試みも無駄なことが明らかとなり，結局，精神疾患の疾病論的分類の研究の必要性が起こってきた。特に神経病理解剖学者たちは，精神病の Pathotopik と Pathotechtonik について研究したが，精神病の本態や現象型の奥にあるものの把握については本質的な寄与はできなかった。一方，Gehirn alles, die Seele nichts といった傾向の偏りを除くために，経験的心理学的研究傾向が起こってきた。F. R. W. Hagen（1814～1888）は生理学的心理学の完成を促進し，Schüle のごとき臨床医たちは症例の心理学的把握に努力した。そして，W. Wundt（1832～1920）の実験心理学より出発した Kraepelin の精密実験心理学が，精神医学に導入されることになる。

かくて精神医学において臨床疾病論的原理を主張したのが，ドイツでは，L. Kahlbaum（1828～1899），E. Hecker（1843～1909），Kraepelin，ロシアでは V. Kh. Kandinsky（1849～1889）と Korsakov であった。

生物学的に基礎づけられた精神病の分類を行なおうと努めた Kahlbaum は，Hecker とともに Hebephrenie を記載し（1871），次いで独立に Katatonie を記載した（1874）。Kraepelin はこれらを受けて，1886 年最初の Dementia praecox の概念を出し，1899 年 Dementia praecox として疾病単位を分けた。

Esquirol 時代から症候論的傾向が支配的で，それが今日まで続いているフランスにおいても，標準的な分類は臨床疾病論的なものである。

ロシアでは，I. E. Dyal'kovsky（1784～1841）は病因の立場から精神病を分類しようとし（1836），P. L. Kovalevsky（1849～1923）は，知覚，思考，行動領域における障害に三大別し，おのおのに解剖・生理学的基礎を与えた（1882）。ロシアで最初に公式に認められた分類は Kandinsky の分類（1882）で，これは大体においてフランスの分類に近い症候論的な分類であった。この中には，maniya, melankholiya, 二次的な痴呆（vtorichnaya dementsiya）などがあり，分裂病の多くの定型的な症状を ideofreniya として記載した。V. M. Bekhterev（1857～1927）は，変質的 mania（degenerativnaya maniya），変質的 melancholia（degenerativnaya melankholiya）と並んで，早発痴呆（ranee slaboumie）を分けている（1891）。

Korsakov は 1901 年（死亡の翌年）出版の教科書の中で，一つの統一された原理に従って分類を打ち建てようとした Magnan, Krafft-Ebing, Kraepelin, Lgnat'ev その他の学者の分類を批判し，精神病を三つに分けている。1）症候性の短期間の精神障害，2）精神病および精神病質の素質，3）精神的発育不全状態がそれである。そして現実の疾病単位は進行麻痺とアルコール性多発神経炎性精神病のほかはほとんどないといい，精神医学においては当分混合性分類で満足しなければならないという結論に達している。

このような立場から，連合の錯乱（広い意味では精神活動の統一の障害）を基本的な特徴とし，意識の障害と関連のある急性経過をとる精神障害の形を疾病単位として統一しようとしたのが彼の diznoiya（dysnoia）なのである。diz は schizo と同様分裂を意味し，dysnoia のあるものは急性経過の分裂病に属すると考えられる。

Kraepelin と時を同じくして疾病論的原理を主張した Korsakov が，Kraepelin と相前後して，しかも Kraepelin とは独立に，Kraepelin の Dementia praecox とほぼ同じような疾病を疾病単位として分離したという点に dysnoia の意義があり，また同じような疾病対象が，両者によって極めて異なった観点からみられたという点に私は興味をおぼえる。

Kraepelin と Korsakov の観点の違いについては，Kraepelin が，後にはいくぶん考えを変えたとはいえ，早期に起こる痴呆，不良な悲惨な予後，病因における遺伝の役割の重視，治療的虚無主義等，宿命論的なみかたを Dementia praecox の疾病論の基礎においたのに反し，Korsakov は力動原理を疾病論の基礎とした。彼はまたその基礎を形態学よりも生理学に求め，Kraepelin のみじめな予後と痴呆への転帰を見越しての病名と診断のつけ方に断乎として反対し，また病因における遺伝の役割を過大評価しなかった。彼は時宜に適した診断の確立，治療，患者のおかれた条件と関連して，同一疾患がいろいろな転帰をとりうることを主張した。ここから，なぜ彼が外的条件特に社会的な条件の重視，病院内組織の改善，病院外医療の組織づくり，予防の重視，精神療法の重要性の認識とその推進への努力を強調し，おしすすめたかが理解できる。

　彼の弟子の中から Serbsky のような優れた司法精神医学者，N. N. Bazhenov（1857～1923）のような精神医学的援助の最も活動的な組織者，A. N. Bernstein のような，医師の専門化と精神病医の再教育の仕事の開拓者であると同時に心理学的検査法の完成に寄与した人，A. A. Tokarsky のような優れた精神療法者，P. B. Gannushkin（1873～1933）のようなロシアにおける《小精神医学》の創始者といった実地における優れた活動家的精神医学者が輩出したのは当然である。

　このような傾向は，神経および精神疾患の病態生理学的ならびに生化学的基礎の研究や，これらと関連した実験室的検査方法の研究に注意を向けた I. M. Balinsky（1827～1902），Merzheevsky から Bekhterev, L. V. Blumenan（1862～1931），A. E. Shcherbak（1863～1934），M. I. Astvatsaturov（1877～1936），V. P. Osipov（1871～1947），V. P. Protopopov（1880～1957）らにつながるペテルブルグ（レニングラード）学派に対して，患者の臨床的個人的観察や，精神医学的援助の組織の研究に注意を向けた Kozhevnikov から Korsakov に受け継がれたモスクワ学派の特色でもあった。

　Korsakov の早逝によって dysnoia の研究はその後発展せず，その論文も本論文一つしかない。

　ソ連においても Bleuler の Schizophrenie を分裂病の術語として用いている。

しかしソ連ではBleulerを次のように評価している。KraepelinのDementia praecoxの宿命観を打ち破り，分裂病の基本的障害を精神活動の統一の障害としたのはBleulerの功績である。しかしBleulerは，Schizophrenieを脳の器質的疾患ではなく機能的疾患と考え，その病原と症状とを心理学的にみて，一連の神経症的状態や精神病質的状態をもこの概念の中に含め，この病気の概念を違法に拡大した。またSchizophrenieに関するBleulerの学説は，その師であるFreudの思想のDementia praecoxへの拡大である。このように疾病の本質を主観心理学的観点からみているBleulerとは，疾病概念においては一致することはできないというのである。

付記） 訳出した論文は，"Trudy Ⅳ sezda obshchestva russkikh vrachei v pamyam' N. I. Pirogova, 691, 1892."に発表されたものであるが，実際の翻訳にあたっては，B. M. BanshchikorとE. A. Popov編集 "C. C. Korsakov：Isbrannye Proizvedeniya, Gosudarstvennoe Izdatel'stvo Meditsinskoi Literatury, Moskva, 1954."に収録されたものを用いた。

文　献

1) Aleksandrovskii, A. B.：Voprosy profilaktiki psikhicheskikh zabolevaniya v trudakh S. S. Korsakova. Zhurnal nevropatologii i psikhiatrii imeni S. S. Korsakova, 54；117, 1954.
2) Banshchikov, V. M. & Nevzorova, T. A.：Shizofreniya. Psikhiatriya, 217, Izdatel'stvo《Meditsina》, Moskva, 1969.
3) Birnbaum, K.：Geschichte der psychiatrischen Wissenschaft. Bumke's Handbuch der Geisteskrankheiten, allg. Teil I, 11, Julius Springer, Berlin, 1928.
4) Galach'yan, A.：Psikhiatriya. Bol'shaya meditsinskaya entsiklopediya, tom 27, 116, Gosudarstvennoe nauchnoe izdatel'stvo "Sovetskaya entsiklopediya", Moskva, 1962.
5) Gilyarovsky, V. A.：Rol' S. S. Korsakova v razvitii teoreticheskikh kontseptsii otechestvennoi psikhiatrii. Zhurnal nevropatologii i psikhiatrii imeni S. S. Korsakova, 54；101, 1954.
6) Gus'kov, V. S.：Terminologicheskii slovar' psikhiatra, Izdatel'stvo《Meditsina》, Moskva, 1955.
7) 今泉恭二郎：Sergei Sergeevich Korsakov. 精神医学, 14；882, 1972.
8) Kerbikov, O.：Amentivny sindrom. Bol'shaya meditsinskaya entsiklopediya, tom 1, 932, Gosudarstvennoe izdatel'stvo meditsinskoi literatury, Moskva, 1956.
9) Kerbikov, O. V.：Emil' Kraepelin i problemy nozologii v psikhiatrii. Zhurnal nevropatologii i psikhiatrii imeni S. S. Korsakova, 56；925, 1956.
10) Kerbikov, O.：Korsakov. Bol'shaya meditsinskaya entsiklopediya, tom 13, 1080, Gosudarstvennoe

nauchnoe izdatel'stvo "Sovetskaya entsiklopediya", Moskva, 1959.
11) Kerbikov, O. V. : Vazhneishie osobennosti klinicheskogo napravleniya. S. S. Korsakova, 54 ; 110, 1954.
12) Korsakov, S. S. : Izbrannye proizvedeniya, 723, Gosudarstvennoe izdatel'stvo meditsinskoi literatury, Moskva, 1954.
13) Rapoport, A. : Psikhicheskie bolezni. Bol'shaya meditsinskaya entsiklopediya, tom 27, 246, Gosudarstvennoe nauchnoe izdatel'stvo "Sovetskaya entsiklopediya", Moskva, 1962.
14) Sluchevsky, I. F. : Shizofreniya. Psikhiatriya, 264, Gosudarstvennoe izdatel'stvo meditsinskoi literatury, Medgiz, Leningradskoe otdelenie, 1957.
15) Stankevich, I. : Meinert. Bol'shaya meditsinskaya entsiklopediya, tom 17, 913, Gosudarstvennoe nauchnoe izdatel'stvo "Sovetskaya entsiklopediya", Moskva, 1960.
16) Vinogradov, N. : Istoriya ucheniya o psikhozakh shizofrenicheskoi gruppy. Etiopatogenez shizofrenii. Shizofrenicheskie reaktsii. Lektsii po psikhiatrii, Izdatel'stvo 《Belarus'》, Minsk, 1963.

5 Jules Séglas
Des hallucinations (1894)*

J. セグラ

幻　覚(1)

要約—幻覚の定義—その論理的説明—分類：意識的ならびに無意識的幻覚；要素幻覚，共通幻覚ならびに言語幻覚

幻覚の発生—幻聴，要素幻覚，共通幻覚—視覚性，聴覚性，言語幻覚—言語機能のメカニズム—言語幻聴の臨床例

共通運動幻覚—言語性精神運動幻覚—発語の運動中枢は言語性精神運動幻覚の主座である。—この理論の根拠となる議論—言語性運動幻覚患者の臨床的特徴

言語性運動幻覚の段階：心的会話，言語性運動幻覚，言語衝動—臨床例

幻覚の症候学的診断—錯覚—妄想解釈—現診断および遡及的診断—態度，表情，身なりなどの客観的症候による診断

皆さん。
今年もまた狂気の診断という問題を扱うことにしましょう。
このように広範にわたる問題を，皆さんにお話しできる少数の講義の中で完

---

* In：Leçons cliniques sur les maladies mentales et nerveuses. Asselin et Houzeau, Paris, pp1-28, 1895
『精神医学』36巻9，10号（1994）「古典紹介」所収

全に扱うことは不可能でしょう。講義数は制限されざるをえないからです。しかし，全部が全部目新しいものだとは思わないでください。最も古く，議論され尽くされた話題の中にも今日的興味を復活したものがあり，それらについてもお話ししたいと思うからです。それらの問題をうまくとらえることは必ずしも容易ではないし，それらを適切に提示することはさらに難しいのです。したがって，我々は単純なものから複雑なものへと進むことにしましょう。純粋な疾病論を扱う前に症候学の分野を少しのぞいてみることにしましょう。

今日は幻覚について——特に，最も単純な発現形態における言語幻覚について——お話ししたいと思います。

幻覚とは一見，簡単にとらえうる症状のように思われます。しかし，この見かけ上の単純さこそ注意を要するのです。幻覚に関しては多くの誤診がみられるし，「幻覚」という名のもとに記載されてはいるけれども全くそれとは無関係の現象が報告されている例も少なくないのです。

幻覚の定義は多種多様です。私の意見では，その中でも最も優れていると同時に最も単純なものとして，「対象なき知覚」という定義を挙げたいと思います。例えばある患者が声を聴いたとします。彼は声が確かに耳から入ってきたことを強く主張し，その声の内容を繰り返し述べることさえあります。しかしこの患者は全くひとりで，話し相手などはいない（患者がしばしば自分からそう言うのです）。これは純粋に主観的な現象なのです。そして多くの場合，我々にとって唯一の診断基準とは「聴いた」という患者自身の主張のみであります。

幻覚に関する研究は多く，数多くの理論が提出されましたが，主なものは次の4つです。

第1の理論（末梢あるいは感覚学説）は，幻覚の主座を感覚器官そのものに置いています。第2の理論（心理学説）は最初のものとは正反対ですが，幻覚を純粋に知的な現象，つまり観念作用としてとらえるものです。そして第3は混合理論，あるいは心理‐感覚学説で，Baillargerが提唱したものですが，今なおこれを信奉する精神医学者たちがおります。

それから4番目として，数年前より幻覚に関する新たな学説が発表されました。これは主としてTamburiniによって提唱されたものですが，幻覚を大脳皮

質中枢の機能障害に関連づける理論です。

　私見によれば，この最後の理論こそ，普遍的に受け入れられるべきものであると思います。この理論は他のものと比べて，脳の解剖学，病理学の知見と，よりよく一致しているからです。これは他の理論では説明不可能な問題を考察し，同じく説明不可能な幻覚の形態をも系統的に分析することを可能にする理論です。皆さんは恐らく，講義の中でこの理論の価値を知ることになるでしょう。

　幻覚発生の理論についてはこれくらいにして，ここで幻覚に関して提唱されている分類法へと移ることにします。まず最初の区別としては，「意識的－無意識的」という分け方があります。読んで字のごとしですが，前者において，患者は自分が病的な現象に直面しているということがわかっているのに対して，後者においては患者は幻覚の病的性格を知らないという違いがあります。

　また幻覚は，関与する感覚に従って区別することもできます。視覚，聴覚，嗅覚，触覚，そして性感など，すべての感覚が関与することは皆さんもご存知かと思います。

　このような分類は納得できなくもないですが，そこにとどまることなく，もう少し先へと分析を進めるべきでしょう。

　例えば幻聴を例にとりましょう。幻聴は最もありふれた幻覚であり，我々の研究に役立つものと思われます。幻聴に関する議論の全部あるいは一部を，他の幻覚にも当てはめることができるわけです（例えば幻視についてはその議論のすべてを適用することができます）。

　幻聴には多くの種類がありますが，それは聴覚印象に引き続いて起こる知的作用は多種多様だからです。まず，「粗聴覚」というものがあり，これは強度，音色，高低という音の一般的性質のすべてを認識するものです。ここでは音は音として知覚されるだけで，それ以上のことはありません。より完成された段階は「識別聴覚」です。知覚された音は，その音の発生源についての思考と結びつきます。私がある音を聴いて，「これは鐘の音だ」と言うとします。私の耳から入った音は心の中で，ある特殊な物体（鐘）に関する思考を呼び起こし，

私はその音の源が鐘であると判断するわけです。そして最後に,「言語聴覚」という段階があり,ここにおいて我々はあることばを単なる音,あるいは音の集合としてではなく,それが指示する物体と関連した分化音として聴くことができるのです。

　一般に受け入れられているこのような区別によって,幻聴に関しても,我々はこれに対応する分類を確立することができます。

　病理学の教えるところによれば,聴覚に関するこれら3種の様式の各々が変容する可能性を持つわけです。したがって,以下のような区別が成り立ちます。「皮質聾」は粗聴覚の喪失によるものであり,「精神聾」は音源の物体を音と関連づける能力の喪失を意味し,さらに「言語聾」は,ことばが指示する対象を表すかぎりにおいて,ことばに関する聴覚を失うものである。

　この区別を幻聴に応用することによって,同様に以下のような事実を認めますが,これは私が以前の研究で発表したとおりです。すなわち,「要素幻覚」は粗聴覚に訴えるものであり,「共通幻聴」においては特定の対象に関連した音が聴こえ,「言語幻聴」では,思考を表す音であります。

　以上3種類の幻聴は,診断的,予後的に異なった意味を持ちます。さらには,前2者が比較的単純であるのに対して,最後のものは複雑であり,言語という非常に複雑な機能が病的現象に介入してくるわけです。

　さて皆さん,臨床においても同様の区別を見い出すことは容易であり,患者自身が自分達の幻覚を多様なやり方で表現するのです。例えば,聴こえる粗音を擬音語によって表現したり,何かとの比較によって判断したりする患者があります。また別の患者は,もっと分化の進んだ音を知覚し,ある特定の物体がその源であると判断します。さらには,ある思考内容を表すことばとしての音を知覚する患者がおります。

　これらの区別がはっきりしたところで,いかにして幻覚が生じるかを見ていくことにしましょう。

　まず,要素幻覚について考えましょう。その発生をよりよく理解するためには,我々の心の中でいかにしてある物体に関する思考が生じるかということを

思い出してみることが大切です。

　例えば，我々はどのようにして「鐘」という概念を持つのでしょうか。我々の耳において，初めて鐘が振動する時，その音は聴神経を刺激し，この刺激は皮質における通常の聴覚中枢に伝えられます。そこでは，刺激によって動揺したいくつかの細胞が，この瞬間以降機能的に分化することになるのです。それらの細胞は，以前に聴いた経験のある音と対応しているわけです。そして何がしかの理由で（同じ音が耳に届くか，あるいは記憶によってその音が想起されるか），これらの細胞が新たに動揺するたびごとに，聴覚イメージが特定の特徴とともに喚起され，我々は鐘の音を認識するのですが，それはあくまで音としての認識です。さて，外的刺激の代わりに，病的な状態が，この特定の音を認識するために用いられる，これらの同じ聴覚細胞を動揺させたと仮定すると，患者は，鐘が音を発生することなしにその音を知覚することになります。つまり，彼は「要素幻聴」を持つわけです。

　そればかりではありません。

　もし我々が鐘の音を聴くと同時に，その鐘自体を目の前にしていると仮定すれば，聴覚中枢とともに別の皮質中枢が刺激されることになります。視覚中枢が刺激され，鐘の視覚イメージはそこで作られるわけです。

　この新たなイメージは先行のイメージと連合します。そして同じ議論が，他の感覚がもたらすイメージに関しても成り立つわけです。すなわち，ある物体——つまり我々の例では鐘ですが——に関して我々が形成する概念の全体は，それらのイメージの集合と連合の結果生ずるのです。そして，幻聴を生じさせる病的状態が，新たに皮質細胞を刺激する時——それらの細胞はすでに聴覚刺激に対して分化したものであり，今や特定の物体に関与する他の感覚刺激とも関連しているのですが——同時に他のイメージをも呼び覚まし，それらのイメージが関連し合ってこの物体の観念を生み，それが幻覚患者の精神に現れるのです。

　最初の例では，聴覚イメージが単独で喚起されているため，幻覚は粗音の印象しかもたらしません。2番目の例では，聴覚イメージがすでに，鐘という物体についての他のイメージと結びついているため，幻覚はそれらのイメージをす

べて同時に喚起し，この物体の完全な観念をもたらすことになります。これが「共通幻聴」です。

　次にもっと複雑な例，つまり「言語性幻覚」へと移りますが，議論を容易にするため，幻覚が1つの単語であると仮定しましょう。同じ議論を文章や言説にも適用することができるからです。
　「単語」はご存知のように，互いに関連し合う4つのイメージから成り立っています。各々のイメージは，皮質における特定の中枢に局在しています。
　言語性聴覚イメージは，側頭第1回にある聴覚中枢に，視覚イメージは角回近傍の視覚中枢に，発語の動作性は発語運動中枢（ブローカーの脳回）にそれぞれ局在しています。これら周知の局在についてこれ以上述べることは差し控えたいと思いますが，書字とその中枢についてもまた，さし当たっては触れないことにいたします。

　こうしたイメージのいずれが優位に立つかによって，ある個人を，「視覚的な人」，「聴覚的な人」，あるいは「運動的な人」という具合に区別することができるのはご存知でしょう。区別は必ずしも容易ではありませんが，非常に明瞭な場合もあります。
　互いに関連し合うこれらのイメージは「言語機能」と呼ばれるものを形成し，反響し合って思考に実体をもたらします。これが「内言語 langage intérieur」であります。この言語と，我々が他者とのコミュニケーションに際して使用する言語——つまり「外言語 langage extérieur」——の間には，つまるところただ1つの違いしかありません。すなわち，前者が個人の内的操作であるのに対して，後者は外的刺激（聴くこと，読むこと）や有効な行為（話すこと，書くこと）に基づく実在の感覚を前提としているという点です。
　普通，内言語において消失しているか，不明瞭な状態にある言語イメージは時として，例えば皮質中枢の興奮状態が影響すると，さらに強度を増し，外言語のイメージと同じくらい生き生きとしてくることがあります。つまりイメージが「外在化」するのです。したがって，ある単語の音を発する外的刺激が存

在しないにもかかわらず，単語が外部からやって来たかのように知覚されるので，幻覚の範疇に属することになります。患者は，自分の外にいる誰かがこの単語を発音したと思う。──これが「言語幻聴」であります。

　この「言語幻聴」は，多様な特徴を帯びて現れるものです。声は遠かったり近かったり，その音色が様々であったり，優しい声であったり脅しの声であったりするし，片方の耳にだけ聞こえる場合もあれば両方の耳に聞こえる場合もあります。また，独語であったり対話であったり，患者に直接語りかけてきたり，2人の会話のこともあります。しかしいずれの場合でも，患者は，あなたが彼に話しかける時の声と全く同じようにそれらの声が聞こえてくるのだと断言します。ここが臨床的に重要な点です。患者は幻聴が現れると，ひとりきりであるにもかかわらず，何かに聞き入る人のような態勢をとり，想像上の話し相手の方に向き直ったりするのです。これらの言語幻聴は，精神病者において最も頻繁にみられます。このことは，我々のほとんどが，当然のことながら聴覚的な人間であることに起因します。

　もっとも，たとえあなたが聴覚的な人でなくても，訓練によってそうなれるのです。このことは，精神病者自身が例証するところです。幻聴が優位の慢性疾患において，患者は，自己の思考が外部に反響するのを聴かずにはものを考えることができない状態になることがあります。──患者は，思考をことばにする以前に自分の考えを聴くことになるわけですが，精神医学で「考想化声」と呼ばれるこの現象については皆さんもご存知でしょう。臨床場面では，多種多様な幻聴例に遭遇しますが，最も興味深いものは，進行性の経過をとる系統的被害妄想病で観察されるものです。[訳注1)]

　皆さん，私が幻聴について今しがた述べたことは，幻視に対しても同様に当てはめることができます。すなわち，まず要素幻視があります──火，炎，閃光など。次に，特定の物体についての幻視──幽霊，刺客，死人の首など。そしてさらには，幻視現象がことばの視覚中枢に及ぶ時，「言語幻視」が生じます。

訳注1) Magnan の進行的かつ系統的経過をとる慢性妄想病。

私自身，言語幻視については何例か報告したことがあります。バルタザールの宴会で実際にあった幻覚ですが，招待客達はいくつかの単語（Mane, thecel, phares）が壁に書かれているのを見たという歴史的な事実を思い出していただきたい。この病態では，文字を見る患者もあれば単語を見る患者もあります。"maudit"（呪われた），"condamné"（死を宣告された）などという語が眼前に書かれているのを見た神秘性メランコリー患者の例もあります。ビセートル病院で私が診察した患者は，誇大念慮を伴った被害妄想患者で，ある日陶器のランプに，「私は君を愛している」と書かれているのを見たと言います。彼の幻覚は徐々に増強して，自分の考えを視覚化するに至りましたが，彼の表現によれば，「目で書く」ことに慣れたとのことでした。

「彼は文字を空中に放り投げて，単語を作るためにそれらを寄せ集めた」わけですが，これらの文字は最初黄色がかっていて，遠ざかるに従い白っぽくなり，ある距離まで遠ざかると見えなくなったといいます。このような方法によって，彼は遠隔地の住人と交信しているつもりになっていたのですが，向こうの人達は，「こうやって目で書いた」ことばを読むことができるというのです。この患者は自分自身で，この言語幻視を「思考の写真」と名づけておりました。

いずれにしても，彼は極端に視覚的な人であったわけです。ある物体を見て目を閉じるだけで，その正確な視覚表象を想起でき，それを空間内に「撮影」することができたのです。彼にとって，この「撮影能力」は，敵の羨望を煽るべき特殊な恩恵であり，「目による書字の特許」を取ろうとさえしていました。

以上の症例から，言語幻視の存在がおわかりでしょうが，幻聴よりは稀なものです。その理由としてはまず，言語視覚イメージが内言語においては聴覚イメージほど頻繁に用いられないということが挙げられます。そしてさらに，多くの人々は文盲なので，当然言語幻視とは無縁なわけです。

幻覚についての考察をさらに進める前に，言語性幻聴の1例を呈示させていただきたいと思います。

これは非常に多弁な女性で，彼女の言によれば，自分は霊に迫害されており，霊と交信できるとのことで，さらには誇大妄想を有しておりました。彼女は，

5. 幻　覚　161

自分がオランダの女王であり，億万長者である，などと主張するのです。彼女の妄想はすでに古いもので，知能が低い上に老齢でもあったのですが，この患者はある種の知的解離を呈しておりました。そうは言っても，この患者においては明らかな言語性幻聴を認めることができました。

　我々の質問に対してはおおむね正しい答えが返ってきます。しかし時として，彼女が話しを中断したり，あたかも見えざる話し相手の方向に顔を向けたり，語りかけてくる声に耳を傾けたり，この人物に応答したりするのが観察されたのです。このように挿入される対話が終わると，彼女は我々との話し合いに戻ってくるのです。彼女の説明によれば，左側から霊が語りかけてきたので我々との会話を中断したということなのですが，彼女は両耳でその声を聴き，しかもそれがとてもはっきりした声だったので，我々にも聞こえたに違いないと主張するのです。

　また，彼女は，ほとんど自らの意志で幻聴を引き起こすことさえ可能なのです。空間の一点に向かって質問を発した後，彼女は「さあ話しなさい。答えなさい」と付け加えるのです。次に彼女はじっと耳を傾けながら，架空の話し相手の答えを聴いています。彼女は相手に向かって，我々に対して話すように命令することさえあって，我々にはその人の応答が聞こえないことがどうしても信じられないのです。なぜなら彼女自身にはとても明瞭に聞こえるのですから。

　以上，幻聴の典型例を紹介しましたが，この患者は別の形の幻覚も持っていて，自分でもその区別ができるようです。

　彼女の言によると，迫害者達が彼女の「喉に電話機を仕掛けた」ために「自分の舌が動かされてしまう」，「耳からは何の声も聞こえないが，彼らの言いたいことはとてもよくわかる」とのことです。

　この症状に関して，ある興味深い事実に注目してほしいのですが，それについては，また後ほど触れたいと思います。

　この患者は我々と話している最中に突然怒りだし，次のように言うのです。
　―「私が説明する間くらい黙っていてくれないか！」
　これは果たして，先ほどと同じく幻聴に対する応答なのでしょうか。患者自身に聞いてみましょう。

―「いいえ，同じではありません。彼は私の舌を使って私の代わりにしゃべるのです。彼はいつでもこうなのです。そんなふうに，私は声を出してしまうことさえよくあるのですが，それは私ではありません。そんな時私の声は甲高くなりますが，それは耳から聞こえてくる声とは全く違います」。

このような区別を信用してよいものでしょうか。もちろんです，皆さん。次に，この新たな精神障害のメカニズムを分析してみようと思います。

しばらくの間，言語機能の構成要素に立ち戻って考えてみましょう。

視覚ならびに聴覚中枢が幻覚現象の出発点になりうることはすでに見たとおりです。しかしそれとは別に2つの中枢，つまり2つの運動中枢が存在します。それからもまた幻覚の起源となりうるのでしょうか。このことに関しては，1888年に発表した，私の初期の研究において十分に証明ずみかと思われます[2]。そして，その事実は今日一般的な支持を得ておりますので，これに関しては詳しく述べません。

書字の中枢についてはしばらくの間触れないこととして，発語の運動中枢にかかわる事柄についてのみ考察することにしましょう。すなわち，発語に関する言語性運動幻覚が臨床においてどのように現れるかを見ていくことにします。

もうずいぶん昔になりますが，著名な精神科医であるBaillargerは，声を音としては知覚しないと主張する患者達の存在を指摘しています。すなわち彼らは，音ではなく考えで，「直観」によって，それがわかるのだと言うのです。Baillargerはこの現象を「精神幻覚 hallucination psychique」という用語を用いて記載し，感覚性幻覚から区別したのです。彼によれば，後者は「外部の声」，前者は「内部の声」であると言います。

Baillargerの後，幾人かの研究者がこの「精神幻覚」を一種の幻覚として認めたのですが，それは幻覚ですらないと主張する人々もおりました。最近では，Ed FourniéとMax Simonが，このような症例に関して言語機能の概念を導入しましたが，これはすでにLelutが予見していたとおりです。この種の幻覚の解釈は，まさにそこにこそ求められるべきだったのです。確かに，単語や文章の知覚を伴う幻覚性障害に言語機能が関与しているというのは理に適ったことで

す。

　しかし，言語におけるどの要素に解釈を求めるべきか？　その答はやはり臨床に見いだすべきでしょう。

　外部と内部の両方の声に悩まされている患者を面接し，彼らがどのように感じているかを分析するように促せば，患者自身がその区別を明らかにしてくれるでしょう。

　私が担当していたある患者は，とても明瞭に自分の印象を伝えてくれました。「私は，自分の声を聴覚的と感覚的とに聞き分けています。『聴覚的』という場合は，私の耳に語りかけてくる誰かの声を聴くことであり，『感覚的』という場合は，思考の主であって私と共に語る誰かの存在を感じるという意味です。こんな具合に，私は代わるがわる違ったやり方で聴くわけです」。

　ある患者が，「私は聴覚的な声を聴く」と言えば，別の患者は「私は声がわかる。それが私に語りかけてくるのを『感じる』」と言います。

　このような患者の言い回しには非常な注意を要します。それによってしばしば診断の糸口が見つかるからです。

　以上のことから，皆さんは，この種の言語幻覚が言語の聴覚中枢にも視覚中枢にもその主座を持たず，恐らくは運動中枢の障害に端を発するものであるという考えに至るのではないでしょうか。

　おそらく，皮質の運動中枢が言語幻覚の発生源になるという考えは，一見しただけでは奇異に思えるでしょうが，まずは共通運動幻覚の存在を物語るいくつかの事実を思い出してください。

　この点に関しては，四肢を切断された患者において Weir Mitchell の観察した現象が特徴的でしょう。

　手術後ずいぶん経ってからも，断端に幻肢を感ずる人がいます。その上，患者は失ったはずの手足に痛みを感じたり，自分の意志に反してそれが動くのを感じたりします。さらには，思いのままにそれを動かし，その動きを知覚することさえ可能なのです。例えば彼は次のように言います。

　─「人差し指を伸ばし，親指を開き，ペンをとって字を書きます」。

このようなものこそ，真の運動幻覚であり，切断された手足を司る中枢にその源を持つのです。なぜなら，手足のすべてを失ったにもかかわらず，そのような幻覚が生じるのですから。

上記のような共通運動幻覚は精神病者にもみられることがあります。

私は，右腕のけいれん性の動きを訴える患者を経験しました。それは，この患者が電気治療室で，ある舞踏病患者と会った後に出現した幻覚現象にすぎなかったのです。彼女はそこから帰ってきて，右腕がピクピクけいれんすると訴えたのですが，このけいれんを証明する客観的な徴候は何もありませんでした。

被害妄想患者が，夜中に誰かが自分を揺り起こしたとか，手足を引っ張ったとか言うのは，彼らにもまた同種の幻覚が生じていることを意味します。中世の魔女が，夜宴の最中に，空中を飛び回ったなどと主張するのも，同様の幻覚の作用なのです。

これまで見てきたように，共通運動幻覚の存在は明白であります。また，言語性運動幻覚の存在も同じくらい確実なもので，共通運動幻覚にあっては，ただ言語機能の選択的関与という点が違うだけなのです。

正常ではあまり見られませんが，視覚や聴覚のイメージより，発語の運動イメージが優位に立つことがあります。それは思考の最中に，自分の考えを見たり聴いたりする代わりにそれを心の中で話すタイプの人々に生ずる現象です。これは精神の内部での作用ですが，心的表象がさらに活発化すれば，思考は低く発語されるようになり，時にははっきりとした声になることもあります。「ひとり言をいう」人達のことを思い出してください。皆さんの誰もが，運動性の言語活動をするこの種の人々に，道で出くわしたことがおありでしょう。しかしながら，これらの人々は，ある重要な特徴によって精神病者と区別されるのです。すなわち，これらの人々は，発語が自らの思考を表現していることを自覚しているという点が重要です。

さて，運動幻覚患者においても，全く同じ現象を同じ程度に観察することができますが，根本的に違うのは，彼らが話すことばが意識的な観念とは無関係であるという点です。真性の言語性運動幻覚の特徴はそこにあります。

その実例は少なくありません。

　私は，自分が収集し，解釈を加えた症例をいくつか紹介することができます。また，この研究を引き継いだ研究者達からも何例かの報告があります。

　このように見てくると，皆さんも，前述の患者が自ら幻聴から区別しているものを言語性運動幻覚の範疇に分類すべきであるとお考えいただけることでしょう。

　さらに話を進める前に，言語性運動幻覚という概念について少し考察してみたいと思います。その正当性は，疑いを入れぬように思われます。しかし，この概念は，今後何度も出てくるものですから，その根拠となる議論のいくつかを知っておくのもよいかと思います。

　言語性の幻聴，幻視を持つ患者が，聴覚性，視覚性の人々であることはすでに述べたとおりですが，言語性運動幻覚の患者の場合，まず運動性の人達であるというのが前提条件です。

　私は，今までに何度もこのことを観察しております。例えば，運動性言語幻覚を持つ少女は次のように言います。「いずれにしても，私が考えることはすべて舌の上にやってきて，いつもそれが口をついて出そうになります」。別の患者も同じように言います。「黙って考えることができないのです。息が詰まりそうになります。他人に聞こえないようにしゃべったり，時には声に出さないと——声に出すことのほうが多いのですが——考えることができません」。

　Ballet もまた，幾人かの患者についてこの事実を確認しています。

　この種の幻覚患者においては，「意識的思考」に対応する発語の運動イメージさえ非常な鮮明さを獲得して外に現れようとします。したがって，患者の多くは，自分が意図的に発音しようとする以前に思考が形成され，それが口をついて外に出てしまうなどと訴えるのです。Pieraccini がこの現象を「思考漏洩」と呼んだのもうなずけると思います。そしてこの現象はしばしば多様な妄想的解釈をもたらすことになるのです。

　Stricker は独自に重要な観察を報告していますが，それは我々の理論に新たな議論を導入するものです。

　彼の観察によれば，2つの異なった単語を同時に想起する場合，異種の言語

性イメージを用いることは可能であり，また，同種の感覚イメージを2つ用いることさえ可能であるのに対して，2つの運動イメージは同時に用いることができないというのです。

したがって，言語性運動幻覚を持つ患者が，話し始めると同時にその幻覚から解放されるという現象がみられるわけです。煩わしい声から逃げるために，自分自身でこの逃避手段を用いる患者もいますし，一日中大声で本を読んでいる者もいるのです。彼らの運動イメージは，会話や読書に向けられて，幻覚を生ずるのに必要な役割を果たさなくなるように見えます。これとは逆に，幻覚に気をとられすぎて，質問に答えられない患者もあります。私が紹介した患者こそがそのよい例であります。この患者は会話を突然中断し，運動性幻覚に対して，自分が説明を終えるまで黙っていてくれと命令したのをご記憶でしょう。すなわち，幻覚は，応答に必要な運動イメージを吸い取ってしまうので，患者が自己の発語運動中枢を自由に用いるためには，幻覚が止むのを待つしかないということです。極端な場合には，幻覚の持続によって，患者の思考表出は永久的に阻害され，患者は完全に緘黙してしまいます。

余談ながら，運動幻覚はこのように，精神病の緘黙における多くの原因の1つに数えられるのです。

以上のように，言語性運動幻覚における発語運動中枢の重要な役割を示唆する議論がいくつか提出されたわけですが，この役割が間接的に証明される例もあります。——この種の運動幻覚を持つある患者は，同時にとても明瞭な舌の運動を感じるのですが，彼女はそれを「揺れ動く」と表現します。また，彼女は時々鼻孔や眼瞼にも同様の運動を知覚することがありますが，それらの運動は「何も語らない」と言います。彼女がそれらの運動の意味を理解するためには，舌の運動を伴っていることが必要なのです。なぜなら，舌の運動のみが言語機能と関係しているからです。

精神病者の習癖の中にも，言語性運動幻覚の存在と性質が読み取れるものがあります。煩わしい音を遮断しようとして，耳を塞いでいる幻聴患者をご存知でしょう。綿を用いる者もあれば奇妙なかぶりものを用いる者もあります。それは布や厚紙でできたヘルメットのようなものですが，皆さんが病棟で見た女

性患者を思い出してみてください。

　運動幻覚の患者はそういうことをしませんが，その代わり，彼らの習癖は，その幻覚の性質と局在をよく現しています。——彼らは舌を歯の間に挟み込んだり，呼吸を中断したり，小石を口に詰め込んだりします。ある患者は，自分の舌が動いて，「望遠電話機」により，鼻腔の空気を介して敵に伝わると想像し，このような行為に及んだわけですが，口の中に詰め込んだ小石は，舌の想像上の動きを止める目的があったのです。

　幻覚患者の顔貌もまた重要です。幻聴患者は何かに聞き入っているような様子をしています。これに対して運動幻覚患者は唇を動かしたり，訳のわからないことばを呟いたりしています。時には心窩部を手で押さえている者もありますが，これはそこが声の出所と信じてのことです。また可能ならば，幻覚の最中，患者にものを書かせてみることも大切です。幻聴患者は書き取りのような書き方をするのに対して，運動幻覚の患者は，書きながら唇を動かして何かを話しています。

　これらの証拠は，皆さんに言語性運動幻覚の存在と性質を納得させるのに十分と思われます。また，この種の幻覚の見つけ方もおわかりになったと思います。しかし，その解釈は必ずしも容易ではありません。診断に非常な困難を要する場合もあって，長期にわたる精神疾患によって精神が障害され，脆弱化している場合が特にそうです。患者は必ずしも優秀な心理学者ではないので，自分の感覚を明確に分析できるとは限りません。しかし，時間をかけて注意深く観察すれば，彼らの幻覚の中で運動性の要素に帰するべき部分を確定できるのが普通です。

　病気の初期にはみられなかった運動幻覚が，時間の経過とともに明らかになっていくことがしばしばあります。私の患者で，はっきりと次のように言う者がおりました。「以前の私は『心で話しをしていた』のですが，今は『口で話す』ようになりました。何だか舌がぐらぐらする感じがします」。

　言語性運動幻覚の強度は多様であります。

　患者のある者においては内的な声にとどまり，観察者は患者の陳述を聞いて初めてその幻覚の性質を知ることになります。また別の患者は小声でしゃべっ

たり，あるいは，何かを話しているような動きが唇にみられるだけのこともあります。そして，ついには幻覚が声になって現れるのです。

第1段階は単なる「心的会話 conversation mentale」であって，これは「単純言語性筋感覚幻覚 hallucination verbale kinesthétique simple」です。第2段階は完全な形の「言語性運動幻覚 hallucination verbale motrice」です。そして最終段階は真性の「言語衝動 impultion verbale」と呼ぶことができるでしょう。これらの類型はすべて臨床的に観察されるものですが，各々の相違を十分に知っておく必要があります。なぜなら，それは単に理論的な興味にとどまりません。運動幻覚と幻聴では，心理学的，臨床的，そして予後的意義がそれぞれ異なっており，運動幻覚における種々の段階を定めることもまた大切です。

症候学のざっとした復習はこれくらいにしましょう。私はただ，皆さんに，多様な幻覚，特に言語性の類型を，その最も単純な側面から眺めていただきたかっただけなのです。そうすることによって，皆さんがこの種の患者に遭遇した時には，即座にそれとわかるに違いありません。さらに，これらの概念は，次回の講義で扱う予定である，より複雑な形の幻覚を勉強する上で指標となりうるでしょう。

臨床に戻る前に，非常に明瞭な言語性運動幻覚を呈した女性患者の1例を紹介しましょう。私がこれまで皆さんの注意を促してきた特徴のほとんどをこの症例に見いだすことができるでしょう。

彼女は20歳の女性で，知能の低い両親の娘です。父親は痴愚に近く，母親も聡明とは言えません。また彼女の弟はほとんど白痴であります。彼女自身の知的水準も低い。歩き始めたのが非常に遅く，読むことを覚えるのにもとても苦労し，重症の腸チフスにかかってからは諸々の能力の発達が止まってしまいました。そして2年前からは，この知能低下の状態に精神症状が付け加わったのです。彼女は「天井にものの形が見えた」と訴えます。錯覚でしょうか，それとも幻視でしょうか。確定するのは難しいと思います。彼女は漠然とした被害念慮を持っており，自分の幻覚を周囲の不特定な人のせいにしています。

しかし特に興味深く，現在の病像の前景をなしているのは，言語性運動幻覚

です。この幻覚は誰にでも観察され，病棟では彼女のことを「ひとり言を言う患者」と呼んでいます。この現象に関して，彼女ははっきりと次のように言うのです。

「それは喉から出ているのです」―「他の患者達は『それは声だよ』と言いますが，それは彼らを私のようにしゃべらせることはないのです」―「誰かが私の喉や舌に仕掛けをしてしゃべらせるのです。私の舌はいつも動いているみたいで，決してじっとしていません」ここでは，言語性運動幻覚についての非常に率直な描写が認められます。

声を止めさせるために彼女がどうするかということにも着目してください。

「彼らが私に無理やりしゃべらせることがないように，私は歯を食いしばるのです。でも，耳を塞ぐことは決してありません」。

そして，彼女が黙って本を読もうとすると幻覚が邪魔をします。

「彼らが読むのを止めさせようとします。私にしゃべらせるためです。だから私は声を出して本を読むのです。そうしないと読めません」。

ここまでの観察は，第1段階の言語性運動幻覚にとどまっています。しかし，注意深く患者を見ると，あたかも小声で何かを話しているように，時折唇を動かすのが観察されます。見知らぬ人々の前では，彼女は自制することができます。しかし，ひとたび病棟に戻るや，大声で暴言を吐いたり罵ったりするのです。それらの暴言や罵言は，「自分では言いたくないけれど，彼らが私に無理に言わせようとする」のだと言い，彼女は自分の非礼を詫びるのです。これこそ「言語衝動」の典型例であります。

この患者に関して最後に付け加えておきます。彼女は共通運動幻覚を呈することもあって漠然とした迫害者達（「誰か」あるいは「声の主」）が彼女の腕や足を動かしたり，顔をある方向に向けさせたりすると言います。つまり，彼女の幻覚性障害のすべてにおいて，運動性の要素が優位に立っているわけです。

最後に当たり，幻覚の症候学的診断についていくつかの注意点を提示したいと思います。

幻覚の存在を結論するに当たり，決して性急であってはなりません。いかに単純に見えても，その診断は必ずしも容易ではなく，診断を明確にすることは

臨床的にも疾病学的にも非常に重要です。これに関しては多くの例を挙げることができます。まずは最も単純な場合について考えてみましょう。つまり，患者が診察の最中に幻覚を持ちながら，他方では我々の質問に答えるという状況を想定してください。

要素幻覚の場合，診断は容易です。それは，患者が報告した知覚の真偽を，我々自身が容易に判定できるからです。

共通幻覚の場合，2つの現象との区別が必要です。つまり，「錯覚」と「妄想的解釈」です。これまで見てきたように，幻覚が物体なき知覚であるのに対して，錯覚とは実在の物体の誤った，不正確な知覚です。例えば，患者がカーテンのひだに幽霊や殺人者の影を見るのは，錯覚の1例です。妄想的解釈においては，知覚は正確なのですが，患者は自分の関心事に関連づけることによって，その知覚に対して特別な意味を与えるのです。例えば，あるうつ病患者が，近所で大工が壁を修理するハンマーの音を聴いたとします。患者は，その音の性質はよく理解していても，解釈が誤っているのです。「私を処刑するために絞首台を用意しているのだ」。

同様の区別が言語幻覚にも適用されます。これまで我々が詳細に扱ってきた言語幻聴を例にとりましょう。この幻覚においては，患者の周囲が全く静かであるにもかかわらず，人の話し声を聴くわけです。錯覚においても，患者はことばを耳にしますが，そのことばは実際に発声されてはいても，患者によって誤って知覚されます。我々が「狼の罠」(piège à loup) について話しているのを，「彼はやきもちやきだ」(Il est jaloux) と聴き違えた患者などはそのよい例でしょう。

別の形の錯覚として，外界の音がことばとして知覚されるというものがあり，風の音，鐘の音などが話し言葉として聴こえるのです。雷鳴の中に自分の名を聴いた患者もいました。共通聴覚中枢に働きかけ，ある物体の概念のみを喚起するはずのこれらの音が，患者の中では言葉の聴覚中枢に蓄えられた言語イメージを喚起するのです。患者はそのイメージを外から来たものとして知覚し，特定の物体と関連づけます。

この種の現象と，患者が外界の現実の音を勝手に解釈して特定の意味を与え

るという現象とは区別されるべきです。——我々が後で診察する予定の若い女性患者は，庭で聴いた鳥の鳴き声に特別の意味づけをします。例えば，彼女が庭に出る時，鳥達が「ほら，あの子が来たよ」と言っているというふうに考えるわけです。しかし彼女は，そのことばが実際に聞こえてきたわけではないと言います。つまり，彼女はただ単に，鳥の声に対してある意味を想定しているにすぎないのです。

　この例はむしろ，聴覚現象において現れる妄想的解釈に近いものでしょう。妄想的解釈では，聴覚は非常に正確であるにもかかわらず，患者は自分が聴いた事柄を拡大解釈し，自分の妄想の主題と関連する特殊な意味づけをするのです。例えば，ある被害妄想患者は，ある日2人の人物が会話の最中，次のように言うのを耳にします。

　——「彼らの気を引くには一体どうしたらいいのでしょう」。

　患者は即座に自分が脅迫されていると思い込みます。このことばは彼にとって，自分が再び悲惨な目に遭うことの証明なのです。

　以上の考察は，聴覚に関する言語幻覚と同時に，視覚に関する言語幻覚に関しても成り立ちます。

　精神運動性を伴う言語幻聴に関して，我々はすでに前者の意義を十分に強調し，いかなる点において精神運動幻覚患者が——たとえ彼が「声が聞こえる」と訴えても——幻聴患者とは異なっているかを示してきました。また，面接で明らかになる主観的現象以外に，幻覚は，実際にそれが生じている時点において客観的症状をも伴うものですが，これについては後ほど再考することにしましょう。

　多くの場合，我々は幻覚の発生場面に立ち会うことができないため，診断は「遡及的」にならざるをえません。それによって診断が変わることはありませんが，この場合は，現象の純粋に主観的な側面に依拠するしかなくなります。したがって，現象が真に幻覚的な性格のものであると断言する前に，その現象が起こった時点での最も些細な状況，その現象の特徴のすべてを明確にする必要があります。その現象が生じた時にその場にいた人達からの情報により，必要に応じて検討が可能です。

ここまで我々は，扱う患者が素直で接触性もよく，快く診察に応ずるものと仮定して議論を進めてきました。しかし，面接に応じず，執拗に緘黙する精神病者においても幻覚の有無を判定せねばならないことがあります。

また，次のようなことにも注意を促しておきましょう。すなわち，我々が以前の講義で復習した，精神病性緘黙の1つとして，種々の幻覚が挙げられるということです。それは，例えば患者に話すことを禁ずる命令的な幻覚であったり，あるいは私がすでに説明したようなメカニズムによって緘黙を引き起こすような運動幻覚であったりします。

このような条件下では，幻覚の診断は「客観的」症状に頼らざるをえないわけですが，それは私が先ほど話題にしたものであり，多少なりとも明確な形で幻覚に随伴する症状です。このような客観的症状の中でも，例えば脈拍や血圧の変化などは議論しないことにしましょう。なぜなら，これらのものは実際の診断において無価値である上に，あらゆる種類の幻覚ばかりか，別の次元に属する多くの精神現象にも共通して現れるからです。

より重要なのは，幻覚によって引き起こされた表情の反応です。幻聴においては，例えば，患者は顔の向きを変え，幻覚がやって来ると思われる方向に耳介を向ける動作がみられます。それと同時に目つきが真剣になったり，何かをよく聞き取ろうとするような，あるいは何かから逃げようとするような微妙な動きが身体全体に観察されるのです。要するに，患者は何かに聞き入る人のような態度をとるわけです。いろいろな方法で耳を塞ぎ，音を遮断しようとする患者がいますが，彼らの習慣や身なりの特異性を観察することによってもまた，幻聴の存在を知ることができます。

精神運動幻覚においては，患者は独語する人に似ています。これらの患者では唇の動きが観察されます。また，私が皆さんに説明したような特異な態度や習慣がみられますが，それらは内部の声の出所を押さえ込んだり，舌の動きに抵抗するために生じるものです。

幻視の客観的徴候は，しばしば非常にとらえやすいものです。——まず頭が回転し，視線が固定され，幻覚の方向や距離に合わせて瞳孔の大きさが調節されますし，目つきや全般的な態度に情動的変化がみられます。また，次のよう

な事実も報告されています。すなわち，幻覚患者はしばしば不快な体感異常や，針で刺されるような感覚を伴っており，そのために患者は目を擦るような動作をするというのです。

　幻味の場合は，口をもぐもぐさせたり嚥下したり，唾液が出たり，唾を吐いたりするのが見られます。

　幻嗅は，頻繁に鼻からの呼気を伴います。患者はしばしば悪臭から身を守ろうとして，口と鼻を塞ぐような奇妙な身なりを工夫することがあります。

　性器感覚の幻覚は，しばしばわいせつな動作や態度を引き起こします。「一般感覚の障害」という名称で呼ばれている現象もそれと同次元のものですが，これは急に跳ね上がるような動作や逃避行動，防御行動，身体を掻く動作，そして幻覚の生ずる身体部分を守るための異様な服装などとしてのみ外部に出現するものなのです。

　慢性の精神病患者について，Féré をはじめとする何人かの研究者は，筋線維に対して直角に走る皺の存在を指摘していますが，この皺は各種の幻覚と関連した動作の際に出現するものです。

　私が皆さんに記憶しておいていただきたいと思った概念はおおむね以上のようなものです。これらの考え方が少しでも皆さんの興味を引けば幸いであり，特にそれが精神病患者の面接――しばしば困難を伴いますが――における指標となればよいと思っています。少なくとも，以上のような考え方によって，今後の講義で取り扱う患者の診察が容易になることと思います。

原　　注

(1) 1894 年 1 月 14 日の臨床講義。M. H. Meige により Journal des connaissances 誌 6, 7 号　1894 年に発表された。

(2) J. Séglas, Progrès médical, 1888, et Troubles du langage chez les aliénés（Bibliotèque médicale Charcot-Debove, 1892）

翻訳　田中　寛郷・濱田　秀伯

■解 説■

Séglas と幻覚論

濱田　秀伯

　ここに訳出したのは，フランスの精神科医 Séglas の精神運動幻覚を含む幻覚論である。

人と業績

　Séglas, Louis-Jules-Ernest は 1856 年 5 月 31 日に生まれた。生涯の大半をパリで過ごし，精神科医としての活躍の場は主に Bicêtre および Salpêtrière 病院にあった。特に後者にあっては，Charcot の影響を受けた Ballet, Cotard, Arnauld, J. Falret らとともにいわゆる Salpêtrière 学派を代表する 1 人であった。1921 年に退官，1939 年 12 月 6 日に没している。

　仮説を立てて理論にまとめるより，患者の鋭い観察を通じて症候学の記載と診断に優れ，その意味では同僚の Chaslin と並んで最もフランス的な臨床家であった。控えめな性格であったと伝えられるが，多数の論文の論旨はどれも一貫して明快である。代表的な著作として，Ballet の編集した概論に 200 ページ[2]に及ぶ症候学を執筆している。また 1887～1894 年に Salpêtrière で行われた臨床講義集[5]が出版されており，ここに訳出したのはその第 1 章である。ちなみに強迫，原発性精神錯乱，メランコリー，自責妄想，否定妄想，老年精神病，ヒステリーなどの項目がこれに続いている。

言語性精神運動幻覚

　19 世紀後半から 20 世紀前半にかけての 40 年間は大脳局在論が最も隆盛で

あった時期とされている．フランスでは Charcot が，1870〜1880 年代にかけて連合主義的な見方の上に，皮質運動野や失語症の一連の研究を行っていた．

Séglas は 1888 年に，内言語が発語となる運動・影響性の強い仮性幻覚を言語性精神運動幻覚の名で記載した．これは Cramer の筋感幻覚 Muskelsinnhalluzination と Charcot の失語症図式をもとに考えられたとされる．

本文にあるとおり，この仮性幻覚は単純言語性筋感覚幻覚から完全言語性運動幻覚を経て言語衝動（独語）に至る 3 段階で進展する．幻覚は感覚，知覚の病理という常識を破って，運動性の幻覚という概念を立てたところに彼の独創がある．しかしさらに遡ってみると，フランスの幻覚概念そのものが初期には，必ずしも感覚を前景にしたものではなかったようである．

仮性幻覚の成立と展開

Esquirol（1817）は「現実に知覚された感覚に関して，この感覚を刺激する適切な外的対象が感覚の射程内に何も入っていないにもかかわらず，内的な確信を抱く人は幻覚状態にある」と定義し，むしろ内的確信の強い妄想に近い現象とみていたらしい．Esquirol の弟子であった Baillarger は，幻覚の成立に記憶と想像の不随意な活動，外的印象の遮断，感覚器官の内的興奮の 3 つの条件が必要と考え，初めの 2 つによる，まだ感覚性を帯びていない不完全な幻覚を精神幻覚 hallucination psychique と呼んだ[1]．これが仮性幻覚の始まりである．

本文にみられる「対象なき知覚」という有名な定義は Ball（1890）が，Esquirol のそれを簡略化したものであるが，ここで幻覚はむしろ当初の意図から離れ，知覚，感覚の病理とみなされることになった．したがって，Séglas の精神運動幻覚は，感覚性を獲得する以前の仮性幻覚の段階における運動性に着目することで，幻覚が本来持っているはずのバランスのとれた形に引き戻したともいえるだろう．

Séglas の仮性幻覚の分類は，**表**に示すように，人や物を対象にするものと，言語性の 2 群に大別される．前者は Kandinsky に代表されるドイツ語圏の仮性幻覚に相当し，後者はさらに言語性運動幻覚，言語性仮性幻覚に分けられてい

表　精神幻覚 hs. psychiques と呼ばれる現象

第1群：人や物を対象とするもの
　Kandinsky のいう仮性幻覚
第2群：言語性のもの
　A．言語性運動幻覚 hs. verbales motrices
　　1．強度に応じて
　　単純言語性運動感覚幻覚 hs. verbales kinesthétiques simples
　　狭義の言語性運動幻覚 hs. verbales motrices vraies
　　2．複雑さに応じて
　　単純言語性運動幻覚 hs. verbales motrices simples
　　複合言語性運動幻覚 hs. verbales motrices mixtes
　　複合言語性幻覚 hs. verbales combinées
　B．言語性仮性幻覚 pseudo-hs. verbales
　　運動性 motrices，聴覚性 auditives，視覚性 visuelles
　　単純型 simples ないし複合型 combinées

　る。言語性運動幻覚の純粋型が上記の言語性精神運動幻覚であり，これに感覚性の要素が混入する種々の複合型がある。一方，言語性仮性幻覚は聴覚，視覚ないし運動性の心的表象を指し，脆弱で外在化せず真性幻覚に至らないもので，対象と構成要素から前2者とは異なるという[6]。
　こうした幻覚の感覚性，運動性の区分から Séglas は系統被害妄想を感覚幻覚性被害妄想 persécuté halluciné sensoriel と，運動幻覚性被害妄想 persécuté halluciné moteur に分けた[5]。前者は言語幻聴を中心とする感覚幻覚が前景に立つもので，Magnan の慢性妄想や Ballet の慢性幻覚精神病などに相当する。
　運動幻覚性の被害妄想は，言語幻聴は目立たず，運動性の仮性幻覚が優位を占めるもので，幻視，体感異常，臓器感覚異常などを伴う。こうした特徴から，運動幻覚を持つものは精神解体が深く，つきもの妄想，影響妄想を生じて人格の二重化 dédoublement de la personnalité を来すとしている。
　この妄想の類型が後に，影響妄想や自動症を主徴とするやはりフランス独特な影響症候群 syndrome d'influence の概念[3]へと発展していく。

まとめ

幻覚は古くから精神医学における基本課題である。Séglasの精神運動幻覚は，その精緻な症候学と明晰な理論構成をもって，19世紀末から20世紀初頭にかけてフランスに展開した。古典的精神医学の成果の1つに挙げることができるだろう。仮性幻覚への視点が，ドイツのそれとは大きく異なる点とも合わせて考えると興味をひかれる[4]。

精神運動幻覚はフランス独特の概念であり，成立当時の状況から機械論的な色彩が強いために，広く受け入れられるには至らなかったが，力動的な考えがやや後退した今日に，再び見直されるかもしれない。

文　献

1) Baillarger J：Des hallucinations, des causes qui les produisent et des maladies qu'elles caractérisent. Mémoires de l'Académie royale de médecine Tome XII, 1846
2) Ballet G：Traité de pathologie mentale. Doin, Paris, 1904
3) Ceillier A：Les influencés. Encéphale 19：152, 225, 294, 370, 1924
4) 濱田秀伯：分裂病の仮性幻覚．臨床精神病理 15：155-161, 1994
5) Séglas J：Leçons cliniques sur les maladies mentales et nerveuses. Asselin et Houzeau, Paris, 1895
6) Séglas J：Sur les phénomènes dits hallucinations psychiques. Arch de Neurol 59：1, 1900

Pierre Janet

Les obsessions et la psychasthénie (Tome I): La hiérarchie des phénomènes psychologiques*

P. ジャネ

強迫症と精神衰弱——心理現象の階層的秩序

　心理学上の紛糾した問題の多くは言葉がもたらしたものである。なかでも気にかかる問題は，尋常な観察では摑まえることができない要素的現象を指し示すのにいつも日常の用語をそれに宛ててしまうという一般の慣習にどうやら基因しているもののように思われる。ある複雑な事象の解釈を求めようとしてその事象を一つの単純な事象に関連づけようとするとき，ともするとわれわれは分析して得た単純な現象を日常語でもって「感情とか情動とか思考とか想像とか」と名づけてしまいがちである。しかしながら，要素的心理現象なるものはたとえば感情であるとか情動であるとか思考であるとか意志であるなどとは決して確言できない。これらの言葉はそれぞれきわめて複雑な現象を指しているのであって，それらは通俗な観察によって，また実際の必要から，そう弁別され区分され命名されているのである。尋常な観察では摑まえられず科学的分析によってはじめて得られるような最も要素的な現象も，やはりこうした古めか

---

* Les obsessions et la psychasthénie (Tome I), 3e Ed., 484～498, Alcan, 1919. 第Ⅱ部　Études générales sur l'abaissement de la tension psychologique, 第 1 章　Les théories pathogeniques: Les modifications de la tension psychologique, 第 2 項　Le principe de la théorie psychasthénique の「その 2」（初版 1903 年）
『精神医学』16 巻 9 号（1974）「古典紹介」所収

しい類別のなかに編入されていくものである，などと一体なぜ仮定してかかる必要があるのであろうか．強迫症者において障碍されている要素的現象とは，一体情動であるのかそれとも意志なのか，というような，おそらくはそのどちらでもないはずのことがらについて，つまり無駄な問題をめぐってなぜわれわれは争うのであろうか．意志行為なるものは情動と同様複雑な現象であり，ある要素的現象がそのどちらかと同一であるなどということは，おそらくはあり得ぬことである．

　つまり研究者の好みに応じて，さしたる根拠もなしにそれが「情動」と呼ばれたり「意志」と呼ばれたりするわけである．心理学の役目はそうした言葉の争いを続けていくことではなく，分析によっていろいろな新たな現象を，すなわちこうした単純素朴な有様ではそれを認めることもおぼつかず命名もされてなかったような新たな現象を明確にさせるように努めることである．

　実は私が，ヒステリー患者の精神状態の本質をなす現象は「意識野の狭窄」であることを示そうと試みたときにささやかな努力を傾けたのも，こうしたことなのである．意識野の組成は知性的事象であるとはっきり言い切れるものでもないし感覚的事象と言い切るのも適切でない．そこで私は知性論にも感覚論にも組せず，表面的な観察で摑えられるような思考であるとか感情よりはもっと根本のある現象を記述しようと努めたわけである．

　私はこれとまったく同じ類の研究を強迫症者について行い，情動や意志のさまざまな障碍において重要な役割を果たすある単純な心理現象で，しかもその現象のさまざまな変化でもってそうした障碍がうまく説明できるようなものを，あの精神衰弱のスティグマータが際立たせていないかどうか，それを探究していきたいと思う．

　この章は，精神衰弱のさまざまなスティグマータの要約と見なすことも可能なそうした心理現象の記述に当てられることになろう．続いてつぎの章では，問題のこの現象およびそれの諸変化を起点にすると，強迫症者のさまざまな障碍の組成は一体どのように表されるかということが示されることになろう．

　前章では，強迫症者においてはある種の心理的活動が減弱することや消失することが確かめられた．またその反面，それ以外の活動はよく保たれていてむ

しろ過度の展開をみせるということも確かめられた。このような相違をつぶさに調べてみれば，すべての精神活動がまったく同じ程度の容易さを示すというわけでなく，脳の機能の一種の減退が続くうちにそれらの活動が一挙に失われてしまうわけでなく，その異なる容易さの度合いに応じてつぎつぎに漸次消失するものであるという推論が自然に浮かんでくる。端的にいえば心的活動はある階層的秩序を持ち，その高級な段階の活動は複雑で，ここに取り上げる患者たちにとって達成の困難ななかなか行い得ぬ活動であり，一方低級な段階の活動は容易で，そうした患者たちにも行い得るものとして残されているのである。

　おそらくは精神作業についてこの類のことがらがこれまでも漠然とは考えられてきたに違いない。科学的探究，芸術作品の制作や鑑賞，道徳的完成に至るための努力，といったものは高度な精神活動であるとされてきたし，子供にとって割り算のほうが足し算よりも習い覚えにくいものであることや，白痴にとってはものを食べることよりは言葉を喋ることのほうが難しいということもよく知られていたことである。ところがこうした困難さの度合いについての探究は，芸術や教育の観点からしかなされていなかったし，それも，精神活動のほんのわずかなものについてだけであって，行為を行うとかものを認知するとか想像するというような心理現象すべてについて全般的になされていたわけではなかった。そのためにこうした比較対照は，きわめて皮相ではなはだ不正確なものに終っていた。一見すると三段論法を行うことのほうが，ある人物とか花とかが現に存在するということを確認することよりも，一層頭脳的な作業を要することがらのようにだれの眼にも見えるかもしれないが，しかし私は，この点については常識のほうが間違っていることを示し得るものと信じている。

　このような階層的秩序が，たとえそれがまったく有益かつ有用であるからといって，芸術的ないしは道徳的な面だけから取り上げられてそのような視点だけから位置づけられ定められるべきではない。生命の諸条件，健康と病気という観点から位置づけられ定められるべきである。私の思い違いでなければ，心理学はまったくはじめのころは昔の博物誌のような工合いに行われていた。初期の博物学者たちは生き物をなんでもかんでもともかく彼らに最も美しいと思われたとか最も有用と見なされたものを最上のものとし，恣意的な序列に従っ

て記載していた。同じように心理学者はありとあらゆる心理的事象をなんの見境いもなく乱雑に，あるいは自分が最も気に入っていることがらを最初において恣意的に配列して記述していたのである。とうとう進化論が生物には完成の序列があって記述のさいにはそのことを考慮に入れなければならないことを博物学者たちに気づかせた。同様に心の病理学は，心理学者たちに対して精神の諸現象の重要さの本当の度合いとは一体なんであるかということを示してくれるに違いない。諸現象がそれぞれのもつ困難さという観点からはどのような順に配列されるかを正確に確かめるためには，個人的な感情とか好みとかで評価してしまってはならない。そうした現象が患者たちにおいて消失する頻度やその順序に従って判断を下さねばならない。

　私は長年にわたり，このような心理学的な階層的秩序のさまざまな度合いを定めるという仕事をしてきた。私の初期の研究はきわめて重要な区別，すなわち統合的な活動性と自動的な活動性との区別を確立するというものであった。つまり階層的秩序の二つの基本的な階層がそこにある。しかしながら，まずこの区別は十分正確なものとは言い難いし，それにただ二つの階層しか取り出されていない。こうした階層はおそらくは多数にのぼるはずのものである。おまけにこの区別がぴったりあてはまるのは，ヒステリー患者についてだけである。ヒステリー患者の場合には，しばしば下位意識を伴う自動症が意志的で注意力を伴う人格的意識を享けた心理的統合からはっきりと別れてしまっている。これから取り上げる患者たちすなわち精神衰弱者たちについての研究は，心理現象の階層的秩序のこうした探究の完成をわれわれに約してくれるものとなろう。

　こうした検索を本書のこれまでの詳細な観察に基づいて行ってみれば，精神的活動の最も困難なものとして，というのもそれが最も急速にしかも最も頻繁に消滅する活動だからなのであるが，第一の階層には**実在機能**を置くべきであろう。この機能は，それを他の機能と弁別するような習わしがほとんどないので私は心理的不充足のさまざまなものについて要約しつつそれについて紹介してきたわけであるが，現実をそのありとあらゆる形態において把握するということから成る機能である。この機能は，「現に今の生へのこの注意」とある形而

上学の書で Bergson 氏が語るその注意から成り立っている。この Bergson 氏の
書は，こうした心理学的観察をしばしば予見している書であるように思われる。[1]
心的活動の最も完成したものですべての強迫症者がその病いのはじまりのところですでに失ってしまうものがつまりこれであると思われる。

　この実在機能の第一の形態，それは，外界の事物にわれわれが働きかけることを可能ならしめ，現実を変化させることを可能ならしめている行為である。この意志的行為それ自体にも困難さの異なる度合いのものがみられる。その対象についてみると，そうした行為が最も困難になるのはそれが社会的な行為のときであり，つまり単なる物理的環境のみならず，われわれがそこに浸り込んでいる社会的な環境においても発揮されねばならないというときである。

　その行為が職業上のものである場合にもやはり困難なものとなる。つまり，ある仕事上の実際の行為に関わるものである場合，精密なものを組み立てて実際にそれを仕上げねばならないとか，気むずかしい客を満足させねばならないとか，現実に稼がねばならないという場合である。利害がからむような行為ということは，われわれにとってと同様に他人にとっても最も現実的な行為ということであるが，そうした行為は最も努力を要するものであってしかも真先に消滅してしまうのがそうした行為であるもののように思われる。

　その形態についてみれば，以前著者が証明したように，行為が最も新しい行為であってしかもそればかりでなく変化する諸情況に新たに順応することを望んで行う行為であるだけ，それは最も困難なものとなる。Voz. という患者は，[2]
「なにか改めて決めなければならないということぐらい私を惨めにし狂わせるものはない」と述べている。

　われわれの眼に融通無礙な特性や人格性の特性を持つものと映るような行為，つまりそのような行為を引き起こす心的統合に，われわれの大部分の基本的でかつはっきり組織立てられているような動向との一致が要請されているような場合，端的にいえば単に行為が外部から与えられている所与と整合しなければならないばかりでなく，われわれの人格性全体とも整合しなければならなくなっているような場合も，やはり困難な行為である。やや低級な階層には，完遂の困難さ，つまりいったん始めたある行為を終結させる困難さや迅速さ，

正確さ，気力，外来の諸影響に対する抵抗，というようなある種の意志的行為に見出されるはずの困難さが現れている．

最後に，意図的に眠り込むということも実はひとつの行為であり，しかも難しい行為であるということもこれまでたびたび観察してきた．この睡眠の行為および覚醒の行為をこうした階層的秩序のうちのある高さのところに，すなわち人格性と融通無礙の感情を伴った意志的行為のすぐ下のところに位置づけておきたい．

このような階層的秩序の第一度のところにしかるべく位置づけられるあの意志的行為は，たしかに自分が置かれている世界を変化させるものであり，多くの患者において常にしかもその病いの最初からすでに障碍されてしまうのがこの行為にほかならないことはこれまで観察されてきた．怠惰，無精，優柔不断，行為ののろさ，手間どり，努力の弱さ，混乱，不手際，なげやり，腰くだけ，新しいこと嫌い，きりがないぐず，といったことがらは精神衰弱者をよく特徴づけている．過度の小心さや職業上の意志薄弱，抑止，竦み，うち克ち難い疲労，完全な無気力などは，強迫観念を抱いているあるいは抱きやすくなっている彼らにおいて最も際立って生じてくるものである．そしてそれらは促迫性興奮の発作に前駆する時期，一種の前兆にもなぞらえられる時期においてことさらに著しくなる．

これと同じ実在機能のうちに，しかしおそらくはこの意志的行為よりいくぶんか低い階層のところに見出されるのが，実在の事物の認知を可能ならしめている注意の機能である．患者の眼からすればやはり最も高級な階層にあり，したがって最も壊れやすい活動つまり実在の観念を与える心的活動，確実さと信念とを生み出しているもの，がそれである．まさに実在する，という感情を伴った認知や観念，つまりそうした認知をめぐってすべての動向，すべての活動性を協調させること，それこそが注意の完成された営みである．

ある昔の哲学的な考え，Spinoza や Hume にまでさかのぼれる考えで Spencer や Taine も受け容れていた考えがある．それは，信念は常に観念を伴っており，また懐疑はいくつかの均等な明確さを持つ表象のあいだの抗争からもっぱら生じてくるという考えである．この考えは，断言と謬見とにおける意志の果たす

役割についての Descartes の思想と対立せしめられつつ、多くの哲学者たちによって論議されてきた。Brochard 氏はその論著において謬見について論じ、また、信念と意志とに関する論文を著しているが、信念といわゆる思考とのあいだにつぎのような区別立てがあることを最も鮮やかに示した一人である。すなわち彼は「思考の必然つまりいろいろな考えを結びつけることと、信念の必然つまり精神がうち破ることのできない統合を絶対に真実のものとすることは別物である。厳密にいえば、幾何学的真実を理解することはできるがそれを信ずることはできない[3]」といみじくも述べている。Gayte 氏は信念について著した本のなかで懐疑論者についてつぎのように記している。「それは絶えず動揺する知性であり、思考それ自体のうちに思考によってはもたらされるはずもない決断を求めている。彼がどのような理論にも組しないのは、彼が意を決することができないからであり、彼が絶えず思索するのは行為によって自らの思索をおし止めることができないからであって、思考を統制することができず思考に支配されるがままになっているからなのである[4]」。同様の意味合いのもので最近著されている論攷のなかで目についたものとしては、W. Jérusalem 氏のもの[5]や A.-J. Balfour 氏のもの[6]（同氏のものは「信念の非合理的要因」について強調したものである）や W. James 氏のもの[7]があげられる。

これらの哲学的な理論はここで取り上げる患者たちについての観察を要約してくれているもののように思われる。Brochard 氏とともにいえること、つまり考えることはできても信ずることはできないということは、たしかにかくも多くの患者たちについて認められたことがらであり、彼らはきわめてよくものごとを認知し、しかもみごとに推理しながらも確信するには至らないのである。この事実から理解すべきこと、それは信念が単なる知的能力よりは上位にある頭脳的活動性の階層に位置するものだということである。われわれが確立しようとしている階層的秩序においては、信念は実在機能の一部をなしており、意志的活動と並ぶ高級な序列を占めているのである。

事物の実在を信ずるという心的活動の下位にあって、おそらくはやや軽度な困難さを帯びたものではあるがやはり注意の機能の困難さが見出されるのは、新しい事物の認知においてであり、五感に与えられた情景の錯綜のなかにおい

6. 強迫症と精神衰弱——心理現象の階層的秩序

てであり、その認知に明瞭さを与えることが要請されている場合であり、読書のあるいは講義の知的把握においてであり、つまり自分の置かれている状況の知的な面での認知においてである。見当識、すなわち自分の身体や自分が為し得る動作に関する認知の配分もやはり信念に近い心的活動であり、実在機能に関連した行為に近縁のものである。

　記憶は実際には困難さを示さず、実在機能の諸活動の一部としか結びついていない。後日それを役立てようとして現に起こっていることがらを記憶に刻みつけること、今の現実にまだしっかりと結びついているごく最近の想い出を想起すること、それから、現に起こっていることを認知するうえである役割を果たすはずの過去の記憶を正確に想い出す的確な想起、といったものは単なる記憶よりは上位のものである。すでに Debs がいみじくも述べたように、「記憶を確かなものにし、ひとたび注意をこらすことによって創り出される一種の心的傾向、それは一種の新たな習慣といってもよいが、それこそはまさに意志の最も有用なる大権(プレロガディヴ)の一つに他ならない」[8]のである。Bergson 氏は「行動人を特徴づけるもの、それは与えられた状況に関係を持つすべての記憶を想起し援用する敏速さであり、また彼においては、無用な無関係な記憶が意識の閾に姿を現わすとぶつかる越え難い障壁があり、それもまた行動人を特徴づけている」[9]と述べている。

　実在機能はわれわれの内的状態の意識や自己に固有の人格性の認知においてもやはり見出される。自分自身を現実に生きているものとして認知し得ることが要請されるのである。ここにもまた重要な困難さが見出されるわけである。それはつまり、確かさを伴った認知、現実感を伴った認知である。またこれとは別な困難さも見出され、それがここで最も重要性を帯びるものとなる。それは、自己の一体性の認知、現実に唯一の心的統合に精神が到達しているのだという感情である。

　精神衰弱者にかくも頻繁に見出される注意と認知との諸障碍を改めて想い返してみる必要はほとんどあるまい。それは認知についての懐疑、読書をしても講義を聴いても不得要領なこと、注意の定まらぬこと、一過性の心的欠落、記憶の保持されぬこと、持続性健忘、人格的認知の障碍、等々であり、こうして

われわれは注意と認知の心的活動を第一度の群に位置づけざるを得なくなる。

このような意志と注意の心的活動に結びつけられるべきいくつかの現象があり，それは情動と関連がある。一般に情動は，後に解るようにきわめて容易な心的活動であり，したがって第一の群のものとはきわめて異なったものではあるが，情動もそれが適切な情動つまり与えられた現実にみごとに即応した情動ともなると，それがとくに嬉しいときの情動の場合には，困難さを帯びることになる。今を完全に楽しめるということ，現にある美しいものや善いことを味わうことができるということは，一つのきわめて困難な心的活動のように思われるし，その点，現実への行為と注意とに関連づけるに値する活動であるといえる。そして，こうした患者たちにほとんど常にみられる無関心とか倦怠のなかにしばしば姿を消してしまうのがそうした活動なのである。

こうした実在機能の最後の項目は，おそらくこれまで述べてきたものすべてを要約しているものであるが，残念なことにほとんど知られていないものである。時の構成，すなわち精神における現時点の形成機能がそれである。時間は精神にとっては出来合いのものとして与えられているわけではない。このことは子供や病者が時間に対して抱く錯覚についての研究をみれば十分に納得がいくことであろう。数学者たちが問題にする現時点という把握し得ぬ時点は，ここでわれわれが問題にしている観念とは関係がない。精神測定で検討される同様の現在，その十分の一秒の脈動もまたわれわれが現在として認めるものとは違う。われわれにとって現実の現在なるものは，一つの行為，一種の複合した状態つまりわれわれがその複雑さや多少とも長いその実際の持続にもかかわらず，一つの意識状態のうちに摑みとるものである。放心している人にとっては，現実に対して無関心な状態の人にとっては，この現在は間のびしていて曖昧なままである。活発な精神の持主にとっては，つまり寸分もゆるがせにしない人にとっては，現在は収斂していて的確なものとなっている。つまり一種の心的活動なのであって，それは新造語を使えば現在化作用とでも呼べるような能力であり，一つの精神状態と諸現象の一群とを現在化することからなる能力なのである。実際にはこの心的活動がこれまであげてきた活動と混り合っているものであることを示すのは，さして難しいことではないであろう。それは行為で

あり注意をこらすことであり，置かれた状況を現実感を伴いつつ正確に認知することであり，それが現在化を生み出しているのである。また，この活動が実在機能の一側面であることは難なく理解できよう。したがってこの活動もやはり同様の困難さを帯びていて，同様の障碍がみられる。

以上のような第一の群の下位には，つまり最も完成された最も困難を極める心的活動のつぎには，私が無関心な活動と名づけようと思う心的活動の群がくる。それらは同様の心的活動に違いないが，ただそうした活動の完遂だけが欠けているもので，現実感の鋭さに欠けるものである。それらの活動は新たなことがらに対する的確な順応を欠いた行為であり，個人の動向のすべての協同というものを欠いた活動であり，確かさを伴わぬ漠然とした認知であり，現在を味わうことが欠けている。放心を伴った行為や認知としばしば呼ばれるものがこれであり，一見完全な生き方のようにみえるが，その実，現実に対して無関心な生なのである。

すでに幾度となく指摘してきたように，われわれが取り上げる患者の場合，はっきりとした意識を伴って遂行しようとしても遂行し得なくなってしまっているような心理活動も，放心によって容易に行えるようになるのである。この重要な指摘の新たな例示をいくつか掲げてみる。

私はこれまで，折りにふれて幾度もあの小心者たちの多くに認められるきわめて風変りな性格特徴を指摘してきた。そうした病者たちは自分で自分の身を処することがまったくできず，なにか自分に利害のからむことであるとか，自分の役目に関ることだと，ほんの些細な行為を行うことですら際限もなくためらうのに，だれか他人に助言したりするようなことだとたちまち常識豊かで明敏で断固としたところをみせるようになる。この変りようは，他人の行動というものは自分の立場からすれば自分自身の行動に比べていかに単純でいかに現実的でないかということをわきまえることによってはじめて納得がいくものである。例のWo.という患者は仮空の数字についてはつぎからつぎへときわめて正確に足し算をし，彼女は私のお金の計算もしてくれるとさえ言うのに，自分の家計のこととなるとたちまち注意が定まらなくなってしまうのである。

病者たちは，自分たちが行っている行為に気を奪われているときには，その

行為を容易に行えるようにするあの無関心な状態となっているのである。患者 Bei. は意識して注意をこらして行動しようとしたり，なにかを感じようとしたりするとたちまちわけが分からなくなってしまうのであるが,「気が紛れている状態のあいだはもうなんの混乱も起こさない。なにかに没頭しきっているときには，自分のことなど頭になく，すべてがまったくうまく行くし，彼女はまったく正常である。ところがなにかに注意をこらし，自分自身のことを考え，なにか感じとったことを納得しようとしたりするとまた混乱してくる」[10]。

Lod., Claire, 彼女たちは気が紛れていて自分の行っていることに気を使わないときには正常にものごとが行える。「自分の仕事がうまく行くにはその気でやっては駄目で，それをやろうという気になってはいけないのです。やっているのだとわきまえることすら駄目なのです」と Gisèle は述べる。とうとう Nadia はある種の夢想の状態の時期しか好まなくなってしまった。つまりその時期には以前難しかったことがらも彼女は至極容易に行うのである。タバコをよく吸っていたが，タバコになにか心をかき立てるものを求めるというのではなく，タバコをのむとぼんやりして自分がやっていることをあまり意識しすぎるようなことなく，ほとんどみんなと同じようになにかをすることができたからなのである。「そしてこの夢想の状態のときにわずかに目醒めるようなことが起こり，これは現実なのだとフト考えたりしようものならたちまち麻痺と興奮を覚えてなにごともできなくなってしまう」のである。

したがって，放心を伴う多少とも漠然とした行為で現実感の乏しい行為は第二度の階層をかたちづくっているのである。しかしこの群は，かつて私が**自動的行為**と名づけた行為のみから成るものと速断してはならない。あの行為はその完全な形態が観察されるのはヒステリー患者においてであって，無意識的であったり下位意識的であったりし，その行為を遂行している当の主体には無視されている行為である。私がここに位置づける行為は意識的な行為である。しかしながらわずかな意識しか伴わず，第一度の行為にみられる意識の集注や適切さがみられない。おそらくこの無関心な行為の群は，その最も興味深い変種のひとつとして自動症現象を包含するものであろうが，しかしこの群はそれよりひろくさまざまな形態のものやいろいろな度合いのものを含んでいるのであ

る。実在機能とまったく下位意識的な行為とのあいだには，多少とも無関心な行為の無数の度合い，無数の色合いのものがある。そうした色合いを知ることは，患者がなぜある行為は行えるのに見たところ似たもののように思える別な行為が遂行し得ないのかとか，どうして放心や注意の軽度な変化がある行為を容易にしたりあるいは不可能にしてしまったりするのか，ということを知るうえで必須のことなのである。

　俗説では階層のかなり高い水準のなかにいわゆる精神活動，つまりさまざまな考想に向けられた活動で現実の事物に対する活動ではないものが位置づけられていたが，しかし，しばしばモラリストたちはすでにこうした説の誤りであることを感じとっていた。「君も，今や花も盛りの年頃だ。人間の知性を超えてものが解らなくてはね。機知だの論理の抽象的演繹だのが君を惹きつけるのだろうが，君はまったく間違っている」と一廉(ひとかど)の心理学者でもあるある小説家も述べている。「行いは天使の如し，だが，考えにおいてはやはり人間にすぎぬ」とHamletもすでに語っている。

　精神衰弱者についてのわれわれの観察は，こうした昔の指摘を十分にしかも厳密に追認している。すぐ気づかれることは，彼らは事物よりは観念を相手にすることのほうが容易なのだということである。脚本の筋や小説の筋を追うことは十分できるのに，彼らには美術を眺めることのほうが苦手なのである。ところで，さらにつぎのようなことも観察される。すなわち，こうした差異がもっと際立ってくるのは，純粋に頭のなかで推論するというときなのだということである。この点を理解するには昔の子供時分の思い違いと対抗しなければならない。つまり，抽象的なことのほうが具体的なものごとより一層難しいもののように思えてしまうということなのであるが，患者たちがいかにすべてを見通して推論しているか，彼らが個々の部分や差異や仮説をいかに積み重ねて行くかということに十分気づきさえすれば，推論するということが下級の心的活動であることが解るであろう。私は常にそうした患者たちの視点からものを見ているので，彼らにあっては推論することは，それがたとえ複雑な推論であっても現実の行為に比べたらずっと容易なものなのだと考えている。

　同じような容易さは，心像や記憶や空想に関わる表象作用について調べてみ

ると，そこにも見出されるのである。記憶には困難さが認められたし，それゆえに記憶は第一度のものに位置づけられたが，しかしそれは，意識的かつ実効的な工合いに記憶を想起したりものごとを記銘したりするような場合のことである。記憶も，それが単なる表象的なものであって過去の光景を想い起こすというだけの場合，その過去について，現在の行為にとって実効的な工合いに関わるということがなければ，実在機能の特徴はまったく失っているのである。目前の注意が欠ける意志薄弱な患者たちは，有用な記憶を意識的に想起することができず，馬鹿げた心的反芻のさなかで奇怪な想い出に浸るのである。それは彼らの過去の全頁であり Jean や Lise はそれらを逐一物語りさえする。こうした病者たちにとっては過去が煩わしくつきまとうものとなり，まるで現在は忘れられているようにみえる（Löwenfeld）。それゆえ彼らの精神にとっては，現在のほうが過去よりもはるかに困難なことがらとなるわけである。そのほか，この記憶の誇張された展開は白痴や未開人や子供たちについても観察されており，この無関心のうちに表象を働かせるという能力は，成人の年齢に近づくにつれ，また知性の発育が進むにしたがって減じて行くもののように思われる。

　こうした心像についての表象作用は，それが記憶の厳密な規律にももはや従わなくなってしまって，ただ連想の偶然の結びつきにしたがって派生してくるがままになると一層容易なものとなる。ここで取り上げられる病態における夢想の占める位置については喋々するまでもない。法外な展開のみられることは周知のとおりである。これよりさらに容易さの著しい階層が取り出されてくる。夢想がもはや独創的なものでもなくなってしまい，そのうちのどれかを単調に反復するだけになっている場合がそれである。

　抽象的推理や心像を表象する作用のこのような著しい容易さは，しばしば観察されるある特徴を説き明かしてくれるものであるが，それについてはこれまで必ずしも十分に理解されていたとは思われない。こうした人びとは「思索家であり分析者である」ことを自負しているばかりでなく，彼らは内省的心理観察つまり自己観察について鋭い眼を持っているところを示し，ときには一種の才能のひらめきを示す。[13]こうした心理学的内省の才は実は単に彼らの精神力の弱さに基づいているもののように思われる。もちろん完璧な心理学的観察，と

くに客観的な心理学的観察はきわめて難しいものである。物理的世界についての実際的な観察のありとあらゆる困難さに加えて，社会的現象の難しさ，われわれのものとは異質な意識を把握する難しさが加わっている。ところが，自分で自分の考えを観察するということから成る内省は，これとは違った次元のものである。Cousin と Jouffroy がすでに指摘したところであるが，内省は行為にさいしてすら，また情動を覚えるその時点においてさえも働かず，したがって内省が及ぶのは心像と記憶とに対してだけなのである。それに加えてこの内省はどんな心像にもどんな想い出にも関心をひかれて働くことがあり，精神に対してなんらの厳密性をも要求しない。こうしたことから内省は心的反芻や夢想に近縁なものといえる。不全感にかき立てられて起こったいくばくかの好奇の念が患者をこうした内省へと誘い込むだけで，患者は無上の楽しみを味わいつつ，というのもそれがきわめて安佚(あんいつ)なものだからなのであるが，内省に浸り込んでしまう。

　私はこの第三度のものよりなお低いところにさらに低級な心的活動が位置づけられるものと考えている。情動の展開がそれで，そうした情動が現状況の認知と正しく結びつかないときに起こってくるものである。情動の本質的要素とみなされている臓器性ならびに血管運動性の反応の興奮は，きわめて容易なものであるに違いない。というのも，それが高度の心的活動の遂行がまったく不可能な最も衰弱した人においてもみられるからである。かかる情動は，それになにか明確なかたちを与えるような特徴も失われている場合には，さらに容易なものとなる。怒りとか恐怖とか恋とかいった情動の下位には，もはやなにもそうした特殊なものでない一種の情動があり，それは呼吸と心臓の混乱のきわめて漠然とした一組で，精神内界には動向を帯びた思いや特別な行為への考えはなにひとつかき立てない。苦悶と呼ばれているものがそれであり，心的活動の最も要素的なものである。

　これと並べて，あるいはこれよりやや下位のところに，現実の状況によく適合していない不必要な運動の産出を置くこともできよう。すなわちあらゆる類のチックがそれにあたる。もちろんこうした運動は，チックにみられるあの古い協調さえももはや持たないものとなれば，さらに一層単純なものとなろう。

実はチックは古い順応運動なのであって，ただそれが現在との関連を欠いているだけにすぎないものなのである。運動興奮，協調を欠いた動作は痙攣に近似したものであり，明らかに最も低い要素的な心的活動であるように思われる。

以上のおしまいの三つの群を特徴づけるもので，しかも最初の群との区別をつけているものを認めることは容易である。心像や抽象的観念に関わる心的活動，つまり記憶とか夢想とか推理のごときものにおいては，現実とのつながりや実在性についての確かさや疑いの感情がかなり消褪してしまっている。そうした現象は，過去かあるいは未来かにしか関わっていない。過去や未来はわれわれの眼からすれば現在が帯びる実在性と同じ程度の実在性を帯びているものではないし，それらは往々にして空想と関わりを持ち，われわれが空想する場合は最小限の現実としか折り合わない。おしまいのほうの群においては現実とのつながりと現実感は一層完全に失われてしまっていた。チック，運動興奮，フォビア，苦悶の叙述において私が毎頁ごとに指摘したように，かかる心的活動はいわば無為な機能ともいえるもので，現実に働きかける行為はなにひとつ生まず，深刻さも不真面目さももたらさず，主体に現実感を与えない。主体はそうした機能の無用さや空しさを絶えず感じ，空しさのうちになにかさせられるように感じる。はじめのほうの心的活動，とくに最初のものは，まさにこれとは逆の特徴を帯びたものであった。つまりそれらは現実に働きかけ，現実を変え，現実がどうあれそれを多少とも確かさをこめて認知させるものであって，あるいは少なくとも主体の精神になにがしかの印象を刻みつけ，実在感を与えていた。この特徴は無関心の心的活動においては減少してしまうが，しかしその活動は生き生きしたところのやや乏しい現実感を伴い，まだ現在のものであった。第三の群においては，過去や未来や空想の感情しか見出されず，そこではこの実在感は著しく消褪してしまっていて，最後の群においてはすっかり消えてしまっていた。

精神の諸事実にみられるこの本質特徴は，現実に対して働きかけることないしは現実をして，その外見のみでも理解し得るものとすること，現実に対して感情を抱くこと，少なくとも現実に対応することから成り立っている。Spencerの用語を用いれば，心理学的諸事実の**現実係数**の名のもとに取り出さ

れるもので，心理学的諸現象の階層的秩序という意味がこうしてはっきりしてくる。もしもわれわれが取り上げる患者たちにおいて失われる心理学的機能について，その失われる頻度や失われる速さの序列を考察してみれば，**それらの機能の現実係数が高ければ高いほど急速に失われてしまい，現実係数が低いほど長い間残っている**ということが確かめられる。そのことから結論としていえることは，**これらの心的活動は，行為や認知の面での現実とのつながり，つまり現実との対応がうすれて行くにつれて減少して行く困難さならびに複雑さの系列をなしている**ということである。そしてこの系列をなす配置のことを私は心理学的階層的秩序と名づける。

表 心理現象の階層的秩序

Ⅰ．実在機能
- 行為
  - 現実への実効的行為
    - 社会的
    - 物理的
  - 新たな行為で
    - 一体感
    - 自由自在感
    を伴うもの
- 注意
  - 現実感を伴った認知における
  - 確信と信念における
  - 新たな対象の認知における
  - 人格の認知における
    - 現実感を伴う
    - 一体感を伴う
- 現在化，現在の認知と享受

Ⅱ．無関心の活動性
- 習慣的行為
- 行為
  - 現在感を欠いているもの
  - 一体感を欠いているもの
  - 自由自在感を欠いているもの
- 確かさの感情を欠き，現在に対する漠然とした感情を伴う認知

Ⅲ．心像に関わる機能
- 記憶，純粋に表象的なそれ
- 空想
- 推論，抽象的なそれ
- 夢想

Ⅳ．臓器性の情動反応
- 系統性の
- びまん性の

Ⅴ．不必要な筋運動
- 系統性の
- びまん性の

さしあたり単なる要約として，この階層的秩序の表をつぎのように作ってみることもできる（**表**）。

この表は無論きわめて簡略なもので，中間にあるはずの多くの度合いのものが省かれてしまっている。しかじかの心的活動が正確にどの位置を占めるかということはなかなか難しい問題である。ここではそうした論議にまで立ち入ることはできない。われわれにとっては，精神活動の容易さがしだいに著しくなることのうちに一種の階層的序列が見出され，患者たちにおいてそうした活動がより永続的に保たれるということによって明白なものとなったあの序列が確かめられたというだけで十分であろう。

原　　注

(1) Bergson：Matière et mémoire, F. Alcan, Paris, p. 190, 1896.
(2) Névroses et Idées fixes, I, p. 12.
(3) Brochard：Croyance et volonté. Revue philosophique II, p. 15, 1884.
(4) Gayte：La croyance, p. 104, 1884.
(5) W. Jérusalem：Psychological Review, p. 205, 1895.
(6) A.-J. Balfour：The foundation of belief, New York, p. 214, 1895.
(7) W. James：The will to believe, 1897.
(8) Debs：Tableau de l'activité volontaire pour servir à la science de l'éducation, p. 153, 1844.
(9) Bergson：Matière et mémoire, p. 166, 1896.
(10) Névroses et Idées fixes, II, p. 65.
(11) Dostoiewski：Crime et Châtiment, II, p. 73.
(13) N. Vaschide et Cl. Vurpas：Délire par introspection mentale. Nouvelle iconographie de la Salpêtrière, p. 238, 1901. Contribution à la psychologie de la genèse des hallucinations psychomotrices. Archives de neurologie, p. 464, 1902.

翻訳　髙橋　徹

■解　説■

ピエール・ジャネ著

「強迫症と精神衰弱——心理現象の階層的秩序」

髙橋　徹

　Pierre Janet：Les obsessions et la psychasthénie, Ⅰ；3ᵉ éd., 1919（初版は 1903 年），F. Alcan. から 484-498 頁の部分を訳出した。Janet はこの書を Th. Ribot 教授に献じており，また序文に，Th. Ribot 氏が巧みに説いている方法，そのおかげでフランス心理学が広い分野にわたって独得な性格を帯びるに至ったあの新たな方法が適用される，と記しているとおり，精神医学と心理学との統合をめざし，精神的病態の諸事象の分類ならびに解釈に資する解明を心理学に求め，一方，人間の思惟の分析を可能ならしめる観察や自然になされた実験ともいうべきものを精神病理現象のうちに求めていく Ribot の方法を踏襲している。そして，Ribot をついで Collège de France の実験比較心理学の教授に就任していた Janet が，思想のうえでも，H. Spencer の考えに傾倒し H. Jackson の構想に深い理解を示していた Ribot の継承者であることも本書はよく示しているように思われる。本書は Janet の初期の業績のうちで代表的なもののひとつであるばかりでなく，精神病理学の重要な古典の一つにかぞえられている。

　探求の対象となっている病態は，Salpêtrière 病院の Jules Falret 博士の病棟や F. Raymond[注1] 教授のクリニックやその他の場所で Janet が診た 300 例を越す症例（そのうち 200 余例の病歴は，F. Raymond 教授との共著として著された第二巻に収められている）が示した強迫症のさまざま，すなわち強迫観念や強迫衝動，心的病癖，懐疑病，心的興奮，恐怖症，チック，疎隔感，Krishaber[注2] 氏病あるい

注1）Fulgence Raymond（1842-1910）。J.-M. Charcot のあとを継いで，臨床神経病学の講座を担当した。

注2）Maurice Krishaber（1836-1883）。ハンガリー生れ。フランスの咽喉科医で気管切開術に用いる一種のカニューレの考案者としても知られる。1872 年に，脳心臓神経病質の名のもとに離人症状を記載した。その病因として脳が刺激されて脳の血液循環が障碍されることを想定していた。

は脳心臓神経病質として記載されていた離人症などで，Janet はこれらの病態を詳しく分析することをとおして，それらが実はある重要な心的機能の喪失の徴候であることを見出し，それをもとに一つの精神神経症概念を確立した．精神衰弱がそれである．

　本書は二部からなり，第一部は症状の記述と分析に，第二部は心的緊張の低下という概念をもとにそれらの総合的把握にあてられている．ここに訳出したのは第二部のはじめの部分で，いわば第一部の記述と分析と第二部の解釈との継ぎ目をなす部分といえる．それは必ずしも本書の内容を要約した部分ではないし，分量にしてこの第一巻の約 1/52 にすぎない．そこでとくに精神衰弱の概念を中心に，本書の梗概を記しておきたい．

　まず第一部の最初に取り上げられているのは強迫観念の諸相で，その瀆聖にまつわる内容のもの，犯罪を犯すというテーマのもの，自己を恥じる内容のもの，身体についての羞恥に関するもの，心気的内容のもの，のそれぞれが解説されている．そうした内容を検討すると，いずれも外界の事物にではなくむしろ自分の行う行為に関わることがらであり，それも悪い極端な行為にまつわるものであることが解る．それらは患者の覚える脳機能の著しい障碍の表現ともいえるもので，その障碍は，まず特殊な感情として表出されるが，その感情を端的に表現しているのが強迫観念にほかならない．強迫観念の様式の特徴の一つは，正気な狂気とも称されるように常に自覚的批判を伴い，患者を苦しめる強迫的観念の展開への力を帯びた陽性の面と，そうした観念の展開に逆らいそれをおしとどめてその力を失わせる陰性の面の二面性が認められ，こうして強迫観念は観念から行為への動向も不十分にしか実現されず，表象の局面でも象徴的知覚にまでしか展開せず，確信への動向も自覚的批判におしとどめられてしまっているという点である．これは，ヒステリーの固着観念にみられる誇張された展開と比べると対蹠的である．

　ついで，促迫興奮の諸相が取り上げられている．強迫症の患者にとって苦痛なのは，ある観念に苦しめられるというよりは，むしろそれについて考えるように強いられる点にあり，また，無用な動作を行うことを強いられるように覚えたり，その場にそぐわぬ激しい情動が抗し難く生じてくるそのことが苦痛な

のだといえよう。促迫興奮は，そうした強迫性の興奮状態を称したもので，それは精神活動の局面では，患者をたえず不決断状態に駆り立てるあの動揺の心的病癖とか取越し苦労癖のようなさまざまな心的病癖として系統化されたかたちをとって現れたり，心的反芻としてびまん性のかたちをとって現れたりする。運動の局面ではさまざまなチックにみられるように多少とも系統化されたかたちで現れたり，びまん性に運動興奮として現れたりする。また情動の局面で系統化されたかたちで現れているのが恐怖症であり，いわゆる苦悶状態はびまん性の促迫興奮の一つにほかならない。こうした促迫興奮の諸相を Janet は数多くの観察例を引きながら詳しく記述しており，こうして強迫症の非常に広汎な症状の記載を行っている。しかし，強迫症者にみられる障碍は，強迫観念や促迫興奮のさまざまのみに限られるものではない。強迫症者が常に完全な自覚的意識を保ち続けているかどうかは疑わしいことである。実は，強迫観念や心的病癖の発作時以外においても心的機能のあるものは一種の変容を蒙むっていて，それがこうした発作を生み出す素地をなしていることが確かめられるのである。その心的機能の障碍は，患者たちがしばしば口にする独得な感じとして主観をとおして表出されているばかりでなく，患者たちの行動や生理学的な徴候としても現れている。Janet はそれを精神衰弱のスチグマータとしてまとめている。その一つは，不完全感情と総称されているもので，患者は意図的になにかを行おうとすると，たちまち困難感や不決断感，自動症感，さらには自分の行為が外界の影響に支配されてしまう感じなどが湧いてくるのを覚え，それをしばしば口にする。また，行為の充実が味わえない不満足感，人まえでの行為にさいしての病的な羞恥感などを覚えたりする。いずれも，行為が不完全にしかなされ得ない，という感情である。知的活動にさいして覚える困難感や認知の不全感，懐疑の感情あるいは無感動とか始終落ち着かぬ感じ，あるいはなにか心をかき立てるものを追い求めたい欲求のような，不十分な不適切な情動を覚えること，人格的認知の局面に現れてくる疎隔感や離人体験のさまざまなものも，やはり不完全感情の表現である。つぎに，心理的不全の諸徴候があげられる。優柔不断や社会的意志薄弱，耐え難い疲労などの意志の障碍や，注意集中困難，夢想傾向のような知的活動の障碍，愛されたい欲求，孤独への恐れ，

憂うつ，無関心，感動し易さなどの精神衰弱者の性質をかたちづくっている，情動と感情にみられる不充足の心理的徴候がそれである．以上のほかに，神経系の機能障碍，消化器機能障碍，生殖器機能障碍などの生理的な不全の諸徴候をあげている．患者は，ある行為がなし遂げられないとか，それが行えなくなっていると繰り返し口にする．しかしそれは，別な観点からみると，患者には行為そのものの実在が感じとれなくなっているのだといえる．行為の実在感がないのである．改めてスチグマータを見直すと，いずれも主体が現実と関わり合う心的機能，つまり認知作用と行為とによって現実を把握する機能が，障碍されているといえる．この機能はこれまで明確に記載されたことがなかったものであるが，はからずも病態をとおしてあざやかに析出されてくる．つまり精神衰弱のスチグマータはすべてそうした機能，実在機能と名づけられる機能の障碍，その機能の喪失を如実に示しているものといえよう．以上が第一部の粗筋である．

　第二部は，心的緊張低下に関する概説と題された理論的解釈の部であり，はじめに強迫症に関するこれまでの病因論が取り上げられている．知性説と情動説はその代表的なもので，前者は強迫観念を主要な一次性の症状とみなし，爾余の諸症状をすべて二次性の症状としてとらえる説であり，後者は促迫興奮のような情動を出発点として強迫症を解釈する説である．後者は情動のうちの一層単純なかたちのものから強迫観念のような複雑な現象の解釈へと考察を進めていくという方法の点でも，臨床観察との合致の点でも，前者よりすぐれた説ではあるが，しかし強迫症における病的な情動の様相は尋常な情動に関する考察を手がかりにするだけでは到底説明しつくせないものであり，情動の概念も曖昧なまま残され，結局は苦悶や情動そのもののさらに根底にある心的活動の障碍の探究が要請されてくる．精神衰弱のスチグマータについて考察したさいに実在機能と名づけられる機能がとりあげられていた．この機能は，ここに訳出した心理的階層的秩序の仮説において巧みに説明されている．実はそれが，一層完全な精神衰弱理論の探究にとってきわめて重要な手がかりをなしている．この心理的階層的秩序は臨床的事実をもとに構築されたもので，経験的に確かめられるものであるが，一体この秩序を決定づけるものはなんであろうか．

Janetはここに心的緊張の概念を導入する。この秩序の上層の部分を特徴づける二つの本質的現象，すなわち，精神的統合を成り立たせている統一性集注性と，この統合に参与する心的諸現象の数かずとの二つの結びつき，つまり新たなる統合，強力な集中，それは専ら心理学的な特性で，それをJanetは心的緊張と名づけた。この緊張の強まりと弱まりは心理的階層的秩序における水準に対応し，緊張の度合いはその水準における精神活動の現象に示されている。すなわち，最も困難な精神活動とは最も注意を要し最も高い心的緊張を要するものである。このように解すると，心的緊張は常態や病態に応じ，また精神発達の時期に応じて変化するものであり，また一日のうちでも覚醒時と睡眠時とでは著しく異なるものであること，などが納得できる。たとえば夢において自動症や時間の錯覚や異様感などが現れてくることは，よく知られている。

　そこで，精神衰弱をこの心的緊張と関連づけてみることができる。症例について検討してみると，この緊張の低下が一過性に現れているとみることのできるもの，長期にわたり持続しているとみられるものなどが確かめられてくる。この低下が急激な場合をJanetはプシコレプシー発作と名づけている（てんかんと強迫症の類似をJanetは強調している）。端的にいえば，精神衰弱は心的緊張が低下して高水準の心的活動が行えない状態であり（実在機能の喪失），その活動に用いられるはずであった心理的力が爆発して一層低水準の心的活動を派生させている，と解される。促迫興奮はそうした派生現象の例とみることができる。なお，心的緊張低下という概念は，脳機能の生理学的解釈と結びつけることもおそらくは不可能でないが，残念なことにその仮説を支えてくれる生理学的事実は今のところまだ十分には把握されていない。

　精神衰弱理論の概要は以上のとおりであるが，すぐ気づかれるように精神衰弱という臨床単位は狭義の病因（たとえば特殊な身体因）に規定されたものではなく，精神病理学的分析と心理学的理論から引き出された単位であり，具体的な臨床像について精神衰弱の占めるひろがりがなかなか画定できないことがあるという批判は甘受しなければならない。この点はE. Minkowskiも述べているように同じプシコクリニック（精神病理学的分析）的概念である精神分裂病についてもいえることである。精神衰弱の核心を十分に把握するには，Janetの

実在観を理解することが重要であると思われる。幸いここに訳出した部分は，Janet の実在概念のほぼ十分な定義になっている。ここには，みられるとおりH. Bergson の考えが影響を与えている[2]。

Janet の精神衰弱理論が A. Adler の代償理論や E. Bleuler の自閉性の概念や E. Minkowski の精神分裂病論に影響を与えたことはよく知られている。村上教授も指摘しておられるように，Minkowski の観察した病者「病名こそ違うが本質的には〔Janet の観察した精神弱者と〕それほど大きな相違はない」といってよいであろう。因みに Janet は，精神分裂病（早発性痴呆ではない）概念を最後まで理解しなかったようである。逆に Bleuler も，内閉性の概念は実在機能の喪失を積極的に打ち出したものであると述べながらも，Janet の実在観とは力点の置き方に違いがあり，むしろ S. Freud の Autoerotismus の観点に立っている。

紙幅の関係でまったくふれなかったが，症例の具体的記述こそ本書の大きな魅力のもとであるとともに，最も重要な部分であり，その意味ではこうした解説に代えて，むしろその一部なりとも紹介すべきであったかもしれない。また，Janet の生涯とその思想については，村上，荻野両氏によるすぐれた解説[3]にゆずりたい。

文　献

1) E. Minkowski : Traité de psychopathologie, P. U. F., 155, 1966.
2) 村上　仁：ジャネの精神病理学の体系とベルグソン．精神病理学論集 1，みすず書房，329-348，1971．
3) 村上　仁，荻野恒一：ジャネ．異常心理学講座 10，精神病理学 4，みすず書房，367-425，1965．

7 Eugen Bleuler
Freud'sche Mechanismen in der Symptomatologie von Psychosen[*]

E. ブロイラー

精神病の症状のなかにみられるフロイト機制

　シュピールベルク Spielberg は,『神経学中央雑誌』(Centralblatt für Nervenheilkunde)において，フロイトの精神分析について，フロイトの問題提起と考想を知った者は，びっくりさせられるであろうと論評した。シュピールベルク自身は，フロイトの精神分析を追試はしなかった。バーデン・バーデンにおける去年の西南ドイツ精神神経学会において，アシャッフェンブルク Aschaffenburg は，その見事な講演のなかでおもに，フロイト理論の最も弱い面，すなわち治療の問題を取り上げて，フロイトをはげしく攻撃した。その講演は，成功しすぎた感がある。参会者のそのさいのさかんな拍手は，そのなかに大変好ましい価値のある一人の子供がいるかどうかを観察する時間の余裕がないままに，風呂の中のものをできるだけはやく，すべて流し出してしまおうという傾向をはっきり示していた。
　私が以下に述べるところは，全体の中から一つの現実的な批判を呼び出そうという要求から生じている。私が，フロイトについて思い違いをしているのではないとするならば，フロイトの理論を詳しく調べてみることは，少なくとも

[*] Psychiatr-neur. Wschr., 34；316, 35；323, 36；338, 1906
『精神医学』21 巻 2 号（1979）「古典紹介」所収

低く見積ることのできない利益をもたらすはずである。私が確信しているように，フロイトの見方の中に，何か正しいものがあるとするならば，そのような重要な認識に対して，学問に至る道は閉ざされるべきではなかろう。

　フロイトは主張している。われわれの心は，世界像というものを，われわれのさまざまな願望や努力に照応するように加工する傾向を持っていると。このような傾向は，ありとあらゆる局面において，ほしいままに現われてくる。そこでは，現実との論理的な結びつきをもった外的な事情から生まれてくる考えはそこなわれている。これはとくに夢の場合にあてはまるが，しかし，また，注意集中からそれた覚醒時のあらゆる心的な機能の場合，すなわち，われわれの無意識の身体の動きや，うかつなおしゃべりや書字などの場合にもあてはまる。病的な状態のなかでは，フロイトは，この傾向をすでに神経症の症状のなかにみつけ出し，そこから得られた知見を治療にも役立てようと試みた。そのほかのさまざまな精神病の病理においても同一のメカニズムがひとつの大きな役割を演じていることは，しかし，まだ知られていない。

　フロイトの理論をここで詳しく展開するには，紙数がたりない。私は，彼の二，三の述作を指示するほかはない。[1]

　ただし，重要なことを示唆するためにまったく単純な若干の例を私は取り上げよう。その分析もきわめて重要な部分にとどめる。もっとも一つのまったく短い夢といえども完全な解明のためには多面的な探究を必要とするであろうが。

　私が指導している病院で一人の男子患者が自殺した。その晩，私はこの不幸が以前に指導していた別の病院で起こったという夢を見た。それによって，私は責任をまぬがれた。——なぜなら，そこの別の病院で起こったことには，私は責任はないから——のみならず，私は，私の後継者よりすぐれた指導者であると主張されている。なぜなら，**彼の**指導のもとにこの事件が起こったのであり，それは私がそこで指導していた数年の間に起こったことではないからである。こんな夢も見た。私は看護人が監視していないところでは何も許可されない精神病院の保護観察病棟で患者のなかに混じっており，看護人のすぐそばにいた。私は幼児のようにおまるの上に腰をかけ，その際，床もよごした。この

夢は，過日私がしでかした不手際——そのとき私はもっと社交的でなければならなかった——に対する激しい嘲笑であった。私はこの夢のなかで赤ん坊のように振舞ったということを述べているだけではなく，ひとが一歳児に対して要求するような課題に耐えられないということも同時に表現したのである。

　目ざめている時には，われわれの願望や怖れ，われわれの嫌悪や好意が，記憶やなかば意識的な行為ばかりでなく，われわれの判断を支配している。反感を持っている人々の名前はわれわれは容易に忘れる。あるいはそれと認められないように形を歪めてしまう。言いまちがいと読みちがいの場合にこの影響がひとつの大きな役割を演じる。読書の場合，普通たったいま読むはずの行の下にいくつかの単語を見るか，ひとつの欄の中でとなり合わせにいくつかの単語を見る。すると私には，このようなちらっとみた単語を間違って把握することがきわめてよく起きる。たとえばLeistung（成果）のかわりにLeitung（指導）といったような。これは原則として私の考えの単純な布置によって条件づけられて生じる。私が，LeistungのかわりにLeitungと読んだ理由は，LeistungではなくてLeitungにぴったりした思考圏に最近とらわれていたからである。しかし，このような逸脱は，時には非常に意味深いものである。私はある心理学上の論文の中で，Associationsspiel（連想遊び）をAssociationskapital（協会の資金）と読みまちがった。私は，ちょうどその頃，ある事業について，心配していた。この事業に，金銭的というよりはむしろ精神的な援助をする形でかかわっていたのだが，現実には，金銭上の困難と戦わねばならなかった（私はKapitalという言葉をこの関連においては自覚的には全然考えなかった。しかし，このKapitalという概念は，私が感情的にまきこまれていた観念のコンプレクスに属していた）。またある時に私は，Pausendauer（休止の持続）をPosaunendauer（吹聴の持続）と読みまちがえた。その数分前，私は，飲み屋のある誇張した宣伝に腹を立てていたのだった。

　日記をつけている者は，時に数年後，あるいは数日後にそれをひもといてみてさまざまな体験がまったく正確には記載されていないという印象をもち，しかも日記とは別の記憶に残っている受けとり方はより共感的なものであるという発見をするであろう。われわれの記憶は，まさに思い出をわれわれの望みに

従って変形させたのである。

　詩人の空想は，決まって彼のさまざまな望みに照応する領域におもむく。こういっても，私は，解放の闘士が，意識的に政治的な詩を，恋する人が愛の詩を，宗教的な人が教会の詩を書くということによって表現される「傾向」を考えているのではない。それは，人間をちょうど支配している欲動の当然の，しかも意識的な表現である。

　ある詩人が，彼を意識的，あるいは無意識的に苦しめている表象や，彼の心を揺り動かした出来事を作品のなかで「解除消散(アプレアギールト)」させるということは，上記の事実とはまったく別の問題である。フロイトは，このアプレアギールトという表現をヒステリーの病理について用いた。彼は，その個人にとって耐えがたいために，心の中に生じるとただちに抑圧されるような悪しき表象は，ヒステリーの症状形成の契機を与えると考えた。このような表象をそれにふさわしい感情と感情の言語的表現を伴って，意識化することに成功するとしばしば病気は消失する。それは，あたかも，悪い働きを示すある種の力が，感情的な放電という運動におき変えられ，それによって，滅ぼされ，解除されるかのようである。

　本能的あるいは意識的に，いくたの詩人たちはこれと同じことをしている。ゲーテは，彼の全生涯を通じて，彼を喜ばせたり，苦しませたりする体験を，あるイメージ，すなわち，ある詩に変化させることによって，そのことにいつも決着をつけてきたといっている。このようにして，彼は，「ヴェルテル」のなかで，ロッテに対する見込のない愛を解消したわけである。

　妻からひどい仕打を受けているある精神科医が，好んで，しかも大変熱心に離婚のための精神鑑定を行なうということは，ゲーテの場合とまったく同質である。

　現実のなかではあこがれを満たすことのできない詩人は，しばしばまったく無意識に空想のなかで，彼の人生のなかでこばまれているものを作り上げる。多くの大変美しい恋愛詩は，不幸な恋愛を経験した人たちによって作られてきた。ゴットフリート・ケラーは，彼のすこぶる高い理想に一致するような婦人たちの間で，決して幸運をつかむことができなかった。

それ故,彼は,「詩人たちの犯すもろもろの罪のなかで最も邪気のない愛すべき罪は,この浮世がもつことができぬようなこの上もなく素敵な御婦人方の姿を見出すこと」を行なう必然的な要求に駆られていた。

このような婦人たちの姿に没頭することが,彼の現実の恋愛を代理する破目となった。あらゆる時代を通して,最大の女流児童文学者の一人であるヨハンナ・シュピリは,待ちこがれていた孫を断念せざるをえなくなった時に,はじめて執筆に着手した。彼女は彼女の孫たちを,その詩のなかで作り上げた。哲学者であるばかりでなく,詩人でもあったニーチェは,超人,すなわち,「ブロンドの野獣」を作り上げた。なぜなら,彼自身は,その逆のあまりにも,繊細な同情心にとんだ性質であったから。人種差別に対する偉大な先駆的な闘士であったホーストン・スチュアート・チェンバリン (Houston Stewart Chamberlain) は,純粋なゲルマンの血を持っていなかったといわれる。彼の理論の熱狂的な少数の追随者たちから,彼の理論は混血の人々を指導しているということが,私には明らかになった。

ここまで述べたことについては,多くの読者は何も新しいことは見出されなかったであろう。しかし,これまで論じてきたことと同じメカニズムが,芸術的創造の**細部**をも支配していることを知っている人はまれである。ゲーテは,彼のヴェルテルを芸術上の必要性から死亡させたのではなかった。そうではなく,彼は,まさしく,こうしたことをなし,かつそれに悩んでいる自己の人格のうちのヴェルテル的な面を絶滅しなければならなかったのである。不誠実なクラヴィゴ[訳注1)]は殺された。そして彼とともにフリーデリーケを見捨てたゲーテも埋葬されたのである[(2)]。しかし,その墓の上を,復讐の女神エリーニュスがさまよっている。しかし,彼女もやがて心を安んじる。なんとなれば,フリーデリー

訳注1) 脚本『クラヴィゴ』については,以下に森鷗外の説明を引用しておく。「クラヰゴはギョッツのワイスリンゲンと同じやうに,フリイデリイケに対する罪に悩むギヨオテ自身である。……大きい望のあるクラヰゴは胸に病気のあるマリイを棄てる。マリイの恋は消えたが,悔が残つてゐる……。棄てられたマリイの同胞ボオマルシエエにもギヨオテが出てゐる。若しフリイデリイケが妹コルネリアだつたらと想像して,ギヨオテはボオマルシエエの噴懣を書いた。ボオマルシエエの刃に刺されて,クラヰゴがマリイの骸の傍に横はつたのは,ギヨオテが己を責めた懺悔である。……」ギヨオテ伝. 鷗外全集,第13巻,岩波書店,東京,p. 337, 1972.

ケは, マリー・ボーマルシェとしてすでに死んでいるからである。いや, それ以上である。彼女は, 肺結核という悪性の病いで死んだのである。この病いは, 彼女が主婦にも母親にもふさわしい出来でなかったということを証している。彼女は, それどころか,「彼女は, お前の子孫たちの間に, ペストをもたらすであろう病人であり, すべてのおまえの子供たちと孫たちは, ちょうど, 乞食のみすぼらしいランプのように, ある年齢に達すると衰えていくだろう」(第四幕第二場)。彼女が, かかった死病によって, 彼女は不誠実なクラヴィゴ, すなわちゲーテの仕打を正当化した。なぜなら, 少なくともゲーテの考えにしたがえば, フリーデリーケは, 肺結核にかかっていたからである。

　このような解釈は, 読者にとっては, こじつけのようにみえるであろう。しかし, 読者はそのように判断を下す前に, 自分の夢や精神病者の妄想観念を研究してほしい。そうすれば, 私の意見に原則的に同意せざるを得なくなるだろう。そればかりでなく, 上にあげた例について細かい点ではもっと別の解明がなされたり, あるいはそれを必要とするようになるであろう。

　このようにして, われわれの感情の流れは, 一つの無意識の象徴的表現を形作る。その象徴的表現は, われわれの望みや怖れを表現しており, しかも, 詩人たちの場合におけるよりも一層, 隠されたものになっているので, このような無意識の言葉をはじめて理解するには, 一個の発見の天才を必要としたのである。さて例のウィーンの心理学者フロイトがわれわれにこの秘密に満ちた言葉を理解するすべを教えたので, われわれも, われわれの精神の仕事場にもう一歩入っていけるようになった。

　われわれの感情生活にとっては, **象徴のなかに表現される思考**は非常に重要であるが, それは理性的思考に対して, 思考のより低級な段階を意味している。象徴的思考は, 不明瞭な概念を用い, さまざまな概念の間の区別もはっきりしていない。したがって類似点や同等性があれば, それは互いに混同され, 極端になると, たった一つの同じ目印をもつにすぎない事柄や概念が互いに同一とみなされる。

　しかしながら象徴の形成は, 多くは, 不思議なことだが個人差によって変わることはほとんどない一定の法則に従って行なわれる。火は好んで恋の炎を意

味するし，家の炎上は家族の全滅，その他の類似のことを意味している。幻想上の子供の死は，夫婦の間の不調和を意味している。特に性的な概念は，事情はまったくさまざまであっても同一の隠蔽概念によって表現される。要するに，このような概念の辞典を作成することができる状態にあるといってよかろう。そして，この辞典は大部分の事例に対して正しく適用できるはずのものである。

もちろん，一般的な意味を担った象徴のあいだで，一人一人の相違を反映した千差万別の改変がなされており，その個性的な改変を解読するためには，検査をする人の能力に頼らざるを得ない。

このようなさまざまなメカニズムが最も純粋かつ明瞭にみられる夢を度外視しても，象徴的機制は，目ざめている人の白昼夢やなかば意識的，なかば無意識的な自動思考や自動行為の場合，ならびに精神病の病態のなかで，一つの抜きん出た役割を演じている。現在さしあたり説明することのできる早発性痴呆の症状は，フロイトの考想の見事な例証を含んでいる。これについては，同僚ユングとともに，私は間もなく別の業績のなかで詳論するつもりである。ここでは正常の夢と妄想形成との移行をも示す一例のみを引用しよう。ある男子の破瓜病者は，彼の父は死んだ，剃刀で首を切ったのだと主張した。患者は父親が面会にきた後でもこの観念に固執した。患者は，父親の自殺を夢のなかで見たということを持ち出した。この患者の主張をさらに分析するための根拠となるものとして，この父親が若い女性と二度目の結婚をして，この病気の息子もその若い婦人を愛したことが明らかとなった。したがって，父はどうしても息子にその座を譲らねばならなかったのである。

他の精神病の場合でもいま述べた例に照応するような影響がみられないということはない。したがって，たとえば，フロイトの発見を顧慮することなく妄想観念の意味を識ろうとすることは不可能である。

多くの妄想観念の内容はしばしば，下手に隠された願望夢に他ならない。それは，病いによって与えられた手段（さまざまな感覚の幻覚，妄想観念，記憶錯誤）によって，ある願望を満たされたものとして提示しようと試みる。――提示しようと**試みる**と私は述べたが，人間というものは精神病のなかでも夢のなかでも，彼らの願望には，さまざまな障碍が横たわっていることをいつもす

べて忘れてしまうわけではないからである。これらの障碍はふたたび「迫害」として象徴化される。ちょうど健康者のこれと同じ経験がオルムッドとアーリマン，神と悪魔を作ったと同様に。[訳注2)][訳注3)]

　すでに，記憶の領域においても，健康者の場合に論じた現象に遭遇する。ただ，この症状の場合には，健康者に比べて訂正することがはるかに難しいという違いがある。極めてさまざまな精神病の場合に，しばしば興奮の後でも，患者はあらゆる不愉快な体験をよく追想することができるが，患者自身がその場で行なった不作法については，もはや患者は知らないのである。このようにして，患者たちにとっては，彼らが乱暴をしていたときに，周囲を保護するためにとらざるを得なかった処置のすべてが大変不当なこととうつるに違いない。ところが，このことを知らない精神科医はえてして，看護人を自分が落着いてから告発する患者たちを不当にも嘘つきとみなすのである。振戦譫妄があるまとまりを示している場合には，願望夢としての意味が明瞭に現われる。

　ある労働者が，飲酒のためにおちぶれてしまい，ついには窃盗をかさねて，マントと食料を調達し，拘留され，そこでアルコール幻覚症（Säuferwahnsinn）症にかかった。譫妄状態のなかで彼は，何でも買うことのできる市場を見た。そこで彼は，素敵な二着の洋服を手に入れた。彼の妻は一匹の猿を持っていて，猿と巡業して歩き，自活することができた。幻覚が消退してからなお数日後も彼は拘禁の事実と，彼の二回目の窃盗を完全に忘れていた。このような記憶の隙間は，市場の幻覚によって，完全に満たされていた。マントの贓物故買者の名前も彼はもはや知らなかった。彼は法廷ではその者の名前を申し立てたにもかかわらず。このようにして彼は，未決拘留の場に譫妄のなかで一つの満足を持ちこんだ。すなわち飢餓と困窮の場に，ありあまる衣服と食糧とを持ち込んだ。しかも彼の妻を養わねばならぬという義務からも免除されたのであった。

　これと同一の願望譫妄を飲酒癖のため停職となった一教師が示した。彼は，精神病院のなかで，彼の教え子たちが祝の行列をしているのを見た。彼らは，

訳注2) ゾロアスター教における善神。
訳注3) ゾロアスター教における悪神。

彼をほめたたえる唄を歌い，贈物を持ってきた。それは，巨大なサイホンフラスコとコーヒー挽きで，彼が飲酒癖を克服したことを象徴的にほのめかしていた。看護人が，彼が部屋から出ることをさまたげたので，教え子たちは，今度は，彼を嘲笑する謡を歌いはじめた。満たされない願望に由来する迫害妄想のこのような成立は，他の疾病においても，非常にしばしば証明される。この例の迫害観念が，現実の障碍，すなわち看護人ではなく願望夢のなかの登場人物に結びつけられるということはきわめて重要であると私には思える。妄想性の早発性痴呆の形成過程のなかでわれわれは，しばしば同じ現象を見る。恋人は恋愛妄想者にとっては，しばしば，最初の迫害者となる。もちろんこの病いの場合には，慢性の過程とあらゆる心的な分節化とを必然的に伴い，その妄想は，後になって現実の周囲の人々にまで及ぶのであるが。

　次の例は，もうすこし解釈が難しい。ある博労が馬を売る時に詐欺を働き未決拘留中に振戦譫妄を起こした。性的とみなしうるおびただしい幻覚のかたわら，彼は不吉な馬が架けられている絞首台を見た。彼は最初は気がつかなかったが，その馬は例の同じ馬であり，彼が詐欺に役だてたと同じ200フランの価であった。絞首台のわきには悪魔が立っていて，彼を絞首刑にすると嚇かしたが，それもせずに悪魔は地獄を案内してまわった。地獄では，絞首の目には会わなかった。詐欺の機会を与え，そのため，彼を不幸な目に会わせた馬には，彼はこうして復讐をし，彼自身は，絞首台を横目に見て悪魔すら彼に仇をすることができなかったというわけである。そうこうするうちに彼は無罪放免されるという観念をもっとはっきり作り上げた。彼はともかく詐欺で捕まったのではなくジプシーたち——彼は彼らを悪魔とみなしていた——との殴合いのために入れられたのだと考える。そのことは，彼に対しては，罪を構成するものではありえなかった。これに反し，詐欺事件は彼の意見によれば，もうとっくに，穏便に解決してしまった。この喜ばしい最後の妄想観念は譫妄が消えた後も長い間残っていた。

　たいてい，振戦譫妄の場合には，いずれにせよ，感情のこめられたコンプレクスは，わずかの役割を演じているにすぎないと思われる。幻覚はまずもって神経系の諸刺激に条件づけられていると思われる（視束あるいは網膜：幻視，

皮膚神経：糸，針金，噴水，爬虫類）。さまざまな幻覚の種類と仔細，すなわちもっと広い神経刺激の（錯覚的な）解釈は，しかし患者の思考の特徴や情動によってある程度規定されているにちがいない。

　一旅行者が，いろいろな酒を飲んで金を横領し，未決拘留中譫妄にかかった。彼は，白いベールのような装束をつけた小さな妖精たちが，壁にそって，移動したり，踊ったりしているのを見，ついで，小人たちも，綱渡りをしたりあらゆる種類の芸事をやっているのを見た。数名の美人もやってきてその着物の中から，旗竿を浮かびあがらせ，その旗竿には，さまざまな旗がすばらしい演技のなかでからみあった。他の婦人たちは，紙の束を持ちこみ，彼女らはそれをモミの木や，素敵な花に変化させ，それらで，部屋を一杯にした。患者のベッドの下のほうには，スペインの屏風のいくつかが立てられてあり，すべて同じように飾られていた。患者は芸術家的な傾向を持っており，若い時に詩をつくり，さらに，彼の一人の兄弟は，落ちぶれた文士であることがわかった。こういうことによって，すでに幻覚の方向の一部は，基礎づけられている。しかし，最も大事なことは，この患者が，ある女優に，恋をしていたということであり，それは，たやすくわかるように，彼が離婚しようとした彼の妻に対する愛情よりも，はるかに深いものであったという事実である。

　拘禁や横領や彼が着服した金をただちに調達することができれば釈放される可能性やそれらすべては，この譫妄のなかには，痕跡すら見出されなかった。彼は譫妄が消退してゆき，あらゆることにすでに見当づけができるようになっても，これらのことについて明らかな心配はみせず，他方その幻覚の美しさについて語るときには，いまだに有頂天となり彼の惚れこんでいる女優について語るときには，大変悲しげになり，それどころか，泣き顔すら見せた。彼は，あきらかに，彼のおかれている状況をようやく理解したわけだが，まだ感情の上では正しく把握することができなかった。このことは，アルコール中毒者の上機嫌な無関心の場合には，たやすく理解できる。

　この患者の自己記述に徴しても，また自覚的な感覚に徴してもその幻覚は彼の自我に対してちょうど，ひとが劇場で楽しんでいる時と同様に彼が楽しげな観客として幻覚を観察することを許す以外のいかなる関係も示さなかった。振

戦譫妄にみられるさまざまな幻覚は，破瓜病者にみられるそれのように自己中心的であるとはかぎらない。幻覚を起こす素材は，感情の強調されたコンプレクスによるものではなく，なにはさておき神経系の中毒性の刺激に基づくものである。その場合，その刺激のぼんやりしたイメージが錯覚の道をたどって特徴的な幻覚として解釈されるに違いない。このような解釈し直しの様相に，もちろん既存の感情のこもったコンプレクスが影響を与えうるけれども，それはいわば，二義的である。アルコール中毒者のうつろいやすく，表面的な情動と上機嫌の支配とによって当然コンプレクスの意義は一層低められるにちがいない。したがって，アルコール中毒性の譫妄の場合には，感情のこもった観念の独占的な支配は欠けている。そこでその幻覚は他の疾患における場合と比較して，程度からいっても，数からいっても，自己中心的でない。それだから，患者は，その場合楽しげな観客の役を演ずることができるのである。

　器質的な精神病者（麻痺性痴呆と老年性痴呆）の場合には忘れやすさと空間と時間における見当識の欠乏が最も顕著な症状の一つである。しかしながら，このような器質的に条件づけられた欠陥者の場合にも，フロイトの原理に従った一種の選択が行なわれる。患者は彼にとって不快な事柄を最も容易に忘れるけれども，その他の事柄は，覚えている。

　患者たちは，彼らが精神病院にいるという事実を理解できないことがたびたびある。たとい，その事実をしばしば聞かされていたとしても，そしてあらゆる環境が彼らにいつもその事実を思い出させるはずであるとしても。他方彼らは他の無害な状況をまだ十分に受け入れそれに応じて行動することができる。

　われわれの知っている一人の老年痴呆の患者はふつう個々の単語に対して，しかも，それを定義する場合に，たくみによどみなく連想する。私が彼に，しかし，一つの連想の例として，窓－格子を挙げると，彼にそれを聴覚的に言葉として理解させることにすら2，3分を要した。そして，さらに，その**概念**を理解させるまでにかなり長い時間を必要とした。こうしてもまだ，この概念は彼にとってはまったく無縁のものにみえた。患者はそれ以上の連想をこれらの言葉に結びつけることが不可能であった（窓－格子はまさしく彼が病院にとじこめられていることを想起させる）。

メランコリー性の苦悶性の状態は病前の気質をその反対へと逆転させるが，器質的精神病者の場合には他の病者と比べると快適な観念や体験がより強く強調される。そして観念や体験はそのために，幻覚的な真理ないしは，記憶錯誤の性格を帯びる。以下に例を挙げる。虚談傾向を持ったあるスポーツマンは，アフリカで千頭の象と十万頭のライオンを射殺した。機械工は，3 分間で山を越え，海を渡り，地球をまわることのできる自転車をもっている。彼の妻を何度も流産させたことに良心のとがを感じている梅毒患者は，百名以上の丈夫な子供をもつ。アルコール性の神経炎にかかっている患者は，きのう医師たちと一緒に一流のホテルで酒を飲んだ。80歳になる老年痴呆の独身女性は彼女の恋人の訪問を受ける，彼は彼女を 60 年以上も前に棄てた男であった，等々。ピック Pick の一患者（Arch. f. Criminalanthropologie, 255, 1905）は，富籤(とみくじ)を買い，当ったと思い込んだ。富籤売りの所に二度行き，金を要求した，そしてついには力づくで警官につれさられる破目となった。

ハイルブロンナー Heilbronner（Münchn. med. Wochenschrift, Nr. 50, 1905）は虚談者の記銘力は非常に悪いのに虚談の内容がしばしば堅持されることに驚嘆している。感情の強調の力——それが快適な事柄にまったく特別の再生能力を与える——を知っている者にとっては，このことは自明であろう。彼はまた，幻覚的な知覚というものは，現実の出来事よりも患者の行動に比較にならぬほど強い力を及ぼすということにも考え及ぶであろう。幻覚的な知覚は患者の内奥の衝動の直接の表現，あるいは転換された表現である。たといそれが患者にとっては無縁のもののように思われ，それが彼を占領した悪魔のしわざとして説明できるだけだとしても。

てんかんの朦朧状態においても，感情の強調が了解と連想に影響を与えることを次の例が示している。それはいわば，全然接触のつかない女子患者であった。彼女はいつもわれわれにはわからないコンプレクスに没頭しており独り言をいっていた。「いいえ，そんなことを言ってはいけません。そんなことは言うものではありません」。このコンプレクスの意味について尋ねると，彼女はある程度，これに乗ってくる。彼女は返事として，いままで述べていた言葉を繰り返し，表情や顔の位置や話の方向で，彼女がわれわれのほうに関心を向けてい

ることを示す。しかしこれらの言葉の意味に関する情報を得ようとするあらゆる努力は失敗する。彼女の子供について尋ねると，まったく素早い，はっきりした返事が返ってくる。それは健康者の返事と区別することはできない。たとえば，「お子さんはお持ちですか？」，「一人います」。「お名前は？」，「アネリー」のごとくである。彼女の夫について尋ねると，やはり返事は得られるけれども，はるかに不明瞭となる。たとえば，「結婚して何年になりますか？」，「もうだいぶ長い」。彼女に尋ねる他のすべてのことは，ごくわずかの例外をのぞいて，彼女は全然理解することができない。患者はそれに全然反応しない。それはあたかも，われわれが何も言わなかったことと同様である。

　この症例が示唆するものは，フロイトがその諸研究においてわれわれに明らかにしてくれたことについての一つの理解を与えてくれるであろう。彼によって開かれた知の領域が隈なく探究されるまでにはまだ多くの研究が必要である。そしてまだいくたの不明の点が解明を待ちわびている。私はフロイトの理論の細部についてはまだ信じていないということをはっきり述べておきたい。たとい他方それが間違いであることは証明されていないとしても。

　精神病の領域においては，とりわけ一つの疑問が生じてくる。それは，われわれの心は，快適なものを求め，それを維持しようとするものであるとすれば，心の病いの多くの表現が患者にとってはきわめて耐えがたいものであるということは何に由来するのであろうかという問題である。私はこの問題にまだ，十分に解答を与えることはできない。これに対しては，私は三様の経験に注意したい。それは，少なくともこの問題の一部に答えるものである。

　まず第一にすでに示唆したようにわれわれの願望実現の妨害ということがある。それはさまざまな道をたどって，迫害妄想にまで導くにちがいない。教え子たちの一緒についてくるようにという願いに応じることができなかった時，その生徒たちはこれまで歌っていた頌歌をやめ嘲笑する歌に変えてしまったという幻覚を体験した教師の例を考えてみてほしい。

　快適な感情が不快に変わるという他の例については，さまざまな性的な感情は非常に容易に不安に変わるという経験が光を与えてくれる。ずっと以前からこのような事情はよく知られていた。しかし，フロイトを待ってはじめてこの

種の転換がいかに広範に精神病理のなかにくい込んでいるかをわれわれは知ったのである。抑圧された願望をむき出しに示すさまざまな夢は不安を伴っているというフロイトの観察も，他のさまざまな不安状態に対する解決の鍵を与えるかもしれない。

　最後になったが無視できないことを述べる。内臓器官の状態がわれわれの気分に影響する径路をわれわれはたといまだ知らないとしても快の状態が身体の適切な機能，特に脳の血流分布にほとんど全部依存しているということは確実である。身体の機能も脳の血流分布も，精神病の場合はしばしば障碍されている。しかもわれわれは現実を誤まって理解するか，現実に対してもまちがった論理で反応すると常に不快な感情にさらされる。これらのすべての理由から病いは全体として不快な感覚と不快な気分を引き起こす傾向を持っているにちがいない。しかもこれらのネガティブな傾向がフロイト機制のポジティブな傾向によって過代償されることはまれであることは驚くには及ばない。

原　　注

(1) ブロイエル，フロイト：『ヒステリー研究』．ライプツィヒ・ウィーン，ドイティケ，1895年．
　　フロイト：『夢判断』，ライプツィヒ・ウィーン，ドイティケ．
　　フロイト：「日常生活の精神病理」．Monatschr. f. Psychiatrie u. Neurologie Bd. X.
　　校正時の注：フロイトのきわめて重要な小論文がごく最近集められて，次の表題のもとに出版された．『神経症小論集』Sammlung kleiner Schriften zur Neurosenlehre，ライプツィヒ・ウィーン，ドイティケ，1906年．
(2) ゲーテは，ここではかなり正確に彼の体験に依拠しなければならなかったことがわかる．彼は，しかしそれにもかかわらず，現実とは反対に，マリー・ボーマルシェを前面に押し出している．一体に真の詩人という者は，彼のさまざまな観念やさまざまな感情に照応しないものは現実の素材であっても決して使わないものなのだ．

翻訳　下坂　幸三

■解　説■

オイゲン・ブロイラー著

「精神病の症状のなかにみられるフロイト機制」

下坂　幸三

　ブロイラーがユングとともにさまざまな精神病——とくに精神分裂病の症状のなかにフロイトが見出した心的機制がみられることに注目した最初の人であることはよく知られている。ここに紹介した論文は，そのような研究方向における第一作である。一読すればすぐ解るように分裂病，振戦譫妄，痴呆，てんかん朦朧状態などの症状にフロイト機制がみられることを述べたものだが，分裂病については，ユングとともに別に詳論する（これは多分次の論文をさしている。Bleuler und Jung：Komplexe und Krankheitsursachen bei Dementia praecox. Cbl. Nervenhk. Psychiatr., 221, 1908）予定として，ごく簡単に触れるのにとどめている。

　自分の夢の分析や読み間違いの分析から論を起こしているのは，フロイトのすすめにしたがった論法である。そこでは，おまるの上で粗相をしてしまった夢を平気で取り上げていることなどをみると，まず彼の飾らない人柄が偲ばれる。この論文を書いたとき彼はすでにチューリヒ大学の教授職についていたわけだが，荘重な調子の論文をもっぱら書いていた当時のヨーロッパにおける他の精神科教授連とは肌がだいぶちがう。彼が主著『早発性痴呆または精神分裂病群』[1]を出版した 1911 年には，もう一つの重要な 100 頁を超える長い論文を書いている。すなわち「フロイトの精神分析——擁護と批判」[2]である。そこでは批判者たちがフロイトの観察方法を決して追試しないことの非を繰り返し説いている。「われわれの敵対者たちは，われわれの望遠鏡を使おうとみこしをあげようとはしない。ちょうどガリレオの反対者たちと同じように」。こんな次第で，ブロイラーはフロイトの著作から重大な示唆を受けフロイトの望遠鏡を使うことにした。フロイトの観察方法をもって，精神病者を診，かつ分析を行なうと

いうやり方で，やがてフロイト理論のシンパになったのだと思われる。

さて，本論文は，こんにちにおいても，フロイト機制がもっとも云々されることの少ない譫妄や痴呆者におけるそれを取り扱っている。この点は異色である。と同時に，フロイトの理論を小手調べのように上記の諸病態に当て嵌めてみたといった観がつよく，気軽に楽しく読める論文である。ゲーテ，ゴットフリート・ケラー，ヨハンナ・シュピリといった作家たちのコンプレクスと作品との関係なども点綴しているので，一層やわらかな印象を与える論文となっている。

本論文より2年遅れてユングと共同執筆した上掲の「早発性痴呆におけるコンプレクスと病因」は，早発性痴呆の本態論にまで及んだもっと本格の論文[3]である。妄想，幻覚，途絶といった目立つ早発性痴呆の症状は，コンプレクスに規定され，これなしには生じ得ないこと，コンプレクスは症状の内容を構成するのみならず，ときには症状の原因となり得ること，心的原因によりこれまで潜在的であった早発性痴呆が顕在化したり再燃したり軽快したりすること，病いの一次的な直接症状は，コンプレクスと関連のないおそらく限界のはっきりしない一般的な，たとえば思考制止のようなものであり，それだけでは潜在性であり医師の目にもとまらない，直接症状を引き起こすものは脳の不明の器質過程であろうといったことがブロイラーによって主張されている。そこでは，『早発性痴呆または精神分裂病群』にみられるブロイラーの分裂病理論の骨子がすでに簡潔な形で述べられている。しかしこのときは有名な連合障碍の仮説はまだ提出されていない。ユングはブロイラーの論に付説している。小論文ながら前半はブロイラー，後半はユングと両者ともに分担を明記している。ユングは，ブロイラーに同調する点，賛成できぬ点をわざわざ箇条書きして列挙している。潜在性の早発性痴呆というものが果してあるのかどうか，したがってブロイラーのいう一次症状はあるのかどうか，あるとすればどのようなものか。器質的脳過程が存在するというブロイラーの考えに異論はないが，情動が例えば毒素を形成して，器質性過程を形成することがあるだろう。およそ以上がユングのブロイラー批判である。このように師匠と弟子とが互いの意見の差を確認し合いながら，しかも一つの論文の形で発表しているということは意味深い。

ブロイラーは，異説を認めるのに寛厚であったのであろう。と同時に容易に妥協もしない。ユングはもとより妥協的でない。それがこのような論文の形をとらせたのであろうか。患者の示す両価性をはじめて洞察したブロイラーは論文の形式も両価的であることに一向に平気で，そこにむしろ積極的な意義を認めていたと考えることは穿ちすぎであろうか。それにしてもユングはブロイラーの主張の弱点を正確にみていた。この論文では，一次性症状と病いの潜伏性についてのブロイラーの論議は曖昧だからである。しかし，この論文ののち，わずか3年にして出版された『早発性痴呆または精神分裂病群』では，一次症状は，連合障碍を中心として整理され，また単純分裂病，潜在性分裂病の記述は，きわめて魅力にとんだ章となっている。したがってこの著書は，一面，ユングの批判への回答ともなっているといえよう。

　精神分裂病という命名の提唱者としてのブロイラーの名を知らないものはいない。しかし，ブロイラーが自己の分裂病論を築くうえにフロイト理論のなかにどれほど大きな寄与をみていたかは，ブロイラーの主著が邦訳されるまでは，われわれの間の共通の認識とはなっていなかったと思う。「彼〔筆者注：クレペリンをさす〕の病理学に追加した私の努力の主要部分は，フロイトの思想を早発性痴呆に適用したものにほかならない。私は，私が一々フロイトの名を引用しなかったとしても，いかに多くを彼に負うているかについては，各読者には説明の要もないほどおわかりのことと思っている〔飯田真訳〕」[1]。これが同書の序文の一部である。

　もっともブロイラーは，一時期のユングのように精神分析学者になろうとはしなかった。分析学に対しては，あくまでシンパにとどまる。精神分析に対しては，つまり最後まで「擁護と批判」Verteidigung und kritische Bemerkungen という二面的態度を捨てなかった。弟子のユングの理論に対してもこの態度はまったく同様であった。分裂病に対する共同研究者のなかではまず第一にユングに感謝している。一方，決してその批判を忘れない。ユングの「早発性痴呆の心理学」に対しては「私の好みからするとこの著者は何かあまりに巧みに先人たちを迂回してしまっているようだ。正しいものとあやまったものと混合した理論は，科学にとってまったくの誤謬よりもなお危険である。"ある意味で"のみ

正当性をもつ把握は，必要な留保がたえずなされない限り常に禍いのもとを含む〔安永浩訳[1]〕」と述べている。

　ブロイラーは，フロイトについては批判よりもむしろ弁護に力を注いでいる。「フロイトの精神分析[2]」のなかでは主要な反対者の意見を一々紹介し，これを批判している。総じて反対者たちがフロイトの著作を十分に読まないか，フロイトの観察方法を追試もしないで感情論理に終始していることを歎いている。反対意見の多くは「途方もなく馬鹿げたこと」，「知的厚顔」，「一種の正教信仰」，「宗派にすぎない」，「ナンセンス」，「猥談」，「手品の一種」といった異口同音の感情論理であり，これらの批判の一部はむしろ批判者にこそ当てはまると述べている。ブロイラーは仮説はどこまでも仮説として，またわからないことはわからないとはっきり述べるフロイトの誠実さを評価していた。ブロイラーは，自分の学問に対する誠実とフロイトのそれとをすこぶる共通なものと感じたに相違ない。クレージイ（Klaesi, J.[4]）によると，ブロイラーは，常時カードを携帯しており，観察や見聞や着想をただちに書き留めていた。ブルクヘルツリ精神病院における合同診察を見学にくる医師に対して，ときにはそれどころか新参の医師に対してすらも「さて，なにを教えていただけるでしょうか」と好んで挨拶したという。

　「私自身は，フロイトの強迫神経症の1例に関する所見"Bemerkungen über einen Fall von Zwangsneurose〔筆者注：いわゆる鼠男の症例〕の本質的なところ——私は敢て全部とはいわない——を理解するまでに，三度読まなければならなかった。理由は，この論文をちゃんと勉強するには時間をとられるということばかりでなく，それよりも，私が強迫状態について1例の分析例をももっていないということによる[2]」。こんな注釈をブロイラーはつけているが，これはほとんど愚直に近い。私は精神医学の論文でこのような文章にこれまでお目にかかったことがない。この卒直さは，ブロイラーの大きな特長と思われる。この卒直さでブロイラーはすなおに砂のようにまずは新しい理論を吸収する。しかしつぎにこれと同じ卒直さで「だがしかし」と立ちどまる。擁護と批判の生まれる所以である。

　かてて加えてここに紹介した論文の冒頭のあたりにみずからの「おまる」の

夢をもってくる飾り気のなさ。この飾らない卒直さがあったからこそ彼は分裂病者の心理に深く入っていくことができたと考えられる。

　ブロイラーの批判は，フロイトに対してよりはむしろその弟子たちのやり方に向けられる。彼らはフロイトのように慎重でない，性急に一般化をする。結論にいたる道筋を書かないで結論を羅列していく等々。

　ブロイラーは，精神分析的な病跡研究に対しても批判的である。たといそれが，かなり真理を穿っているとしても，一般に公開するには問題がある。一般の人々には精神分析用語の含蓄がわからない。したがって誤解を生むことが多かろうというのがその趣旨である。

　さて，コレ（Kolle, K.）[5]の手になるスイス学派の系譜をみると，ブロイラー以後は，Speyrの弟子であったMorgenthalerとFankhauserの両者を除けば，その他の著名な精神科医たちはすべてこれブロイラーの弟子か，孫弟子である。彼らの顔触れをみると多かれ少なかれ分裂病を了解的にみていこうとする立場をとるものが多く，スイスの精神医学のなかにはドイツ精神医学とは一脈異なる「ブロイラー的精神」が広汎に生きているとみてよいであろう。

　ブロイラーその人についてのくだくだしい経歴の紹介は不要であろう。しかしここでは最後に老婆心ながら，『精神医学事典』（弘文堂，東京）にのせた拙文[6]を転載しておく。

　Eugen Bleuler 1857〜1937，スイスの精神医学者，ライナウの州立精神病院院長（1886〜1896），チューリヒ大学精神科主任教授（1898〜1927）。初期には，神経生理学的，神経学的な業績や，『後天性犯罪者』Über den geborenen Verbrecher（1896）を初めとする一連の犯罪生物学的な研究がある。主著は，ライナウの州立精神病院時代の臨床経験を基礎として著わした『早発性痴呆または精神分裂病群 Dementia praecox oder Gruppe der Schizophrenien』である。この書の中でブロイラーは，精神分裂病なる呼称を提唱したが，クレペリンの疾病概念を訂正したわけではなく，クレペリンの概念をほぼ全面的に認めながらも，早発性と痴呆概念とに向けられた一般の疑義を承認し，早発性痴呆という名称は形容詞

として使用することができず，病者を呼称することもできないという理由，さらにさまざまな精神機能の分裂が最も重要な特性の一つであるという理由からこの新しい呼称を提案したのである。しかし彼は潜在性分裂病が数の上では最も多数を占めると考えたことによって，クレペリンよりも分裂病の範囲を実質的に拡大した。また，分裂病は単一のものではなく，おそらくかなりの数の疾患を包括するものであろうことも予想した。ブロイラーは分裂病の症状学を基本症状（連合障碍，情動障碍，両価性，自閉，分裂病性痴呆など）と副次的症状（幻覚，妄想，緊張病性症状など）に二分し，さらに理論的には，疾病過程から直接に生じる一次性症状と，疾病過程に対して患者の心理が二次的に反応して生じる二次性症状とに分けた。一次症状としては，連合障碍が重視され，他のすべての分裂病性症状は二次的で，ある意味では偶然的なものと考えられた。したがって，疾患が長期間無症状にとどまることも可能であるという。このような症状構造論は，ジャクソン理論を彷彿とさせるところもあり（Ey, H.），そこに同時代人 von Monakow の Diaschisis の概念との共通点をみる学者（Minkowski, M.）もいる。二次症状の説明にはフロイト理論を大幅に採り入れ，当時のヨーロッパ人のアカデミーの世界でフロイト学説を受け入れた唯一の人となったことも特記されるべきである。

　彼が1916年に刊行した精神医学教科書は，ヨーロッパにおける，代表的な精神医学教科書となり，彼の死後は息子の Bleuler, M. によって改訂され，今日においてもなお，ひろく用いられている。晩年には，『心の自然史とその意識化』Die Naturgeschichte der Seele und ihres Bewuβtwerdens（1921）を初めとして，二，三の自然哲学的，生物心理学的な著作を刊行した。彼はまたその夫人とともに熱心な禁酒運動に従事したことでも知られている。

文　献

1) Bleuler, E.：Dementia Praecox oder Gruppe der Schizophrenien, Franz Deuticke, Leipzig und Wien, 1911.（飯田真，下坂幸三，保崎秀夫，安永浩訳：早発性痴呆または精神分裂病群，医学書院，東京，1974）
2) Bleuler, E.：Psychoanalyse Freuds. Verteidigung und Kritische Bemerkungen. Jb. Psychoanalyt.

Psychopatholog. Forschungen, I；623, 1911.
3) 下坂幸三：ブロイラー片片≪現代精神医学大系≫第5回月報，2，1976.
4) Klaesi, J.：Eugen Bleuler. In；Kolle, K.：Grosse Nervenärzte, I. 7, Thieme, Stuttgart, 1970.
5) Kolle, K.：Grosse Nervenärzte, I. Falttafel 6, Thieme, Stuttgart, 1970.
6) 下坂幸三：ブロイラー．加藤・保崎・笠原・宮本・小此木編：精神医学事典，弘文堂，東京，742，1975.

A. ホッヘ

精神医学における症状群の意義について

　2人の報告者の間の仕事の分担は，私が一面ではさまざまな**疾病形態**に対する，他面では，さまざまな**要素的症状**に対する**症状群 Symptomen-komplexe の意義**について論究せねばならぬということに協定いたしました。私の任務は**疾病分類上の諸努力に関する現在の状況について**述べることであるといいかえることもできましょう。

　精神医学の歴史は，医学の歴史のなかにおいては，まったく特殊な一章を示しております。精神医学の決定的な段階における発展は，その経過が速やかであったので，わずか2，30年の間に集中したのです。そして，われわれの学問は，このような過去の特殊性の跡を十分明瞭に示しております。精神医学に対して加えられてきたさまざまな外的な困難と，この困難との闘いとは，最良の働き手を吸収してまいりました。それはいくつもの前線を持った闘いでした。たとえてみれば，片手で鏝を使い，他の手で敵を防ぎながらエルサレムの神殿を築いたかのユダヤ人たちの闘いのようでありました。いまや，外的事情は，

---

* Z. Neur., 12；540, 1912
　　キールにおけるドイツ精神医学会の総会で発表した報告による。アルツハイメルの共同報告は後に発表される。
　　『精神医学』17巻1号（1975）「古典紹介」所収

多くの点で改善されましたし，また医学の全体系の状態は，ある意味では堅固にみえるようになったので，われわれの科学の基礎，認識の可能性，展望と目標に対して考えを巡らすようになり，われわれが一応，精神病という集合名詞で表している経験の集積に対して，あらゆる可能な面から迫ろうとするきわめて活発な努力が開始されたのです。

このような精神医学の発展は，決して一様なものではありませんでした。この発展は，回顧してみますと，何回かの推進（シューブ）の形をとって行われたのです。すなわち，一部は，個々の卓越した頭脳——彼らの与えた衝撃はパン種のように働きました——に依存して，他は，事柄の持つ当然の重大さをとおして行われたのです。すでに昔から，停滞と諦念の時期と臨床上の楽観主義と大なる活動性とを示す時期とが交代してまいりました。事実上の進歩は，必ずしもつねに一様ではありませんでした。外見上の回り道が，事実上の促進として現れたこともあり，さまざまな誤謬が生じ，これがはからずも真理を明るみに出すといった具合でした。

臨床領域において記録せねばならぬ主要な変遷は，今日ここに出席された大多数の方々の心の中で，なお行われ続けてきております。

しだいに積もった巨大な経験的資料を**さまざまな型** Formen の中へ分けるということは，単に理論的な要請であるばかりでなく，きわめて実際的な要請でもありました。それは，なかんずく，個々の症例のその後の経過をできるかぎり予言することができるという必要性に基づくものであったのです。このような区分けへの努力は，多くは実りの多いものでありました。**器質的**精神病と**機能的**障害とを区別することは，すでに早くから行われたことです（**機能的**という言葉の二重の意味については後述）。明らかに器質的に条件づけられた精神疾患は，さらに数多くのものに仕切られました。一部は最終的に，一部は，限定して定義づけることが，根拠のある望みであるといった範囲においてです。そこでは，白痴，老人性および動脈硬化症性の諸変化，てんかんなどへの区分けを挙げることができましょう。あらゆる方向に向かって恒常的に，ひとつのまとまりを示している疾病像の成功した，決定的に限界づけることのできた主要例は，**進行麻痺**でした。ここで得られた成果は，その副次的な影響において

は，たぶんひとつの不運となりました。なぜなら，この成果は，これと同じことを，間もなく繰り返すことができるという幻想を育まざるを得なかったからです。

すでに器質的な障害と機能的な障害とを分離しようという試みにさいして，ふたたび境界づけることの困難さが生じてきました。この困難は，とりわけ，病因的には単一的であるが，その他の点では，あらゆる方面に向って分れてひしめき合っている**中毒性**の精神病群が存在するということのなかに見出されます。

ひとつの特別な観点から，**内因性**の疾患を**外因性**の疾患から分けようとする試みがなされたことがあります。すなわち，**変質** Degeneration という概念の発展は，一般生物学的な視点からみれば，たしかにひとつの進歩でしたが，分類をめざす努力にとっては，あらたな大きな困難を生みだしました。すべてこの上述の観点からなされた臨床的資料の群別は，ただ一部だけは重なり一致するが，きわめて多様に交叉する疾病圏を生みだしております。

われわれは**機能的精神病**の場合に，毎日の臨床において，そしてまた今日の報告において，最も困っている領域に踏み込みます。しばらくの時の間は，「機能的」と称するのは，こんにちの補助手段をもってしては解剖学的な諸変化をいまだ証明し得ないが，この解剖学的な変化は，しかし，かならず存在するであろうという暗黙の前提を持つものに限ったのです。こんにちでは，しかし，この形容詞を，われわれは，およそ病理解剖的所見を決して持たぬはずの，なぜなら，そういうものは，なんら存在し得ないはずの諸障害の意味でも使用しています。臨床的な意味においては，本質的には，機能的精神病とは，**宿命的にひとつの精神的欠陥に終るということのない**精神病であると理解することができましょう。

この場合でも，考慮されるすべての諸問題の発展は，科学的認識においては通例である波状運動を欠くということはありませんでした。一定の見方が生れ，急速にその信奉者を増し，ついで，また信奉者は減っていきました。このようにして，しばらくの間は，**パラノイア**が，ついで**早発性痴呆**が，こんにちでは**躁うつ精神病**が，精神医学的意見の恩寵を担ってきたのです。そのつど，若干

の人々にとっては，それらの概念というものは，あらゆる心的障害一般の大部分を包括していたものですから，ひとがさまざまな心的障害をどう名付けようと，実地上の目的には，いずれにせよ，どうでもよいようなものでした。これらの概念の発達の諸段階の範囲と高さとテンポとは，すぐれた頭脳と学派とに依存していました。こんにち，ある見方においては，確実にはっきりと器質的条件を有さないもの，あるいは中毒性であろうがその病因が単一ではないもの，あるいはてんかんないしはヒステリーに属せしめられないものといったまったく大きな疾病領域が，早発性痴呆と躁うつ精神病の間に残らず分配されています。このように作られた概念のこの広汎さは，それ自体すでに，ここでは，解決的な公式を見出すことができないだろうというひとつの証明です。それにもかかわらず，われわれは，臨床的領域において間断なく行われる群別の変更，若干の症例をひとつの疾病概念から他の疾病概念へとあちこちと移動させること，濁った液体をひとつの容器から他の容器へと注ぎ入れることによって透明にしようと試みる人々のきわめて勤勉な，しかしその効果からみれば成功する見込みのない活動——そのような活動に対しては，私は，かつて，私が悪評を蒙むるような比喩を再三用いたことがあります——をみています（論理的に操作する精神科学の代表者たちにとっては，この場合，**選んだ手続きが目的に適っていない**という共通点が問題だということを指摘する必要はないでしょう）。すべてのかかる勤勉な諸努力の根底には，精神医学の領域においても，特別に限界づけられた，**純粋の単一的な疾病諸形態**を見出すことが可能であるに違いないという朽ちることのない信念，身体的医学への類比からいつも養分をとってくるひとつの信念——その場合，彼我の，症状と解剖学的基質との間の諸関係のあり方は，互いになんら比較することができないということが考慮されないままに——が横たわっています。しかし数多くの宥和的中間的諸要因が生じてきて，それによって，起こってきた原理的なさまざまな疑惑に立向うようになったのです。すなわち，それらの要因とは，ひとりびとりの経験というものは不十分である，30年，40年以上にも及ぶ障害に対する観察期間はふつうあまりにも短い，流産型，混合型，境界例および移行像がある，病像の純粋性は，精神薄弱が混じったり，あるいは精神的変質の影響によって，曇らされてしま

う等々であります。

　全体として，しかし，今日の体系にしたがって収めることのできないおびただしい症例があることに気づき，そして，このことは非常に重大なことなのですが，しかし，だからといって，そのために，純粋の疾病形態が存在するという信念を断念しようとは思わぬままに，この事実を**認めよう**としている人々の数は，なんといっても増えてきています。

　ちょうど6年前，私は，ミュンヘンにおいて，この懐疑的な見方をはじめて発表いたしました。私の当時の講演に対する討論において，私は，ほとんど一致団結した拒否の壁の前に立たされました。しかしかれこれ時が流れる間に，繰り返し，少なくとも討論において，一部は論文の中でも，当時気負いこんで忌避されたこの見地への接近がしだいに行われるようになりました。とくにビンスワンゲルは，私と類似の見解を告白いたしました。とにかく，当時私がみずから選んだテーマについて，今日すでに指定講演が可能となったことはやはりひとつの進歩です。そして，私は，ある程度ここのこのような公開の場で責任をとるべく，よろこんでこの機会を捉えたしだいです。そればかりではなく，新奇を追い求める人々にとってはたぶん当てにはならぬ私の報告に，疑いもなく，もっと充実した学問的な構造を具えた副講演者が添えられてもいるのです。

　われわれはまず問いたい。さきほど範囲を限定した機能的精神病の領域において，一般に承認されているか，あるいは，ただ，ひとりびとりによって誠実な自己検証が行われた場合，彼の公共意識にとっても維持されるような疾病形態について，われわれが**事実上確実に所有しているもの**はどのようなものであるだろうかと。都合の悪い症状は無視していくことおよび疾病像の中へ欠けている病像をみてとることがいかに絶え間なく必要であるかについては，私は，もう以前に幾重にも論じました。すべての大学の教師にとっても，純粋の疾病形態は比較的稀にしかみられないことは，基礎的な臨床的示説あるいは国家試験に適切な症例を探しまわるとき，否応なしに心の中に刻みつけられます。いかにひろくわれわれすべてが臨床領域において絶えず最大の自己欺瞞に陥っているかは，およそ**アメンチア**あるいは**緊張病**の歴史を一瞥してみれば明らかとなります。われわれはすべて，かつては，とくにマイネルトの提唱の影響のも

とに，今日よりもはるかに多くのアメンチアの症例をみることができたのです。ところが，今日ではフライブルクにおいて，ともかくかなりの数の入院があったのにもかかわらず，示説し得るようなアメンチアの症例が現れることなしに，数学期が経過したのです。今日では，一見してまったく間違いようのない緊張病の諸症例は，かつてはどこに存在していたのでしょうか。緊張病の痕跡はふるい病歴を繰ってみると，わずかにそれらしいものに出会うだけです。しかもこのふるい病歴が当時の見解に従ってまったく学問的に正確に記されていたときにおいても。ある同僚の助手が，雑誌に現症として「患者はアメンチアの定型的な病像を示している」と記載したような，私自身が経験した極端な場合は稀であるとしても，われわれは誰でもが，われわれの病歴は一般に多過ぎる判断と少な過ぎる記述を含んでいるとしたアルツハイメルの判定に同意せざるを得ないでありましょう。いくばくかの公平さを護ることを心得ている人は，それぞれが，彼の生涯の経験を振り返ってみると，臨床病像の純粋性に関する彼の**幻想能力**が変化してきたことを認め，そしてまた，**納得できる症例**の集積が，出現したり，消失したりするという**資料の偶然的な変遷**に疑いもなく影響されてきたということを認めます。

このような疑わしいものの領域をひとつひとつ証明つきで詳細に説明することは，このような集会においては，余分なことでありましょう。そのような例証は，各人の心の中に浮ぶはずであります。われわれが，たとえば，**躁うつ病のこんにちの範囲**を一瞥してみると，そこに，メランコリーと躁病とを別々に，かつ反復する場合のあらゆる変異が取り入れられていることを見出します。われわれは，その中に混合状態，最終的には持続的な変化を伴う症例，かかる持続的な変化を示さぬ症例，きわめてさまざまな様相を示す代償的相期，急性および慢性の妄想性の病像（好訴者妄想を含む），周期的に回帰するアメンチアの病像，産褥性ないし更年期精神病等々を見出すのです。

まったく見通しがきかないのは，一般にあるいは少数の人々によって**妄想性 paranoisch** と特色づけられているものの混沌たる有様です。早発性痴呆と躁うつ病との間には，幅広い限界線が存在するということが，こんにち，しばしば主張されていることを度外視いたしますと，**早発性痴呆**というひとまとめの

レッテルのもとには，治癒し得る状態，治癒不能状態，急性および慢性の状態，1回限り出現した状態，再発を繰り返す状態および考えられるかぎりの千差万別な症状を示す諸状態があります。われわれは，原因となるような疲憊も有さず，緊張病にも属さず，こんにちの体系の中においては，どこにも組み入れることのできぬ，妄想形成と亢奮，気分の動揺と妄覚を伴う**錯乱**状態を観察いたします。さてつぎに**周期性**なる概念から何が生じたでしょうか？　場合によっては，生涯における一度の罹患も周期性障害の表現であり得るはずだということによって，この概念は零にまで薄められてしまっています。あるいは，この概念は，まったく異質な諸状態が繰り返される場合，また，きわめてさまざまな種類の代償性の周期が出現する場合にも用いられています。

　こんにち，臨床的**経験**が，必然的に，あるいは若干の蓋然性をもって，純粋の疾病型が存在することを信じさせるのだと主張しようとするときには，まったくのところ，非常な幻想力を必要といたします。このような情勢に対して，最も先鋭にきわだってくる警告信号を，われわれは，個々の例をとおして出会う数多の病像に直面して，その**予後**を決定しようとしても，おしなべて絶望して途方に暮れてしまうという事実の中にみてとります。

　臨床的に**楽観論**をはっきりと称えている代表者はこんにちではたしかに**クレペリン**です。彼は，1910年度版の教科書の第2巻の緒言において，「臨床精神医学の今後の発展にとっては，原則的な諸困難は存在せず，忍耐づよい研究とより豊富な経験とによって，しだいに克服せられ得るような諸困難が対立しているのみである」といった確信を述べております。**クレペリン**は，いかにも分類することのできぬ症例の増加を認めはしましたが，しかし，精神病の全領域を単行書としてまとめる場合に，極小の変化差異にいたるまでさまざまな型を誠実に分けていくという彼の要請に固執しております。このような病型の細分化は，純型というものを増やすことになるでしょう。

　おおよそ，現実の窮境を認めている**アルツハイメル**もいまだ武器を捨てて降参する時期では**ない**，われわれは，まだどこでも，最後の有効な手段を徹頭徹尾試みたわけではないのだという意見であります。

　一定の事柄を把握する場合，一方では，**クレペリン**が教科書の緒言の中にお

いて，他方では，私がミュンヘンおよびシュトゥットガルトでの詳論において表明したような広汎な根本的な差異が存在する場合，通常，なにか証明し得ぬものとか瞬時に確定し得るものとかで問題となるのではなく，**信条の問題**が問題となるのが常であります。事実，それは，本質的にはひとつの教義上の事柄なのです。

さて，このことは，決して，われわれをして，一方のあるいは他方の見解の**学問的可能性あるいは蓋然性**を吟味する義務すら解放するものではありません。

心的な領域における純粋な疾病形態の存在に対する前提は，ひとつの一定の原因が，脳の規定し得る局所に，一定の物質的な諸変化を起こし，その直線的な表現が，そのときには臨床的諸症状を示すはずのものであるということであらねばなりません。それゆえ，さまざまな疾病型が存在するという信念は，**解剖学的につかみ得る根底**が存在するという信念と分ち難く結びついています。その根底とは，この場合，粗大な構造的な諸変化であるのか，あるいは顕微化学的な，あるいはその他の機能的変化であるかは問わず，とにかく，しかし，**限局性の**，かつ，場合によっては**把握し得る**過程であります。

心的諸現象を特定の脳部位あるいは神経系統に関連づけるわれわれの現実の知識をとらわれずに吟味してみれば，われわれすべてがこんにちなお，あまりにも多く局在論の束縛のもとにある，あるいは少なくともその影響下にあるということは，ただちに判明いたします。

われわれが**事実**所有している唯一のことは，精神というものは水の上にたゆたっているものではないということ，すなわち，精神生活は，きまって高度に分化した神経組織が存在する所にかぎって見出すことができるという認識であります。われわれの一見局在論的な知識の大部分は，神経学的診断にとってのひとつの**職業的な手仕事の前提** Handwerksvoraussetzung を意味するにすぎません。心的な諸機能は，その外的表現が，どこかでの**その働きが中断されること**によって阻げられ得るというかぎりにおいて，局在化し得るだけです。この意味においてのみ，個々の心的機能の**諸中枢**について語ることができます。したがって，感官知覚，言語機能，きわめてさまざまな種類の精神運動過程，記

憶機能などは局在化することができますが，一方，われわれが感情，気分，感動，欲動，意志，判断などと名付けているもののすべてに対しては，きわめてさまざまな脳部分の広汎な関与が前提となっているという確信が，ともかく心に強くおし迫ってまいります。さらにそのさい，**心理学的**な観察におけると同様に**生理学的**にも諸機能を明確に分離することは不可能であろうということは確実であるとしてよいでしょう。われわれが，感情と意志，あるいは感覚と感情等々を相互に分離しようと欲するのは，論理弁証法的なフィクションにすぎません。

われわれが，すべての高級な心的諸過程にとっては，**きわめてさまざまな脳部位が普遍的な機能を営んでいる**という不可避の観念をわがものといたしますと，何かある心的諸過程のうちの各任意の障害に対しては，非常に数多く**侵襲点**があり得るということがわかってまいります。妄覚は，したがって，なんらその一次的な原因を皮質の感覚領の中に持つことを要しません。緊張病性蠟屈症の場合，その一次的な変化および変化作用は，狭義の精神運動系の中に位置を占めねばならないということはまったくありません。おそらく，幾多の珍奇な心理学的には不可解な臨床的病像――たとえば昏迷時の緊張病性途絶――は，その原発的変化を手近に容易に考え得られる領域に求めることはできません。

それゆえ，緊張病の場合，これを精神運動性の領域に求めることはできないのです。

そのうえ，他の事情があります。われわれが主観的に心的諸過程として体験しているところのものは，神経実質において組成せられたさまざまな亢奮過程の心内に向った多面的な 切面(ファセッテ) であるとわれわれはこんにち考えております。そのさい，化学的代謝の同一の消耗と，あるいはひょっとすると解剖学的に証明し得るきわめて微細な諸変化を伴う同一の構造系の中において，経過する亢奮過程の**形**に従い，きわめて多様な心的事象が演じられ得るということは，もちろんたいへん可能性のあることであります。それゆえ，無限に進歩した顕微化学といえども，一定の心的現象に対応する把握し得る明瞭な諸変化を見出すことはできないでありましょう。心的事象は，それ自体完結した，その固有の

法則に従うまさしく完全に新しい**範疇**を示しており，物質的な諸過程と**比較することはできません**。ともかく万事についてというわけではありませんが，ここに考えられた過程と重なり合うような様相は，類例を挙げれば，物理的に規定すべき同数の振動数を持つ楽器に対して，一定の力を加えるとき，コンポジションが別になっただけで，内容的にはきわめて多様な音楽的な形姿をもたらし得るということでありましょう。このとき音楽的な形姿というものは，心的事象と同様に，それ自体完結しており，固有の法則に従って，ひとつの新しい範疇を作っており，物質的な基質であるところの楽器とは比較しようがないものです。

　このような観念——この観念に対しては，あまりにも事実密着的な考えは，異議を称えることはできないでしょう——が正鵠を射ているならば，脳内における心的過程を**解剖学的に**細分していこうとするいかなる希望も疾病領域に対してのみならず，正常心理学に対しても放棄せねばならないでしょう。

　いかなる場合においても，このあるいはあの解剖学的に認識し得る脳過程の展望，多様性あるいはさまざまな局在を臨床上の疾病形態の**区分原理**として引用し得るということは，機能的精神病に対してはまったく無意味であると私には思われます。

　非常に明白な陰性の証明は，われわれに自然から日常手渡されております。すなわち，私は，私がすでにかつて指摘した事実，すなわち，まさに明らかに解剖学的に条件づけられた諸障害が，その個々の症状学においては，**きわめて法則性がない**という事実を思うのです。この事実は，おしなべて，進行麻痺にも，動脈硬化症性および老人性精神障害にも，迅速に，重い最終的な**脱落現象**に導かれる早発性痴呆の狭い確実な領域に属する症例にも通用いたします。病像のある**基本傾向**は——上記の諸障害の場合には，**精神的人格の進行性の崩壊**のみが基本傾向として残りますが——，あらゆる症例に共通しています。この過程，われわれが機能を荷なった神経実質が**量的**に減少したことの結果と関連せしめざるを得ないこのような過程は，しかしながら，きわめてさまざまな種類の多彩な症状の組合せを伴っております。われわれは上記の疾病形態について，一部は挿間的に，一部は比較的長期にわたって，脱落現象を伴うことなし

に，一過性のかつ収まり得る障害として，機能的精神病の場合に見出すごとくほとんどあらゆる病像が現れ得ることを知っています。われわれは，こんにち，かなりの確実性をもって人間の死後の脳を検索して進行麻痺と診断することができるようになりましたが，その臨床的経過についていえば，きわめて一般的に，おそらく進行性の痴呆がその死に先行したであろうと述べることができるだけです。亢奮を伴ったかどうか，躁的，メランコリー的あるいは妄想形成的挿話を伴ったかどうかといったその経過のすべての**個々の姿**については，なんぴとといえども，その解剖学的所見から何かを述べることはできません。

まさにそれゆえに，規則的に見出される病理解剖学所見が，一部は判明しており，一部はこれから判明するであろう諸症例は，解剖学的変化と心的現象との間に，ひとつの法則を橋渡ししようとするわれわれの努力が**無効であること**を示しています。

こんにち，これらのあらゆる考慮に基づいて私によって代表される意見，すなわち，われわれが，他から限界づけられた純粋の精神的病像をたゆまず求めていけば，先はゆきどまりのそま道に踏み込んでしまうということは，このような考えを精神病の全領域に及ぼした場合に限って，新味のあるものとなります。ある範囲においては，これに相応する傾向というものは，われわれの間ではすでにつとに自明なものとなっています。私は，一部は起こりつつある，一部は終結してしまった，二，三のふるい歴史的な疾病概念の解消を考えているのです。このような関連においては，**心気症**の歴史を想起しさえすればよろしい。純粋の疾病像の意味においては，心気症というものは，もはやどこにも残ってはいません。**神経衰弱**という概念も同じ運命を辿っています。われわれが神経衰弱を神経系の後天性の疲憊とみなし，すべての周期性精神病，体質性不機嫌，アルコール，梅毒，早発性痴呆の領域から由来した症例を，そこから取り去ったとき，これは，長い間，承認せられたように頻発する疾病ではありません。**ヒステリー**に関しても，特殊な**一疾患**としてのヒステリーというものは存在しません。われわれがヒステリー特徴として特色づけているものは，おそらくひとつの変質症状にすぎず，かつ，いわゆるヒステリー特徴が前景に立って

いる症例と，他の，とくにたとえば単一症状性ヒステリーとの間には，その名称を除けば，なんら共通のものはありません。

このような分類上の疑惑とは無関係に，「ヒステリー的」，「心気的」，「神経衰弱的」といった**形容詞**は，一定の**心的な素質あるいは反応型**を刻印するうえに，十分な一般に認められた意義を保持しているという事実は残っています。

われわれは，こんにち数多の正常の心的類型について知るところはあまりに少ない。およそ**体質性気分変調**なる名のもとに総括せられ得るような素質の種類および反応の種類について知ることは，さらに一層少ないとはいえ，われわれは，**慢性の躁性の，猜疑的・パラノイア性の**，および**活動性で好訴的な性質**を，さらに普通人は反応しない場合においても容易に**意識混濁，譫妄**に傾きやすい中枢性の素質等々を知っています。

これらの特殊な持続的な，大部分は持って生まれた諸反応型——これらの反応型のひとつひとつは，それ自体ふたたび運動感覚領域における要素的な素因の結合からなっています——が出現するということは，正常な心においても変質素質を有する心においても一定の**徴候連結** Symptomverkuppelungen があらかじめ形成されているということを疑う余地なく指示しております。この徴候連結は一部は，われわれがある人間の性格として特色づけたところのものを構成しており，一部は，特殊な疾病形成的諸影響を表す場合には，人格の**病的に偏った反応形**がどのようなかたちになるかを規定いたします。まったく同じことをわれわれは顕著な精神障害の場合にも認めなければなりません。われわれが形容詞のかたちで，メランコリー的，躁的，譫妄状，妄想的と名付ける事態については，能力のある判定者たちの間ではなんらの疑惑も生じません。しかも，さまざまな精神病が，世界の到るところ，かつあらゆる時代をとおして，ある基礎傾向において一致するということは，如上のいつも繰り返し出現する徴候連結を所有しているということによるのです。このような徴候連結からして，臨床の実際にとってもその状態像から導き出すことのできるさまざまな適応 Indikation が生れてまいります。

このような徴候連結に，われわれは，メランコリー，躁病，慢性パラノイアのごとく一定の病的素因の**増強**にすぎないかの印象を与えるような精神障害に

おいて出会うのみならず，この種の一群は，器質性過程の場合にもみられます。そのさいには，これらの一群は，まさしくただ**挿話的**に，二次的意義を持つ症状群として出現いたします。ちょうど，進行麻痺の場合のそれのように。

　このような症状群がいつもひきつづき型どおりに繰り返されるということは，大多数の心的障害において，いや，おそらくすべての心的障害にさいして，すでにある程度準備されていた徴候連結が喚起されるのだという印象を疑いもなく呼びさまします。他の領域における大雑把だが，しかしとにかく一部だけは一致する例は，てんかん発作でありましょう。これは，われわれには目下はっきりわからぬ一定の諸前提が満たされるやいなや，ただちに，前兆，意識喪失，強直痙攣などの個々の構成要素の一連が現れるわけです。中枢神経系が，この，中枢神経系にとっては絶対的に**新しい過程**をどうにかして**準備している**に違いない，あるいは練習によって**学んだ**に違いないということなしにです。一箇の病的過程のいちいちは，まったく異なっており，かつ，如上のてんかん発作をまだ観察しなかったものにとっては，その構成は，決して予知し得ない細目でありますのに，いつも同一の様式で発作は繰り返します。100回目の発作は，1回目の発作と異なりません。そしてまさしくこのようなまとまりは，何かあるふるい規則的な内的な関連に負うているに違いありません。たとえば，抑うつ的気分状態，卑小感，行動の抑制の合併，あるいは，昂揚気分，運動衝迫，観念奔逸の合併，あるいは妄覚と妄想観念の密接な結合，あるいは，記銘力の障害と作話傾向との連結等々は，あらかじめ，前形成的_{プレフォルミールト}に存在しており，精神疾患にかかると完成されたかたちで出現してくるということは，上述の事柄と同様なこととして考えることが可能でしょう。

　これらの症状群を，私はすでに以前に**第二次の単位** Einheiten zweiter Ordnung として特徴づけました。こんにち行われているようないわゆる疾病形態の範囲は，あまりに大きすぎることがはっきりしましたし，他方，要素症状というものは，個々の現象を示しているのであって，さまざまな諸状態を区別するために使用することは，もちろん，一層，適当ではありません。疾病形態と要素症状との**中間に**，症状群というものが位置するでありましょう。しかし，こんにち，われわれは，症状群に注目することはあまりにも少ない，このことは，

われわれがつねに大きな単位,すなわち純粋の疾病形態の内容に関するわれわれの理念を実現しようと努力しつづけてきたためです。

　ここで,個別に,このような論文の趣旨からすれば即刻,挙ぐべきであったすべての症状群を枚挙することは私の意図ではありません。しかし,たしかに,このような病状群に関する詳論を求めることは,今後の最もさし迫った課題であると私には思われます。

　おそらく,その暁には,心的な諸障害,あるいはその症状学は,本質的には,あらかじめ形成準備された複合群が喚起されたことに基づくような精神障害と,無法則に新しい症状の複合がつくられるような精神障害とに群別されるでありましょう。おそらく,この区別は,われわれが機能的ならびに器質的なる言葉でもって行う区別と相重なるものであることが明らかにされるでしょう。おそらく,われわれが内因性として特徴づけているような諸障害は,あらかじめ存在する症状複合群をひきだす一種特別の傾向を持つことも明らかにされるでしょう。さらに**常態心理学**にとっても,しかし多くの場合たしかに**境界状態**にとっても,このような観察方法が有効であることが明らかになるでしょう。

　目下,このような考えの道筋をとおって到達し得るものの総体については,決して錯覚は起こさぬつもりです。そして私は,ひとが,この本質的には否定的な立場を悲観的であるとして賛成せず,研究を促進するものではないとして拒絶するということもよく承知しております。しかし,このような否定的見解も積極的な価値を持つものだということを熟慮することが必要です。この否定が,これまで一箇の幻影を求めて見込みのない狩に消耗しきっていた力を自由なものといたしますときには。

　　　　　　　　　　　　　　　　　　　　　翻訳　下坂　幸三

■解 説■

アルフレート・ホッヘ著

「精神医学における症状群の意義について」

下坂　幸三

　精神医学の領域において，伝統的な教科書的な疾病分類学に満足している精神医学者は今日おそらく一人もいないであろう。今日の慣行の疾病体系の中で，われわれが最も当惑を感じているのは，ホッヘがかつて指摘したとまったく同じく「機能的な精神障害」についてである。そこでは，ホッヘが挙げたような「流産型，混合型，境界例および移行像」が常時，問題になるばかりでなく，分裂病とか躁うつ病とか呼ばれる疾病概念の根本的な再検討の必要が痛感され，さらにこれらの疾病概念の解体すら目指すいわゆる反精神医学の思想運動が誕生するに至っているのが今日の状況である。このような現代の混乱の中で，クレペリン体系にはじめて勇敢に挑んだ鋭い批判精神に満ちたホッヘの症状群論をわれわれが読み直すことは無駄なことではあるまい。

　ホッヘの人となりとその業績とについては，すでに内村のホッヘへの敬愛にあふれ，しかも委曲を尽した紹介がある[9),10)]。

　アルフレート・エーリヒ・ホッヘは，1865年8月1日に牧師の息子としてヴィルデンハインに生れ，1943年5月16日に78歳でバーデン・バーデンで亡くなった。医師国家試験合格後は，エルプの助手をやり，ついでフュルストナーの助手となり，25歳でシュトラースブルクで教授資格をとり，1902年にフライブルク大学の精神科の主任教授となり，1934年に退任した。以後は，亡くなるまでシュヴァルツヴァルトとバーデンにとどまった。

　ホッヘの追悼文は，ガウプ[4)]と直接の弟子であったブムケ[1)]とが書いている。しかしガウプのそれは私は参照することができなかった。ブムケの追悼文の骨子は，内村がすでに紹介しているが，ブムケはホッヘの特異な性格とその学問との微妙な組み合わせを生き生きと描いており，それは弔辞の常套を破った興味

深い文章となっている。

　ホッヘは歯に衣を着せぬ人で，辛辣な皮肉屋であったらしい。しかしその背後にあったものは，ブムケによれば他人への 共 苦 と内的な緊張とであり，有体にいえば，彼の神経質な不安を隠そうとする試みであった。彼は，これまで記載されていなかった新しい病像とか，新しい一反射などを「彼等の墓場にまで持ちこもうとする」研究者たちの名誉心，そのような卑少な学者の虚栄をいつも嘲笑していた。彼は，地上のものすべての相対性とあらゆる学問上の教義のうつろいやすさとを固く信じていたのである。彼は，乗物の安全のためには必要な制動装置だと自認していた。その自伝の中では，普遍的な観察を付け加える古代の合唱隊の弁士，または左右いずれとも決し難い岐路に立って指を立てて警告する忠義者エッカルトあるいは，知的な明澄性を得ることに強く駆られる一個の整理好きな人間に，みずからをなぞらえている（ブムケによる）。

　このようなホッヘへの批判精神は，奇しくもクレペリンとフロイトとに向けられたわけだが，フロイトへのそれは，クレペリンに対するとは異なり断罪に等しいものであった。すなわち，彼は，1910年5月，バーデン・バーデンの学会において，「若干の医師のあいだにみられる一心的流行病について[6]」Eine psychische Epidemie unter Aerzten と題して講演し，フロイトに端を発する運動は一種の宗派運動であり，魔術的医学 Medicina magica の現代版であり，資格づけられた占卜師によってのみ実行され得る一種の秘教であると決めつけ，唯一の慰めは，歴史的な観点に立ってみれば近い将来においてこの運動も確実に終熄するだろうということであり，将来書かれる医学の歴史は，精神分析をひとつのあらたな，しかも奇妙な心的流行病として記録するだろうと結んでいる。さらに，1913年5月のブレスラウの学会において，指定講演者として，より詳細なフロイト批判[7]を展開したが，そこでは，フロイトの方法における，思考可能性と証明との混同，類似と同一との混同，着想と認識との混同，挙証責任の他への転嫁，性急な一般化などを指摘し，これらはすべて策略であると表現している。当時のホッヘは精神分析に対する嘲笑，悪罵をほしいままにしたらしい。そのころ精神分析に同情的であったユリウスブルゲル[8]はこんなことをいっている。「……ホッヘは，エディプスコンプレクスなどというものは，空を飛ぶオラ

ンダ人といったようなものだ。それはたいへんな噂となったが，それを見たものは誰もいないのだといっている。しかし，ホッヘのように慧眼な人物が，エディプスコンプレクスの存在に気付かないのは理解し難い……」。

一方，フロイトには，ホッヘへの攻撃がやはりひどくこたえたらしく，彼の『精神分析運動の歴史について[2)]』の中で，2 カ所にわたって敵対者ホッヘの名を挙げている。1 カ所では，「性悪なホッヘ」der böse Geist Hoche（der böse Geist は悪魔という意味も含む）と形容しているが，これにははじめ「不潔なホッヘ」der unsaubere Geist Hoche と書いたものを，アーブラハムの意見を容れて，böse と書き改めたという曰くがある[3)]。böse にしても unsauber にしてもずいぶん激しい形容ではあるが，しかし悪口という点にかけては，私がホッヘの論文を読んだかぎりでは，ホッヘのほうがフロイトをはるかに上回っている。

ホッヘのフロイト批判は，私にとっては，皮肉にも主として医学史的な興味をそそるだけのもののように思われたが，こういう感想には異論を持たれる方もあろう。ホッヘの精神分析批判に関心をもたれる方は，直接，ホッヘの原文を読まれることをおすすめしたい。

それはさておき，ホッヘはその症状群学説がしだいに認められるようになると，自説をさらに発展させる意欲を急速に喪ってしまった。そして比較的早くから精神医学の世界を見限り，アルフレート・エーリヒなる筆名のもとに文学的な著作にいそしむようになった経緯は，これまた内村の紹介に詳しい。ホッヘの文学への関心は早くからのものであった。たとえば，彼はすでに 1900 年，35 歳の時に，「シェークスピアと精神医学[5)]」という洒落れた題で講演をしている。

なお，彼が，1920 年に法律家とともに編集した『無価値な生命を絶滅することの解除問題』Die Freigabe der Vernichtung lebensunwerten Lebens なる書は，後年，ナチスによってその安楽死計画を正当化するのに利用されたといわれている（Der große Brockhaus による）。

ブムケは，ホッヘを評価しようとするものは，その業績の数ではなく，その人格の特徴を頼りにしていかなければならないと述べているが，臆するところなくクレペリンを批判し，フロイトを批判したホッヘの狷介さは，むしろ真に

学者たるにふさわしい有り難い資質ではなかったかと私は考える。

文　献

1) Bumke, O.：Alfred Erich Hoche† Arch. Psychiatr., 116；339, 1943.
2) Freud, S.：Zur Geschichte der psychoanalytischen Bewegung, G. W. X., 1914.（懸田訳：自らを語る，日本教文社，1969.）
3) Freud, S.：》Selbstdarstellung《 Schriften zur Geschichte der Psychoanalyse. Fischer Taschenbuch, S. 181, Fußnote 84, Frankfurt am Main, 1971.
4) Gaupp, R.：Alfred Hoche† Zschr. Neur. Psychiatr., 176；1, 1943.
5) Hoche, A.：Shakespeare und die Psychiatrie. Arch. Psychiatr., 38；666, 1900.
6) Hoche, A.：Eine psychische Epidemie unter Aerzten. Med. Klinik, 6；1007, 1910.
7) Hoche, A.：Ueber den Wert der „Psychoanalyse". Arch. Psychiatr., 51；1055, 1913.
8) Juliusburger, O.：Wesen und Ursache der Neurose. Mschr. Psychiatr., 82；58, 1932.
9) 内村祐之：わが歩みし精神医学の道，みすず書房，東京，1968.
10) 内村祐之：精神医学の基本問題，医学書院，東京，1972.

Ludwig Klages
Traumbewußtsein: II. Das Wachbewußtsein im Traume*

L. クラーゲス

夢意識について
第Ⅱ部　夢のなかの覚醒意識

A．知覚作用と感覚細目

　「自我」の現れ方は一義的に決められないから，私どもとしては，どんな種類のものにせよ，意識の出現があれば，それは**体験されたもの**の根差す領域が関与している (präsent) 証拠であることをあらかじめ確実に知っていなければならない。ところで，自分を自我と感じるのは人類的なものであって個人的なものでないこと，どんな交りもこの共通な自我性の上に築かれたものであって，そこにこの交りの舞台を，たとえば動物との交りとは特色的に異なるものとする決定因子があることをとくに考えて見るなら，我々は自我の中に精神的諸作用の超個人的担い手を見るだろうし，他人に，もし自我の性質の通じるときには，諸作用 (Akt) を惹起するように働く意識内の自我活動は何かという問いを連れ出すであろう。私どもは夢現象の第1章で，夢現象は因果の法則外にあるので，そこには対象性がないことを述べた。今度は夢見る状態では精神的作用の所産がないことを証明することで同じ目標に向かっている。しかし万一，そ

---

* Zeitschrift f. Pathopsychologie, 3；373-429, 1919
　『精神医学』16巻11, 12号（1974）「古典紹介」所収

う言うことは，夢におけるほかならぬ覚醒状態を追跡しようと思っている本章の課題に矛盾するように見えるとしたら，以下のことを想起していただきたいと思う。すなわち，この課題を果たすためには何をおいても，夢見が専ら覚醒に従属するとする伝統的所信が建てた一切の方程式を批判的に吟味する必要があること，そして私どもは，前もって両者の相違を両者に共通する地盤にまで追跡してみて初めて，両者に一致するものを安んじて取り出しうるだろう，ということをである。したがって，この研究のためには，作用の本質に対して，今日までの示唆で与えられた以上の精密な洞察が必要となる。

〔知覚作用における自発性の意味〕[訳注1)]

　私どもは作用の典型として知覚の作用を選び，そこに自発性（Spontaneität oder Selbsttätigkeit）と時間的点様性とを識別する。知覚作用の自発性を，ある過程に注意力を随意に向けるときに生じる能動性（Aktivität）の感情と混同してはならないし，また自発性を，過程が自発性を「奪う」か，あるいは「拘束する」かするとき生じる受動性の感情と対置してもいけない。能動性と受動性との両感情の区別は諸作用の自発性のなかにはまったくなく，したがって超個人的自我の活動内ではかかる区別を結論することはまったく許されず，個人性〔訳注：自我意識を具えた個体性〕が触発される状態のそれぞれに応じて，常に一様な自発性の作用が個人性から**噴出**（もっぱ）するか，あるいは個人性の領域内に闖入（ちんにゅう）するかである。自分を能動的と感じるべきときには自発性を必要とするが，しかし印象が自分に必然，あるいは強要と見られるためにも，同様に自発性を必要とする。これに反し，能動も，受動もない白日夢の「情性的（pathisch）」情調では実際に自発性が消えているのが見られる。そこで，はたして自発性は夜の夢において意識が無抵抗的に連れ去られていることと矛盾しないかどうかを問題にしよう。かかる想定は多くの理由から禁じられているように見える。自発性のある所には，自己**決定**のなんらかがあって，それの切れ目のない準備のお蔭で覚醒状態が随意，自力，「自由」などの感情色を汲み出しているのでなければな

訳注1）以後，小見出しはすべて，訳者が付けたものなので〔　〕に入れておく。

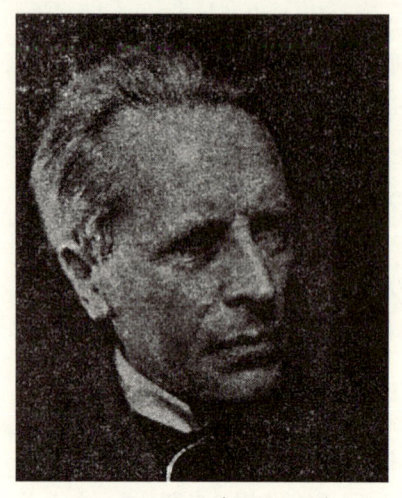

Ludwig Klages（1872-1956）

らないと思われている。しかし，夢の全能に対置されるものは，明らかに自己決定の無力であって，そのため，逃げたいと思っているのに場所に釘づけになり，停止したいと思っているのに移動しなくてはならず，思いも懸けない財宝を入手したり，あるいは我々がしがみついているものが影のように自分から滑り去っていくのを見たりする。そしてその後で，知覚作用が開始すると同時に，この行為不能がただちに消えて，反対に落ち着いた状況になる。ある種の恐ろしい夢が，それに目を覚まそうとする苦しい格闘が加わるような夢見の意識に合流すると，どんなに夢の間の突発的認知が，夢の呪縛のニンバスをいわば最終的に引き裂くような自己決定の力までも活動させるかを直接的に体験することができる。作用の自発性と夢見の状態との間には，歩いては渡れない，ただ飛び越えるしかない深淵が口を開けているようにみえる。しかし，それならどうして我々は知覚し，話しをし，行動する夢を見ていながら，少なくとも安心して生きているだろうか，どうして我々が夢の諸像にさからい，反抗することが生じるのか，そのような体験に作用性格なしとさせるものは何なのか，という諸問題が生じる。――これらの諸問に答える前に，知覚作用における第二の特色，すなわち，時間的点様性を検討しよう。

〔知覚作用における時間的点様性の結果として，世界外的物と世界内的性情との分離が生じる〕

学者の多数が今日なお作用の時間的点様性を認容することに躊躇するか，あるいは初めっからそれに気づかないでいることの原因は，この点様性は「客観的」に確認することができないということと，そして「観察」されるものだけが有効であるという自然科学に由来する先入見とにあることは疑いない。むろ

ん，時間的に経過しないような事柄を，表象的に思い浮かべることによって確認しようとしても徒労であろう。だからといって，この事柄の必然性の洞察を妨げるものではない。つまり，もし知覚作用が生過程と等しく時間性の性格をもつものなら，もしこういう言葉を借りていいとすれば，知覚作用の「対象」（Gegenstand）は不断の**生起**であって，**存在**（有ぅ，Sein）ではないだろう。したがって，どうして私どもがヘラクレイトスの深い心をまって初めて現実の**流れ**を認容するように導かれざるを得なかったのか，と驚いたのも当然と思われよう。事実はしかしながら，この考想はそれと真反対のエレア思想よりも私どもから遠くにあったのだ。エレア思想は運動すら否定して，ありとあらゆる矛盾をものともしないで，我々が知覚できるものは諸物の不動性だけであって，その不動性には静止物のそれとともに，むろん動かされて変化する諸物の不動性も含まれるという事情を斟酌しんしゃくした。しかしながら，一切の生起とともに私ども自身の生命は時間的に経過するものであることが確実であるなら，流れのなかで私どもをして流れの対象的横断面を把捉させるものは，時間の数学的零点で行われるのでなければならないだろう，という想定は退けられない(1)。——しかし，それのみではない。もし時間的点様性がなければ，自発性の考想も行われないであろう。時間の本質は一つの流れであるから，時間的なるものには真に「行為的」（tätig）なるものは一つもない。何故なら，行為性は境界という，時間と異質な存在（Entität）を，行為性みずからしか実現しえない**線分**（Abschnitt）を編成するものとして要請するのだから。生起の或る現実に行為の指標を持ち込むのは，ただ非時間的行為のみである。それは，行為は時間的無延長の諸点を据えるので，生過程はそれらの間に包囲されて，取り出されたものとして作業の形態をとることになるからである。「作用」（Akt）がその名にまさに相応わしいのは，その行為的性質（Tatnatur）の故であり，まさにこのことが不可避的に以下のことを内包する。すなわち，作用は流れる媒質に分離点を作って媒質を分割するのが自分の任務であるのに，自分としてはこの媒質の流れに捕らえられないで結果を現すことである(2)。——この知見を，今後も追跡することになる感性的知覚の場合に適用するなら，知覚における作用のこの分離力の結果として，世界外的な物の存在（das Sein des außenweltlichen Dinges）と世界内的性情の

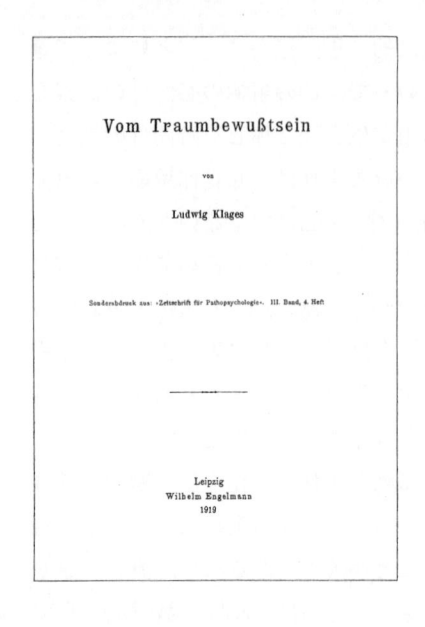

Vom Traumbewußtsein

von

Ludwig Klages

Sonderabdruck aus: »Zeitschrift für Pathopsychologie«. III. Band, 4. Heft

Leipzig
Wilhelm Engelmann
1919

存在（das Sein des innenweltlichen Seins）とに分かれることを見落とすことはできない。そこで，我々は夢で作用を行うかどうかの問いは，夢主に随伴する状態において「内」と「外」（非）とが，覚醒時におけるのとまったく同様に**分離**して，しかも相互に**独立的**であるしかないような唯一の様式で現れるかどうか，という別の問いに還元される。これに関しては，分割する作用の落雷が当たるためには，生命の側でどんな諸条件が満たされなければならぬかを究明して，その諸条件について，それらが夢見の状態に矛盾することの証明を試みておくのでなければ，結論を見ることは難しいだろう。

〔精神的作用遂行の一条件としての感覚の意味〕

　知覚物について，その硬軟，粗密，色，透明度，形などの諸属性を個々に注目するなら，ただちに，直接的にか，さもなければ間接的にか我々の諸感覚に連繋しないものは一つもないことを知る。つまり，圧覚と触覚がなければ形体の硬さということをまったく知らないだろうし，視覚がなければ色彩ということを，聴覚がなければ音響ということをまったく知らないであろう。結局，五感がなければ，境界，方向，形態，距離，運動などを見出すことは決してないだろうと思われる。したがって，知覚作用に感覚細目を通してある最初の「材料」が提供されることを疑う人は一人もいない。もっとも，作用の側からどれだけのものを付け加えるのか，たとえば諸物の奥行きと緊密度，あるいは諸物の組織や構造，限界，あるいはそれらの両方を付加するのか，それともこれら一切はすでに出来上っているものとして五感から受け取るのかどうかについては見解が分かれているけれども。これに対し，此処までは，何なら私どもと一

致していたと言ってもいい「統覚心理学」は，断固として作用の働きに託していて，作用が感覚細目に単に対象性を賦与するばかりでなく，ただただ現実性を造り出すもの，つまり，いわゆる感覚内容を借りるにしても，正しく現実を造り出すものとしているように見える。なるほどその事は一般には明瞭に発言されてはいないが(3)，ぼんやりと前提されている。それは，感覚過程と感覚されたものとが合流しているような感覚の概念を根底におけば，そうなるよりないであろう。しかし，この感覚概念を打ち出したのは，外ならぬ最も古くから風雪に耐えた諸理由で築き固められた感覚論であって，これがこの概念を私どもの第二の天性にまでして，今日までの一切の改良の試みに頑固に抵抗したぐらいであった。これに対し私どもは感覚の決定的なるものを，従来それが求められるのを常としていた所とまったく異なる所に見る見解を主張しようと思うのであるから，私どもとしては短刀直入的簡潔な説明なので，理解されるだけのためにも読者の心からの傾聴を期待するものである。しかしながら，——この説明の我々の主題に対する不可欠性が明らかになるために少なくとも必要とすることだけをあらかじめ述べておくために，——以下のことを説明しておきたいと思う。すなわち，どんな感覚過程も完全に相違する二つの要素を蔵していて，その一つは，従来単に探求されていたにすぎなかった感覚であるが，それは決して質性に関するものでなくて，ただ諸質性の**形体的現実**（die körperliche Wirklichkeit）にのみ関係するものであること，そして感覚体験において常にこの現実がすでに所与であるのでなければ，そもそも私どもが感覚するものと感覚されたものとの二つに**分離する**意識をもつようにする独特の作業が能作に成し遂げられないことになる。したがって，感覚は精神的作用が行われるための諸条件の一つとなるだろうから，夢の状態でこの条件が満たされる可能性の問題は，夢で感覚するかどうかという問題と一つになるだろう。——その前に，支配的感覚概念について一，二述べておく。

〔感覚の肉体性〕

「感覚内容」という，精密らしく見える仮名をもったことで，かの Locke, Hume, Berkeley の自称感覚主義心理学はその厳密な心理学的承認と，いわば科学的認

可とを受けた。この感覚主義心理学によれば，感覚的諸細目がいわゆる諸感覚であり，この諸感覚はまたまた感覚者の特殊な固有状態であって，この状態について「質性」と「強さ」とが区別されるというのである。どうして今日まで誰一人，質的固有状態について**強さ**を識別しうる可能性を要請しうるか，の問題の解明に成功しなかったのか，それどころか成功する者はないであろうという注目すべき問題にはまだ触れないで，この感覚概念はその折半性のために消滅せざるを得ないことの証明を進めよう。――純粋質性はいわばいつでもまったく**単数なるもの**（Singuläres）であり，したがって何ものによっても相互に連関しないものの数だけの領域を意味することは誰でも知っている。そこで，諸質性は自己同一的担い手の生命に所属するということに直面しながら，全質性に共通する標識を想定することを容認するなら，どうして質性を**現存在的物**という事態に繋ぐことを考えようとするのか？　むろんしかし，すべての感覚のなかになんらか**同一なるもの**（ein irgendwie Selbiges）がなかったら，感覚という概念を全然もたなかったであろうことは明らかであるので，この同一なるものは，感覚されたもののすべては，自分の身体の場合であると，他の形体の場合であるとを問わず，**ある形体で感覚されたものである**という認識的特色に求められなくてはならない，という洞察に目をつぶる人はおそらく誰一人いなかった。それにもかかわらず，諸感覚は単なる「感性の変様」（ちょっとカント的に言えば）として割り切って差し支えないと信じられて，諸物の諸属性に従って諸感覚を列挙しなければならない必然性だけで，諸物とは異なる現実に不可抗的に赴かせられることは考慮されなかった。

〔感覚概念の定義のために〕

すでにここで，その諸理由は以下に一層詳しく述べるけれども，**いまだ誰一人として感覚の概念を定義しえた人はいなかった**という，確かにきわめて奇妙な事情を指摘しておく。諸感覚とは「対象的経験内容の諸要素である」（Wundt）とか，あるいは「対象的意識体験」（Lipps）とか，あるいは「いわゆる対象性諸機能の担い手」（Ebbinghaus）などと言われているけれども，このような命題はそれが発表しているものとは完全に別のことを意味していることをまず言って

おかなくてはならないだろう。「対象化する」ということは「思考する」ことである。しかし，思考は，誰も反対する者はいないが，単に超意識的なるもののみならず，意識に内在するものにも連繋する。「対象」は事物であるが，しかしまた思考する自我も，結局はこの自我の思考も事物である。いま連繋者であったばかりのものも，思考の次の一歩では被連繋者となる。しかし，諸感覚は，たとえば「徳」のような概念の一つの「要素」であるなどと主張しようとする人はいないだろう。つまり，上述の定義は感覚過程と対象との結びつきを目ざしていないで，専ら超意識的対象との結びつきを目ざしていて，決して感覚が我々に思考させることを言い表そうとしているのではなく，感覚は対象に意識と異質のものであるという標識を着せることを言おうとしているものである。しかしさりとて，この要請を考慮に入れて，感覚とは**分別する**（ぶんべつ）（疎外，ent-fremdend 他者として生じる）体験過程であると言うとすれば，ただちに以下のように反対しなければならない。それでは感覚の定義は与えられない。何故なら，意識と異質であることはむろん夢の像にも，すなわち，充分に感覚は遮断されてありながら我々の遭遇する一種の現実にも見られることであろうから！ むしろ，感覚する状態を，ただこの状態のみが我々として意識と異質な現実を考えさせるようにもすることができる，という工合に規定しようと思うなら，むろん何か事実として正しいことを述べたことになるだろうが，そこにそれに答えることが定義の唯一の課題であったであろうにと思われる問題を残している。つまり，どんな性状の結果として，ただ感覚だけが思考を誘発させることができるのか，という問題である！ それこそむろん私どもが感覚過程の本質を問うことで知りたいと願うことである。すなわち，感覚過程がある現実を**体験する**ようにというよりも，むしろ現存在的な諸物を**思考する**ように我々をしむけるためには，感覚過程は，——たとえば夢過程と比較して——どんな性状でなければならないか，ということである。それにしても，感覚と観得（Schauen）とを混同して，その上要らないことに，感覚を体験者の単なる変調の如きもののなかに，それどころか，いわゆる「意識の諸現象」のなかにおくように運命づけられているような人は，この問題を決して発見しないだろうし，いわんやこの問題を解くことなどはできないだろう。

あまりにもいちじるしい自己矛盾が気づかれないままに残されたか，さもなければ補助仮説で避けられたようなことがどうして生じえたかを一つ一つ理解するためには，人間の精神的発展の動向を，一部はすでに古代にであるが，まったく特別にはルネッサンス以後に追跡しておかなくてはならないけれども，ここでは，この矛盾が巻き込んだ，どうにも解決のしようのない困難を指摘するだけにとどめたい。——むろん，諸感情も質性と強さとであるから，定義上からは諸感覚とまったく同じである！　そう見れば，根本思想の首尾一貫のために時代から時代へと，諸感情の固有性格を直接経験と見ることに反対して，諸感情を大変な骨折りで感覚の一属と解釈するように繰り返し強要されてきているのが見られて嫌になるというよりは，むしろ満足して然るべきであった。内部生命の中で諸感覚とその余韻しか残さない，この**下からの心理学的一元論**の体系よりも，自我，作用，「統覚」などの概念を使ってこの障害を避けうると説得しようとする——理窟に長け，品種も豊富な——**上からの一元論**のほうが遙かに危険である。推論の根拠を「統覚する」自我に求めることをすれば，「状態性」，つまり自我の触発，或いはどんな種類にせよ，自我の動きが，たとえば諸感情になるばかりでなく，同じように諸感覚にもなる。したがって両者を分けるためには，自我の諸状態を分ける範疇的識別の一標識を知らなければならなくなるだろう。それにしても，そのようにすれば「意識の諸現象」はそれぞれに分けられるだろうが，しかし感覚概念が唯一つの拠り所を獲得する外部の現実を意識一般から区別されないことが予想される。——初めから意識とその「現象」しか認めない人は，決してもはや意識から踏み出すこともせず，或いは内容，あるいは作用などを取り上げてみても，一つ主題の種々の変異だけしか提出しない。「経験主義」と「合理主義」とは，方向が正反対だけで，同じ道を進むものであって，共に外界の現実を奪う仕事に従事している。すなわち，前者は自分自身と異なる何かを立証する諸感能の性能を否定することによって，後者は（現代能作心理学を含めて）感覚過程までも精神の単なる誘導体か，或いは少なくともプラトン的に**いわば可能性だけ**の現実かに捩じ曲げようと努めることによってである。前者では「感覚する」主体性の，後者では判断する主体性のそれぞれの全能が，世界内容を自分の投影と見ることになる。そして両者

の背後には自分にいわば突き当たるこの世界を同化しようとする冷え切った理知の同じ傾向が潜んでいる。しかし、世界は夢の意味深い材料よりももっと強靱な材料で織り成されているので、どんなに鈍い感情でも永久に磨滅しない感覚で悩ます。かくして感覚からこそ「事実」なるものは、現実味と、かの恐怖を呼ぶ拒み難さとを汲み出す。この峻厳さに比べれば、哲学の主観主義は概念の将棋の手合わせ程度に下げられる。

　私どもの批判的考察によって、「感覚内容」という概念は二重の誤謬を含んでおり、同時にこの誤謬を隠蔽して、あたかも感覚過程で質性が体験されているかのように見、そしてこの質性自体が「意識の現象」であるかのようにし、それによって諸質性が現存する諸物に連繋する可能性が否定されたかのごとくにしていることまで認識させられる（事実は知覚物の考想的に孤立されうる諸属性を基準にして**案出**されえたものであって、どんな抽象とも等しく、決して**体験**されることのない！）それ自体互に決して比較することのできない、かの「諸内容」はこれぐらいにして、それのみが感覚の概念を基礎づけうると思われる、常に繰り返し認められる感覚の**一性格**に戻ることにする。しかし、この性格を体験過程の分別的機能に見るだけでは不十分である。何故なら、後で示すごとく、ある体験されたものの現実が所属しないような体験は一つも考えられないからである。したがって私どもとしては、固定する作用を感覚されたものに基づいて行わせるような、感覚されたものの**特殊**な他者性を規定しなくてはならないので、そのため知覚過程についての既述の解説に繋がなければならない。

　知覚作用の作業はどんな場合にも一種の分離であるから、作用にはまず既に多様なあるものが用立てられていなければならないし、この分離は相互に繋がれていた二部分へ**分割**される形をとるから、この分割行為を支えるものは**感覚するもの**と、**感覚されるもの**との双極的多様なるものに求めることができなければならない。そこで、私どもの最初の結論はこうである。知覚されるものの物の性質は、感覚されうるものの現実のある性質を前提とする。すでに味わう体験にはある味わわれるものが潜み、嗅ぐ体験には嗅がれるもの、触れる体験には触れられるもの、要するに感覚の体験には、感覚の区域の彼方に**現実**をもつような、ある感覚されるものが潜む。(5) しかし、ここで繰り返し述べておきた

いのは，体験されたものの現実はどんな体験過程にも所属するので，それは覚醒状態においても，夢の状態においても，それと相関するものは肉体性の性格を示さないにもかかわらず，特に観得の体験に所属することである。仮に，ある任意の長さの，ピンと張られた細長い織物が意識を具えていると考えれば，この織物はその両端が別々の箇所にあることを真っ先に空間的連関として体験するので，自分自身を言い表す言葉として「帯」という名称を選ぶと想定しなくてはならないだろう。これに対し，感覚されたものは，何らかの様式で感覚するものに繋がっていながら，それにもかかわらず一般に，しかもある種の形象の様式においてであるばかりでなく，その上に**肉体的**にも感覚するものから分別しているのは，どのようにして起こるのだろうか？　それは，其処においてのみ感覚するものと，されるものとが**別れる**ことができるような唯一の不動の**箇所**が一切の感覚過程にあるのでなければならない，と私どもは回答する。さてしかし，空間内の一箇所の概念は時間における補体的箇所を要請する。「あの山の上に一軒の家がある」という叙述は，同時に言わなくとも，家が今彼処にあることを意味しているのは，逆に今は午後4時であるという叙述が，それと言わないでも，此処ではと言っているのと同じである。さて，「対象的」に見れば，全ての体験過程は時間的に流れることを考慮するなら，感覚は，時間の推移がその間体験者にとって静止の外観をとるごとくに失われるある（段落をつける）間（Pause）の（間歇的）体験でなくてはならない。私どもはこの間を**生命的今**と名づけ，それに空間内で**生命的此処**が照応するだろう。このことによって私どもは第二の確認をする。すなわち，感覚するものと，されるものとの不動の分水界は，**生命的此処と生命的今**である，と。――ついでに述べるなら，このことの一つの知を言葉は保存してくれていることである。言葉は――「外へ」（auswärts），「内へ」（einwärts），「郷里へ」（heimwärts）と類似する――場所的に考えられた「面前で」（gegenwärts）から，"Gegenwart"（現在）という語を造った。この語はとくに形容詞的用法では今日もなお時間の今の他に，空間の此処も意味している。――さもあれ，私どもは今までの所見を直接的経験について確かめることにかかりたいと思う。

〔感覚過程は接触の生命状態であって，経験的今と此処においてのみ可能である。感覚過程によって生命は個体的肉体性としてまとまる〕

　心理学の素人に，学術用語における感覚と感情とを区別する手ほどきをした後で，どんな感覚を知っているかを尋ねるとき，素人が自発的，あるいは確かめるように挙げるのは味覚であって，次いで寒暖，乾湿，粗滑，硬軟の諸感覚，圧，押し，刺すの諸感覚，こする，かゆい，くすぐる，ひっかく，ひりひり痛む，飢渇，清新と疲れ，幾分あるかなしかの香りの多数などの諸感覚であるが，これに対し，金切り声や耳をつん裂くような音響を除けば，聴くことも感覚であるかどうかとなると動揺が見られるし，もしもっと教養の低い場合であれば，感覚の概念を，まばゆくするような光源の作用のときは別だが，見ることに適用することには決定的に逡巡するのが見られる。このような選択の根底にはある正しい感情があるのであって，それは，二つの遠感覚では感覚する状態が，両感覚の媒介する知覚作用に比べてほとんど完全に後退しているから，と解釈される。我々は温冷，乾湿，摩擦，圧，押し，刺し，ひりひりする痛みなどを皮膚の表面に，硬軟は触れ手を介して，疲れと清新は諸筋に，飢渇は一層漠然と体内にそれぞれ感覚するが，しかし，中等度の大きさの噪音や色彩的諸印象では，我々は耳で聴き，目で見ているぐらいのことしか知らない。後者の場合では感覚過程が（どんな理由からにせよ）知覚作用の中に没し，前者の場合では逆に知覚作用が感覚体験の中に没する。前者から後者への移行は，砂糖の塊りを見るときと，それが味わう舌頭で溶けるときとの相違を思い浮かべれば一層明瞭にすることができる。誰も，私は砂糖を，舐めるときのほうが，見るときよりももっと明確に認知するなどと主張する人はいないだろう。しかし，単に見るだけで砂糖を感覚させるに十分であることは，同様に言うまでもない。この感覚域の比較から以下のことが推知できる。すなわち，知覚作用から感覚体験を取り出して，その識別的固有性を**感覚されたあるものの経験的現在性**として捉えるために，ことさらに省察眼を緊張させる必要はないことである。感覚体験が触過程で果たす特殊な形態を感覚体験実現一般の典型ととるならば，感覚過程そのものは**接触の生命状態**と呼ぶことができ，そうすれば感覚するものと，されるものとに共通する場所が，境目のない空間における経験的此処を

基礎づけ，停止することのない時間における経験的今を基礎づけていることを具象的に言い表すことができる。つまり，**其処に唯一つのもの**しかなければ，接触ということはまったく意味をもたないだろうし，仮りにそのように体験されたものがあるとしても，それが体験であることが，無持続と見える期間の間**此処**にあるのでなければ，結局またまた触れられるものは一つもないだろう。このことに注目すれば，感覚するものとされるものとが一つになっているかのように見えるような諸感覚にも，同じ性格を賦与することを躊躇しないだろう。空腹，口渇，満腹，悪心，過緊張，等々が感覚されている刹那に**居合わせて**（anwesend）いるかぎり，それらはまた感覚者に**触れ**ている（berühren）。たとい接触線が体内でまだ定まらないままに漂っていて，意識に対しては，それらから展開する諸感情の蔭にかくれていることがしばしばであってもでもある。あらゆる時代と民族の医学が疾病過程を何か質料的なるもの，一層正確には異質なものとして解釈しようとする傾向は，諸感覚で感覚されたものの肉体性という性格とも一致する。また，肉体を心の一種の殻と見る人類一般の太古の慣習とも一致するけれども，それとともに事の別の側面が，すなわち，個体の各部分の相互性がまた既に忘れられる危険に来ていて，主知主義がそれを通過することを課題とする道がすでに思考の戸口で開かれていることになる。感覚の過程でもって生命は個体的肉体性，古代人の $\sigma\tilde{\omega}\mu\alpha$（肉体）としてまとまることを認識しないで，主知主義は体験と感覚器官とをばらばらにし，そして後者から心を奪い，前者から場所を奪ったことで，五感の生物学とでもいうべきものへの入口をまったく永い間塞いで今日に至っている。

〔距離測定意識の可能根拠としての感覚過程〕

ある理論の深くしみ込んだ思考習慣から発生した困難を脱ぎ棄てるためには，その理論の見地から反対の見地の知見を明瞭に知るのがよい。もし，感覚過程において感覚されたものが此処に拘束されていなかったら，どうして彼処をも感覚することができないかが分らないし，それによって直接的体験における両者の相違をどうしてなくさせないかも分らなくなるだろう。数百万マイル距たった星も，私から見れば，私の手に触れるこの木の実とまったく同じよう

に居合わせているか，あるいは，この私の手中の木の実も晴れた夜空にまたたく星とまったく同じ遠さにあることになるだろう。現実は離れたものも，居合わせているものも，我々にとってまったく同じ有様になるだろう。言い換えれば，**我々自身が此処に居るのも彼処に居るのも同じことになるだろう**。空間知覚の感知的素材は何かという問題には，それをより仔細に扱うほどにはまだ踏み込まないで，ただちに空間知覚から一つの確認を持ち込もうと思う。

　触れることのできないどんな物からも，我々はその物と同時に，それが我々から離れている，見積りうるか，さもなければ不定の距離かを知覚する。空間の測定はこの距離によって**中間**という性格を受け取る。それは形体であると，個々の形体におけるどんな部分であるとにかかわらず，それらを**距てる**能力を受け取ることである。しかし，空間的なるもののこの側面を把捉するためには，把捉者自身が空間内で拘束されていなければならない。あるいは，より一般的に言うなら，把捉性能をもつ生命単位はどんな体験においても自分の不動の場所をもつことを要請する。**箇所**の意識を把握していなければ**距離**の意識を獲得することはできないし，この距離の意識は**感覚されたものの生命的居合わせ性**以外の何処にも見出せない。——最後に，ある距離を通過（すっかり測量）するということはどういうことなのか，考えて見よう。そのさい我々は次々にその長さの部分部分に身を置くか，あるいは，思考的にその長さの彼処の点の全部に次々に居合せて，終点に達してふたたび同じ長さを背後にするまでにする。距てる壁は破れるし，河は堰き止めることも，橋を架けることもできるし，行手を遮る火事は消すことができるが，しかし，長さの分離するはたらきは常に不変である。それは，我々が長さの**此処**に居りながら，同時にその長さの**彼処**に居合わせることはできないからである。空間測量の意識には此処に居るという標識が手放されないものとなって付着する。そして測量意識はこの標識を基準にして自分の現実性を判定する。しかし我々は，我々が自分の肉体とともに居るその場所にいつでも居るのである。その意味はこうである。我々が内外の接触を介して知覚のできる所，すなわち，此処に居ることの活動範囲は，我々の感覚能力の到達範囲と同一である，ということである。

〔感覚-形体，観得-形象，把捉-物，夢見-純粋観得，夢には感覚の成分がない〕
　さてそこでお願いしたいことは，三百年来「感覚主義心理学」が寄ってたかって編みつづけた縺れた不可解の，まったく見通しのきかない拵(こしら)え物から暫(しば)く眼をそらして，矛盾なき感覚概念の唯一**可能**な前提にはっきりと注目して欲しいことである。それは以下の如くまとめられる。すなわち，感覚されるのは常にただ――形体性のみである！　しかし，形体性は決して形象ではない――いわんや―形象の「異類性（disparat）」的質性でもなくて――，形象の今と此処，簡単に言って，形象の場所である。観得という生過程は観得者を諸形象の時空的現実に置き，感覚という生過程は，形象に場所を与えることによって，感覚者を諸形体の現実に置き，精神的作用という無時間的に分割する稲妻は――いわば肉体の分水線で点火されて――把捉者を孤立的に現存在する諸物の現実におく。――感覚する状態は精神的作用に終わらなければならないかどうかという問題には触れまい。何故なら，何故感覚状態しか精神的作用に終わるものはないかを認識しただけで十分だからである。これに対し，五感の異類性を一瞥しておけば，観得過程は感覚の過程にとって不可欠の条件であるばかりでなく，その上に独立的―過程であって，その性質と「作業」とは，この過程が行われるのを補助する器官が同時に感覚もするか，しないかによって左右されるものでない，という確信を固めるに足るとしていいだろう。どんな感覚器官も観得の道具で**も**あり，また感覚の道具で**も**ある，と私どもはすでに述べておいた。我々は目や耳で観得するが，しかし我々は目や耳をも感覚する。我々は舌や手を感覚するが，しかし舌や手でも観得する。ただ，形象の場所が感覚されるためには形象が観得されていなければならないから，近感覚の観得機能を疑うことはできないが，遠感覚の感覚する機能を想定するためにはまったく一定の**経験**をまつしかない。そこで，目はただ見るだけであり，耳はただ聞くだけであるとすれば，我々は決してそのような経験をしないだろうということが明らかになる。何故なら，見ると聞くとは，それだけでは決して感覚ではないのだから！（現代の感覚論はむろん，たとえば，見るだけで我々に場所を見出させるに足る，と我々に信じさせようとしている。鏡に映った像を見るだけでも，ある現実のものが単に見られるというだけでは，**そのものの場所の現実**を我々に

保障することは決してできないということを教えてくれるのにである！　もし，見るだけしかしない生物があるとすれば，そのような生きものはなるほど諸形象のある現実は見るだろうが，形体の現実を見ることはまったくないだろう！　それ故，形体性が**見られる**限りは，形体性は原則的には常にすでに**感覚されていたのだ！**）。「遠感覚」は本質的に，たといその身体器官はその上になお感覚の性能を所有しているにしても，ひたすら観得する感覚である。夢の現実はまず第一に，空間内で動く諸形象のある現実であることを思うなら，私どもの仕事のこの第Ⅱ部が目指している主題もすでに理解的に受け容れられるであろう。すなわち，覚醒というのは**感覚する**観得の状態であり，夢見というのは，感覚の成分が完全に消された後に残る**純粋な**観得の状態である，と。この一つの命題が，後に示すごとく，夢の「謎」の全部を解く鍵を提供する。さもあれ，あまり先走りしないために，今もう暫く，我々が第Ⅰ部で紡ぎ始めた考察の糸を幾つかふたたび取り上げることにする。

　第Ⅰ部で，覚醒には「此処」存在の意識が必要であるし，それが覚醒と夢の状態を識別させるものであることを詳述した。そして今度は，この意識の生命的基礎を感覚過程の本質に探索した。我々を今と此処に抑留して，表象のなかにもつことと，現実にもつこととの相違を知らせるものは感覚である。単に表象されているだけのものは決して感覚されることはないからというのでなければ，どうして我々は**考想**だけで満足しないで，品物を**追い求める**ようなことになるのだろうか！　感覚の強要が我々を容赦なく夢の現実からふたたび引き戻して，夢の現実性からその信憑性を奪うのでなかったら，どうして我々は，眼前に見るごとく一切の色彩で描き出すことのできるような過ぎ去ったことを深く悲しむなどのことがありえようか！　我々のどんな判断においても世界の形象と事実とを識別せざるを得ないということは，我々の判断は，感覚もされうるようなものしか現実と見做さないという以外に言いようがあろうか！　固定する能作がはいり込む生命的条件は，感覚されたものの現実を体験することである。この感覚されたものに比較すれば，夜の夢や昼間の想像などの現実が形成するものは単なる「仮象」となって色褪せて，この二つは無論一瞬にして我々

から去って，手の届かぬ遠い彼処へと，遠い昔に消え去った過去とに去る！それ故，前には果たして夢意識は作用を遂行して対象を把捉するかどうか，まだ疑問が残っていたけれども，今では少なくとも次のことを完全に確信する。すなわち，夢意識には作用を許すものを可能にするための体験過程を欠いていることである。何故なら，感覚する状態と完全に夢見る状態とは相容れないからである。

　私どもは〔第Ⅰ部で〕夢見る状態を心理学的分析によって確認しておいたから，今度はこの事態に対する身体的表現といったものも，少なくとも睡眠状態では五感はその門を閉じていて，意識はいわば深い無感覚の繭に包まれている情況として見ていいだろう。光彩や姿を夢に見るときは，視神経がそれに所属する視中枢とそろって活動し，調音や噪音の夢を見るときは聴神経が，嗅いの夢のときは嗅神経が活動するそれらの場であるとする，いわゆる覚神（Sensorium 意識）の興奮から夢の諸形象を導き出して，それが五感の睡眠についての知であるとしてためらわないのは，眼を曇らす先入見の作用を驚くほどよく物語っている。そのことには後で戻るだろう。――肉体の有情性を知る人からみれば，どんな感覚もそれぞれの表現内実をもつだろうし，したがって生命が明らかに末梢から内部に退くということだけで，夢見る状態と感覚する状態との本質的相違を明かしているだろう。相貌学的考察は，内部を巧みに分析することを矜持とする科学の始動を起こしたけれども，私どもは表現には全然重点を置かないで，それどころか，前に知覚に対して提出したのだが，かなり稀ではあっても起こりうることは問題でないのだから，嗅い，味，手触りなどを夢に見るとき，どうして嗅ぐこと，味わうこと，触れることが一つもないのかという問いがふたたび出されることを告白しよう。――そのことを私どもの感覚分析を深めることで直接的にも証明することを試みる前に，今日の視点からともかくも予想される抗議を片づけておく。

〔感覚と知覚との区別のために〕

　おそらく私どもの詳論は，その感覚概念は思うことや気がつくことを同時に含んでいるものではないのか，そして結局は，作用の作業と体験の作業とを混

同した所産ではないのかどうか，という疑念を抱かせたと思う。なるほど私どもはとくに，作用が感覚過程の両面的多様性を**分割**し，それによって初めて，知覚された客体と知覚する主体とを分別して向かい合わせることを強調した。しかし，かかる分割は我々の意識に対し何を意味するか，また何処でそれは感覚することと感覚されたものとの双性と相違するのか，などのことを一層精密に聞きたいと望まれるだろう。それだけに特別に，**直続**する把捉作用が連繋する相関的なるものをもつような感覚だけを吟味しておこう。周知の無数の感覚的諸事実の中から任意の一例を取り出して，両者を無移行的に距てているものを明らかにしよう。

　私が私の手を拇指まで微温水に浸して，そのなかであちこち動かせば，私は瞬間的にある温いもの，なめらかなもの，濡れたもの，弾力的なもの，液体を感覚し，そして同じ瞬間に水をも知覚する。しかし，数秒経過すればようすは違ってくる。この同じ水について感覚された水の温度がそれと気づかれるほどに冷えるし，水の弾性的密度の感覚も少しばかり稀薄になるが，水の液体性はいわば同程度により濡れ気味になる。もっとも感覚されたもの自身にも生じる一層軽微な変移は除外できるとしてではある。今度は手を 2, 3 cm 深く浸すと，二つの「感覚内容」の並存を感じる。すなわち，指の周囲ではより冷たく，より軽く，より濡れたものを，手掌部の周囲ではより温く，より緊密な，そしてただ液体的というよりないものである。このことから不可避的に，体験されたものの内容と気づかれたものの内容，あるいは感覚細目と知覚物とが互いに相違することが結論される。

　かかる論証の的確性に対しては，ともかくも以下のような反駁が返ってくるのが普通である。感覚されたものと気づかれたものとを区別するためには，感覚されたもので気づかれたものと，気づかれなかったものとを比較することができなければならないだろう。さてしかし，前に挙げた感覚細目は二つともに気づかれたものであった。そして，体験と称する権利をもつことは，疑いなく全体験細目に言えることである。何故なら，ただちに気がつくことであると，後で気がつくこと（いわゆる無意識の諸感覚）であるとを問わず，体験されたものが知られるのは，むろん常にこの気がつくことによってであるからである。

それ故，体験されるしかないものをその性質とするような現実を証明することは不可能である，と。——この見解を主張する人々のなかでただ汎理派のみが，かくて単に体験されたものの現実性のみならず，体験過程自体の現実性をも否定することも知っているのが一般であるのに対し，「感覚主義派」は，自分たちが感覚と名づけている「主観的」に気づかれたものと，感覚を喚起しうると考えられている性能を抑えて，「刺激」の名をもつ「客観的に」気づかれうるものとを区別することによって，この事態を適切に記述しうるとする固有の信念を抱いている。今日でも，これ以上によく信じ込まれた誤謬は存在しないから，幾分広範にわたるけれども，反駁の労を厭（いと）ってはならないだろう。

「気づく」ということは広義には何をおいても「把捉する，あるいは対象化する」ことを意味し，したがって気づかれたものは常に「対象（Objekt）」である。狭義の「気づくこと」は感覚的に気づくこと，あるいは感覚過程に基づいて気づくことを意味するので，そのようにして気づかれたものはしたがって**現実の対象**（reales Objekt）である。現実の諸対象はしかしながら現存在する。その意味は，現実の諸対象は時間経過において同一で**持ちこたえる**固有性をもつことである。私どもの例に戻るなら，二つの「感覚内容」は——そのことにはむろん少しの疑問もないことだが——**気づかれた**「感覚内容」である。言い換えれば，むしろそれらはそもそも「感覚内容」ではなくて，知覚対象であって，そのようなものとして気づく者にとっては，直接的意識の告知するところに従えば，現存在する二物か，さもなければ唯一同一なる物の対象的に現実である二細目かのいずれかの役割を演じることになる。二つの「経験」は外界に連繋する把捉作用と完全に同じ序列に属するのであって，まさにそれ故にこそ，矛盾する関係に置かれる。つまり，この矛盾を解決するために，当面の例においては，一方の経験を論理的に破棄して，恒常の温度をもつ同一の水を想定するに至る。しかし，それならどうして，「刺激」は不変でありながら感覚されたものの変化することから，感覚されたものを「主観性」の性格とする結論を出そうとするのか？　ある「感覚内容」が主観的であるなら，もう一つのそれも，したがっておよそ有りうる「感覚内容」はいずれも主観的であることは自明である。そしてすべてがそうであるなら，現存在する物を見出すことは論理的奇跡

となる。ともかくも、この基本的見解は自覚の証すところとこの上もなく鮮明に矛盾する。それなら、まだ「未経験の」子供は、2分間温湯に浸した指が冷えてくることで何を経験するか！　そしてまた、幾分深く指を浸した後では？　上は温い湯で、下は冷たい湯である！　しかし、何故、湯は同じ温度でありつづけないのかという問いに答えようとすれば、感覚されたものを感覚とし、感覚をある「刺激」に相関的なるもの（Korrelat）とするどんな論理学者も徒労に終わるだろう！　さもあれ、もうこの誤謬の発生源をお見せしなければならないだろう。

　この誤謬は感性的対象とその生命的可能根拠とを取り違えた思想史の根深さから発生する。知覚の切っ掛けを、それが見出されうる唯一の所、すなわち感覚されたものの現実性に求めないで、知覚される物の属性に求めたことであった。しかも、その結果は、感覚されたものの現実か、さもなければ当然の成り行きながら感覚することそのものの現実か、のいずれかの現実を否定しなければならないことを免れなかった。前者は「感覚主義心理学」の所信に照応し、後者は少なくとも合理主義の傾向に照応する。しかし、すでに余りにも深く両体系の一つに巻き込まれた者は、もはや、見出す作用は、見出されるものが見出し手の外部に現存在するものであるためには、一つの**分別する**体験過程に支えられなければならない必要性を洞察しえず、結局はむしろ、私どもの例が提供した窮地に板挟みにされて、自分の所信修正の切っ掛けを与えられていることを感じていいだろう。ただ経験されるだけのもの、すなわち、現存在的な物は持続（固執不変）という属性をもつから、そうなればどうして我々は、**生起**の自然がその「内容」であるような感性に基づかないで、**諸変化**を経験することがあろうか！　「刺激」は不変であるにもかかわらず連繫する作用の対象は、もし実際にこの作用が、対象的に持続することのできないような感覚されたものに繋げられるのでなければ、どうして変移することがあろう！　そもそも何かを知覚させないではおかないように我々を強要するものが止め難き或る**流れ**でなかったら、どうして我々は水の温度よりも、むしろ温度の変化のほうを知覚することになるだろう！　仮りに、作用の作業だけで——事実としては考えられないことなのだが——対象に真の現存在を賦与できるとしても、気づかれ

るのは物また物であるばかりでなく，物における**変移**でもあることは，やはり現存在の持続性が見られないことであろう。気づかれるものが持続性の属性をもつなら，過ぎやすいという属性をもつごとく体験されるものがなければならない。何故なら，もしそうでなければ変化ということからして知られないだろうし，いわんや生命過程を惹起させたと一般に言われる物の諸属性の一様性を前提にすれば，である。汎理論の主張は間違っているばかりでなく，真理の正反対である。**決して気づかれない**が，しかし推論されうる生起の現実が所与であるのでなければ，諸物のどんな変化も，したがって，難なく示されることだが，決して諸物そのものも見出されないであろう。しかしながら，「生起の流れ」はどんな事情においても，**体験された**生起の流れであることの明瞭な証明を提出するのは，知覚可能な対象と無関係に変化しつづける感覚経験のどれでもそうである。

　以上はともかくも感性的体験そのままを論じたものであって，もはや感覚的体験のみを論じたものではなかった。それというのは，体験過程の「流れる」性状という，不可抗的に我々に迫る確信によって，あらためて我々に，体験された「現象」の無常迅速と把捉されたものの常住的現存在との間の，いわばある中間部を想定するようになるからである。このようなものを，現象するものがある生命的**箇所**をもつようにする五感過程の側面としての感覚の過程のなかに確認することを企てたのであったが，私どもの挿入はついでながら，この〔感覚〕概念を一層明確にすることに寄与した。つまり，間(Pause)の体験は体験過程の真の間（休止期）でないかぎり，また体験された箇所も**数学的此処と数学的今**でないかぎり，逆にほかならぬこの数学の此処と今との二つが持続の概念を完成するために要請されるし，生命的今の対象的持続が瞬間としてのみ体験されうる。言い換えれば，「生命的箇所」，あるいは**箇所体験**は決して箇所**常住（持続）**の体験ではない。そして観得されたものと感覚されたものとは，流れるものと静止するものとの区別のごときものではなくて，ただ流れるものと**搏動するもの**(Pulsierende)，あるいは流れる川と波動との区別に似る。波動は，その水面を破砕しないで，段落をつける。——しかしその結果，観得された諸形象と感覚された形体性とが共通的に，気づかれ，そして考えられた諸物に対

立することになるので，私どもの例が解明的に提供しうる全部を取り出すためには，感覚細目の全部を利用して差し支えない。

そこで，もしただ「刺激」しか論じることができないとすれば，我々は客観的「刺激」を不可避的に持続性と形容しなければならないだろうが，しかしどんな「印象」もこのような持続性の性格をもつものは一つもないことをとくに強調しなければならない。私が手を浸した水の体験された温度，密度，弾性ばかりでなく，水の色彩も，また水がかなり規則的に揺り動かされるとき生じる音響も，絶えず新たな経験をもたらす。暗がりも，見ている間に明るくなるし，眩ゆい明るさも褪せてくるし，輝かしい多彩さも鈍くなる。熱せられた暖炉の臭気もその部屋に暫くいればほとんど知覚されなくなる。我々の衣服の重さも，たとい重さを感じたいと思っても，不完全にしか感じられない。このように数多い現象のことを慣れ，鈍麻，順応などと称してきた。同一に持続する物は決して体験過程の中味となることがありえないということ以上に，この事実に対するより強力な証明がありえようか？――このことはしかしながらむろんもっと簡単に見出すことができるのだ。つまり，私の手をその水から引き上げて，それをすっかり乾かせば，温いもの，水様のもの，弾力のあるものなどの感覚過程から獲得したすべての目印は，その時だけで消えているが，水とその諸属性との現存在について知ったことは，それと同様には消えて行かない。これを言い換えれば，感性的に体験されたものの全ては，**この体験過程が現実であるその間**だけ現実性をもつ。知覚されたものの全ては知覚過程と無関係に**現存在となる**。しかし，私どもが回り道をしなければならなかったのは，このことの根拠は体験されたものの，言うところの主観性にあるのでなくて，一つは過ぎ去るが，他の一つは持続するという二つの現実の相違にあることが，迂回して初めて明るみに出たからである。――この最後に選ばれた言い回しによって，ある現実なるものが感覚されるためには，この現実なるものが観得されていなければならないことを完全に確信させることも可能になる。つまり，形体性をそれだけでとれば，それは生命の此処と今であるから，流れるものといったものはまったく**感覚**されないで，その時々の**瞬間的なるもの**が感覚される。したがって今過ぎたばかり束の間に在りしもの，いわんや古くあったものなど

は決して感覚されない。体験された形象性は,現存在するのではなくて,「生起する」ものであるから,非対象的であるけれども,体験された形体性も,箇所と箇所とをつなぐ橋を空間的にも,時間的にも欠いているから,非対象的である。つまり,それにもかかわらず,我々の精神的に見出すこと,あるいは「措定」の所産である,常に同一なる物という現存在が,同時に物と物とを区別させる**質的目印の一つの総体概念**の性格をももつべきであるとするなら,感覚過程によって場所を定められたのはある形象であったのでなければならない。そうすれば,感覚過程の箇所体験と観得過程の生起体験とは,**ある振子運動における抑揚を与える折り返し点と不断性**との関係になる。ある形象の観得された全体がなければ,形象での形体的場所という空間的体験を見ないのは,生起の体験された進行がなければ,ある形体的現前性の時間的箇所体験を見ないのと同様である。一つの流れる観得過程によって印象と印象とが生命的に結ばれなかったら,感覚過程の形体化の過程もまったくその基体(Unterlage)をもたぬことになるだろう。しかし逆もまたそうである。観得過程の流れも,もし場所を定めるある感覚過程の定める「停止」を一点一点通過しなかったら,精神の対象化の行為が繋がれる生命的箇所が欠けることになろう。

　体験される現実なるものと,気づかれる現実なるものとの相違に関して決定しえたところを簡単に要約すれば,以下の対立命題が生じる。Ⅰ.五感一般の現実は五感の体験とともに始まり,そして消える。知覚される現実は知覚作用の契機に無関係な性質として現れる。Ⅱ.観得されるのは停止することなく流れる形象であり,感覚されるのは形象の形体的現在性であり,知覚されるのは場所を定められた諸形象の対象的基体,要するに現存在する物である。

　さて以上すべてのなかに,暗黙のうちに,体験と作用とを区別するために主として引用されるのが常であることが含まれている。それは,普通は残念なことに,体験されたものの,いうところの「主観性」を基礎づけるために引用されているのだけれども,最も手短かに言えば,以下のように言い表すことができる。すなわち,現実の形象と現実の印象とはただ体験する個体に対しのみあるが,これに対し,現存在の物は万人の知覚性能に**共通する**対象であることである。精神は,万人を時間性から引き離すことと引き代えに,自分の全勢力の

基盤であるもの, すなわち, 万人の概念において非売却的に流通する事物を獲得する。

〔主観主義の解体のための挿入〕
　私どもがこれらの少なくとも部分的にはむろん周知の吟味を提出したのは, この吟味自身のためにではなくて, 感覚されたものもまた現実を所有していて, しかも対象的でないことを明瞭にするためであった。もし, ギリシア哲学の後期以後, 体験されて, 去り行く現実を, 考えられて現存在となった現実の影絵に貶すことに慣れていなかったら, それほど難しいことではなかったであろう。それというのも, **無時間的に妥当するもの**を現実なるものの範型（Ektypon）に高めて, これに対すれば時間的なるものはことごとく, 思考する個体の無常にして砕け易い鏡が投影する「幻の光」に照らし出されているものとされるのだから。しかしながら,「現実」は何処でもただ体験されたものにのみ内在する。この体験されたものは, なるほど時間的, 個体的なものではあるけれども, 体験する個体が主観性の指標を保有するのは, まず自分が体験するものはもはや現実だけではなくて, 体験されたものを基礎にして対象的なるものを意図することによってである。妥当的なるものが普遍妥当的であるのは, それが意味することのできる現実によってではなくて, 我々が現実に判断的に立ち向かうかぎり, 現実に当て, しかもともかくも当てなければならない**尺度の非個人的一様性**のためである。しかし, 我々にそのことができるのは, 我々が単に生命の担い手, あるいは個体であるばかりでなく, その上にまたさらに自我, あるいは精神の担い手でもあるからである。そして我々が正しく計測する範囲において, その意味は, 個人と個人とが区別されない勢力に計測しつつ完全に奉仕することのできる範囲において, この勢力の協同者となることによって, 妥当なるものを把捉するのである。これに対し, もし我々の判断が, 精神の「要請」だけを斟酌することをしないで, 判断者にまちまちで, 精神の要請に比べれば単なる「主観的」と判断されるなんらかの推進によって同時決定されるときは, 我々は誤謬に陥る。この妥当的なるものというは, たとい現実なるものに繋がっていても, 現実ではなくて, 我々が現実なるものを存在者の思考形式に書き記

す手段である普遍妥当的記号語ではある。これと反対を主張する人はすでに,たとえば,音曲は楽譜の楽符からできているとか,あるいは「外界」はことごとく,時間と連繋する諸事実の交替を計算するために用いる微分方程式の体系からできていると主張もする人たちである。

〔二つの真の現実について〕

さもあれ,主観主義の思い上りを解体するよりも,もっと高い獲得を私どもにもたらすのは以下の積極的な洞察である。それは,精神の性能によって対象的に現存在する世界は,精神を具えたどの生の担い手にも同一世界であるとともに,それ自体としても唯一世界であるように,現実はそれを体験する個体の多数の尺度に応じて不特定の多に分かれるばかりでなく,観得する生命状態と感覚する生命状態との範疇的相違を基礎にしても,また諸形象の現実と諸形体の現実とに分かれる。「人々は目覚めているときは唯一つの共通世界しかもたないが,睡眠時では人は各々特殊世界に赴く」という記念碑的文章でもって,ギリシア人最高の思想家**ヘラクレイトス**は古代的文体の示唆的様式ですでに以下のことを言い表した。すなわち,感覚する状態だけが,体験されうる現実の固有性のなかに,生に従属しない現存在の普遍性を見出す精神の行為が遂行される前提条件を保有することである。

言葉は思考する人類の真に「神秘」であるけれども,しかし同時に人類を迷わす最大のものである。「水」という語は伝達目的のためには水という物の抽象を語っているために,我々は以下のことを見落とす。すなわち,表現がある概念の**記号**となる前に,その表現が既に何かの表現としてあったのでなければならないのだが,しかしその何かというのは,決して把握はされないが,しかし体験された**水現象**の現実であって,水という語は必然的にこの現実をも同時に言い表しているのに,このことが見落とされることである。したがって,凡そ体験されたものについて考え始めるや否や,すなわち,我々自身の念頭において言語的にそれを理解しようとするや否や,意図しないでそれら一切に対象性の性格を添えてしまう。鏡の前の水は形体を具えた水という物の現実性をもつし,鏡中の水は水の非形体的写しという現実性をもつ。しかし,夢のなかでの

水の現実性は無形体でもあって，物でもない形象であり，それに水の呼称を移すことができるのは，我々をして物を見出させることを助けた形体もまた**水の形象的質性を帯びている**からという以外にない。私どもが感覚されたものと対象との相違を説明する例に挙げた過程を夢に見ていると考えてみるなら，この夢主は水形象という非物のなかに自分の手の形象という非物を浸しているだろう。夢見られた液体の微温みや柔らかさは，感覚された微温みや柔らかさではなくて，覚醒時には**所属する知覚物から決して分離されることのできない**，そのような体験内容を指示する意味で，上述の物属性の言葉で言い表される形象的要素である。——以上で，私どもの認識論的寄り道からふたたび主題に戻ることにする。感覚過程の生物学的に最重要の固有性に基づいて，感覚過程と夢過程との相違を示す最重要の証明材料をもって来たい，というのが私どもの主旨なのだから。

〔感覚と運動との極性連関を，基本感覚としての触覚について解明する〕
　ここで私どもは，そもそもどんな工合に我々の体験過程は自分自身を越えて出て行きながら，それにもかかわらず「超越している」ことに変りのないような現実に手を突っこむのか，ということの説明に着手することはできないので，ただこの謎解きは極性の概念を借りて見出されたと思われることだけを示唆しておきたい。この極性概念は，ロマン期哲学が思索の大胆な投影で企画したものであるが，また残念なことに乱用に走ったために厳密な思考の側からの軽視を受けもしたものであった。そこで，ここでは論議する余裕がないが，感覚発生のある理論からこの概念を取り上げて，感覚するものとされるものとの二つの共属する部分を，ともかくも一つの（むろん意識されない）過程の双極と名づけるのは，単に手頃な言い回しの意味に取っていただきたい。それにしても，この理論の一点には触れておかねばならない。それは，後で述べる感覚過程の特徴は，伝統的理論と最も相容れない別種の想定を必要とするからである。——私どもは感覚過程を接触の生命状態と名づけ，そしてそのことによって，接触を**惹起する**ことを仕事とする感覚機能にある基本感覚の役割が与えられることが少なくとも示唆された。私どもは実際に触覚が全感覚機能に関与していると

信じるから、このことの解説には互(わた)らない。ただほかならぬこの触覚について、私どもにとって肝要な命題を証明するだけにとどめたい。触体験には、自分の身体に触れる例で最も明瞭に現れるような方向対立が含まれている。つまりここでは、他者に触れるときはなるほど同様ではあるが、しかし触れると触れら**れる**との二相の交替としてしか示されないものが、二つの器官の感覚に分れるのが見られる。私が机板に指を圧して触れると、机板が私の触れる動作に対抗させる逆圧を私が感じざるを得ない限り、私は同時に触れられてもいる。ともかくも私の体験は能動性の緊張を保つが、触れることをするのが他体であれば、逆に受動的緊張を受けていることにもなる。しかし、前者は同時に抵抗を受けなければ出現しないであろうし、後者も同時に抵抗したのでなければ出現しないだろう！ しかしそこで、両者はともに、もし感覚者が完全に運動不能であれば、不可能であることが明らかになる。この場合、印象を**基礎にして**の我々の逆運動の性能を特に強調しようと、あるいは印象に**抗する**我々の固有運動の性能を特に強調しようと、いずれの場合においても、体験されたものが、触れられたものの感覚過程で最も純粋に我々に対抗する、あの触れられたという性格を受取るためには、運動が行われなければならない。その結果、感覚はある運動能力を必要とするし、逆に固有運動はある感覚能力を必要とすることになるので、固有運動なき感覚は一つも発生しないし、感覚なき固有運動も一つも発生しない。

　さて、どんな物体運動も常に加速されうる限り、運動を制止するためには常に抵抗の増強を必要とする。しかし、ある圧するものに我々自身が行う抵抗か、さもなければ我々の四肢の運動に抗する制止体が行う抵抗かの、何れかの抵抗の体験された程度が、感覚過程のその時毎の**強さ**の唯一の意味の全部である。仮りにいわゆる感覚内容を体験の質性としてでなく、体験された質性として規定しようとして見ても、より強い感覚内容がある新たな質性にならざるを得ない必然性は免れないであろう。従って、しかじかの諸質性を単なる程度差の関係で比較するどんな試みも見込みのない挫折に終ることが予見されるだろう。単なる程度差の関係だけではせいぜい強弱の性格を満足するまでであるから。それにも拘らず、未だかつて一人の学者も、感覚概念が程度差の概念と不可分

に連関するという所信に対して目をつぶった者はいない。それは，空間的延長の感覚可能性に反対する全ての人には，空間という対象と増強性とが相容れないことの指摘が常に論証の支えになっている通りである。延長体に強度差をつけることの不可能性が，しかしながら，諸形象一般に強弱がないことの最も顕著な例証を提供する。もし我々が夢を見るだけのものであって，しかも夢見られたものに気がつくだけのものであったとすれば，我々は鈍麻，順応，慣れなどの概念も，また強弱の少しの表象ももたなかったであろう。奇異に聞こえるかも知れないけれども，**強弱**というのは，**感覚された形体の質的指標**である。次のような反駁が提出されるかも知れない。明るい光がより明るくない光から，大きな音響が小さい音響から，鼻をつく臭気が鼻をつくことの少ない臭気からそれぞれ識別されるのは，形体的抵抗の大小などによってではない。光や音響や臭気などは触れることのできる範囲外にあることは言うまでもないのだから，と。私どもは，私どもの定立の意味をこの反駁に対しても保証するために，全感覚論の決定的吟味に取掛ろう。

体験する肉体のどんな興奮も，ある目盛り線上にそれぞれの定点を所有するという，今日までの評価の仕方は極めて不十分であった。この目盛りというのは，極端な痛みと極端な快適さ（Wollust）とを両端として，その中間に一方では快適感覚，反対の方向に痛みの感覚という二種の増強を可能にし，そのようにして一般に感覚過程の標準のありかとして求められる慣らわしになっている，かの中和された感覚過程という中心域を通過することになる。しかし，色彩の世界を解明するために灰色から出発したり，光の世界を解明するために薄明から出発するなどのことをしないと同じく，もし生きた肉体の研究の根底に感覚過程における**無差別**域をおけば，自然の出発点を失っていることになる。我々はある痛みを痛みの零点にまで減弱させて考えることもできよう。ある快適を快適の零点にまで減弱させて考えることもできよう。しかし，もし零点を規準に引き上げて，快適と痛みとが感覚の強弱の相関的程度となっている，あの感覚過程の要素を初めから閉め出してしまえば，感覚の両属性を見損うことになる。形体の感覚と諸形象の観得との混同は，一つの誤謬の一つの側面に過ぎず，もう一つの側面は感覚過程の強弱性（posodynische Natur）の誤認と，強弱

の基礎を質性にありと考える一切の試みの徒労さとに現れている。感覚は触過程に，それもこの触過程にのみ求められなければならないことを認識してはじめて，感覚が折ごとに一定の大きさと，それに付属しての強弱をもつ色合いとの，二つの基本属性を同じ点から導き出すことができ，強さと**感受性**（Empfindlichkeit）とが結合する必然性を洞察することができる。感覚とは同時に常に自分の身体をも感受することであると同じく，快適と痛みもそれらの身体的箇所をもつのでなければならない。そしてどんな身体的刺激にも大小が認められると同じく，痛みや快適にも程度の比較が可能でなければならない。体験されたものが程度的に定められた場所性をもつという標識こそ感覚能力と感受性とを結んで，両者が触の定位的で増強可能性をもつ体験から発生することを想定させる。光や音響や臭いなどは，それぞれの質性としては強度的に比較されないが，しかし，我々がそれらの形象を受容する機会に身体器官を借りて曝（さら）されている，一部は痛みの，一部は快適の身体的「諸刺激」は，たとい中間域では分岐に気づかれないままであることがたびたびであるにしても，強度的に比較されうるのである。質性の範疇は単なる現象の領域に所属し，強さの範疇は**身体的に表された**現象の**作用**領域に所属する。——しかし又，何故身体は「触れられる」とき，快適か，さもなければ快適でないかのどちらかに感じるのか，そして触の緊密性の増大を，ある時は快適増大の方向に，ある時は痛み増強の方向に体験せざるを得ないかについても，そのように解明される。

〔形体性と形象性との綜合を質料の現実に見る〕

感覚者にはある形体的に抵抗するものが現在するから，感覚者における生命状態は，例えば睡眠時におけるような閉じられた内部性と比較すれば，双面を保持する。つまり，この閉じられた内部性と感覚者とを区別するものは第一に絶えず妨害を受けていることであって，この妨げがなければ感覚者に抵抗するものは一つもないことになるだろうし，感覚された形体性はそれが抵抗となる性能の故に，妨害者として現象する。もし，この抵抗性能にのみ着目するなら，感覚する生命は常に妨げを受けている生命，あるいは当然のことながら苦しむ生命である。さてしかし，かの形体的なるものは感覚されることによって感覚

する生命過程に入れ込まれもする，あるいは，もし感覚されたとき体験となったのが感覚されたものの現実であれば，感覚する生命過程が外部のこの感覚されたものの現実の中に移される。双極の分別する位相が融即の位相と交替する。従って，感覚能力はそうなれば他方において，それが疑いなく不断に妨げを受けていたのと同程度の不断の**混合準備状態**である。形体についてその被感覚性にのみ注目するなら，感覚する生命は常に結婚する生命，従って当然のことながら喜びに満ちた生命である。──諸形象は互いに触れ合うのではなくて，互いに他を押しのけることなく交錯する。それは動き易い影が他を傷つけることも，また他に傷つけられることもなく，任意の諸物の上を滑るに似ている。諸形象は謂わば心に映される。諸形象の間に追求と反追求，作用と反作用，原因と結果などが行われないのは，我々が鏡の無場所の空間に観る仮性像の間におけるのと同様である。これに対し諸形体は単にそれぞれの空間内にあって，他のそれぞれの他空間に抵抗し，そして不可侵である自分の箇所を必ず占領するばかりでなく，形体的諸結果を惹起する能力をもたないような属性は形体には一つもない。**感覚された**現実としての形体はある場所的抵抗であって，これが諸事実の言葉で解釈されて，思考する民族の全てを，触れ合いによるしか相互に交流しないような，分割不可能の原子を仮説することを今なお強要している。これに対し感覚された**現実**としての形体は質料を具えた**形象**（materialisiertes Bild）であって，これに対してはその現存在の源を再びその形体性に求めるようなことをしてはいけない。質性までも原子運動から組み立てる純力学的思考と，アリストテレスの言葉を借りれば，$\alpha\lambda\lambda o\iota\omega\sigma\iota\varsigma$（変化）の独立性を $\kappa\iota\nu\eta\sigma\iota\varsigma$（運動）と並存するものとして認容する，謂わば化学的思考との太古の論争は，知られないままに感覚する体験過程と観得する体験過程との張合い，あるいは形体と形体の形象との張合いから発生していて，今日に至るまでも，それのみが初めて現実を釈明しうるような両者の総合に至っていない。これに対し，形体性が体験されるのは諸形象の形体性に限られるから，「形体性そのもの」の概念は現実性能をもたない抽象を言っていることを省察するなら，我々は直ちに，感覚と観得とが結合する点をも確認したことになる。つまり，質性相互は引っ張ったり，押しのけたりなどはしないけれども，やはり相互適合の無限の多様

性を開示する。協和と不協和，一致と不一致という，この多様性のまたまた質的両端が，例えば類似，同等，相違，対立性等々の，ある種の基本的概念の形成根拠となっている。それは，これらの概念無しには意識外の現実一般は把握されえないものにしているものである。私どもはここで，諸形象の関係的属性と諸形体の関係的属性との連繋いかんという，極めて難しくて，ほとんど真剣に取り上げられたためしのない問題は提出しない。それというのも，**形態の水準においては**，諸形象の協和は終始ただ牽引と融合としてのみ現れ，不協和は反発と離間としてのみ現れうることだけを確定しておけば，当面の吟味には完全に十分であるからである。抽象概念「形体性」の定義的標識としての触れると触れられるの性能に，もし質料が本当に「諸形象の摂取場所」〔訳注：プロティノスの表現〕であるなら，質料がどうしても担い手にならざるを得ない化合性能（Chemismus）を追加するならば，直ちに以下のことがはっきりする。即ち，互いに触れる強さ以外に，触れ合う質料の質的関係もまた，微弱な接触ですら，それが融合の始まりとして感覚されるか，それとも反発（Alteration）の始まりとして感覚されるかどうかを決定することである。そして，接触の緊密度増大は，快適か，痛みかのどちらかの増強という，同時に質的でもある性格を受け取る。

〔快適と疼痛とは感覚の質的指標である〕

さて，更に又，生命一般は覚醒時の散漫性から睡眠時の集中性へ移行するある自然の落差をもつごとく，生命は感覚する状態では形体的分別時の緊張から身体的融即時の寛ろぎへ移行するある自然の落差をもつ。この落差を追跡するまでもなく，生命はある内在的求心性の結果として，緊張から寛ろぎへ移行する方向では滑らかに進み，いわば反対方向では滞溜する。どんな感覚も「諸刺激」の単なる摂受であるようなものではなくて，そのほかに運動でもあるのであって，この運動でもって生命は妨げから遠ざかって，融合に赴く。そして，感覚する肉体と世界のそれぞれに和合している断面との接触面も，既に無意識の選択において協和するものと合流し，不協和のものとは反駁し合う，いわゆる本能の特色を蔵する。心理学的に見れば，一切の感覚過程は，**疼痛からの逃**

9．夢意識について　271

避であると共に，**快適への欲動**でもある。⁽⁹⁾

　このように基礎的な事柄が一部は見過ごされ，一部は誤解されたことの諸因は一瞥に値する。主流的学説によれば，感覚されたものの中味の本質は，赤，硬さ，冷たさ，苦味，音声等々の，概念的に分類されうる感知的素材であって，それに一定条件の下で，多く臓器感覚と呼ばれている副次群の中から痛み，悪心，違和，重苦しさ，快適等々の時ごとに局在する体験が加わる，ということである。従って，快適と疼痛とは，感覚と観得との結合を媒介する感覚の質的指標ではなくて，なるほど諸形象と融合するだろうが，しかし単独にでも出現して，いつでも色彩，臭い，味などと等しく身体の特殊域の被刺激性に照応する感覚内容自体である，と言う。この間違った思想のどこを見ても，経験論は，無秩序の生（ナマ）の塊（eine radis indigestaque moles）とみずから認めている生命的精髄を，それが現実に現象する前に先ず感性から奪っておかなければならなかったことが明るみに出るので，そのことだけで経験論の存在概念の構築材料を分らせるに十分である。しかし，少なくとも疼痛に関しては幸いにも，最も抽象的知能すら以下の事実を直接指摘することで反駁できる。即ち，どんな身体感覚でも，その強さを増すことで，痛みの感覚にならないものは一つもないということである。眩しい光線は目に「突き刺さる」ことがあるし，近くで火砲が鳴れば耳が千切られるようであるし，臭いや味も「ひりひりさせ」，「突き刺し」，痛みに舌をしぼませることがあるし，熱はひりひり痛ませることがある。圧迫，押し，牽引，摩擦なども，強さが増せば質的にもさまざまの痛みをどっさり招く。また，感覚する肉体の内部は，もしある臓器のどんな損傷にでも，またその機能のどんな障害にでも，痛みの独特な色合いと激しさとの下地があるときは，最も卑しい残忍行為を考え出す能力すら，どんなに多くの苦悩ですっかり隠してしまうことか！⁽¹⁰⁾　疼痛性にも感知界の全素材に劣らないほどに豊富な質性があって，そのために疼痛は単なる理解のどんな確実性も及ばないほどに，疼痛は脅かし，破壊することもあるような，一つの現実なるものであることを個体生命に開示する。しかし，この事を認めれば――それを否定する人は恐らくないだろう――それは既に快楽の全く同数の種類も同時に肯定することである。やはり大きな疼痛から軽い疼痛に移行するだけで既に間違いなく，ひっく

るめて「軽減」と呼ばれている，あの身体的に快適な感じももたされる通りである。もっとも，この軽減は，例えば傷の焼けつくような痛みが止まったとか，心臓の動悸が静まったとか，うだるような暑さの後で涼しい風が吹き始めたとか，苦しい口渇が鎮静されたとか，重い筋肉労働の後の完全な休養によって緊張していた身体が清新さを取り戻したなど，それぞれに応じて全く様々の歓喜を意味することはある。しかし，とらわれない人には，快適な感覚の原初性を証明するために，軽減の諸形態を持ち出す必要はない。彼はとっくに身体の無数の快感を挙げることができるのだから。夏の暑い盛りに流れで水浴するとき，柔かい芝地の上を裸足で歩くとき，ふくらんだ褥(シトネ)の中に身体を沈めるとき，磨かれた石の滑らかな表面の上に手をすべらせるとき，どっしりした毛皮，しっとりした羽毛，それに人体を形に沿って撫でるときなどの皮膚感覚や触覚の歓喜を思い起こして見ればいい。小さな子供が砂を手で掻きまわしたり，濡れ土をこねて，形をこしらえたりなどする時に見せる，確実に全く非精神的な心地よさに注目して見るがいい。そうすれば，この体験されたものが**感覚されたものであること**に敢えて疑いを挿む人はいないだろう。[11]——この感覚の質性に逆らって，いわゆる連合の勢力に寄せる全く疑問の多い信仰や，あるいは感覚されたものの心的作用に寄せる，むろん疑問のない信仰などの鎧で身を固めるなどのことは何の助けにもならない。何故なら，一切の印象契機はある時は疼痛増強の，ある時は快適増強の可能性のものであるからには，感覚されないときの形象の現存在にとっても，身体的興奮が形象喚起にも同時関与することが想定されなければならないのだから。例えば花の香のもつ感知力を解くために数世紀間の詩を全部助けに呼んでも，もし，妨害なき展開において発現するような心的情調だけを手懸りにしてある程度ともかくも**描き出される**ものは，増強されうる快適感覚に転写されることを前提にしなければ，感情や心像の織物の繋留点が見出されないだろう。バラの香は柔和な満足を，ジャスミンの香は熱い痺(しび)れ感を，リンデの花は至福の予感を，ライラックは青年期の熱狂の旺溢を，森や樹脂の臭いはお伽話の気分を，乾革は物思いの沈潜を，濡れ葉は非常に強力な精神集中を描き出させる。そしてこれら全ては現実の陶酔にまで増強されうる。激しい歯痛に拷問されたものの苦悩が疑いなく感覚的苦痛である限り，

例えば柔かく触れる大気や，イチゴやオレンジの香，サヨナキ鳥の柔くて，腹一杯の啼き声などをもつ南国の夏の夜の魅力は，その場合どれほど多く精神的に高くて，心的に深い感情が共鳴していようとも，一部は真の感覚陶酔である。——因みに，感知界の材料で調子や階梯の法則的強弱を確認するために，自分のむろんいつも個人的な色彩の体験をあれこれと掻き集めて見る必要は全くない。というのは，そういうものは広く既に言葉によって本来的に生かされているからである。情愛を「甘い」，悲歎を「苦い」と呼ぶことは殆ど全部の民族に共通しており，その逆の言い方は確かに一つも行われていないのは，一方では愛の楽しさと甘味の快適な感覚，他方では悲歎の苦しみと苦味の苦痛感との感情親縁性を物語っている。心の状態を表現する最もよく使われる言葉を，それが由来した感覚の性格にまで遡及すれば，五感の苦しさと楽しみに関して感情が下す判断の確実さを知る，解明に富む眼が授けられる。ここではほんの僅かの例だけを挙げておく。苦いものとしては，それが心配，後悔，窮迫と典型的に結ばれるところから，純粋な妨げという性質が確実であるし，温さの心地よさは，それが関与，情調，思いやりなどと一緒に置かれることから明らかになる。強弱が熱望，願望，欲求などの形容に適用されることは，憎しみの強弱の性格を証明する。情熱的愛は「燃える」であるが，しかしまた，情熱的憎しみもそうである。「ひややかな」あるいは「冷たい」態度というような言い回しは，低い温度の性格差や，それに付着する不快の特性を感触的に描く。快感と疼痛一般との対立的意味を包括的に明示するのは，両者，特に後者が諸感情をそれに類似的に分けることに用いられていることである。例えば，勝利，征服，残忍などの「快感」，出来そこないの子に対する両親の，不実な相手に対する恋人の「痛み」，要するに「心痛」一般がある。結局我々はそのようにしてのみ「感性」(Sinnlichkeit) という語の十分な意味内容を公正に評価する。この語は，日常的にも，また宗教・哲学的語法においても，昔から抽象的感知素材に対するよりも，むしろ感覚されたものの強さに対する感受性を，それも同時に心がいろいろと肉体の苦痛や快感の手中に落ちるという副次的意味を言い表しているのだから。——このような諸事実がどっさりあるのに，諸感能から強度差のある興奮を奪おうとすれば，そのどんな試みも崩壊する。それでもなおそ

のようなことが試みられているのが常であるのは、感覚する肉体性の代りに肉体を失った感覚過程のごときものに注目して、実はある認識論的関心が生きた器官から取り出して細切れにした、単なる部分に過ぎないものを、感覚する肉体性の生きた器官と見做しているからである。そんなわけで、従来の感能と並存的にもう一つの痛覚が見出されたと信じられた。そこで、なるほど快感覚ではないが、しかしともかくも、全く感性のない性質でありながら快感覚から残存するという、いわば馬鹿気の残余が発見された。それが性感覚である。そこで、グロテスクな愚の骨頂と言っていいことなのだが、この性感覚から感覚的快一般を製造するようなことが起きた。それは、人は、——むろん、特殊用語を使うなら、「潜在的」（閾下、subliminal）にであるが——肉体が香や響き、形などに耽る度ごとに、性感帯が亢奮しているのでなければならない定めになっているから、というのである。(12)このような、決して偶然とは思われない片輪を見れば、比較的近視眼的人間にも以下のことが明らかになるだろう。つまり、科学のこの流行理論は文化的潮流の一表現であること、それ故、その常に虚構的諸理由を突っつくよりも、短刀直入にそれの由来を尋ねる方がいい。そうすれば性格的制約の諸傾向が余すところなく明るみに出されるので、学者の苦労を幾らか節減することになるだろうから。——しかしもう暫く、真の事態誤認の諸理由を述べなければならない。というのは、それらを反駁することは夢状態の私どもの理論の重要箇所に対して決定的意義をもつからである。

〔感覚と感情との識別〕

　快適（Wohl）と苦痛（Wehe）も感覚過程の領域のものであることは、全ての学者に必ずしも未知ではなかった。しかし彼らは、この属性において感覚と感情とが合流していると考えたために、このことを無効に終らせた。個々の場合に疼痛あるいは快感を同時興奮の諸感情と区別することの困難であることは私どもも認める。しかし、さりとて両者を混同してならないのは、ある形体の固有色と、その折ごとの照明色とを混同してならないのと同様であると思う。感覚されたものの肉体的同居性ということを堅持しておけば、触れられた酸味、あるいは甘味と共に、それらの快適や苦痛の質性もそこにある。これに対し、

喜びや悲しみは場所性の標識を欠き、そして付随する感覚過程にもお構いなく、むしろそれと完全に対立しながらも、我々の全身を決定的な力で流れる。我々は心地よい大気、柔かな膚触(はだざわ)り、香りのいいワインなどの快適さを感じるが、さりとて我々の悲しい気持が退くとは限らない。我々は足を踏まれて痛みを感じるが、そのために、意の通じたことを知った喜びが中断されることはない。なるほど諸感情は、これからの考察に出て来ることだけれども、その固有色の輝きを外界にも投げる。しかし、感情は**肉体的**体験過程の領域には侵入しない。つまり、火焔は黄色であるばかりでなく、ひりひりとする疼痛も与えるし、冬の風土は輝くばかりでなく、震えさせもするようなこと、また棘は刺し、研がれた刃物は切る、煙は掻きむしり、塵埃は咽喉を乾かし、嵐は顔に吹きつけるなどのこと、更にまた薔薇は「甘い」香を流し、柔かい陽差しは身体を気持よく暖め、ふくらむ苔は身体を安らかに抱くなどのことは、**感覚された現実に結ばれている**のだ。

しかしながら上述の混同の真の原因は、感情もまた「快」(Lust)と「不快」(Unlust)との、外観的に似た両半に分れるという、遙かに深く打ち込まれた信念にある。数多くの学者が今なおこの分類を偏愛している事実に顧みて、**そもそも「快」感情と「不快」感情というようなものは心理学の意味においては存在しないこと**を一度言っておきたい。

諸感覚の中に諸質性を見ることが誤まりであったと全く同様に、諸感情を自我の諸状態と称することが間違いの原因である。何故なら、そうなれば情感者は何かを**受ける**こと (erleiden) が言われないでおかれるだろうし、従って既に概念規定において自我受動性と自我能動性とを混同する手懸りが提供されていることになるだろう。確かに挫折と成功といったような種類の言葉で言い表されるような、全く特殊な自我性格をもつ追求感情があることはある。しかしそれらは、その「能動性」がその時ごとのある特有な**情調**と融合している限りにおいてのみ「感情」であるに過ぎない。むしろ意志の領域におけるそれぞれの衝動の反射であるものを、情調、あるいは感情の色合いの中に持ち込む人でなければ、体験を**作業**と等しく、成功か挫折かに関係づけて、体験を記述していると信じるようなことはできない。このこと以外に、「快」と「不快」との臆断

的対立の意味はない！　既に詞(コトバ)がこのことを証明している。詞は科学においても必ずしも偶然ではない。今日でもなお通用している根源的用法に従えば，「快」は，「**欲望に照応する**ある事が実現されるとき」発生する状態を言い表す。(13)従って，例えば，ある人は「心からある事に従事する」(mit Lust bei der Sache)，彼はある物が「欲しくてたまらない」(ihn 》gelüstet《 danach)，彼は「それを楽しみにする」(er habe 》Lust darauf《) などと言うし，また他面に，彼は「嫌々ながらそれに従事する」(er 》gehe mit Unlust daran《)，「それをする気がない」(habe 》keine Lust dazu《) などとも言う。当該の範疇に入れられなければならないような出来事に共通するものを一瞥すれば，そのことが完全に明らかになる。我々が遅れていながら強いて汽車に間に合うように強行する時には**個人的**快が準備されている。なめらかな波状線に見入ることは**人間一般**に一つの快を与える。そしてまた，快適に感覚されたものが我々を「快」で満たすことは生命と精神との調和に由来するし，逆に身体的疼痛が「不快」をもたらすのは両者の不和に由来する。実に様々な例がそれらの「快」内容について吟味されることで，この場合，意欲し，追求し，あるいは期待する自我の，ともかくも程度づけられる満足が情調の色合いと混同されることは，上述の証明がなくとも納得される。(14)我々人間という個人的性情においては，生命力が発動するための不可欠条件として自我の満足性を考慮に入れなければならないことは疑いない。しかし，自我の満足を快感と疼痛との感性的極性や，恍惚と戦慄との心的極性などの**代理**に仕立てることは，生命力に対し盲目であり，感情から感情の実質を奪うものと言える。

　しかし私どもは，強さの増強だけで快感か，さもなければ疼痛かの何れかに移行することが一切の感覚過程を本質的に規定する標識である，と決定しておいたので，夢の諸形象は感覚過程の領域外にあることを明白に知る。**夢形象は，およそ身体の，快感であると，疼痛であるとを問わず，どんな興奮によってもたちまちに消されるのだから。**

　確かに夢に疼痛や快感を見たことが思い出せると信じていられる，確かにかなり多数の読者にお願いしておかなければならないであろう。差し当って，私どもも似たような経験は熟知していることに信頼して，抗議を暫く延期し，後

程私どもが提出しなければならない基礎づけに期待していただきたい，と．

B．幻覚的夢と普通の夢

〔夢には疼痛がないこと〕

　先ず身体的疼痛に注目するなら，我々は疼痛と夢とが結合することはないという，本能的と言っていい知をもつことの解釈を徹底的に要請する一つの体験のあることを見落とすことはできない．つまり，ある人が自分は目を覚ましているのか，それとも夢を見ているのかどうか疑わしく思うと，彼は考えることもなく，自分が身体的疼痛を感じることができるかどうか，試すことで決定を下す．わが身に痛みを与えることができれば，その刹那に自分は夢を見ているんではない，目を覚ましているのだということを確信する．『千一夜物語』の「贋のカリーフ」の童話以上にこのことを説得的に物語る例はないだろう．

　乞われるままに一夜の宿を借した男がハルン・アル・ラシドの変装だとは思いも寄らないで，アブ・ハッサンはその男に打ち明けた．一度一日だけでいいから，「回教国主カリーフ」になって，この管轄区の司式僧イマムが間違った判決を下した極悪に復讐できたら，それ以上の喜びはないんだが，と．ハルンは亭主の夕餉のワインに睡眠薬をふりかけておいて，すっかり眠りこけた亭主を自分の宮殿に運び，翌日の晩まで彼を自分の代りにことごとにカリーフとして敬うように命じた．ハッサンは王宮の華麗な部屋で目を覚まして，美しい侍女達の笛，オボエ，テオルベに迎えられたので夢を見ていると思い，敬礼する侍女達に去るようにとしきりに断わる．しかしやがてメスルールがやって来て，起きて朝の祈りを司祭し，既に出御を待ちわびている枢密顧問たちと会議を開くべき時刻の来たことを知らせたとき，侍女の一人に近くに来るように命じて，自分の指を噛むように強いた．侍女に噛まれた痛みを感じるや否や，彼は「わしは確かに眠っていない！」と叫んだ．――しかし，この童話を聞いた誰一人として，そのようにして体験されたことの「現実性」を信じるように仕向けることがそもそも正しくて，自然であったかどうかを問わなければならないなど思った者はいない．この事は「自明のこと」だ，と聞かれているのだろう．思うに，夢の像と

疼痛感覚とを相容れないものとする命題を抜き難いものとするには，このような一例で十分であろう。――しかし，この命題のより深い確認は以下の事情によって初めて与えられる。即ち，覚醒意識から夢の「自由」へ逃避する突破口を苦しめられた心に開くのは，何をおいても外ならぬこの身体的疼痛であるという，かの今日まで謎のようであった経験が驚くほどこの命題を私どもに開示することである。

〔殉教者の幻覚的夢〕

あらゆる時代と民族の殉教者の物語は，外ならぬ最も激しい拷問こそ，疼痛の意識から引き離して，拷問を受けている者を恰(あたか)も突然の一突きでするかのごとく，夢心地の支配の手に落して，彼の最も苛酷な現在を感激的な「幻覚」で完全に包むようにする性能をもつ豊富な例証で一杯である。灼熱の鉄格子で，薪の山の火焔の上で，雄牛の角の先で，思い掛けず「狂喜に陥った者」が「歓呼の叫び」を出し始めたり，あるいは「変容して」至福に溢れた表情を現わす。この場合信者に神の近づきを思わせるものが，逆に魔女裁判では悪魔の加護の証拠とされる。魔女裁判では残酷極まる拷問の中途で容易に沈黙を見ることが余りに多いので，間違いのない有罪証拠の宗規に「黙秘犯」(maleficium taciturnitatis)が加えられた。恍惚的狂喜者のその夢の光景の内容に関する自叙はありとあらゆる時代のものがある。それは例外なく，魂を至福にする高揚を称讚しているものばかりである。十世紀のビザンチンの聖者，Sali の Andreas は自分の魂の「浄化」のために愚者の役を果す道を選んで，宿無しで町通りをほっつき歩き，人々からの虐待や，どんな天候の不良にも無防備にまかせた。ところである日,怖ろしい荒天が凍るような寒気と,屋根をくだくような降雹を伴ってやって来た。彼の伝記作家 Niceforus は，聖者は死んだものと思ったが，しかし翌朝彼が実に嬉しそうにしているのに出会った。恐ろしい寒気をどのように過したのかという質問に，聖者は以下のように話した。(15)「最初に彼は貧民たちの避難所に逃げたが，貧民たちは彼を逐い出したので，回廊の下の一匹の犬の繋がれている所に行った。そこで寒気を幾らか防ぐことができると思ったので，この犬も，恰も彼が自分の仲間に値しないと見たかのごとく，犬小屋から起き

上って，去って行った。そこで彼は絶望して祈りながら横になった。すると間もなく一人の天使が現れて，一本の百合の茎で彼に触れて次のように語った。汝は神に見放されていないから，神も汝から離れる気はない。この百合の一茎を汝に触れて，汝の蘇生を待つ，と。彼はそれから数限りない樹木や花のある美しい庭園に自分が移されたのを見た。それは，地上にある一切のものよりも言いようもなく美しい庭園であった。羽色鮮かな鳥が枝にとまって，声量豊かに彼の耳を楽しませes……。庭園の中程を一条の川が流れて，岸辺には葡萄の幹が広がっていた……。そのとき，彼が見たところでは，一陣の風が捲き上って，樹々を揺がせたので，鳥は高らかに歌い始めた。日没の風，真夜中と昼間の風がことごとく，日の出の風と一緒になった。しかし，彼に川の向うの所を見て見ようという気が湧いて，そこの広い平地に運ばれた。この平地を……一人の天女が彼に歩み寄って，彼を第一天の高い所に連れて行き，そこで祈りを捧げる天使に囲まれた大きな十字架を見た。そこで彼が足下に深く海を見下して怖気づいたが，天使が彼を第二天に連れて行き，そこでうやうやしく第二の十字架の下に歩み，……遂に最高天に達するが，それは一つのとばりに包まれていた。このとばりが揚げられて，彼は名状し難き輝きの中に主を見た。……そこで彼が連れ戻されたときは，同じ犬小屋の隅に我に返っている自分がいた。しかし，荒天はその間に過ぎ去って，明るい陽光が注いでいた」。これと，1431年の一人のフス教派信者の体験とを比較して見るといい。彼は拷問を待ち構え，最大の苦しみを受けると間もなく意識を失ったので，刑吏達は彼が死んだものと思って，彼を梯子から下して地上に投げころがした。二，三時間後「再び我に返って」彼は自分の肉体のみみず腫れや火傷跡に驚嘆して，次のように語った。その間彼は美しい牧場に連れて行かれていた。その真中に素晴らしい実のなった一本の樹があった。その樹に鳥がとまって囀(さえず)り，一人の若者が鳥たちのあちら，こちらに飛び交うのを魔法の杖で拍子を取って指揮していた等々と。(16)

〔心は疼痛を回避する〕

ここで私どもはこれらの幻覚を手懸りにして，第一章で以下の如く述べて言及した事情に携わることになる。即ち，夢のような狂喜的情調の発生を時に好

都合にするのは「全身的疲憊，絶望的消沈，最大の苦痛」である，と。疼痛は**心を突き放す**性質を固有することを前提にするなら，心は疼痛を回避して，遂に**疼痛がもはや届くことができない**のを性質とするような状態に陥るように，必然的に覚醒の限界に達せざるを得ないことが理解される。夢意識は身体的苦痛と相容れないことを知って初めて次の事柄の地盤に目をやることができる。それは古来疑いの余地なく確証されていながら，むろんどの時代からも最高度に疎んじられていた事柄である。即ち，疼痛や責苦が過度になれば，確実に「失神」と無感覚（Betäubung）をひき起こすが，適切な体質には**麻薬的性質**の作用を及ぼすことである。中世の鞭打苦行の流行や，贖罪者の激発的苦行などを除いても，幻覚的恍惚を招来する慣習としては，古代ではガリア人，アッティス祭司，キュベーレ祭司，バッカス巫女の間で，近代ではわめき叫ぶ回教僧，Aissawa〔訳注：15世紀北アフリカに興ったイスラム教の一派〕，インドの回教僧，Scheikh Ruffai の宗派，その他「自然民」で，一部は秘祭的躁宴の，一部は沈黙の自己讃美として見出されるし，「忘我」の達成は残酷な傷害に対する鈍麻の見本として好んで提示される。更にまた，生命のこの段階ではどんな内部状態も身体のある状態に見出される表現で自分を包むので，恍惚者の典型的**天分**があるときは，予見力や呪術的遠隔作用以外に，特に**不死身**が出現する。これについては全ての宗教の鬼神的や神的の神秘説が真に驚嘆に値する聖譚で縷々伝えている。Jamblich は述べている。「神霊を受けた多数の人々は火に焼かれない。何故なら，彼らの内部に霊を与えた神が彼らを火に襲われないようにしているからであるし，また焼かれるその他の多数も，既に動物的生命を営んでいるのでないから，焼かれてもそのことを感覚しないからである」と。

〔肉体，心及び精神の機能から恍惚の真の意味を取り出す〕

これの証明を固める前に，この機会に二つの概念を一層固めるようにしておきたい。それは精神（Geist）と心（Seele）の概念をである。しかし，これを学術的に新しく造ろうなどということは今回の研究の目的とするところではないけれども，幻覚的夢と普通の夢との区別を明らかにするためと，真にその名にふさわしい恍惚（没我）の本質洞察を深めるために，この二つの概念で為しう

ることを示唆しておく。——私どもが今までに歩んで来た途を振り返って，暫定的に肉体 (Leib, σῶμα) は定位する感覚過程の器官，心 (Seele, ψυχή) は織出す夢過程に相関する器官，精神 (Geist, νοῦς) は分離する作用の点様中枢と名づけておくなら，今後の用語の心配をしないで済むと思う。これらの三つの全てを一まとめにするものは何かということはまだ問わないで，差し当り一つ一つをそれが固有する機能ごとに考察して，恐らくどの時代においてもその反対が意見となっていたもの，即ち，精神は肉体といわば協同するが，心とは確執することを確証しよう。つまり，睡眠の状態で，心の夢過程が展開しうるために消えなければならないものは，常に思考と意欲との性能であることである。しかし，それと同時に生過程の感覚性も消えなければならない。というのは，感覚性は超時間的「ロゴス」に，それが「把捉力」として彼処の時間的流れに作用を及ぼすための足場を与えるからである。さて，感覚過程が，生物学者が今後究明しなければならない（未知の）諸原因のために次々に消え失せ，同時に精神が作用を下しうる足掛りである材料が，それと引き換えに精神から離れて行くところに，心が自然の眠りこみを切っかけに自由になる過程が成立することは疑いない。覚醒夢の中間状態を経てではあるが，結局は同じ目標に，心情生命の増強を呼び起こす全く別種の方法が導く。それは単調な音楽，リズム的運動，更に前にその多くを挙げておいた心像暗示などによる方法から，遂にはある種の植物の汁液や酵素，つまり時代や民族ごとに様々である興奮剤を用いる方法までがある。その有効成分の「処方箋」(Signaturen) の，象徴的に伝えられていたとは言え，かつては広まっていた知識の伝える興奮剤について見れば，問題の要点では決して今日の発展した科学に劣らなかった。[17]ところで，かかるものは恍惚のある夢過程であるからには，やはり身体的被刺激性範囲を離脱していると感じられることは肉体の睡眠と共通する。つまり，心が精神の指導から離脱して睡眠の帳(とばり)の背後に隠れようと——このことは古代の諸秘教では象徴的形象を包む被衣(かつぎ)が比喩的に語っている——，あるいは心の固有生命の光が増して，諸物のより鈍い光を褪色させた結果であろうと，いずれにしてもいつも，対象的「要請」の留め金と，身体的な今と「此処」の留め金との二つを同時に粉砕するように見える。かかる経験から，最古以来——西洋ではギリ

シア人のオルフィク派から始まって，先ずプラトン思想の形而上学で完結するのだが——恍惚過程の誤解が発展して，高等な思想史はことごとくこの誤解の当然の結果に色どられる。恍惚の真の意味を，先ず第一にある個人的性情が**脱我して，心は**同時に場所の拘束を脱して，**自我の外に**「彷徨する」（schwärmen）意味で，「没我」（Außersichsein）の文字通りの中味に取れば確実に的中する。それから後の時代においても，愛酒結社の最も偉大な徒の口から出た，真のデュオニュソス的言葉はそのことを確証する。陶酔では「自我が死ぬ。この暗愚な暴君が！」と。様々な形をとって繰り返された神秘的「観想」（Epoptie）の思想はしかしながら，精神から解き放された心にはどんな性質の幸福が期待されたか，そして何が初めて心魂の遊才する陶酔に忘れ難き充実の王冠を与えたかについても疑わせるところがない。心は把捉せざるを得ない強要から脱して，無感情に停止する**諸対象**の力学的現実の代りに，流れつつ変移する生きた**諸形象**を獲得し，はかない現存在の束の間の脇役をやめて，織り成す生起の星のような眼そのものであるが故に，「悠久性」をもつ創造的**観得**に神々しく参与する。しかしながら，このようにある高い原理が**肉体性**の絆から解放されて遙かに別種な光に包まれての脱出は，既に最古の秘教神官にも**出現していた**。そして実際にこの原理が，それによって**感性界**の苦しみから逃げ出そうとするごとき，間違った助言を受けた人たちを**無形体の**「**幻影**」界といったいかがわしい「自由」に運び去る。それは上述の二例を見れば直ちに，その非大気的明るさも影法師のような一種の蒼白と感じさせる通りであって，現実の曙光の交響するような輝きとは頗る趣きを異にし，要するに幻覚的なるものの愉悦には，どんな感情にもそれあって初めて深さと中味を与える，いわば色彩の色合いがない。特に中世の「狂喜」（Verzückung）に病的と思われる特徴を与えたあの仕方の強制性の根底には，それだけで初めて我々に解明してくれる本質的変化があったし，またそれにおいてのみ強化されたのである。——人間という有機生体内で自我性が強化されるのと歩調を一つにして，自我性の乗物としての肉体と，自我性の拮抗者としての心との結合が当然の成行きとして弛緩して来たことによって，原初の様式のかたわらに第二の様式が起こった。それは心解脱（Seelenentfesselung）のアジア的様式と言っていいものであって，仲違いする勢力の

分離に重点をおきつつも、ここでも脱精神した固有生命を宇宙生命と融合させるというよりも、むしろ自我形態的固有生命を「肉体の殻」から「救済する」ことを意図する様式である。精神に背くことであったのに、精神の質量的担い手に背くことになった。前者の前提条件は、五感の周期的衰弱であることもあれば、四大的沸騰であることもあったが、後者は極度に緊張した感受性のごときもののもつ焼灼的鋭さにおいて発火する。——私どもはかつて輪廻の先住ギリシア人〔訳注：ペラスゲル人〕の教えの源を、彼らが万象の周囲に心的親縁性の絆をからませるようにする夢状態の充実に求めたが、宗祖をもつ宗教体系では、表現は非常に様々であるけれども、輪廻がきまって不死の教条に移行したのは、今や夢状態の**不足**に由来するものと見られる。(19) 輪廻（Metempsychose, Seelenwanderung）というのは、歪められない意味の彫塑的言葉では万象を受容する**流動性**（Fluidität）のことであって、それは不思議に幸せにする知として、現夢の人によって生命の豊饒から目覚めた記憶へと運ばれるものである——霊魂の**死後存続**というようなことは、感性逃避からの幻覚者の救済的信仰となるような能力をもつという、臆断的**脱肉体性**を言い表す方式である！——ここでは、何故文化の神話的思考が亡んでいるのに、「超自然主義的」思考は、それを最初に「離魂」（Seelenfahrt）に結びつけた体験的部分が萎縮すればするほど、それだけ有力に栄えたかの理由を解こうとは思わない。ただ、肉体と心との連関いかんという、超自然主義的思考の最古の問いに答えることが明らかにされないのは、この思想が**内部離間**を本質的標識とするような状態に由来することを、思想的にも確証するものであることだけを想起しておけばよい。しかし、事情がそうであるからには、幻覚的恍惚が、ある時は四大的生命の充実から湧き出でたり、ある時はヒステリー的崩壊近くで栄えたりしたために、既に古い時期から疑わしい光の中で演じられていることに今後驚いてはならない。以上私どもはそれらの発生に関する解明を与えられたので、両現象群をその証候の類似に拘らずもはや混同する危険を冒さないと同様に、恍惚の諸条件の否定的側面の洞察によって他面また、単に夢見られたもの、幻覚的なるもの、狂喜に過ぎなかったものの全てにおける不足、つまり**感覚性能をもつ肉体性の不足**を見る鋭い眼が与えられた。

〔麻酔薬流行の原因〕
　私どもはここで麻酔薬の心理学に立ち入ることはできないけれども，どの時代でも疑いなく流行的に蔓延する原因をこの機会に説明しておけばと思う。もし，人間は麻酔薬で人生の辛苦や苦しい思い出などを忘れようとするのだ，という風に理解させようとすれば，根本的に間違うこととなる。責め苛む非難に対してであれ，自分自身の見すぼらしさの不利な点に対してであれ，それらに単に無感覚（Betäubung）になるだけのためなら，却って大多数の人はもっと一生懸命に，もっと安んじて，休む間もない勤勉に赴くことになる。その結果やがて「内省」の能力すら埋没させ，生の貧困な人であれば勤勉の名において心から労働讃歌を歌っていい気持になるだけだろう。また，私どもの見る限り，陽気な人，苦労知らず，興を添える人，頗るざっくばらんな人，それに浪費家の類型は過去にも，現在においても，真の麻酔薬使用者の中に豊富に見られていて，常に衛生的で小心な人は少ない。従って「酩酊」（Trunkenheit）が陶酔（Enthusiasmus）の意味ももつのは確かに偶然からではない。麻酔への意志を推進する衝撃は，むしろ疑いなく，**覚醒の現実から夢見る現実への逃避**である。確かにどんな苦しみからも苦痛の刺を抜くが，しかしどんな狂喜からもどっしりした官能的快をも奪う，かの脱我的情調のひそかな魅力が麻酔衝動を人間の覚醒の中にはいりこませるのである。そしてこの情調は，五感のみが恵む育成的情熱を放棄せざるを得なくするけれども，単なる「幻影」の領域に高く飛翔する。

〔夢に感覚のないことを再確認する〕
　私どもの間奏曲は，夢現象と真の身体的苦痛とが一つにならないことの証明の重みをなお少しばかり加えたものと思う。しかしなお，**およそ疼痛は，どんな程度，どんな類のものでも夢に見られることがない**ことも証明しなくてはならない。その点では，そのようなことを目的とした疑いの最も少ない側の学者からの，即ち，夢内容を，率直にある感覚様式の意味においてであれ，諸感覚に直接付着する心像からであれ，いずれにしても大差はなく，**諸感覚**から導き出している，直ちに一層厳密に検討することになる学者から，既に十分の証明

材料が提供されているのが見られる。つまり、その代表者は、当然の結果なのだが、どんな様式で夜の夢の中に身体的痛みがはいり込むかについても、その観察と実験とを集め、そして、全く学者の驚嘆を喚起すべきことを確認しているのが見られることである。即ち、身体的疼痛のはいり込みは、殆ど規則的に疼痛が夢見られる形においてでなく、**恐怖的状況**の形において起こるもので、それもやはり常に覚醒直前に限られることである。

　私どもがこのような例の最も広範な蒐集のお蔭を受けている、Maury, Voldの大腿に負傷したある被験者は、夢で旅行中であると思い込んでいる。船がもう一隻の船と衝突して、乗客たちが海に落ちる。夢主は泳ごうとするが、足関節にしがみついた溺れ人に引きずりこまれたので、この上もなく恐ろしくなって目が覚めたとき、全身にびっしょり汗をかいていた（『夢について』第2巻、475ページ）。このような光景と、それを惹き起こしたと臆測される「刺激」との間にどんな関係があるかは問わないで、ただ夢の像は恐怖に満ちていたにも拘らず、完全に無痛であったことだけを強調しておく。坐骨神経痛で悩まされているある患者は、夢で自分の息子を屋根から降すため梯子が倒れて、二人もろとも墜落して、地面に頭をひどく打った。しかし「彼が思ったほど痛くなかった」が、これに反し直ぐ目が覚めた後で激痛がでて来た（同書、第2巻、477ページ）。脊髄癆患者の夢は、倒れかかった家々や回廊、険しい山峡、危険な階段を通過する徒歩旅行でのできそうもない典型的諸障害の諸光景であったが、痛みは一つもなかった（第2巻、489ページ）。睡眠中に舌を噛んだある人が、夢では、全身がぞっとするように嫌な感じのする鳥にさわったと思ったが、しかし痛みは一つも感じなかった（第2巻、485ページ。）——このような例は幾らでも増すことができるが、更に数多くの以下の諸例が追加できるだろう。痛みの刺激のない場合に、夢には危い墜落、骨折、負傷などを見るが、そのくせ予期している疼痛が**生じ**ない諸例である。Voldの手袋をつけた被験者は、桜実を摘むために木に攀じ登った。細い技の先端で枝が折れて彼は墜落したが、落ちる途中で新たな枝が再び折れて、手にすり傷をしたと思ったが、**痛まない**ことに気がついて唖然とした。また、夢で階段の手すりに馬乗りになっていてすべり落ちた人は、その途中で自分の手が熱くならないので不思議に思った。し

かし，横木に手でしがみついたが，遂に最後の所で転び，躓き，倒れて手を前に伸ばしてしまった。強く打ったにも拘らず傷一つなかった（第2巻, 453-455）。また，左足をくくり直した別の被験者は，夢で山の険しい斜面を馳け降りて，前額をある記念碑に打ちつけたが，まだ夢を見ている間に**何の痛みも感じない**ことに気がついた。——全く大したこともない痛みの感覚刺激が，夢見る人の身辺におよそ考えられる限りの驚愕をかき集めるような，少なからず教えられることの多い諸例をここで少しでも考えておこう。この点で特に有効なのは，度々引用される Maury の夢である。羽毛で鼻の先をくすぐられている人が夢に，自分の顔に瀝青の面を押しつけられて，くっついた皮膚もろとも剥がされるのを見た。枕頭の置物が頸に落ちたとき彼は長い怖ろしいギロチンの夢を見た。いろんな恐ろしい場面に同席した後，遂に断頭台に昇らせられて，板に縛りつけられて，裏返しにされる。するとギロチンの刃が触れて，首を胴から切り離されそうになったとき，彼は恐怖に震えて目を覚ました。——さてこれら全てから見間違うことがないほど二つの事が明瞭になる。一つには，疼痛の感覚は，疑う余地のない疼痛性をもつ肉体刺激と結びついていると思われるような夢の光景にも欠けていることである。そして第二には，驚愕，恐怖，愕然などで一杯になった夢でも，それらの恐怖を惹起したと臆測された刺激に疼痛が伴わないことである。後になって初めて決定が下せるまでになる解明を借りて，何故問い合せを受けた人々のたっぷり 1/3 の人は夢に痛みがあったことを思い起こせると答えるのだろうかということを説明する前に，以下のことを考えておいてほしいと思う。疼痛が人間の心に及ぼす自然の結果の一部は，軽い不愉快から身動きできないほどの悩みに至るまでの各種の不快な感情の発生であるから，既に詳述しておいたごとく，言葉はあらゆる種類の「心痛」（Herzleid）を言い表すために，疼痛という語を借りて来たほどに混合主義的であったことである。しかし，このようなことは夢を見る人の意識にとっても，想像的事件から自然必然的に発生するように思われるし，またそのような事件としては，怪我をするような不幸や外科医の処置，それどころか拷問などの光景さえも現れるだろうから，夢を見た人がそれを回顧するとき，恐怖の場面に，日常の経験ではそれに照応するような疼痛感覚があったように後で思いこむのは当然では

ないだろうか！――ともかくも，この錯覚を看破して，夢見る状態と身体的疼痛とは結合することができないという確信に達すれば，それと同時に夢の状態はまた，当然疼痛に対する反対極の関係にあって，疼痛と不可分的に組みになっている身体的快適感覚とも合流しないことも述べられているだろう。いずれにせよ，そのことを十分に討議することが必要であり，お望みとあれば，十分な例証には事欠かないことであろう。――反駁する人はないと思うが，性的な夢は，満足の前に止むか，そうでなければ夢主が快感に溢れ出す瞬間に間違いなく目を覚ますかのどちらかである！　因みに多数例によれば，その他の官能的楽しみも実現されることがないこと，そして多くの場合，その楽しみにあずかろうとする期待に反してがっかりすることを証明する，例えば，咽頭が渇いて一杯のワインをつかむが，ワインには香がなくて，渇を癒してくれなかった。おいしそうな御馳走を把んだが，味がなくて，満腹しない。燃え上る炉に近づいたが，暖まらなかった。湧き出る泉に手をつけたが，冷してくれなかった。魔女の宴会で客人は盛り沢山のテーブルに着いたが，御馳走は悉(ことごと)く陳列料理であった！――

〔夢には覚醒時の何が欠けるのか〕
　我々は感覚過程について，共に等しく欠くことのできない二つの特色を確認した。一つは感覚するものと，感覚されたものの時空的現在性との中性的一対性（neutrale Gepaartsein）であり，もう一つは感覚する肉体の，質的には快感と疼痛として方向づけられ，激しさの常に増強可能な興奮である。感覚は強さの触体験であって，時空内において特殊な質料性がそれに対応する。しかし私どもはまだ，全ての作用的「力」を除いた後で，純質的に識別される物属性を把捉することの基礎となっているものは何か，ということを確認していない。感覚不可能な色調を感性的質性一般の象徴として選ぶなら，特殊の，二度と同じものの現れない色彩は，単に一切の音響，香，味のみならず，更に触印象までもの要素であることが実際に示される。触印象についても，例えば鈍い，ざらざら，すべすべ，ねちねち，かさかさ，しっとり等は決して触れられる形体性の単なる抵抗差に分解することのできないものである。ちょうど，本質的に同

じ一つの空間——従ってまた本質的に同じ一つの時間——が, 形体及び形体の単なる現象が現存する共通の媒質であるごとく, 世界の感覚され, 観得された形象についても, 諸物の同異性という我々の概念の根底にある質性の全体が登場する。従って質性の類似が質料の現実と無形体の心像の現実との間の橋渡しとなる。しかし, 物の心像に物自身の何が保存されるかを説明する前に, 結びとしてもう一度この両者の対立性を振り返っておきたい。そうすれば, この対立は, 単に観得するだけの夢見と, その上に更に感覚もする覚醒との相違から理解されたものと見做すことができるだろうから。

　夢を見る我々の観得は知覚の作用とは完全に相違する何かであって, あらゆる感性の豊かさで**現象するもの**を反映することはできるけれども, 不変同一の**対象**を夢で把捉することのできないことは確証されたと思う。諸物の外見のどんな変移も力学的原因を必要とするのに対し, 諸形象は単に原因なき変化を受けるばかりでなく, それどころか覚醒時経験の相対概念や思考意識の唯一の構成基礎を成す意味の一様性すら失っている。しかし, みずからも無常の生起の現実に属するものとして, 夢主もまたプロテウス的変身をする。もはや夢主を縛りつける時間, 空間内の箇所はなく, 無時間の刹那に彼の「彼処」は「此処」になり, 「此処」で彼のかつて, あるいはある時が今となってしまう。それどころではない, 同じ瞬間に彼は分身して二つの場所に居ることができて, 二つの自分を同時に体験し, 思考意識ではそんな表象は矛盾なしには到底造り出されないものであろうとも, 絶対にそれで唖然とすることはない。しかしさて, そのようにして夢主は, その残像だけでも数千年来, 覚醒精神を誘惑して狂喜の麻酔の陶酔, 恍惚の渦, 迷宮のような幻術の冒険などに連れ込む力をもっていた, あのいわば魔神的ニンバスで覚醒を包むことができるけれども, 他面において我々としては, どの部分だけ幻覚者の現実は感性界の疼痛と組みになった幸せより貧困であるかをも明るみに出さなくてはならない。「夢幻境, 仙境」に足を踏み入れるには, 感覚性能をもつ肉体性を失わなくてはならない。場所の制約を脱するためには肉体的現況を放棄する犠牲を払わなければならない。距離も分離する力を全くもたず, 形態ももはや拘束する力を全くもたない。しかし, 我々が霊のような自由を享受する手段の器官は, 快感性能をもつ感覚する

肉体ではなくて，それの単なる観（Phasma）である。そして戦慄，あるいは至福においてこの観に分ち与えられるものは，例えば火は燃え上がっているが焼かない，冬景色は白一色だが寒さを与えない，刃は切り落したけれども傷つけていない，煙は喉頭をくすぐらず，塵(ちり)もからからにしない，嵐も体を冷たくしないといったように，中身のない外観だけの世界で進行する。しかし又，このような世界では薔薇の香も芳香を感じさせず，太陽も心よい暖さを失い，ふくらむ苔からも安らかに抱く柔かさが失せる。あるいは，数千年前中国の道教のある哲学者〔訳注：列子，450-375 B.C.〕が夢の国の住人の長所短所を描いた言葉で言えば，「彼らは水中を歩いても溺れず，火中には入っても火傷しない。打っても傷も疼痛もなく，引っ掻いてもひりひりも，かゆくもない，空中に昇っても，船で往くごとくである。ベッドで眠っているごとくに，空中で休んでいる」ことになる。——さてしかし，我々の夢にどのようにして覚醒が押し入るのかという問題に，既に述べたごとき，依然として最も愛好されている見解に反駁することから移って行こうと思う。その見解によれば，夢現象は外部あるいは内部「刺激」から発生すると言うのである。[20]

原　注

(1) この主張と，おそらくは反照，輝き，影，薄明，暗闇，碧天，青い瞳，反映，空間自体，視覚的残像，さらに不定の音響，調音，谺(こだま)など，要するにまったくの非物を知覚できることとがどのように調和するかは第三節で詳論する。——落ち着いて考えてみるだけで私どもの論旨は十分理解されるはずであるのに，実際には抵抗がみられることの一つの理由は，物知覚をある「感覚諸内容の複合」に還元できるという，今日ますます蔓延している見解に見出すことができるので，決定的反対理由の比較的周知のものを思い起こしておくことを放っておきたくないと思う。

　　真っ先に言っておかなくてはならないことは，「複合」(komplexe)，「束」(Bündel)，「並立」(Beieinander) の概念は，なくて済まされると主張されていた事物性を不用意にふたたびこっそり取り入れていることである。つまり，諸印象の単なる多数性だけではまだそれらの脈絡を保有しないことは明らかである。そこで何か一つの結合原理を考えつけねばならない必要から，通俗に簡単に物と言い表されているものを採用しなければならなくなったことを暴露している。その上に，なるほど諸印象は流れるけれども，それらの連関も同じように一緒に流れることはないからというので「複合」のなかに暗黙裡に**慣性**（**Behar-rungs**vermögen）が同時に含まれていることを指摘すれば，一層強い反論となるだろう。し

かしながら，諸印象のなかに物が現れることを証明するために，諸印象の多，あるいは，時間における個々の印象の諸位相の多に関係づける必要などはまったくない。たとえば味覚だけ，あるいは嗅覚だけ，あるいは聴覚だけという，ただ一つの感覚を介して知覚する場合でも，最初のたった一つの能作に基づいて，嗅がれ，味わわれ，あるいは聴かれる何かと，その何かが告げられる嗅，味，あるいは噪音の質性とを区別することができるのだから。しかし，結局この議論は堂々廻りに終わる。何故なら，感覚体験が言うところの内容でもって**すでに前提されている物属性に基づいて**図式化されるからである。「赤」，あるいは「硬い」，あるいは「酸味」などのいわゆる諸内容は，実際は諸物から借りられているのだ。諸内容というのは，この諸物から分離することはできないが，抽象によって識別される側面として見られるものであって，それゆえ，逆に諸内容から初めて物を構成することはできないのだ。この事柄の往時の一般的誤解と，今日なお十分真面目に評価されていないところとに，単に知覚過程についてのみならず，これから述べるごとく，さらに多く感覚についての誤謬理論の主たる根拠がある。

(2) 特に注意しておきたいのは，この自発性と時間的点様性との二つの契機で能作の本質を完全に明示したと思うことである。それにもかかわらず，唯一つ同一の能作が，生過程からその「観得的」側面を分割するか，あるいは「惹起的」側面を分割するかに従って，判断の能作と意志の能作との二種の能作がともかくも存在する。これに関する詳細は「意志の理論のために」検討する機会にこの次に提出したいと思っている。

これに対し，現代の能作スコラ学が一方では私どもの感覚し，情感し，そして想像する**体験**を**能作**と名づけ，他方では**論理学**のほとんど全部の操作のために同数の特殊群を案出しているのは，かつて見られなかったほどに生命性と精神の行為とをごっちゃまぜにしていることを意味している。それというのも「基礎づけする」能作と「基礎づけられた」能作，「措定する」能作と「措定しない」能作，「意味する」，「範疇的」，「呼称的」，「叙述的」，「束一的」等々の諸能作の過剰には本当に当惑させられるからである。それどころでない。このスコラ学は非時空的能作について，まったく無邪気に，ある「質料」のようなものと，ある「質性」のようなものとを区別するようなことまでやっている。この道の行先は見通されるし，一部は到達されてもいる。すなわち，人はいわゆる感覚主義と心理主義とを離れようと欲してはいたが，何故それが必要なのかを少しも知ることがないために広範にそれを取り戻すだろう。しかも良心に咎められないで取り戻すだろう。何故なら，自分達に不可解なものにはことごとく，ただ「志向的」（intentional）という付加語を添えさえすれば，いわば魔術的に片づけたという信念に捕われていたからである。この付加語は何をおいても当時の正当の心理学者にとっての行儀作法の一つであった。

(3) このことは現実と存在とをそもそも区別せず，したがって後者を前者の判定基準にして，能作概念の有無に無関心な学者の全部にむろん無制約に言えることである。とくに，このようなことに関して哲学する限りは遙かに多数の学者，とくに Berkeley, Hume, Kant，そしてそれらの跡を往くすべての学者に当てはまる。

しかしそれは，別の形ではあるが，最も重きをなす統覚心理学者 Lipps にも当てはまる。彼には，現実の意識とは「ある対象の要請する意識」以外の何ものも考えられない（心理学入門Ⅲ, S. 32）。かかる（根底においては同意異語の反復である）言い廻しをしばしば繰り返しつつ，当然のことながら，それなら対象にこの要請の能力を賦与するのは何なのか，という問題が提唱される。Lipps はそれに答える。「判断の諸対象は判断において考えられ

ているけれども、しかし諸対象の要請は考えられているのではなくて、体験されているのである」(意識と対象，S.85) と。つまり、現実とは対象のある要請の体験であるということになるのだが、これを簡単に私どもから言えば、現実とは対象の一属性であることになるだろう。しかし、対象性は、また Lipps によれば、「意識**内容**」が把捉の**能作**によって初めて獲得するものであるという。したがって、この把捉能作によって、ちょうどある属性を切っ掛けにして現実を体験しえて、かかる体験を判断の根底におくことができるようにするような、そのような切っ掛けを初めて受け取ることになる。したがって現実はただ**統覚する精神**に対してのみ現存する。言い換えれば現実はある**論理的範疇**である。「現実もまたやはり、我々の知る限りでは、まさに妥当性以外の何ものでもない」(意識と対象，S.106)。

(4) ある心理学者がまったく別のことを述べているように見える発表があちこちで見られるということで誤解してはならない。つまり James が次のように書いている (心理学，W. James 訳，S.15)。「子供に発生する最初の感覚は、子供にとって外界である」。しかし、すでにすぐ次の文章を見れば、著者はそのさい、他の人々からも挙げられている感覚の現在的、あるいは「摂受的」、要するに**対象化的**性格だけにそのまま注目していたことがわかる。彼は続けて書いている。「そこにある何かがぼんやりと浮かぶなかに、……子供はすでにある**対象**にぶつかって、その対象には(ある純粋感覚における所与であるにかかわらず)理知の一切の範疇が含まれている。**その対象は外部存在、統一、実体性、因果性などを、なんらかの後の諸対象や、後の諸対象の系統がこの標識を所有するのと同じ意味で所有する**」。(太字は James による)。真の「感覚主義者」の誰とも等しく、この著者は感覚体験と対象化の能作とを分ける能力をもたないで、そのようにしてこの感覚概念の自己矛盾を、両者を区別しつつも感覚概念を精神的把捉の概念で覆いかくした統覚心理学者に生じるのを常としたのと比較にならないほど一層ざらざらと見せている。つまり、どうして、James にとっても「純粋感覚」であるような、単に質的なるものが、同時に対象的な何かでありえようか?! あるいはただある対象化の能作の切っ掛けだけを与えるものでありえようか?!

(5) 嗅ぐとか、味わうとかの体験のごとき、少なくとも最も受動的諸感覚を言い表すドイツ語は、この事柄を次のように勘酌している。つまり、問題の動詞の他動詞的用法とともに、自動詞的用法もつくっていることである。"Ich rieche oder schmecke etwas" とも言うが、また "Es riecht oder schmeckt (so und so)" とも言う。

(6) 私どもは多数例でささやかな質問を試みたが、本質的にはいつも同じような所見になっている。この成功には二つのことが前提されている。一つは術語的啓蒙である。周知の通り、日常語では「感覚する」(empfinden) と「情感する、感じる」(fühlen) とは雑然と用いられている。たとえば「暖炉が温く、あるいは寒く感じられる (sich anfühlen)」とか、「歯が痛いと感じる (fühlen)」とか、とくに触れるとき「ざらざらと感じる (fühlen)」(たとえば平生はなめらかな面であるのに) などと用いられるのは、触れることを betasten と言わないで、befühlen と言ってしまっているとおりである。逆にまた、某は「深く感じる人」(ein tiefempfindender Mensch) だとか、某には「あるものに対する感覚 (Empfinden) が欠けている」などとも言う。しかしこの混同は、ただ肉体的感覚についてだけを知りたいと望まれているのだと説明すれば最も簡単に防ぐことができる。

しかし第二として、追加が必要である。すなわち、専ら自分の肉体の内部から来るようなものにのみ限らないことである。何故なら、そうでなければ回答は主として「頭痛」、「胃痛」、「胸痛」といった類のものに関係づけられることが多いから。

(7) 空間の奥行きを見ることは直接感性的知覚ではなくて,本質的には運び込まれた経験的判断であると断固として固守する心理学者,つまり Lipps はどんな理由でこの主張を支えようとしているかを聞いてみることはきわめて興味深い。彼は論証する。ある距離を把むためには,その距離の始点と終点とを把むことができなければならないであろう。さて奥行きを見る場合には,始点はむろん見る目自身であるから,それ故この距離の知覚に必要な条件が満たされないでいる,と。

当然この主張自体に同意しない全ての人々の中で,私どもの知る限りでは,奥行きの疑いなく感性的把捉を可能にする根拠を発見した人はいない。我々は無論そのためには始点を必要とするが,しかしその始点は我々のいつでも意識準備状態におかれている肉体性の此処の形として所有しているのだ。

以上を以てしてもなお空間知覚発生の問題は未解決であることは自明である。

(8) 近代の心理学者が,「素朴な」知覚は決して知覚する自我という意識をまだもっていないと述べたことは正しい。そして,彼らが私どもに反対して,知覚作用の本質を主客の分離が行われるという観点から考察するのは,この本質の誤解と言うべきである,と主張していることも,ともかくも認めていいだろう。これに対し私どもは,私どもの論述は,そのような分離の結果,自我はまた同時に自我自身を**意識**しなければならないと言っているのでない,と答えなくてはならないだろう。私が一株の樹を見て,そのことを「私は彼処に一株の樹を見る」と言う判断で表すとすれば,私は私の樹の知覚は不可避的に樹が私によって知覚されたことを含んでいることを言わず語らずに知らせたことになるだろう。知覚とは,言い換えれば,知覚するある者と知覚されるある物との間に**連繋**が出現することである。ところで,どんな連繋も必然的に二方向をもつから,連繋するものが一つには自分の連繋されるものへの連繋を,他方では連繋されるものの連繋するものへの連繋をそれぞれ意識するためには,ともかくも,二つの**相違する**作用を必要とする。反省のない知覚では我々の意識は外に向いて,連繋されたものを「対象」とする。自覚が生ずるときは,我々の意識は内に向いて,連繋するものを「対象」とする。このことを弁えて,認識に役立たせることが論理学の仕事である。これに関しては,**Palàgyi** がその『岐路に立つ論理学』の「二重判断」の章(S. 229-242)で述べた,この上もなくすぐれて明快な説明を参照することができよう。私どもとしては,ありうべき連繋の様式を扱わないで,知覚者に知覚されたものを「向き合わせる」ことがともかくも知覚過程の性質に属するようにする事柄自体を扱うことにする。

最後に,私どもは論理的問題にはすでに軽く触れたから,ただちにもう一つ別の疑問を挙げておきたい。私どもが扱っている作用は,ある原初作用であって,それ故,知覚と判断とをまったく異なる過程と見る人々は,私どもが判断作用を知覚作用で説明しようとする正しさを否認したい気持に傾くかもしれない。かかる人々のためにここで手短かに両者の関係についての私どもの見解を確言しておきたい。知覚が作用の性格をもつのは,知覚に**含まれている**判断によってである。我々は,自我に無関係に**現存する**(vorhanden)ものとして措定することになる対象を知覚するためには,その対象がある何ものかであるのでなければならない。知覚されたものは現存在する(existiert)。それは狭義の物としてであれ,あるいは鏡像,隙間のある空間,あるいは薄明,等々であれ,変わりない。知覚されたものに現存在の性格を賦与するためにさらにもう一つの判断が加わる必要はないのであって,むしろ真反対に,幻覚や視覚的残像の場合におけるごとく,知覚されたものに客観的現存

在が**否定**されるべき場合にのみ，そのような附加的判断が必要となるぐらいである（これに関する一層精確なことは，「知覚と幻覚」に関するSpechtの著書S. 69-77に確認されている）。知覚の作用は，判断の作用ではないにしても，やはり把捉の作用であることには疑いない。それも感覚された（あるいは感覚されうる）現実に連繫してである。要するに，**知覚作用は感性的体験過程を基盤とする把捉の作用である**。

何故私どもが作用の本質を首肯させるために，ほかならぬこの知覚作用を選んだかの理由は申すまでもないだろう。気づかれたことと思うが，私どもの立脚地は，判断作用一般はある体験過程に基づいてのみ生起すること，そして知覚する判断が，後で我々が抽象的判断を下しうるようになる前に行われなければならぬようにする手懸りは，またまた感覚する体験過程であることである。このことはさらに，原初の判断は例外なく**現実に現存在するもの**に下されるのであって，これに対し数学的判断のごとき，単なる妥当判断は導き出された判断であるという確信を含む。

このことには第三節で戻るだろう。

(9) 感性体験過程の痛覚性が人間精神の発達に対してもつ意義を，L. Geigerの「人間の言葉と理性との起原と発達」(1868) に関する断片的業績における以上に深く認識した人は，私の見る限りではいない。現代言語学はこの深い思想の業績を回顧するなら得るところが大であろう。

(10) ある程度類型化されうる体内の疼痛性の中から以下のものを挙げておこう。「味が分らない」，「悪心，耳鳴り，頭痛，腹痛，歯痛，窒息感，だるい，失神発作，胸痛，筋痙攣，関節痛，ロイマチス，腰痛（Hexenschuß），朦朧，陣痛」。

(11) 「金属物を研ぐことがイタチやクサネコに，口笛がラクダに，笛が象に，喇叭が馬や犬に与える効果や，鳥笛を思い起こして見るがいい」(Bruno Schindler,『幻術的精神生活』，66ページ)。Schindlerがこのようなことを「幻術的心情極」に及ぼす結果の例に引用しているのは，彼の意図するところでは正しい。しかし彼は，この結果はどんな場合にしても感覚という肉体過程によって媒介されているのに対し，単に認知するだけのも，気づきではこのような結果を産み出すことができないのも，また「蛇使い」の笛吹きがコブラ (cobra de capello) に与える驚嘆すべき効果を説明することもできないのも確実である，ということを失念している。

(12) 今日のごとく，性あるいは「リビドー」に関する雑談が真面目な学者までも感染させようとしている時代なのだから，このような定立に対してもその反駁に一時を費すことは許されるだろう。性感覚の心理学的問題といえば，どうして感能的快感が性的領域に圧縮することができるようなことが生じるのか，という問題であることは自明である。その解明は考えられもし，また可能でもある問題である。これに対し，「感性」を性感覚から導き出すこと，しかも先ず以下の理由から導き出すことは出来ることではない。

性的快感は単に強さの標識をもつのみならず，また何か特殊のものでもある。もしこの快感が，それが附加すれば感能の諸感覚に快の性能を賦与するというようなものであるなら，快性能は全感覚に等しいものでなければならないであろうが，快感は目，耳，鼻等々に対し特殊性質であるし，様々の色彩，調音，臭いごとに特殊性質をもっていて，それは，性的なるものの可能的同時興奮によってそれが受ける風味からとは直ちに区別されるほどである（感性の好色的と素朴的との対立，文芸の軽薄的と本物との対立）。

次にここでは心理学的経験の全部の中で例のない事実があることである。即ち，性の感

能はその他の全感能から同時興奮させられる，言い換えれば，結局は何らかの様式でその**質性**が他の全感能に**転移**される唯一の感能であるのに対し，その他の諸感能では次のことが確認されている．即ち，同時発奮も，また感情的転移もそれら**全部**の間で行われることである（例えば「温い色」，「充実した音」，「柔い形」等々の表現を挙げればいい）．

しかし結局はこの見解はことごとくある循環論証だろう．即ち，視る，聴く，嗅ぐ等々の感覚と全く同様に，性感覚は専ら性感覚に限られるものでなくて，その上にある接触の感覚である．性感覚はそれの諸要素に関して見れば，その他の全感覚と同じ序列に属するもので，あるすぐれて快受容的である触感覚であると言っていいだろう．しかしそれと共に，むろん原則的には皮膚感覚と触感覚とに，かつては感能一般に対し否定して，他のどこかで解明されるべきであると信じられていたこと，即ち快性能をもつことが認められたことになるだろう．

(13) 文字通り H. Paul の『ドイツ語辞典』338 頁より引用．

(14) 既に古代にこの思考方向は踏み出されていた．それも，少なくともアリストテレス以来にである．アリストテレスは周知の通り，快と不快とは追求と回避とから生じるとしていたので，いうところの感情の対立と衝動的欲求との緊密な繋がりを率直に知らせていた．しかし，この思考方向の悪い結果を熟させたのは，やはり近代哲学にはいってからであった．――三つの世紀の，自余の点では非常に相違もしている三人の思想家を例に，一つの誤まった前提が思想家達を，自分としては回避できると思いながらも，結局はいつも同一点に帰着させて行ったことを明らかにさせていただきたい．

Spinoza（17 世紀）はその『エチカ』の第三部第九則に，精神はその存在上，ある期間持続することに努める，と書いている．第五十三則には，精神は自分自身と自分の能動性の能力を考察するときは快を感じる，と．第五十五則では，これに対し，精神は自分の無能を思い浮べるときは不快を感じる，と．つまり，自我（あるいは精神）の自己主張の傾向は，「快」において自分の目標達成の可能として示され，「不快」において無力として示される．

Hume（18 世紀）は，「快適と苦痛」（pleasure and pain）を「心の推進と回避との運動」（propense and averse motions of the mind）の，簡単に言えば追求と抗争との原因と称した．従って私どもとしては，Hume の感情対立理論の基準は追求の対立であったと，敢えて認めていいだろう．

Lipps（19 世紀）は諸感情の質的多様性を最も支持しているにも拘らず，自我の能動形態の一理論の首尾一貫的形成しか提出しないという運命を免れなかった．彼によれば，「快」は，ある心的過程の発動するとき「力を供給する傾向性」をもつ心の性質のあるべき状態であるような心的過程に伴うもので，快は「最も力強い活動に拘らず，力が節約されている程度」が増すと共に増す，というのである（『心理入門』318，323 ページ）．彼の意味では感覚は「心的過程」であるから，以後「快」と「不快」との分類は感覚印象に対しても必然性と見られ始めて来る．

彼の理論が首尾一貫していたことは，彼に感謝しなければならない．その他学者には首尾一貫性が無くて，彼らは諸感情の基礎を「自我の能動性」に見出すことには自分たちは程遠いと抗議するだろう．但し，かかる見解は目明きに盲が服従するだけの特色に過ぎない．もし願望に満足と不満足，あるいは意欲に成功と失敗とがあるのでなかったら，決してそのような結果に陥らなかっただろう！

(15) Görres の『キリスト教の神秘論』（Christliche Mystik），Bd. I S. 241-243 より引用．

(16) Schindler の『呪術の精神的生活』(Magisches Geistesleben) S. 41 より引用。

(17) インドのソーマ酒の周辺には神秘論と神話学が一体となってからみついている。

Ambrosia（ギリシア神話の神饌），Nephenthes（東インド産の樹液，一種の爽快剤），Moly（魔力があるという伝説的植物）等は古代のあるいは予言力を与え，あるいは忘却せしめる作用をもつ興奮剤を言い表す神話的名称であるが，その成分は我々には未知である。月桂樹を噛むと予言者のようになった。

魔女の性質は，ゾラネー毒の心理学を借りなければ，完全には了解されない。

阿片とハッシィシュは今日でもオリエントの幻覚に用いられている。

コーヒー，茶，酒精，エーテル油を含む飲物に関するなら，それらが少なくともある種の感情を増大するように作用することは我々においてもまだ忘れられていない。

(18) Rohde の "Psyche"（心），第2巻，第2版，27ページ，注2の引用。

(19) 仏教すらその例外ではない。なるほど仏教はアートマン，即ち自我，並びに常住の霊魂の現存在を否定しているが，その代りに業（Karman）の現存在を立てている。即ち，個人の形をとりつつ遊離する**過程**の連続性をである。業によって首尾一貫的にも「再生」(Reinkarnation) があることになる。

むろんこの観念にはある複雑な深意があるけれども，やはり―どんな形式のものであれ―，死後の現存在性能を想定していることだけで，この見解の源が益々強化される不死説の源と同一であると見ていい。因みに，特に（善あるいは悪の）行為が業の内容と，業の可能的再生の未来とを決定するという思想は，上述の想定を，僧侶的と言わないにしても，傾向としては生を精神的に解釈する側に立たせるものである。

(20) 夢の刺激発生説は，夢を研究した学者の全部において多少に拘らず見出される。ある人たちは主として外部刺激を，ある人たちは主として内部刺激を強調すると言った工合である。前者の主たる代表者としては，D'Hervey, Hildebrandt, Strümpel, Maury, Wundt, Weygandt, Giessler, Monroe, そして誰をおいても Vold が挙げられ，後者の代表者としては，Schopenhauer, Börner, Krauss, Scherner, Volkelt, Radestock, Simon, Spitta, Tissié が挙げられる。

翻訳　千谷　七郎

■解 説■

ルートヴィヒ・クラーゲス著

「夢意識について」の成立とその背景

千谷 七郎

　現代表現学（狭義の現象学），性格学，筆跡学の創始者として世界的に認められ，主著『心の抗争者としての精神』[1]で知られる生の哲学者 Ludwig Klages (1872～1956) の生涯と業績，並びにその影響について，その概要だけでも紹介することは，この限られた紙数でとうていできることでないので，H. E. Schröder[2], H. Kasdorff[3] の大著，および私どもの簡便な小著を参考に挙げておく[4,5]。またクラーゲスの業績をそれぞれの専門領域に活用した主な人々として，以下に名を列挙するにとどめる。

　医学者 von Bergmann, Hansen, 神経学・精神医学者として Prinzhorn, Rothschild, J. H. Schultz, Frauchiger, 社会学者 Max Weber, Mackenroth, 物理学者 Buchwald, 生理学者 Blasius, 音楽学者 Donath, 哲学者 Danckert, 民俗学者 Jensen, 哲学者 Rothacker。

　しかし，ドイツ語圏においてさえ，クラーゲス研究はやっと始まったばかりである，と言われているぐらいであって，たとえば血液学者 Karl Rohr はクラーゲスが没して 2 カ月余のころ，筆者への私信において次のように書いている。「個人的見解ではありますが，ルートヴィヒ・クラーゲスの哲学と心理学との業績は精神科学のこの領域でかつて書かれたものの最も重要なものの一つと思いますが，未だ掬み尽くされないものが広範に残っております。特に医学的心理学にとり非常に稔り多きものであろうかと思われます。彼の業績がよりよく理解されるのは恐らく将来に俟たなければなりません。……」と。

　そのような次第で，ここに紹介する論文「夢意識について」の第Ⅱ部も，1919 年に "Zeitschrift für Pathopsychologie" に発表されて以後，半世紀余を経た今年「クラーゲス全集」第 3 巻に収められることで初めて書籍の形をとることが

できたもので，Rohr の述べる未だ掬み尽くされないままに残って，私どもの医学的心理学の側からのいわば発掘を待ち焦がれているものの一つであると言えよう。以下にこの論文成立の諸事情を少しばかり紹介して解説に代えたいと思う。

「夢意識について」と名づけられたクラーゲスの最初の大論文は，彼の創作の第二期に属する。それは1913～1924年にわたる12カ年であって，意識の性質を解明することがこの時期の研究対象であった。私どもの訳出した書『意識の本質について』(1921)[6]は，したがって，この時期を最もよく言い表している。創作の第一期は主として筆跡学と性格学の諸原理に捧げられたものであった。

「夢意識について」は3部から成る構想であった。

 Ⅰ．夢心地と夢との諸性格
 Ⅱ．夢のなかの覚醒意識
 Ⅲ．覚醒における夢意識

私どもは第Ⅱ部を訳出紹介することになるのであるが，5章から成るこの第Ⅱ部も終3章は遂に執筆されず[注1]，したがって第Ⅲ部も当然の成り行きながら，同じ運命を辿った。この間の事情をクラーゲスは後年に次のごとく回顧している。「（第Ⅰ部を）書いたのは1913年のことで，"Zeitschrift f. Pathopsychologie"（Ⅲ．Bd. 1. Heft, 1914, S. 1～38）に翌年掲載された。執筆中常に私の心を離れなかったのは，運よくば，心に懸るこの著作を世界大戦——私はそれが真近いことを予見していた——の始まる前に，何とか完成できたらという悲願であった。1914年夏に生じた破局は私の外的境遇を一変し，私一身の生活の心配のみならず，祖国の運命は一層大きな心配となった。糸は切れた。これをふたたび紡ぎ出そうと試みることができたのは殆ど2年も経ってからであった〔訳注：第Ⅱ部の前2章は1917年の夏に執筆された〕。全体は3部に分かたれる予定であった。……しかし私は，なるほど考想にこそ変わりはなかったが，窮迫した気持の数年間に第Ⅰ部の色も，香も消え失せたのを認めざるを得なかった。そこで，蒐

注1） A．知覚能作と感覚細目　B．幻覚的夢と普通の夢　C．夢の刺激発生説　D．生情調の連続性　E．夢のなかの覚醒意識の影

集していた豊富な資料を棄て，作品完結を遂に諦めたのである」(1952年)。

これは，クラーゲスの80歳誕生日を祝って，友人 Kurt Saucke (Hamburg) が第Ⅰ部を限定出版した新刊に寄せたクラーゲスの序文の一節である。その後 1956年には 10篇の論文集 „Mensch und Erde" (クレーナー文庫, No. 246) に収められて今日に至っているので，比較的多くの人に知られている。私どももこの第Ⅰ部の翻訳刊行を準備中なので近く御覧に入れることができると思う。

さて，第Ⅰ部が執筆された当時において既に夢文献の数は見渡し切れないほど尨大のものとなっていた。そのことは第Ⅱ部第2章末の脚注〔原注(20)〕に挙げられた学者の数が約20名に達しているのを見ても知られる。しかし，これらの業績は夢内容と夢解きとに没頭するものばかりであった。これに対しクラーゲスの研究は，夢見る体験過程の形態に及んだことである。夢見る体験過程が覚醒状態の体験過程と相違することは誰でも知っているところであるのに，この事情がその当時までの研究者に注意されなかったことは驚くべきことである。「夢や夢見る過程の領域を覚醒の領域と等しいと見ていいと前提されてきた。しかしこの前提こそ間違いなのだ。私の論文は，夢空間が覚醒空間と，夢時間が覚醒時間と本質的に異なることを明らかにして，両者識別の標識を展開し，その基礎理論を与えることである」ことが，前述の1952年序文に述べられている。

クラーゲスは第Ⅰ部の冒頭に既に以下のごとく述べて研究目標の輪廓を明らかにしていた。「古代人は元来全ての夢には，単なる主観的な意味以外の別の意味があると考えていた。やや時代が降っても，少なくともある種の夢にはこのような意味があると考えられた。かかる古代の考え方こそ，これとは異なる現代の考え方よりも真に近いものであることを示したいと思う。それは夢を理解することよりも，むしろ意識一般の理論に寄与したいと願うからにほかならない。意識の覚醒性は意識の夢見の本質を洞察しないでは理解できないのだから」と。この最後に述べられた命題は，夢過程を覚醒状態の諸経験から理解しようと努めたことで繰り返し常に失敗に終わった支配的見解とは逆の見解である。この新たな命題の根底にある一連の考想は次のごとく要約される。意識の本性は意識の成立条件を追跡しないでは解明しえない。そのためには意識性能をも

つ生過程と意識性能をもたない生過程との識別が必要である。つまり，意識の理論の前に，夢過程もまた属している心身一体の体験過程（leibseelische Erlebnisvorgänge）の研究が先行しなければならないことである。それ故，夢の研究が意識の理論のために不可欠の一つの寄与をなすことになる。

この基本線に沿って，第Ⅰ部では夢体験を例にして，観得（Schauen）の過程が対象化的思考との対立において論じられる。「つまり，覚醒意識は知覚性能を具え，それも諸物を知覚しうるのに対し，夢見る意識は諸現象観得の性能をもつ」。物と現象との根本概念的識別が導入される。「どんな事実でもなく，厳密に言えば，どんな自己同一なるものでもなくて，同じ瞬間においてもこれでありながら，あれでもあるということが現象の本質に属することである」と確認することによって，因果律に支配される事実の世界に対し，より深くて，より有勢な現象の現実が対立に差し出される。夢主は絶えず変移する諸現象を体験するので，この現象の支配するところでは物の同一性は無力になる。「同一性原理，そしてそれとともに事実の概念が消えているのが見られる」。自我もまた無力化する。自我の本質，宿命的結末をもつ自我の執我傾向，自我とエスとの対立を造形力によって橋渡しうる可能性等々の研究がクラーゲスの前期の仕事であったのに対し，この時期では自我が能動性を失って，エスのみが活動するような状態が研究対象となった。

第Ⅱ部では第Ⅰ部とはまったくの別途が選ばれて新たな研究が展開される。

Ludwig Klages の生涯と業績について

クラーゲスは 1872 年 12 月 10 日ハンノーヴァに生れ，その少年時代を，故郷の町で過し，そこでギムナジュウムを卒業する。その後，化学の勉学に最初ライプチヒ，後にミュンヘンに遊学し，実験化学科から，化学を主課目，物理学と哲学とを副課目として学位を獲得する（1896 年）。しかし，彼の心は既にこの頃にはアカデミーの自然科学的力学的見解から離れて，最広義の心理学に没頭していた。

クラーゲスにこの転回の切っ掛けを与えたものは，近代人の心が閉ざされが

ちになっていた心の現実の深さと意義に対し,彼の洞察を開かせることになった非凡の体験であったと言われる。彼は自ら後にどんなに深くこの体験に揺り動かされたかを自伝的遺稿集『リズムとルーネ』(1944)に述べている(15;515ページ)。その頃彼は,豊富な心理学的発見をもつニーチェの著作,深く古代人類の心情の現実を照らし出しているバッコーフェン(J. J. Bachofen 1815-1887)の文章を知って,心情探究者(Seelenforscher)としての学究の道を歩むことになった。当時始まったシュウラー(Alfred Schuler 1865-1923)との交友は彼にとって最も意義深いものであった。

少し後の1910年の詩「異教の流星」から一箇所を抄出しておけば,彼の生涯と探究の特色を想像して頂くことができるかも知れない。「涯しなく捜しつづけた果に見出して慄く。ものの色とりどりの外部,それがものの意味であり,本質である,と。幻術的な透過光の中に形而上学的現実として第二の世界がある。意味象徴は気分で手に入れたものではなくて,無時間的原初の姿である。力と作用とは我々の盲目の思考が操る人形芝居だ——その背後に生きた宇宙が,神々の羽撃きにざわめき流れている。私は青春の嵐をその中で生き,苦闘の年齢にそれを失い,秋の回想で今それを知る」(『リズムとルーネ』p. 255)。

1897年にBusse, Meyerと共同して「ドイツ筆跡学会」を創立して,1900年以来「筆跡学月刊」を主宰し,みずからも本誌に筆跡学,表現学,性格学の諸題目に関する多数の貴重な業績を発表した。1903年頃ミュンヘンに表現学ゼミナールを創設して,上述の主題ばかりでなく,哲学史や神話学的内容をも主題とする豊富な授業,講演活動を展開し,特に1907年以降このゼミナール参加者は急激に増し,Karl Jaspersもその一人であった。また1905〜7年の間ミュンヘン大学において,気質論を中心にした性格学講義を行っている。千人は入ると思われる2階席付きの哲学大講堂は聴講生に溢れたために週2回に分けて行われることになったほどであったと伝えられている。

1908年ハイデルベルグに開催された国際哲学学会でハンガリーの数学者であり,哲学者でもあるパラギー(Melchior Palágyi 1859-1924)と知り合って,爾来,意識と生命との関係の問題について共通する洞察に達していた唯一の同時代人を得ることになる。

1910年には『筆跡学の諸問題』と『性格学の諸原理』とが刊行され，1913年には『表現運動と造形力』の一書がこれに続いた。このようにして彼の40歳までに，彼がその真の創始者と目されなければならぬ三つの科学部門，即ち性格学，表現学及び筆跡学の基本書が出来上った。因みに人間における自我中枢と生中枢としてのエス（das Es）との対立は上述の『諸原理』において初めて性格学に導入されて今日に至っている。このエスの用法は非人称代名詞 Es の意味に由来するもので，特に主著『抗争者』の第 26, 42 章で更に詳説される。これに対し，S. Freud の "Das Ich und das Es" は 1928 年のものであって，これは G. Groddeck の "Das Buch vom Es"（1923 年）に続いたものであった。

　これら初期の著書も既に専門領域を越えて生の本質，そして様々の生の形態の特性に対する洞察を含んでいて，今日まで西洋精神史を支配していた「ロゴス中心の」考察様式と，生自身の意味と現象様式の解明を求める「生中心の」考察様式とを対比するにふさわしいものであった。しかし，彼の生涯の仕事の主題，即ち人間とその人間的並びに人間外の環境との関係は力強い三和音として弾奏されて，遂に「人間と大地」の講演に至って，彼の名声をドイツ語圏に広めるものとなった（1913 年）。

　やがて続く年ごとに彼の思考の中心問題，人間的個体性における生命と精神との結びつきの問題が益々急を告げて来る。それは「意識と生命」（1915 年），あるいは「人格の概念について」（1916 年）などの論文において平易に扱われ，「夢意識について」（1914, 1919 年）の偉大な業績や『意識の本質について』（1921 年）の著書において一層深く突っこんで扱われた。この書は彼の世界観の基本特色を最も圧縮的に含む論説書である。

　1919 年クラーゲスは 25 年間住み慣れたミュンヘンを去って，チュウリヒ郊外キルヒベルグに寓居と表現学ゼミナールを移した。その間 1916 年には彼の主著の仕事を始めていたが，その完成には十数年を要しなければならなかった。

　1920 年に刊行になる『人間と大地』は最初は 5 の，やがて 7, 10, 今日では 11 の美事な論文集であって，その中に 1913 年の同名の講演が含まれている。1922 年の『宇宙生成のエーロス』は，1920 年代の精神分析の時代的流行の下に出現した心情を失ったセックスの過大評価と美化に対する挑戦的反論の一書として

発表され，性欲動を道学者流に偽善者的に罪悪視することはなく，性欲動の体験的貧困とエーロスの心的旺溢の豊かさとを対比し，古代民族の鮮かな生崇拝が旺溢する心の豊かさの現れであることを証明し，諸形象の現実の理論に至る最初の洞察を開き，古代人類に普遍する祖先崇拝とその心的根本との魅惑的描写に至って頂点に達する。それは現代の不滅の著作の一つとされている。

1923年にシュウラーが亡くなって，その価値高い遺稿の出版をクラーゲスに託した。また1924年の夏，パラギーの突然の死を見て，彼の遺稿中の心理学部門の刊行がクラーゲスの手に委ねられることになった。更にまた，かつてゲーテから高く評価された医学者，心理学者，芸術家，そして思想家であったCarl Gustav Carus（1789-1869）の価値はクラーゲスによって初めて再認識されて，1926年Carusの主著『心』を，透徹した入門的序言を付けて刊行した。

これらのかたわら，クラーゲス自身の一連の著作が刊行された。1924年に『筆跡心理学入門』，1926年に『ニーチェの心理学的寄与』，及び『性格学の基礎』（千谷，詫摩訳，岩波書店）と表題を改めて『性格の諸原理』の広範な改訂による第4版が刊行された（現在第11版）。1927年には性格学の小著『人格』（千谷編訳『人間学みちしるべ』に収録），及び21篇の論文からなる論文集『表現学と性格学のために』が続いた。後者に含まれる一論文「犯罪者の性格学のために」は拙著『人間とはなにか――今日の精神医学から――』（1974，講談社）に詳しく紹介されている。1929年，クラーゲスは人格に関する彼の形而上学の中核である意志論を，バーデン・バーデンで開かれた精神療法学会で，彼としては初めて学会講演として行った。

主著の前2巻は『生と思考性能』及び『意志論』として1929年出版され，完結巻『諸形象の現実』は1932年に続いて出された。主著の内容を僅かでも紹介することはここでは到底不可能であるが，この主著の全部を通してのタイトル『心の抗争者としての精神』は早くも誤解的標語となって，誤まった観念を呼び起こして，主著の本当の中味を見ることを妨げたので，以下のことだけを申し添えておきたい。クラーゲスは精神をただ理知，あるいは知能としてのみ見ている，という度々耳にする主張は間違っている。彼自身は，精神の最も強靱なはたらきを意志の中に見ていることを特に強調していることである。それどこ

ろではない，彼の哲学は諸形象の現実論と意志論との二つの焦点にしぼられていることである。

　主著がその終巻刊行と共に完成された同じ年の1932年，クラーゲスの60歳誕生日が多くの学究によって祝われたが，特にこの日に「科学と文芸のためのゲーテ百年祭記念牌」がヒンデンブルグ大統領より贈られた。

　多年この大作の仕事のために肩にかかっていた荷を卸した後，クラーゲスはベルリン大学の特別講義招聘に応じたが，再び自分の研究と執筆に全力を注ぐために，1年後にキルヒベルグに帰った。既に1930年に『筆跡学読本』，1932年『心情探究者としてのゲーテ』，及び『筆跡学』の小著が刊行されていた。1934年には論文「リズムの本質について」の大増補版，1934年には「精神と生命」と題する彼の哲学体系の簡潔な自叙（千谷編著『生命と精神』勁草書房に収録），1936年に『表現学の基礎理論』（千谷訳，勁草書房），1937年に『性格学入門』，並びに小著『人間と生命』（ディーデリッヒ書店，ドイツ叢書），1940年には遂にシュウラーの遺稿，そして1942年にはレクラム文庫のために『心理学の源』がそれぞれ刊行された。戦争が再び彼の活動を中断したが，1915年に自分でまとめておいた詩作選稿を刊行して，「彼の所有する最も貴重なるもの」を公衆に委ねる決心をした。この書は『リズムとルーネ』と題して1944年に出版された。

　倦むことなき創造者の生涯の仕事はまだ終らなかった。1949年にまたまた浩瀚な著作『心理学の源としての言葉』が上梓され，これに次いで生前最後の論文「筆跡学が為しえないこと」が発表された。

　1956年7月29日クラーゲスは84歳の高齢で逝去した。没後間もなく，ルートヴィヒ・クラーゲス業績促進保存委員会がKarl Rohr教授を委員長として発足し，1960年10月24日クラーゲスの遺品，著作悉くネッカ河畔マールバッハのシラー国立博物館に移管され，ここでKlages-Archivとして，特別文庫の形で保存されて今日に至っている。「クラーゲス全集」10巻に，前回紹介のH. Kasdorff書，H. E. Schröderの手に成る3巻の伝記を添えた全13巻の完成も近づいているので，今日ではクラーゲスの著作は悉く入手することができると言える状態になっている。

　クラーゲスの業績と私どもの精神医学，神経学との係り合いについては，ク

ラーゲス自身が E. Kraepelin, E. Bleuler, S. Freud その他の業績に言及したり，内因性精神疾患，妄想，ヒステリー人及びヒステリー症状，精神病質の概念等々を論文，あるいは言及の形で豊富に珠玉の言葉を遺しているけれども，既に余白もなくなった。従って参考のために，E. Frauchiger：Bedeutung der Seelenkunde von Klages für Biologie und Medizin（1947）．F. S. Rothschild：Das Zentralnervensystem als Symbol des Erlebens（1958, S. Karger, Basel），及び上述の既刊の拙著だけを挙げて擱筆する。

文　献

1) Klages, Ludwig：Geist als Widersacher der Seele, Bouvier Verlag, Bonn, 1932；1972[5].
2) Schröder, H. Eggert：Ludwig Klages—Die Geschichte seines Lebens. Teil Ⅰ Die Jugend 1966；Teil Ⅱ Das Werk. Bd. 1. 1972；Bd. 2 近刊，Bouvier Verlag, Bonn.
3) Kasdorff, Hans：Ludwig Klages—Werk und Wirkung. Bouvier Verlag, Bonn, 1969.
4) 千谷七郎：生命と精神—ルートヴィヒ・クラーゲスの面影，勁草書房，1968.
5) 『理想』ルートヴィヒ・クラーゲス特大号，No. 475, 1972. 12. 理想社.
6) 千谷七郎訳：意識の本質について，勁草書房，1964；1968[2].

E. クレペリン

精神病の現象形態

　近頃繰り返して述べられている意見として，臨床精神医学の研究はいわば死点にぶつかっているという。これまで行われてきたやり方は，原因や症状や経過および転帰，さらに剖検所見を考慮して疾患形態を限定しようとするものであったが，それは使い古されてもはや役に立たなくなり，新しい道をとって進まなければならなくなったというのである。このような見解にはある程度の正しさがあることを認めないわけにはいかない。人々が組織切片を顕微鏡でしらべ始めた頃は，毎日のように新しい発見が得られた。今日では本質的な進歩を得ようとするには，きわめて微妙な技術的手段を用いなければならない。これと同じように，疾患形態についてのわれわれの知識を拡大するには，次に述べる諸問題がある程度明らかになっている現在では，もはや苦労なしにやりとげられるものではない。われわれが深く入りこむほど，困難は大きくなり，扱う技術はより完全なものでなければならない。それにもかかわらず，われわれの成果は控え目なものとなり，科学的研究の一般的経験と同様に，こうした進歩で満足しなければならなくなる。

---

* Zschr. f. ges. Neurol. u. Psychiatr., Bd 62；1-29, 1920
　『精神医学』17巻5号（1975）「古典紹介」所収

このような状況のもとでは,より見込のありそうな臨床的研究の新しい目標と道程があるものかどうかという課題を提出することは誠にもっともなことである。もちろんこの場合の視点は,疾患形態を区別し分類するという純粋な整理的な作業から,病的現象の本質とその内的連関についての理解を得ようとする疑いもなくより高度で充実した問題に向けられている。われわれは精神障害の錯雑する多様性をその外面的な形式において知るのみならず,その成立の法則を解明して,それをはっきりした前提の結果として把えることを学びたいと思う。

このような問題の解決はこの上もなく魅力的であり貴重な努力に価すると考えないものはないであろう。ただ確実にこの目標に達する道が見出せるかどうかに困難があるのである。疾患形態の分類に当って,われわれはある程度確実な方針をもっており,臨床的単位にまとめられるような症例はその全体状態の基本的特徴においてすべて一致していなければならないという要請に従っている。臨床的観察による諸事実はわれわれの区分の基礎を与える。しかしながら,内的な成立過程,症例の「構成」についての洞察を得るためには,われわれにどのような道が開かれているのか,またそのようにして得られた知識が真実であるということがどうして保証されるであろうか。

われわれは初めに述べた考察の枠内にとどまるので,以下の論述では精神疾患の身体的基礎を考究する努力についてはまったく触れず,課題を精神病の現象形態のよりよき理解をすすめることがどれだけ可能であるか,またどのような**臨床的**補助手段を用いることができるかという点にとどめたいと思う。同一の基礎疾患から生ずる病像がきわめて多様であることは,ただちにその成立諸条件が甚だ複雑であるに違いないことを示している。また頭部外傷あるいは中毒作用のようなまぎれもない外的傷害が病像をつくり出しているという場合に,それらが限りなく複雑な個人的あるいは系統発生的な発達の歴史を背景にもつ器官に作用していることを考えなければならない。神経組織の全機構と無数の世代の経験から得られた蓄積および患者の個人的運命は共に作用し合って,特定の原因によって生ずる臨床像に大きく影響し,それにまったく個人的な特徴を与えるようになる。すべてこれらの前提条件は,外的傷害がまったく

加わらなくても，当該の人格の諸状態からだけで生ずる罹患形態においてももちろん決定的な作用をもつものである。

　このような考察は，精神病の外的原因におそらく病像の形成に対するごく一般的な方向づけの作用を認めるとともに，個々の特徴は患者の特性に帰するものであるとする見解を示唆している。もし変型梅毒が巨万の富や自動車や別荘をもっているという考えをつくり出すとか，コカインがダニやシラミの妄覚を呼び出すなどと考えるとしたら，それは実際馬鹿げているように見える。むしろ患者の全般的な願望がこれらの誇大妄想に反映し，一方妄覚はその独特な内容をコカインに起因する知覚的・視覚的障害の精神的加工を通じて得ることになるのである。外的傷害のひき起こすものは広汎なあるいは限局された脳部位の破壊，麻痺もしくは抑制に限られている。その直接の結果は，発作であり，欠陥であり，何らかの精神活動を困難にあるいは容易にすることであり，また刺激，興奮または昏迷状態，さらに種々の色合いをもつ気分変調である。この全般的な枠の中で現れているすべての多様性は，患者の人格に対して疾患をひき起こす侵襲がうけるところの前提条件に由来するのである。

　この見解が少なくともかなり妥当なものであるならば，われわれは疾患現象の理解のための鍵を，とりわけ病める個人の全般的ならびに特殊的な特性に求めなければならないであろう。錯覚や妄覚の内容においては，仮想的あるいは現実的状況や先行する体験によって影響された期待が決定的役割を演ずるであろう。記憶障害は，まず第1に余り覚え込まれていないところの，個人的視野から離れた，不愉快な記憶の痕跡に影響を及ぼし，それはしばしばまったく押しのけられまた変更をうけることになる。妄想は情動的欲求に完全に支配され，全般的ならびに個人的な恐怖，願望および期待を表現するものとなる。患者の思考全般，生活体験の加工も同様な影響を著しくうけ，その他当然のことながら素質，教育さらにとくに言語に固定されている一般的な思考習慣に規定されている。

　また疾患にさいして現れる感情的発動は元来生活状況によって規定される路線に沿って動くものである。しかしながらある感情状態は直接に病的な影響によってつくられることがあることも確かである。すなわちアルコール，コカイ

ン，阿片，ハシッシュによる中毒はこのような例である。ただしこのような感情の臨床的な発現，その表現形態，知覚や思考，行動に及ぼすその影響は，まったく患者に与えられている前提条件に依存している。同じことがまた意志の表出にも当てはまる。毒物は意志を麻痺させあるいは興奮させ，病的過程は意志を破壊に導くことができるが，どんな事情があろうとも行為や運動の形成はわれわれの意志の道具として発達させられてきた既成の装置によって規定されている。表情運動と意志行動は，われわれが他人の精神現象を知るには結局すべてここにかかっているのだが，臨床的な病像の内的成立条件に関して推論するにはおそらくとくに適しているものである。

　病的現象に関してより深い理解を得るためには，これまで述べてきたように，主として2つの道がある。1つは，患者に現れている精神現象を詩人的に追体験するあの道であって，それは「感情移入」と呼ばれている。われわれは自らを彼らの心の中に置きかえようと試みることによって，彼らの病的表出の根源を追体験し，その妄想形成の発達史を明らかにし，彼らの奇異な行動の隠されたおそらく遠くさかのぼる動機を解明することができる。周知のように精神分析はこの領域で大きな業績をなしとげたと主張している。そしてそれを信ずることができるならば，ただにさまざまに異なる「神経症」の精神的起源を広く発見することができるばかりでなく，精神分裂病の多岐にわたるまったく不可解な精神現象もこの考え方によって新しい驚くべき解釈を得ることになるのだという。しかしながらある罹患の精神的前史全体をとくに綿密に吟味することによって，その発現を規定した糸口の数々を見出そうとする試みはこれまでにも欠けていたわけではない。

　このような試みは，健康な現象と病的な現象との間の精神的関連が強度の破壊によって断ちきられていないような場合に限って，ある程度まで満足のいく成果をもたらすということは明らかである。したがってここではとくに，かの異常体験**発展**が問題となる。この場合には精神的人格の何らかの不完全性により，日常的なあるいは異常な生活刺激が病的な仕方で加工されるのである。精神病質者の多くの脱線行為の他，精神的原因によって生ずる障害やまたパラノイア患者の妄想形成がこの考え方によって理解される。というのはこれら疾患

の根源や彼らに認められる精神現象は少なくともわれわれ自身の内部にも暗示的に見出されるからである。かような考え方が疾患の発現が精神現象の外にある影響によって共に規定されるような場合にも有効な知見を導くことができるかどうかという点に関しては，私は甚だ疑わしいと考える。このことは外的原因によってひき起こされた精神病の諸形態におけるばかりでなく，またその成立条件が内的な身体的破綻によると見なされることが多少とも確からしいような精神障害の広汎な諸形態においても当てはまることである。精神的現象の了解的関連はこの場合には著しく乱されあるいは立ち切られてしまっているので，われわれに可能な補助手段でそれを追求することはきわめて困難となるのである。

　他人の精神生活を彼の内的ないとなみとして理解しようとする試みはすべて非常に多くの誤謬の源を伴っているということを，われわれはいずれにせよ隠すわけにはいかない。このことは健康者を観察する時にさえ当てはまることだが，病的人格の研究にあたってはとくにしばしば出会うことである。「感情移入」は人間的接近や詩的共感にとってはなくてならぬものではあるが，研究の手段としては最も大きな自己欺瞞に至る可能性をもつまったく不確実な方法である。「感情移入」は自らの偏見や欲求によって極端に影響されるから，誠に明白なこととして確信を与えてしまうのである。われわれはこの確実感の信頼性に対して何らの規準を持っていないのであるから，このことはとくに考慮を要する点である。精神分析家の冒険的ですべてに無条件の妥当性を要求している教説は，その正当性を他の検証によって確認することのできない考え方というものの危険性を，われわれに強くさし示している。

　とはいうものの，このような誤謬からわれわれを守ってくれる有効な試金石があるようである。それは患者自身が自分の内的体験について語ってくれる言葉である。この方法はきわめて魅力的にみえ，また疑いもなく多くの重要な解説を与えてくれるのに適している。しかしながらそれは自己欺瞞に対して残念ながら確実な防御を与えるものではない。われわれは多くの精神分裂的な虚構がまさしく患者の言葉から導き出されたものであることを思い出すだけでよい。観察者による多少とも任意的な解釈を別にしても，ここでは至る所に自己

判断の著しい誤謬が重要な役割を演じている。酩酊は確かに比較的単純なさらに一般によく知られた精神障害の型である。にもかかわらず科学的な観察者が自己の酩酊時に現れる精神的変化について，その種類と範囲が評価的な検証によって確認されないかぎり，どんなに不合理で矛盾に満ちた見解をもつかはまったく驚くべきことである。このような経験を実際にしたことのある者は，精神病者がわれわれに彼らの中に起こりつつある現象やそれらの内的関連を告げることができたとしても，その報告に対してあまり信用を置かないであろう。われわれは自分達の患者の自己認知，記憶および判断が，健康者ならわずかにしか働かないような一連の錯誤によって曇らされるのが常であることを知っているが故に，このさいとくに注意深くなければならないであろう。まったく日常的な例をあげるならば，私は抑うつ患者が常々述べるところを思い出すのである。すなわち彼らはあれこれの失敗のために，引っ越しのために，あるいは経済的な理由で心配しているとか，家族から離されたために郷愁に悩むようになったとか，いや，もともと病気ではなくてただそのふりをしているだけだとかいうようなことを言う。この場合にはこれらの間違った考えを治癒の後で正しく見直す機会がある。だが患者の陳述をその正当性を検証することができずに正しいと思う時，どれほど多くの誤った結論にわれわれがさらされているかを誰がいうであろうか。

いうまでもなくわれわれはそれにもかかわらず，このような情報から，できる限りの知識を得ようと努力するだろう。しかしわれわれは同時に，病的現象の成立過程についてより深い洞察を得ることのできるもう1つの道がないかを反省してみるであろう。とくに重要なのは，われわれがそのさい精神的関連についてのみならず，また患者の病像が全体の既往歴に依存していることについて理解を得ることのできる場合である。Birnbaum は正しくも次のように述べた。臨床的現象の構成は決定的な「病像成因的」な病因によって規定される他に，患者の生来性および後天性の性質によって，またあらゆる可能な持続的あるいは一過性の影響によって，つまり何らかの仕方で身体的ならびに精神的状態に影響することのできるすべての「病像形成的」状況によって同時に広く規定されるのである。まさしくこの関係は同一の傷害によってひき起こされた病

像が非常に多様な現れ方をすることを明らかにするものである。われわれはしたがって，アルコール酩酊状態のように，一義的な強力に作用する病因によってつくられた障害が広汎な一致を示すことをみるとともに，疾患の成立過程に患者の特殊性が発揮されればされるほど，その臨床的形態も多彩となることを知るのである。

　疾患の症状が患者の人格に基づく前提条件に依存することをより深く洞察するための補助手段として，**比較精神医学**が用いられる。われわれは莫大な観察資料を対比することによって，まず人間の一般的性質，性別，年齢，人種別がどこまで病像の形成に影響を及ぼすかを研究することができる。さらに同様な仕方で職業，気候，一般的ならびに個人的な生活状況が臨床的現象形態の特別な色彩に対して意味をもつか否かをしらべることができる。しかしこの点に関しては個人的素質，とりわけ遺伝的影響による役割を明らかにすることが最も重要である。かかる場合における前提は常に同種の同じ原因によりひき起こされた疾患形態を対比するところにある。それは同一起源より生じた状態像に上述の諸状態が及ぼした形成的な作用を明らかにすることがここで問題となっているからである。かくして**疾患現象を規定することがすべての比較精神医学的研究**に先行すべきであり，将来においてもまた精神障害の内的構成に関して理解を得ようとする努力の出発点となる基盤とならねばならないことが明らかとなる。この問題を不均等に構成された観察資料に基づいて研究しようとする試みは，必然的に成績の多義性につまずき，とくに成因的影響と形成因的影響とを区別することができなくて失敗するであろう。

　われわれの臨床的認識の解明に依存しているということこそ，比較精神医学が今日なおとくに若い科学であり，時に片手間に研究される分野に過ぎない理由となっている。しかしながら既に現在この領域における一連の経験は疾患現象の形成にあたってある特殊性の成立の理解を助け，それによって重要視されている。すなわち病像における**男女の差**としては，女性において色情的ならびに性的な妄想形成が著しく多く，進行麻痺性の誇大妄想の形成が軽度であり，さらにすべての種類の興奮状態や気分変調状態が著しく強く現れることなどに見られる。これらの事実は，女性にあっては性生活の意義が優越しており，社

会生活上その地位と努力が局限されており，また男性に比して情動的興奮の程度が高いことの現れである。さらにヒステリー性障害が多く出現することがあげられる。これは一方では情動的現象の活発さに，他方では自己制御の欠乏と内的緊張の衝動の発散を物語るものである。

　年齢が精神病の現象形態に及ぼす影響はさらに多様である。若年進行麻痺の精神病像が特色のないことはよく知られている。さらにバビンスキー反射が乳児を思い出させるほどにしばしば見られること，てんかん発作の頻発がまれならず出現することが述べられるべきである。ただしこれらは梅毒性脳病変との合併が多く証明されるという事実と関係づけることができよう。また小児期に始まる早発性痴呆の臨床的症状は，とくにそれが「接枝分裂病」の発症であるような場合には，非常に貧弱なもので，時に衝動的な興奮をまじえる単純鈍感な荒廃状態であるのが常である。これは進行麻痺の場合と同じく，精神生活における疾患現象が成人におけるように形をつくり上げる可能性をまったくもたないことの現れである。一般に若年期の脳に作用する破壊的な脳疾患はそれが発達の萌芽をくだいてしまうために，一方では荒廃的な結果をもたらすが，他方ではより補償されやすい条件でもある。このことは詳しく述べる必要もないことであろう。われわれはこの年代に，時には十代の終わり頃までも，生まれたままの衝動が非常に強く発現することをしばしば観察する。このような衝動が全生涯を通じて保たれている人もあるが，それは例外である。無断欠席，彷徨，放浪，さらに少年達がすっかり身仕度して遠い国々にまで旅立とうとする冒険心，非現実的な生活状況に自らをおき，粉飾させ，工夫させる傾向など，すべて動物の自由衝動に連なる衝動がこれに属している。また少年達にしばしば認められるつまみ食いや盗みの衝動は，強い願望の自然の現れにその源をもつものであろう。その他の病的な衝動傾向もおそらく同じような解釈をすることが許されよう。

　発達期はそこに現れてくる病像に概して活発な興奮や気分変調の特徴を与える。これは健康な性的衝動の出現を暗示的に伴っているものである。この現象は犯罪において，この年代に粗暴犯や激情犯が著しく増加することと相応している。Heckerが述べたように，この時期に多く見られる児戯的痴成が，始まり

つつある性的成熟の特有な不均衡によって生ずると見なせるかどうかについては断定を差し控えたい。しかしヒステリー性障害の頻度の高まりは情動的現象の烈しさと衝動性がまだ十分に強固になっていない意志の統制を乱すことによっておそらく生ずるものである。ヒステリー性朦朧状態に見られる独特で素朴で戦慄的な色彩は，この年代にとくになじみの深い映画の場面を思い起こさせる。躁うつ病は比較的しばしば躁病の形をとりやすい。欲動面においては性的現象が支配的な役割を演ずる。性のない状態から，異性の拒否と結びついた同性愛および両性傾向をへて，正常の性衝動に移行する過程は，性的目標の永続的な偏向の危険をはらんでおり，これはとくに自慰によって促される。中間段階での停滞，フェティシズムにおける副次的な随伴状態への逸脱，さらに加虐性や被虐性が，おそらく古い性的闘争に由来する本能的衝動の影響のもとに現れる。

　次の十年代はとくに妄想の頻度と豊富さによってきわだっている。妄想は若い年代では一過性で脈絡に乏しいことが多かったのに，ここでは内的により豊かに加工され，精神生活を圧倒する形で現れる。生存の諸連関を精神的にあざやかに加工する仕方が，中年期の種々な疾患形態において認められる。たとえば躁うつ病，進行麻痺，さらに早発性痴呆，およびとくにこの時期に目立ってくるパラノイアなどである。われわれはその中に環界に対して自らの構えをもち，人生観・世界観をつくり上げる成年層の傾向を見出すことができよう。生存競争を自主的に行うにあたって，より大きな独立性と責任が，自分の喜びと苦しみに対する周囲からの影響の意味を考慮せざるを得ない結果となり，そしてこの思考傾向がまた妄想形成，追想錯誤や妄覚において効果を現し，願望や恐怖や期待が手の届く形となってくる。これに対して，早発性痴呆に特有であるような意志障害はずっと背景に退いてしまうが，これはおそらく意志の基盤の大綱がすでに堅く固められているためである。躁うつ病の現象形態では少しずつ抑うつ状態が拡大し始め，若い希望にあふれた喜びと仕事の楽しみが消失するにつれて，真面目で渋くなってゆく生活意識や年をとるにつれて高まる自殺傾向が現れてくる。

　気分状態の変化は本来の退行期に入ると，とくに性生活に漠然とした区切り

をもつ女性にあっては,著しく強められる。妄想形成は,この場合にも種々な疾患形態に数多く現れるが,主として抑うつ的内容を示す。女性に少なからず見られる色情的,性的色彩は年をとりつつある婦人における性的興奮の再燃を思い起こさせる。次に次第に役に立たなくなったという感情,たよりなさの思い,身体的な不全感が病的な思考を支配するようになり,若い時にはあまり見られなかった貧困妄想や虚無,心気観念が現れてくる。それとならんで病像は脳傷害過程の結果としての現象によってますます支配されるようになるが,ここでは言及するにとどめておきたい。

　人種と精神病の現れ方との関係は現在なおほとんどまったく研究されていないが,ここには確かに豊かな知識の源泉があるに違いない。ユダヤ人,とくに東欧系ユダヤ人に現れる病像は,しばしば片寄った形の「変質的」およびヒステリー的傾向を示すということはすでに数多く指摘されてきた。しかしこの特徴の詳細な記述は当分のところまだできそうもない。さらに異なる国々や人種の精神病者の行動にある種の相違が認められることは明らかであるが,ここでも深く突っ込んだ研究がまったく欠けている。これは入院患者の構成が種々異なっていることも研究を非常に困難にしている。しかし特別の精神病像があちこちで観察されていて,それらは大方ヒステリー性障害の類に属すると思われているが,このような現象と当該民族の精神的特色との関係については何も知られていない。とはいえ比較精神医学が重要な成果をもたらすことができるということは,私のJavaにおける経験が物語っている。かの地では原住民の間にまったくメランコリーが見られず,一方躁状態は少なからぬ数に認めることができた。この事実は私にとって非常に顕著に思われた。さらにこれに相応して,自殺が同地の患者にはほとんど知られていないことが観察された。当然のことながら,宗教的観念に根ざすような罪業妄想もまた存在しない。概していって私はわれわれに目立っている罪業感情や責任感に相当すると思われる感情の動きを見出すことができなかった。疾患形態の大部分をなす早発性痴呆は主として錯乱性興奮状態の病像で経過し,一方われわれの許でしばしば見られる拒絶的な昏迷はほとんど見ることができなかったように思われた。幻聴が非常に目立たなかったのは,おそらく彼の地の患者では言葉が思考にとって演ずる役

割が乏しいためであろう。また妄想形成もわれわれに比して著しくまれで，乏しいように見える。それは生活経験を広く精神的に加工する必要が少ないからであろうと推察される。

病像の現れ方は，少なくともわれわれにおいては，最も強く患者の**個性的特徴**によって影響されるようである。素質と生活史の無限の多様性が個人に対してその人にのみ帰せられるある定まった精神的特徴を与え，当然，それは疾患の表現にも効力を現すにちがいない。ごく大まかにこのことは次の点に示される。すなわちどの妄想内容もその源を患者の観念世界の中にもつに相違ないし，彼の感情の動きや意志の発動の仕方は結局発病前の人格の内に根ざしている。たとえ疾患がどれほど重篤な傷害や偏奇や変転をひき起こしたとしてもやはりそうである。

したがって疾患現象の理解はとくに**遺伝素因**の研究に期待をおくべきであろうということが明らかとなる。このことをとくに支持するのは，近親者，たとえば同胞，両親，子供の病像がしばしばおどろくほど互いによく似ている点である。しかしこの関係についてさらに深く理解しようとすれば，一般になされているよりもはるかに深くさかのぼって遺伝素因を追求する必要がある。ある人格を構成するのに関与したと見られる形成的諸要因が，限りない系列の最後の少数のメンバーに，ちょうど見出されることを期待するわけにはいかない。しかしわれわれは自らの身体的ならびに精神的構造の中に，測り知れぬ昔に溯る進化の段階のまごうかたなき痕跡を見出すものである。漠然とした多義的な病像の少なからざる部分は，型にはまった仕方で独自の特徴をもちこむような遺伝素因の混合によって解釈されるであろうと推論することは理にかなっているように思われる。かくて，進行麻痺の状態像の多彩であることは，Rüdin の推測するように，この崩壊機転が，たとえばある場合には躁うつ病性の負因をもつ基礎の上に，他の場合には緊張病性の影響を受けた基礎の上に起こったことに基づくのかもしれない。また，躁うつ病にしばしば見られる分裂性色彩やその逆の現象，てんかん者における躁状態の出現，およびあらゆる他の顕著な判定困難な臨床的経験はあるいはこうした仕方でつくられるのかもしれない。どの場合にも，われわれはここに新しい知見を求め，見透しを立てることの可能

な課題を見出すのである。

　精神的な人格形成には，遺伝負因以外に，なおあらゆる他の影響が作用することが当然考えられる。まず胚種傷害，生後初期の疾患から，養育と教育とを通じて環界と運命となるべきさまざまの変化があげられる。すべてこれらの影響は病像の臨床的な形成において，いろいろの方向に力を及ぼすが，そのさいわれわれはその個々についてまったくというほど知らないのである。これについての顕著な例は性的な偏りであって，とくにフェティシズムにおいては，われわれはしばしばこの性的傾向の独特な成立を，性欲の目ざめるさいに経験した何らかの印象深い体験と結びつけてたどることができる。その他の病像のうちで，その独特な形態が特定の生活状況によって作られるものとして，拘禁性精神病ならびに好訴妄想があげられる。未決拘禁者の抑圧現象は，苦しい審理をできるだけ回避して自己の無罪をかちとろうとするすべての被告人にとって自然の願望によるものである。まったく相異なる病的現象によって生じた拘禁性精神病が同じような色彩を呈することは，すでにしばしば述べられている。それは国家権力の下で自由を剥奪され無力に陥らされたという共通の巨大な圧力によって規定されたものである。同様のことが老年受刑者に見られる無罪妄想，恩赦妄想にも当てはまる。そこには耐え難い生活状況から逃れたいという願望が現れている。訴訟好きの人や受刑者や賠償請求者にまったく同じような形で好訴妄想の現れるのが見られるが，それはどの場合にも，思いこんだ権利主張をあらゆる手段を尽して貫徹しようとする熱烈な願望から生じている。

　精神異常の現象の成立条件について上述のように概観すると，Birnbaum が詳細に論述したごとく，どの場合にも，本来の病因に基づく「基礎障害」とならんで「表現形態」を考慮せねばならぬことが明らかとなる。表現形態として患者の人格に先天的な特性と後天的な状態とが共に現れるのである。臨床的病像のこれら 2 つの構成要素を区別することは，おそらく大まかには，同じ病的現象のさいに例外なしに反復される障害を基礎となる原因による直接の作用と見なし，一方，変動しやすくていろいろの形態で現れ，時には欠如するような現象を患者の人格に存在する特別の条件によるものとするという観点から行うことができる。かくして，特定の病的現象の診断のためには，多くの身体的徴候

は特別の意味をもつ，というのはこれらは精神的障害よりも原因となる要因に対してはるかに密接な関連を有することが多いからである．

しかしながらここに述べられた一見明白な見解も重要な制限を必要とする．一面において，病因から直接に由来する基礎障害といえども，強度や時間的関係や病的侵襲の広がりに応じて，大幅な段階づけや変動を来たすことが明らかである．さらに大きな意味をもつのは，他方において，精神異常の無数の表現形態は人体の既成装置によっていつも1つに決められており，したがってそのための前提条件が与えられるとどこでも同じやり方で現れるということである．そこで同一の病的現象のさいの表現形態のかなりの部分が，それが病気をつくり出す侵襲に対する人間機械の自然の応答であるという理由から，いつも繰り返して現れることになると予想しなければならない．

しかしながら，かかる病的現象が既成装置に由来することは，それが特定の病的過程に限局されず，種々の病因的侵襲によってしばしば同じ形態で呼び起こされることがあるという状況から明らかにされる．この点において，病的現象を臨床徴候から認識しようとするさいに，古来現在に至るまで苦心しなければならなかったところの，無限にして超克しがたい困難の源泉があるように思われる．強度や拡がりや発展形式の多様性を無視して，原因として確認された基礎障害のみにかかわっているとしたら，われわれの課題は比較的簡単に解けるかもしれない．また病像にまったく個性的なものが付加される時は，それらの一過的で不規則な多様性によってあまりわれわれを悩ませないであろう．これに反して病的現象を判定してその基礎をなしている現象を知ろうとするさい，それらの大部分が種々の傷害に対する人間の反応に特有な一般的特徴しか認められないような場合には，その判断はほとんど不可能になるに違いない．このような状況においては，これかあれかの障害が特定の病的現象に特徴的であるとする見解を極度に差し控える必要がある．しかしながらこの病的現象はわれわれにとってある種の啓発的価値を持つことになろう．その特色が病因によっては基本的に決定されないにしても，われわれの生体の（既成）装置によって基本的に規定されているような場合には，その現象の多様性は病的過程の侵襲の仕方や拡がりに何らかの関連をもつに違いないからである．各々の病気は

しかしながらこの点に関してそれぞれの特徴をもっているかもしれない。したがって，われわれは次のように考えてよいであろう。すなわち，一般に特定の疾患に特定の表現形態があるのは，病的過程がそれを直接につくり出すのではなく，これらの現象の成立にとくに都合のよいような条件をつくり出すと経験的にいえるからである。しかしそれと並んで，これらの条件が変わったために，他の表現形態が混入しあるいは支配的にもなるような症例が常に存在することもあるであろう。

　このような論述から，われわれは精神障害の表現形態をできるだけ洞察する試みをしなければならないことが明らかとなる。表現形態は人間生体の既成装置の活動として正当に跡づけられるものであり，それ故に種々の病気のさいに，非常にいろいろの頻度と程度であるにせよ，同じような仕方で繰り返されるのである。もちろんこれは，この上もなく困難な課題であり，その解決のためにはわれわれは手のかかる補助手段を使えるだけである。われわれに使える手がかりとしては，病的現象を子供や未発達民族やさらにはまた動物においてなされる経験と比較することがある。そのさい，われわれの患者に，精神的発達の低位の段階で似たような形態で現れる障害や，われわれの内的な機構の一般的特性に関係づけられるような障害が見出される。われわれが発達史の基礎の上に立って，とくにわれわれに身近かな個人の精神生活の個性の成立史に立脚すると，われわれは成人に自由になる精神的道具が無数の段階をへて進歩してきた完成過程の反映を表すものであると考えざるを得ない。さらにこの発達には疑いもなく無数の残痕が含まれており，これらは病的な刺戟によって普通なら既に早く抑圧されてしまった機能を再び賦活されることがある。他方，上位機構の破壊や麻痺によって，健康者では通常それに支配され調整されている原始機構が，望ましからぬ独立性を発揮し，病像を大きく左右するようになる。これら2つの仕方によって，病的な現象形態は，多岐に変形し異種の混淆をこうむりながらも，未発達の精神生活の現象に近似性を現すことになるのである。

　今日，われわれは比較精神医学が不十分なためにこの問題をさらに追求することがほとんどできないでいる。しかしわれわれは精神異常に最もしばしば見られる表現形態のいくつかを簡単に概観し，本文で展開された見解を解説して

今後の完成に資したいと思う。

　第1に，われわれはBonhoefferによって詳細に述べられた事実を考えよう。それは大脳皮質に外部から侵襲する一連の傷害，すなわち中毒および感染が多くの共通の特徴を示す病像をつくり出すことである。この精神異常の表現形態を**譫妄性**と呼ぶことが許されよう。この現象はとくに多少とも強い意識障害を現すもので，理解の困難，不明晰，妄覚（とくに視覚性のものまた聴覚性のものもある），夢幻様妄想体験，思考錯乱，変転しやすく概して苦悶性ではあるがまた高揚あるいは刺激的な気分状態，最後に意志発動の興奮状態あるいは沈滞を伴っている。確かにこの病像の形成は原因となる傷害と密接に関連しており，その性質は時にアルコール性譫妄の場合のように一部の特徴から知ることができるものである。しかしこの種の病的現象がその前提条件を精神生活の一般的特性に負うという形式で現れることは否定できないように思われる。これを裏付けるには，夢の体験が譫妄との間に広汎な一致を示すということを指摘すれば宜しかろう。人間の脳が一連の種々の傷害，とくに外的傷害に対して，よく知られた夢の状態と似たような仕方で反応し，ただ夢を伴う睡眠を欠き，原因となる要因による若干の特殊性によって規定される変化を伴っているのだということができる。

　しかしながら上述の一致は当該の精神的前提から生ずる共通の起源によるものではなく，夢と譫妄をつくり出す原因の類似性によるものだとする反論があるかもしれない。譫妄の成立のさいには，代謝に由来する毒物のようなものが主な役割を演ずるので，睡眠や夢もまた類似のただしはるかに微弱に作用する代謝産物によってつくられるかもしれないと推論するのである。これに対して，一方では睡眠の成立に，他方では譫妄性意識混濁のそれに対して，そのような推論が許されるかもしれないが，しかし夢は特殊の条件における睡眠時の精神生活の延長であるのに過ぎないのに対して，睡眠をつくり出す要因の直接の所産であるとは考えにくいものであるといえる。眠りがなお浅い時または再び浅くなった時に，われわれは最も生き生きとした夢を見るのではないか。とくに，まったく同じような譫妄状態がまったく異なった条件で現れることがあるという事実に注目しなければならない。つまり中毒や感染，発熱，脳外傷時のみで

なく，てんかん者，進行麻痺患者においても，躁うつ病や早発性痴呆，老年痴呆においても，さらにヒステリーや催眠時においてさえも起こるのである。このような経験は，譫妄がその根底を精神生活の根源的な特性に由来する精神病の表現形態に属することを決定的に物語るものである。譫妄は，まとまりのある清明な意識的な思考のかわりに，何らかの病的過程の影響のもとに意識が混濁するやいなや現れてくる。そのさい，譫妄の独特の形成が，患者の個人的生活歴と原因疾患の特性によって共々に規定されることは驚くにあたらない。

　第2群の臨床的現象形態は生活経験の**妄想的**加工によって特徴づけられるものである。われわれはこれをとくにパラノイアにおいて見出すのであるが，さらにまたさまざまの好訴者，拘禁性精神病，妄想性アルコール中毒およびコカイン中毒の精神障害，とりわけ早発性痴呆およびパラフレニーに見出し，さらにしばしば躁うつ病ならびに老年痴呆にも見出す。妄想性思考形式に共通の基盤は思考の筋道が情動によって強く影響されることと，人生観に個人的色彩があることに求められるようである。誰でも生存競争にさいして自分を主張するためには，自分自身に対する信頼と周囲のあり得べき敵に対する不信とを必要とする。そこから自己を過大評価し他人に対して拒否的にあるいは敵視するまでに振る舞い，さらにはあらゆる外部の出来事を自分の幸と不幸に関係づけるという自然の傾向が生ずる。最後には，浮かんだ推測を一途に真実と思い込むような，疑いを知らぬ未熟な思考の素朴な確信が現れる。より成熟した経験によって，はじめて自己と環界の間の関係を評価する正しい尺度が徐々にでき上がるのである。未熟な思考の意義は視野が拡大するにつれて縮小し，外的の出来事は自己との密接な関係を失う。純粋に個人的な理解のかわりに具体的な判断が現れ，それは増々情動の要求によって影響されることから解放されるようになる。そして最後には，虚妄の蔽いがはがれて，すべての進歩する認識の契機である懐疑が発展するのである。かかる認識とは，いやが上にも精密な検査方法を用いて，倦むことなく吟味を重ねた上でなければ確信に至らないということを意味している。

　われわれの患者に見られる多くの妄想形態が，未発達民族の悪魔や鬼神の信仰と一致する点のあることは明らかである。他のものは，若者の年代に特有の，

壮大な空中楼閣や高貴な業績を思い出させ，あるいはまた，未開民族や幼児によく見られるような他人に対する不信感を思い出させる。そのさい，それに加えて，気分状態による理解や精神的加工の影響が加わり，また主導的な願望や恐怖による生活体験の解釈が混ってくる。事情によっては，子供やまた時には精神的に未発達な民族の間に完成された形で精神病の妄想性表現型を見ることがあるが，それはとくにしばしばあることではないように思われる。その根拠は，生活経験を一過性に感情にまかせて処理することは，その妄想的仕上げにとって都合がよくないからであるようである。妄想構築はむしろ包括的な何らか脈絡のある人生観の形成を前提としているといえる。経験を妄想的に解釈し評価するための基準や動機は人生観から得られるものだからである。

　精神異常のうちおそらく最も広く見られる現象形態は，**病的な感情表出**である。この形態は，躁うつ病，ヒステリーの病像に支配的であるが，また進行麻痺，早発性痴呆，および多くの精神病質においても大きな役割を演じ，さらにほとんどすべての他の精神障害においても，時に前景に現れることがある。病的気分は，既述のごとく，直接的に特定の原因，とくに毒物によってつくられることがある。しかしそれらの精神的な発散や放出は，既成の経路に沿って動き，したがって，感情変動をひき起こした原因とは無関係に，どこでも同じように繰り返されるのである。かくして姿勢や顔付きや振る舞いなどのよく知られている表現運動，すなわち苦悩，不安，怒り，喜び，思い上がりなどとなって現れる。それらに情動運動に起因する行動がつけ加わる。つまり弁舌，筆跡，防衛，攻撃，接近行動，暴行，自殺，宗教的な守護行動などである。それに加えてさらに理解や意識や思考経路，観念内容による影響や，了解不能，散漫，不明瞭，個々の観念への固着，多数の観念の促迫，過去・現在・未来に対する楽観的あるいは悲観的な判断がつけ加わる。われわれに観察された妄想構築の大きな部分は，情動的影響から確かに生ずるもので，一般的な意味ではすべてに適用するといってもよいくらいである。われわれは，より一過性の情動変動から生ずる「感情性」妄想形成を，既述のごとく，持続的な情動的欲求に由来するパラノイド性妄想形式から分離することができる。ここに精神異常の妄想性表現形態と**「情緒性」**表現形態との接点が存在する。

生命や健康が全般的に危険にさらされることや，人間の相互関係および，宗教的教育，習慣，法律などを通じて育まれた責任感に起源をもつ恐怖によって，観念内容は独特の影響をうける。それらは周知のように抗し難い強迫になることがあって，行動に甚しい影響を与える。明らかにこれらすべての強迫的恐怖は，精神生活に有難くないほどにみなぎっている既存の源泉から生ずるのである。

情緒性表現形態は**ヒステリー性**の疾患現象と近い関係にある。情動的変動は意志の表出のみならず，意志の直接の作用を通常持続的にはこうむらない現象にも現れる。瞳孔，胃腸，毛髪，血管の筋肉，心搏，呼吸，涙腺，汗腺，胃腸の分泌腺の機能，さらにおそらく，肝や腎の機能もまた，情動的緊張や激動によって共に変動に巻きこまれる。さらに随意運動の障害，振戦，疲憊，不安定，硬直，痙攣，遂には感覚鈍麻と意識混濁が譫妄性錯乱を伴って現れるに至る。すべてこれらの情動変化の発散形態は，健康人では原則としてごく暗示的な程度で容易に制御されるが，ヒステリーにおいては，それが極端な現れ方をするようになる。他の個所ですでに述べたごとく，これはおそらく原始的な防衛ないしは弁護装置の残痕として，超克された発達段階に属するものと見なされよう。したがって，これは精神異常の情緒性表現形態の分枝をなすものであり，情動性激動が圧倒的に強くて，普段ならほとんど通らない道に発散するとか，情動を意志によって統制することが，子供や女性や変質者や飲酒家におけるように，不可能になるとかした場合に現実化するものである。

精神異常の**衝動性**表現形態の一群もまた意志発達の深層にわれわれを導く。これは，情動的に強く色づけられた意志発動で，理性的な動機づけなしに実行されるような行動に走らされるものをいう。本能とは，意欲の基本的形式で，そのさいには目的は考量熟慮されることなく，直接的な強力に発動される欲求によって指示される。多くの本能は系統発生の道程に成立し，また消滅していくことがある。人間においては，本能的生活はほとんど種族維持と種々の形の個体維持に限って保たれている。その他のすべての点では，本能の発動は上位の目的への志向をもつ意志行動によって押しのけられている。しかしながら病的な領域では，抑圧されていた本能は新しい力を得ることがある。こうして，

普通には成熟年代まで目ざめないでいるはずの性的本能が、精神薄弱者や精神病質者では、場合によって非常に早期に目ざめてくることがあって、そのさいには、脱線行動の危険と結びつくのである。被虐的や加虐的の傾向はおそらく古く克服されていた本能発動に関連するものであろうということは、すでに述べられた。また、動物において最も著明に見られる自由本能は、義務感の育成によって多かれ少なかれ抑圧されるものであるが、子供の徘徊や放浪者の一部になお生き残っていることも述べられた。子供が自分の気に入ったものを我が物にしようとする自然の本能的傾向は、意志の発達が弱い場合に、絶望的なくらいに累犯を繰り返す財産犯罪に赴かせることが見られている。同じように、戯れに嘘をつき仮装してみせるという子供らしい性向が、生来性の詐欺師や虚言者においては、当然ながら人格のその他の面の成熟によって、非常に進歩した形をとって現れてくる。時に見られる放火本能もまた系統発生的根源をもつものかどうかは、今後の問題としておきたい。「郷愁」に対する関連は、これを肯定するように思われる。精神病質者やてんかん者にしばしば見られる「不機嫌」は、郷愁と同様、元来、暗い本能発動として理解されるべきであると考えられる。それはまた実にしばしば、衝動的な行動、とくに無意味な旅行や飲酒に至らせるものである。

　これまで述べてきた精神異常の表現形態には過去の発達段階の残痕が幾重にもかかわっており、より発達した機構によって支配されることが不十分であると、それは強く現れるものであるから、高等な機能の破壊によって、精神生活の下位機構はのがれることのできぬような自動性を獲得することがある。この見解は、おそらく、われわれが**分裂性**と呼んでいる障害をまず理解しようとする場合にも当てはまるものであろう。分裂性障害は早発性痴呆のさいに最も著しく現れるのが常であるからである。とくにこの場合には、目的を意識した意志の破壊が問題となり、行動力や努力の消失や意志表現の内的連関性の喪失が明らかとなる。この統御不能は行為の衝動性をもたらす。わき上がる意志発動は、計画的考慮に基づいて抑圧されたり正しい道に導びかれたりすることなく現れるが、まさに見境いなく遂行される。しかしまたそれは行動の過程にさまざまな仕方で干渉するから、われわれが衒奇症と呼ぶかのすべての独特な異常

が生ずるのである。しかしその他にも意欲の根源的な基礎装置が決定的影響をこうむる。普通はそれは全人格によって支配されており，人格の目的に役立てられているものである。このことは常同症において最も明らかである。同じ行為を単調に反復する傾向は，意志装置の一般的な特性であり，子供においては非常に明瞭に現れるのを常とするが，さらにすべての人間的活動におけるリズムにとって基本的意義をもつものである。さらに命令自動や拒絶症もまた同様に説明される。意志の発達にさいしては，まず2つの互いに相反する基本的性向，すなわち外的影響に対する服従と反抗，が生ずることが考えられる。この2つの可能性の間の選択は，初めのうちは本能的になされ，経験に習熟しそれによって目的を意識するに至ると，意志が望ましい刺激を望ましくないものと区別することを習得する。催眠状態におけるように，意志の働きが除外されると，われわれは頑固な反抗と意志のない服従の対立拮抗が容易につくられることを見るのである。

患者の表現運動，すなわち言葉，挙動，筆跡，描画，表情などはきわめて多様な仕方で常同と衒奇を示すのが常である。さらに通常の表象の影響によって調節されることから解放された表現手段が，統制を欠いた新しい症状をつくりだすのをしばしば認める。われわれは，このような遊び半分に新しいものをつくりだす現象は，一般的には，意志疎通手段の成立のための前提をなすに違いないと考えてよいものであろう。子供で同様のことを観察したように，それらは素材となるもので，それから特定の精神現象に対する共通で強固な関連が漸次つくられていき，伝達が可能になるのである。

分裂性表現形態は決して早発性痴呆だけに限局されることはない。われわれは，神経組織の広汎な破壊を伴う多くの病的現象，たとえば進行麻痺，老年痴呆，時にはまた限局的な，とくに外傷性の脳疾患のさいに，多かれ少なかれこの表現形態を認める。しかしながら，脳組織の崩壊なしにも分裂性現象形態が現れ得ることは疑いない。催眠の経験を度外視するとしても，子供に見られるいろいろな表現形式，すなわち衝動的な拒絶，無気力な従順さ，意志発現の衝動性，単調な反復への傾向，運動を遊び半分に変える傾向，とくに言語活動の初期に見られる言語新作，このような事実は上記の見解を支持するものである。

さらにもう1つの論拠は，夢の中の言語が新作や歪曲や脱線，思考の脱線などを伴って細部に至るまで分裂性言語錯乱に相応しているという事実である。高等な精神活動が単純に排除されたということが，このような部分的領域では，早発性痴呆の破壊現象と同一の結果をもたらす。したがって，これを確認することは重要な意味をもつ，というのはこのことは他の治癒可能な疾患においても，場合によっては分裂性現象形態の現れることがあることを示唆するからである。

　精神病の**言語幻覚性**現象形態，すなわち話や会話の形式で現れる幻聴は，分裂性現象形態と今のところまだ詳しくは説明できないような関係にある。言語幻覚性の病的徴候は周知のごとく最も頻繁に分裂性疾患およびそれと少なくとも近い関係にある妄想性疾患に見られる。しかしまったく同じような形で，アルコール幻覚症，コカイン精神病および多くの梅毒性脳疾患，時にはまた進行麻痺，さらに難聴者や受刑囚人にも見られる。躁うつ病のさいに時に見られる聴覚性の妄覚もまたそれと本質的に同じものであるか否かという点については，私はさしあたり保留しておきたい。上述の諸疾患によって，言語機能に関係する脳の領域に刺激現象が呼び起こされること，しかし妄覚の独特な形式と内容は当該の精神的な前提条件に由来することは，もとより容認される事柄であろう。きわめて多様の疾患において聴覚性妄覚が同じ性質を示すことは，一般的人間的な恐怖や願望によってそれらが影響されることを物語っている。幻覚の内容は一面において，誹謗し，挑発し，脅迫するようなものであり，他方で，慰撫し，鼓舞し，喜ばせるようなものであって，無関係，無意味なものははるかに少ない。見えない追跡者，悪魔，天上の力，護りの天使，心に秘めた恋人，高貴な保護者などがそれらを語るのである。

　広汎に**破壊**を来たす病的過程は，すなわちまず第1に，動脈硬化，脳梅毒，進行麻痺，脳炎などは，当然のことながら主として精神機能の脱落を来たし，それとならんで刺激現象，興奮状態，けいれんをしばしば発現させる。さらに躁うつ性あるいは緊張病性病像に似た多様な病像も見られることは，病的変化のさまざまの拡がり方と関係づけられるだろう。事情によってそれは情動性あるいは分裂性表現形態をひき起こすこともあろう。人格的素因に基づいて，どち

らかある方向に対して反応性の高いことは，このようなさいに決定的な役割を演ずることになろう。なおこれらの痴呆化を来たす過程には，発達史的に下位の精神機構の働きの抑えられていたものが独立して出現してきたと見なせるような一群の障害がしばしば存在する。われわれはこれらをまとめて，精神異常の**脳病性**表現形態と呼びたい。記憶の欠損を日常的な生活習慣から得られたもので埋め合わせたり，また似たようなことは子供でよく見られることであるが，ただ何となく現れた考えや言葉や行動に拘泥したり，語間代と呼ばれる症状，調子をとった手振り，強迫的な律動的な泣きと笑い，最も早期の乳児期に由来する吸い付き反射，おそらくまた小児の指遊びを思い起こさせるアテトーゼ，などがこの表現形態に属する。さらに錯語的，錯行的な脱線行動も似たような観点から見ることができる。これらは多くの点において，子供の初期の行為や言葉の試みに相応しており，それには遂行にあたって行動や言語の形式がまだ整っていないのである。すなわち後になって漸次目的意識的な人格の統制下に持ちきたらせられるはずの意志装置の無秩序な表現と見なされる。それらはしたがって多くの神経学的な病的徴候に対応するものであり，大脳皮質の関与の脱落によって，腱反射の亢進，バビンスキー反射の出現，痙性硬直の形成，膀胱や腸内容の不随意的排出などを来たすのである。この解釈の仕方が個々の場合に当てはまるか否かはさておき，広汎な大脳皮質破壊のさいの病的現象の一部がそれ自体によって直接的につくり出されるのではなく，下位精神機構が制御を失った結果として，その働きによって成立するものであるように思われる。この表現型は分裂性の現象よりもなおさらに古い発達段階を示している。ここに見られる病的現象は，したがって，精神の基礎の層的構成のより深層に現れるものである。そして最も根源的な表現可能性までがまれならず破壊されてしまう。

　破壊的過程の随伴現象に近い関係にあるもう1つの群は，精神発達に結びついているもので，したがって**精神薄弱性**の表現形態と呼ぶことができる。この場合にも破壊的侵襲が問題となるが，それはなお未完成の脳を侵すのであって，その素地を多かれ少なかれ歪めてしまうのである。したがってこの場合には，前述の表現形態よりもはるかに著しく，下位装置の働きが独立に実現され，そ

の特色が病像として露呈される。普通なら成熟した人格の関与によって克服されるような小児的な特徴がとくに維持される。このようなものとして数えられるのは，直腸や膀胱の支配の不完全さ，運動の無器用な拙劣さ，さらに舌たらず，どもり，言語発達の不十分さなどである。目的を意識した意志の働きによって，これらの機能は漸次進展する要求に適うようになり，洗練されてくる。それが欠ける場合には，低位発達段階の現象形態が維持される。それとともに，古い動物的習性を思い出させるような一群の本能的行動が，とくに部分的にはそれらの拍子に合った仕方からして既成装置の独自な働きを示唆するような本能的行動が加わる。それに属するものには，爪かみ，むしり，かじり，ちぎり，次に，とび上がる，はねる，ゆらす，ふらす，ならす，手拍く，首振る，うつ，ぬぐう，歯ぎしりするなどである。これらの病的現象の多くのものは，また他の重い痴呆状態の場合にも認められるのであって，たとえば進行麻痺の末期に歯ぎしりが，分裂病ではリズム運動，むしり，かじり，ちぎりなどが認められる。また，これにより，ここでは直接的な病的現象が問題となっているのではなく，上位の意志作用の崩壊による原始的活動の解放が問題なのだということが明らかにされる。しかしながら，精神薄弱者に見られるいわゆる白痴運動が，しばしば早期に発病した早発性痴呆の症状と見なされるというのはあり得ることである。

　最後に，われわれはなお簡単に一群の限局された病的現象を考慮しなければならない。この場合にも，非常に多様な刺激によって惹起された一連の特定の形式で生ずる運動形式を見るのであって，私はそのさいてんかん性の**けいれん現象**を考えているのである。まさしくこの「けいれん性」表現形態においては，臨床症状は病的過程の本態とは高度に無関係であることが明らかに示されている。けいれん発作は，その原因が感染であろうと，中毒や広汎な脳病変に求められるものであろうと，脳梅毒や尿毒症，重症のアルコール中毒，結節硬化，真性てんかんが問題であろうと，まったく同じ仕方で現れることがある。われわれはまた情動興奮や意図的な欺瞞すらも同じ病像を呈することを疑うことができない。原因となる傷害の拡がりのみがけいれんの形成に基本的な影響をもつのである。さらにわれわれは軽度な形態も知っており，そのさいにはけいれ

ん症状やそれに伴う意識喪失が弱められあるいはなくなることがある。さらにけいれんと合併したり置きかえられたりして衝動行為や朦朧状態を見ることもある。これらの症状はいろいろの変異をもちながらも，情動興奮によって惹起されたヒステリー性表現形態に一般的な類似性をもち，他方，疾走けいれんや回転けいれんに特有な衝動的行動は緊張病性障害を想起させるのである。なかんずく，真性てんかんにおいては，この病的表現形態は最も著しい多様性を示す。このような現象形態の変転は個々の病的発作があるいは深くあるいは浅く精神構造の働きを侵害することによると考えざるを得ない。不機嫌や興奮，一過性の意識喪失と朦朧状態は，情動の作用によってもつくられるような障害の枠内に属しているが，けいれん現象は情動てんかんや大酒家の習慣性てんかんのような例外的状況にしか情動の作用をうけない領域にその原因をもつものである。この 2 つの形態の間に，同じ発達線上に位するものではないにせよ，衝動行為が位置している。てんかんのその他の形では，けいれん現象が優越しているのが常であるが，われわれは早発性痴呆，時には進行麻痺のさいにも，分裂性および情動性障害との結合を見出す。小児期におけるけいれん現象の頻度は注目に値するもので，その場合の神経装置は，種々の刺激に対して，高等な意志表現のために働く脳領域の成熟の後にくらべると，より反応しやすくなっているように思われる。

　以上，述べられたような見解は長い歴史をもつものである。それは，精神障害の経過の中のさまざまの区切りは，病的過程が脳のより広い部分に漸次拡大することと関連する，という Guislain の考え方に結びついている。また，Schüle は同様な考えを発展させて，「精神神経症」„Psychoneurose" と「脳精神症」„Cerebropsychose" とを区別している。前者は機能的障害の領域の病いであり，後者は器質的な侵害とされる。Wernicke は，病的過程の位置と拡がりを，原因的な侵襲に対して，臨床像の形成のためにはとくに決定的なものであると考えた。どの場合でも，精神病の現象形態は，基本的には，系統発生的にあるいは個人的な遺伝の過程に生じた素因の協同作用によって規定されるという見解は，一方できわめて異なった疾患のさいに同一の障害が見出され，他方で同一疾病の経過の間に臨床像が多様な変化をうけることがあるというような錯雑す

る事実に対して理解をひらくのに適している。われわれは病的現象をオルガンの種々な音栓にたとえることができよう。それは病的変化の強度と拡がりに応じて動かされ，どんな作用で楽曲が作られたかとは無関係に，疾病の表現に独特の色彩を与えることになる。かくして成立した障害はしたがって，ある特定の過程に対して特徴的であることはなく，たかだか経験的にこの過程はあれこれの音栓（目録）をつかうとか，あれに限る傾向があるとかいえるくらいである。われわれが非常な困難にもかかわらず，事実，病的過程の性質を現象形態からしばしば知ることができるとすれば，この経験はただ，一般には同じ疾病は同じ仕方で同じ範囲に同じ領域を侵害することを物語っているだけである。

再度ふり返ってみると，われわれは表現形態にほぼ3つの主な群を区別することができる。第1は，譫妄性，妄想性，情緒性，ヒステリー性および衝動性形態よりなり，第3は，脳病性，精神薄弱性およびけいれん性形態よりなり，両者の中間に，分裂性とおそらく言語幻覚性形態が位することになる。われわれの見解が正当性をもつならば，われわれは次のように考えてもよいであろう。第1群の余り深くない侵害は一般的には相互の間で，時にはせいぜい第2群の障害と結びつくが，第3群のそれとは結びつかない。一方，第2・3群の現象形態はしばしば，あるいはきまって第1群を伴って現れる。第2群においては，われわれは時に第1群から，時に第3群からの混入を期待してよかろう。実際において，初めに述べたような表現形態の中で動いているような疾患においては，深い侵害の脳病変の徴候を欠くのが普通であり，逆に，第3群に属する疾病の徴候はしばしば第1群のそれを伴っている。分裂病はこの点において，中間的位置を占め，一方に，譫妄性，妄想性，情緒性，ヒステリー性および衝動性現象を，他方に，けいれん発作，律動性運動および言語錯乱をもつものである。もちろん病的過程は高等機能を脱落させる以外のことをせずに，第3群の領域の障害だけをつくり出すことがあるのは当然である。

病的症状の少なからぬ部分が，人間の身体的，精神的人格の既成装置が独自に働くことから生ずるという観点は，てんかん性，ヒステリー性障害の理解にとってとくに有益であるように思われる。この両者が根本的に異なる疾患であることを臨床的現象を手がかりにして区別しようとする努力は，尽きることが

なかった。それはヒステリーてんかんの疾病概念を誤って生み出し，そして一見最も重要な病的徴候である発作に対して，根本的で一般性のある判別の指標を見出すことができなかったために破綻してしまった。発作の性質は疾病の本質に関してそれ自身何ら明確な解明を与えず，障害の現れている神経活動領域を示すに過ぎないものであることを考えると，てんかんとヒステリーの両疾病のさいに，互いに両方が並んで現れ得ることが理解される。現在する病的過程の本質に関する判定は，したがって他の指標から得られねばならず，暫定的には，精神的全体像から得るのが最も宜しいと思われる。もちろんなお他の手がかりも考慮に入れることができる。すなわち原因，代謝のあり方，さらに基礎的な病的過程に近縁の多くの異常現象などである。このような考察によって，てんかん性とヒステリー性障害の鑑別のために，まったく異種の疾病の随伴現象として現れるという道が開けていることは，指摘される必要があるであろう。

　おそらく似たような仕方で，困難を緩和できると思えるのは，躁うつ病と早発性痴呆との間の確実な鑑別についてである。経験者の誰もが，この場合，慎重な観察にもかかわらず確実な判断に達することが不可能に見えるような症例が，遺憾ながら多くあることを否定しないであろう。誤診の数を決定的に減らすことがむずかしいという経験は，臨床的な仕事の喜びを麻痺させ，またわれわれのこれまでの努力を続けることが空しいものであるという広まりつつある見解に対して，主な根拠の1つとなっている。たとえ私が，この嘆きは部分的に正しいだけであり，研究を深めて従来のきわめて不完全な研究手段の改善をはかるならば，なお多くの成果が得られると信じるとしても，上に述べた2つの疾病の鑑別を満足に行うのが不可能であることはますます明らかとなって，自分達の問題設定に誤りがあるのではなかろうかという疑問が生じてくるに違いない。しかしながら，私の考えでは，われわれは絶対に疾病過程自体の根本的な相違を固持しなければならないであろう。一方では救いようもなく痴呆化し，重篤な皮質崩壊を呈する患者，他方では人格の構造が何度となく回復される患者，この両者が多数に存在することは，両者の間に実際の移行を認めるにはあまりに雄弁な事実であり，さらにまた病的症状から疾病経過を予言することもきわめてしばしば可能なのである。

これに反して，われわれが自分達の判断の拠り所としている指標が，実際どこまで当該の病的過程の本質について洞察を可能にするかという問題は，真剣に考量しなければならないであろう。一般にはそれは適切なものであると認められるに違いない。しかし明らかに，この徴候が有効に働かないようなかなり広い領域があり，そこでは目安が一義的に明確でなくなるか，信頼のおけないものになるのである。この経験は，情緒性表現形態と分裂性表現形態がそれら自体特定の病的過程の表現を示すものでなく，単にこれらの表現を表す人格領域を示すだけであることを認めるならば，まったく当然のことと理解されるだろう。これらの目安としての意義は，通常分裂性疾患は躁うつ病とくらべて人間の内的活動の異なる部分を侵害するという点だけにあるように思われる。しかしヒステリーも時にてんかん性表現形態を侵害して，てんかん者にヒステリー性障害を起こすことがまれならず起こるから，前2疾患もまたそれぞれに固有の病的現象の枠からはみ出ることがあることが考えられよう。

　疑いもない分裂性疾患において，一時的に，時にはかなり長期にわたって，躁性およびメランコリー性状態像が現れることがあり，われわれはそれを循環性の病的形態と全然区別できないというようなことは日常的な経験である。一方，躁うつ病の経過の間に，明瞭な分裂性病的特徴が発現することは遙かに少ない。

　破壊的な病的過程はそれとともに抑圧的または興奮的な作用を及ぼすこともあるのに，完全に自己調節的な障害は精神活動の深層へは例外的にしか侵害を与えないと考えると，これを理解することができよう。分裂性障害の特徴的な意義は，それと似てはいるが異なる現象と取り違える可能性を度外視するとしても，著しく異質のものであることを認めなければならない。命令自動から衒奇症，衝動性をへて，常同症と拒絶症に段階がすすむにつれ，病気の分裂性本質はますます明瞭に認められてくる。しかしこれら病的徴候のどれひとつとっても，それだけでは絶対的な確実性を以て，基礎にある病的過程の性質に結論を下すことができず，それらの結合によってすら絶対とはいえない。それに対する最も明らかな証明を進行麻痺が示している。さらにまた多くの他の形態においても，とくに伝染性と外傷性疾患，および脳炎において，われわれは，時

に孤立的にあるいはまとまって，分裂性の病的症状とまったく区別できない病像に出会うことがある。退行期のある種の急激に死の転帰をとる独特の精神病は，正しく苦悶うつ症状と緊張病症状の混合によって特徴づけられている。さらに私は最近，甲状腺腫摘出後のテタニー患者を観察したが，その経過は完全な躁状態と緊張病的特徴をもつ病像を交互に示し，死の転帰をとったものであった。

　したがってわれわれは次のような考え方に馴れなければならないであろう。つまり，従来われわれによって用いられてきた病的徴候は，躁うつ病を分裂病からどんな場合にも確実に鑑別することを可能にするほど十分なものではなく，むしろこの領域には重複があるのであって，それは与えられた前提条件から病的現象が生じてきたことに基づいているのである。そのさい，単に人間的人格の全体的装置とそれとともに病的変化の拡がりが決定的なのであるか，それとも病的な刺激に対して特定の部分の反応性を高めるような遺伝負因が主役を演ずるのか，それは今後の問題としておきたい。この考えが正しければ，われわれは理解を進めるためにもっと困難な症例について他の道を歩まなければならないであろう。上述のてんかんやヒステリーの例をとるならば，そのような問題として，まず経過や転帰の追跡，患者の全人格の評価，さらにまず基本的に遺伝関係の研究にとりかかることを必要とする原因的関連が開かれている。これらすべての道は進むことが可能で，発展性をもつことは疑いない。そのさいどのような困難を克服しなければならないか。そして進歩の限界はどこにあるのか，ここではそれをまだ述べるわけにはいかない。最初に述べた疾病では，生存中ならびに死後の身体的基礎の研究がさらに解明をもたらすであろうというしっかりした見通しがあるが，この期待が躁うつ病や早発性痴呆にも妥当するかどうかは，将来が教えてくれるであろう。

　われわれがここに疾患現象の発達史をもとにして組み立てた形像は，確かにひどく粗雑で不十分である。人間の人格の系統発生的な構成はこの上なく緩慢な発達の間に，無数の微細な，一見それとは見えぬ進歩として達成されたものである。時には後退も起こったであろうし，横道を進んだりまた打ち棄てられたりしたこともあろう。この見究めることのできない発達の成果は，当然のこ

とながら，系統史のさまざまな時期の痕跡や残渣を含んでおり，また一時つくり上げられついで克服されてしまった多くの装置をまったく失ったこともあろう。したがってわれわれが，今日，精神病の表現を人格の個々の発達段階と関係づけようとする時，われわれにはほとんどすべての前提条件が欠けている。この試みを不確実な手さぐりですすめるには，われわれの内的生活の現象の根源を至る所に，子供の，自然民族の，動物の精神の中に追求し，どこまで病的状態の中に見失われた活動が個体史と系統史の発達の初めから新しい生命を得てくるかをしらべねばならない。このような観察法が提供する展望は，現在われわれの知識が不十分であるとはいえ，私には有望なもののように見える。それはわれわれのこの上もなく難しい主な課題，疾患形態の臨床的理解，を容易にするのに役立てられるであろう。

翻訳　臺　　弘

■解　説■

E. クレペリン著

「精神病の現象形態」

臺　　弘

　1920年，クレペリンが64歳の時に発表したこの論文は，彼が生涯の仕事とした疾患単位の分類——それは経過診断を主軸とする——に対して，横断面的な疾患形態をどのように分類するべきか，疾患単位との関連はどのようであるか，さらに病的現象の本質と内的連関はどのように理解されるべきかを論じたものである。この論文は，内村祐之著『精神医学の基本問題』に詳しく述べられているように，疾患単位概念に対するホッヘやボンヘッファーの症状群や反応型の見解，病的体験の認識方法に対するヤスパースやフロイトの現象学的あるいは分析的批判をふまえた上で，クレペリン自身の見解を整理し統合したものと考えられる。

　クレペリンの伝記は，ここに改めて記すまでもないが，古典紹介のシリーズの一部という意味で簡単に述べておくと，彼は1856年2月15日 Neu-Strelitz (Mecklenburg) に生まれた。フロイトと同じ生まれ年である。Würzburg の学生時代から精神医学に興味をもち，「急性疾患の精神病発症に及ぼす影響」という懸賞論文に応募して当選している。もっとも他には応募者がいなかったそうである。1877年，学生時代に Leipzig の W. Wundt のセミナーに出て強く刺激をうける。話は後のことになるが，Wundt のもとで，一時，私講師になり，心理を専攻しようとしたこともあったが，Wundt にとめられ，家庭の事情もあって精神医学に戻っている。

　クレペリンの生涯に書かれた論文の一覧表は Archiv für Psychiatrie 87：165-168 (1929) にのせられており，総数138が数えられている。そのうち心理関係の論文は約35で，臨床精神医学関係につぐ数である。なお心理に次ぐものはアルコール問題である。クレペリンの名は，わが国では精神科医以外には，精神

作業テストと関連して知られているが，このような作業，疲労などについての実験的研究は彼が長く関心を懐いていたテーマであった。またこれにからんで，薬物の心理的機能に対する影響も，彼とその弟子達によって多くしらべられている。彼が実験精神薬理学の開拓者であることは，あまり知られていないことではなかろうか。

さて前に戻って，彼は 1878 年に試験を終えて München の B. A. Gudden の許に学んだ。当時の感想に次のようなことが記されている。「そこでの第一印象はがっかりさせられるものだった。沢山の雑多な患者の集まり。無力な医者の仕事といえば，ただ挨拶をして大まかな身体の世話をするだけ。**精神病の現象形態**に対してはまったく科学的理解がないので途方にくれる他なく，自分で選んだこの仕事の重さを全身に感じた」と。40年後に同じテーマがこの論文の中で取り扱われていることを思うと，初心忘るべからずという言葉を思い起こさずにはいられない。

1882 年に Wundt のそばで研究しようとして Leipzig に赴くが，そこには落ち着けなくてまた München に戻る。ただしその間に気に染まぬ形でつくられた Kompendium der Psychiatrie（1883）が，生涯にわたって改訂され書き続けられることになった Lehrbuch の発端となった。

同年，München に戻り，精神病院に勤務し，7歳年上の Ina Schwabe と結婚。1885 年に Dresden をへて，1886 年に Dorpat の大学の精神科教授となる。30 歳である。1891 年に Heidelberg に移り，以後 12 年間そこにいる間に，彼の疾患分類体系の骨組が造り上げられる。Heidelberg では，協力者として Alzheimer, Aschaffenburg, Gaupp, Nissl（Heidelberg での彼の後継者），Weygandt, Wilmanns などの各方面にわたる俊秀にめぐまれた。呉秀三もこの時期に学んでいる。Heidelberg の精神神経学教室の 50 年記念講演は，同時にクレペリンの追悼講演ともなり，W. Mayer-Groß（臨床精神医学），H. W. Gruhle（心理学），A. Groß（病院精神医学），W. Weygandt（発達と教育学），E. Rüdin（社会精神医学），G. Aschaffenburg（犯罪心理学）などによって，それぞれの領域に対するクレペリンの貢献が語られている。

1903 年に München に移ってからの活動は，主として彼の Lehrbuch の 8 版と

9版に集約されている。彼の名声をしたって，ドイツ各地や諸外国から研究者が集まり，Münchenはドイツ精神医学のメッカとなった。クレペリンは第一次大戦以前から精神医学の総合研究所を設立することに努力していたが，それは1917年にForschungsanstalt für Psychiatrieとして設立され，さらにJ. LoebとRockefeller Foundationの援助によって，1928年に現在の建物を立てることができた。それは彼の名を冠した通りにあるMax Planck Institutの一部となっているものである。しかし彼は，この建物の完成を見ることなく，1926年10月7日に急逝した。享年70である。死の3日前，彼はLehrbuchの9版の共著者であり晩年の愛弟子であったJ. Langeに，新版の序言を口述し，死の直前まで必要な細事を指示したといわれている。

さて，この論文を読むと，クレペリンを時代おくれの記述精神医学の代表のように取り扱う考え方にとっては，思いがけないほどの柔軟さと広い視野を見せてくれるように思う。筆者自身もこの論文を内村先生に教えていただいてから，クレペリンを見直す思いがしたものである。しかし彼はこの中で悪戦苦闘しているようだ。けれども，にもかかわらず，しかし，とはいえ，などという反意的接続詞がこれほど多い文章も珍しい。

そこには心的防衛機制としての抑圧や妄想の情動性起因，精神病の反応的成立の考え方がとり入れられており，病像構造論が展開されている。しかしこの論文で見るかぎり，クレペリンには，結局のところ，患者の内的な精神的営みを理解しようとする試みは無縁のものとしてとどまっている。感情移入は詩人的であるから科学には無縁であり，体験の自己表現は誤謬を伴うからとして退けられてしまう。言語は意を尽さずとして大切にはされない。そこで患者の精神内界を知る手がかりとして残されるのは，表情と行動の観察であり，それを補助する手段としては，比較精神医学的方法と彼の呼ぶところの，性，年齢，人種，生活状況などを通じてさまざまの病像を比較対照する方法である。ここでも彼は開拓者であるが，今日の行動科学や文化社会的な比較精神医学に見られるような，個人と環境との動的な関連はまだほとんど意識されておらず，そのかわり生物的決定論と進化思想が彼の思考を導くための経となり緯となっている。それは一方で個人的特徴を遺伝と，共通的特徴を神経機構の層的構造と

結びつけるとともに，他方で個体発生と系統発生の進化論的解釈から，上部構造の破壊または停止による下位機制の解放という，彼の世代の時代精神にふさわしい見解が現れてくる。

　先人も既に述べているごとく，彼の教科書に見る患者の臨床像の記述は，目の前に患者を見るような生彩にあふれたものであるのに，心理的理解を自分から拒もうとする態度はどのように理解されるべきだろうか。また心理学的研究にあれほど関心の深かった彼が，要素的心理学にとどまっていて，それをほとんど臨床に反映させようとしなかったのは何故だろうか。最近，内沼はクレペリンのパラノイア論の発展と変遷を分析して，風変りな人間の風変りな人生という把え方がその主軸にあることを示したが，Kahlbaum から彼が受けついだ生活史，経過観察の視座が，現在から見れば彼の方法の欠陥と思われる多くの点をおぎなって，かえって新しい現在的な意義を示しているようにも思える。

　彼は現象形態だけでは彼の疾患分類を処理できないことをよく知っていた。とくに分裂病と躁うつ病の鑑別は完全にできないことを明言している。にもかかわらず彼は両者が異なる過程であることを確信していて，その本質の解明を将来に託している。それはクレペリンが病像の把握，心理的理解以上に，転帰の予測を科学的精神病学の使命と考えたという当時の歴史的状況と無関係ではあるまい。

文　　献

1) 内村祐之：エミール・クレペリンの印象. わが歩みし精神医学の道，みすず書房，東京，54, 1968.
2) 内村祐之：クレペリンの精神病像構造論. 精神医学の基本問題，医学書院，東京. 99, 1972.
3) Kolle, K.：Kraepelin und Freud, G. Thieme, Stuttgart, 1957.
4) Mayer-Groß, W.：Die Entwicklung der Klinischen Anschauungen Kraepelins. Arch. f. Psychiatr., 87；30, 1929.
5) Gruhle, H. W.：Kraepelins Bedeutung für die Psychologie. ibid., 87；43, 1929.
6) Groß, A.：Kraepelins Bedeutung für die Anstaltspsychiatrie. ibid., 87；50, 1929.
7) Rüdin, E.：Kraepelins sozialpsychiatrische Grundgedanken. ibid., 87；75, 1929.
8) 内沼幸雄：クレペリンのパラノイア論. 臺，土居編：精神医学と疾病概念，東大出版，東京, 1975.
9) Braceland, F. J.：Kraepelin, His System and his Influence. Amer. J. Psychiat., 113；871, 1956.

Gaétan de Clérambault
Automatisme mental et scission du moi[*]

G. ドゥ・クレランボー

精神自動症と自我分裂

<第1例>　Amélie, L. 46歳　独身の女性　修道院の下着係。
特別医務院 de C. 医師の診断書　1920年4月2日。「精神自動症。心的分裂。内部の声が彼女を制したり彼女の考えになりかわる。互いに矛盾しあう様々な感情。自分のことを第三人称の『人が…』〔on〕で話す。放心、口輪筋の半ば連続的な動き。精神運動性幻覚によると思われる呟き。
　なにかに強いられてとらされているように思える態度や表情や動作（尊大，もみ手，など）。
　神秘的で誇大的な話（自分は神様だと言う）。閉じこもり。不活発。拒食。
　自分のことを，きまった次のような類の言い方で話す。
　「『人が…』と人が言うとき，その人はまるで二人の人のことを言っているみたいです。人が，『人が』，と言うときにはその人は二重になっていて，喋っているのはその人だということなんです。そこなんですけれど，なにかその人よりももっと強いものがあるんです。その人が喋ろうとすると喋るなにかがあって，その人がもう喋るのをやめるとそれも喋るのをやめるんです。人が喋ろうかなと思うと途端にそれを差しとめるなにかがあるんです。他人の魂が，ひとつの身体にやどるなんてできませんし」。
　医務院宛てに書いた一通の手紙のなかでは，自分のことを第三人称（「L. さん…」）で言ったり，第一人称を使ったりしている（「私の病室，私の持物，そうしたものが気にな

---

[*] Œuvre psychiatrique, Tome II, P. U. F., pp. 457-467, 1942（1920 発表）
『精神医学』19 巻 5 号（1977）「古典紹介」所収

ります」)。その手紙には事務的なことしか書いていない (病室の整理)。子供っぽいところはあるが，しかしきちんとした手紙である。

医務院で初めて自分のことを分かってくれたのがとてもうれしい，と述べた。月経のことを尋ねられて，「お手洗いはすみました」と答え，なにか楽し気に心動かされている風に見えたが，それがなぜかは説明しようとしない。あとで，彼女がお手洗いのなかである秘蹟を見たということをわれわれに知られてしまうのであるが，それは彼女が浄められた女性であり，神を生むことができるということを示すものなのであった。この神は今や彼女のなかに居る，というよりそのままで彼女はこの神となっているのである。

医師たちと接したときの満足気な微笑や頬を赤らめるところに，性愛が表現されている。微笑と赤面が長すぎること。

不意に身振りを始めたりやめたりする。また，われわれの考えていることを推測してそれを声に出して言う。「われわれがあなたに尋ねたいことは，あなたの考えのなかになにか二重のものがあるのかどうかということなんですよ」，と。彼女の半分は，とうとう質問に疲れてしまって，もう答えるなとその半分がそそのかす。ところが，もう一方の，われわれに好意的なほうの半分が苛立ち，大声で他方を荒々しく斥ける。「人が答えたいんですから，ほっといてください。もうちょっと待ちましょうよ」。

彼女は大戦を予言し，それに影響を与えた。

要約　自動症，性愛，神秘性，誇大性。入院病棟における同様の態度（Briand 博士）。
臨床会議の聴衆のまえで，上述の記載と一致した態度を示す。ほとんど同様のきまった言い方を繰り返し，人びとのまえに出ることをとてもうれしがり，また，何人かの医師を見ながら，微笑し顔を赤らめる。

臨床的考察

この患者は一種の人格分裂を示しており，それが本来の「自己」を客体化させている。自分のことを客体のように語り，その点で，あの Falret の有名な「自分自身という人物」と呼ばれている患者に似ている。思考反響はみられない。あるいは，もはやなくなっている。その代りに，潜在的に続いている一種の自動的観念化作用を蒙っている。この観念化作用は聴覚性の現象からなるというよりは，むしろ精神運動性の現象からなるもののように思われる。

患者は内部の声（胸からくる声，とか腹からくる声）を，自分のものではあっても外部から吹きこまれるものとして感じとっている。このことを生き生きとした言いまわしで示して見せる。

患者たちがいつもこのようなものとして自動的思考をとらえているとは限らない。自動的言葉をそっくり異質のものとして感じとることもある。だから、あやつられたり、霊にとり憑かれたり、はっきり二重化させられたりする。こうした種々のとらえ方も、程度の差はあれ本質からすれば全く同一の機制を示すものなのである。

この患者は宗教的な環境のなかに居心地よく浸りきって、孤立した生活をしていたが、しかし少なくとも2, 3年まえからは一切の正常な活動から遠ざかっていた。食べることにも無頓着になり、一種の非肉体的生存を目ざし、それを信条とするに至った。

孤独な生活を営む人によくみられる気まぐれと、自動症の発展とのあいだにはなにか関連するところがあるであろうか。おそらくなにもない。しかしながら、精神自動症を基礎にした妄想が特に老嬢に多いことは、注目すべきことである。また、まさにそうした例においてそのような妄想が純粋な状態で観察されることが最も多い。

この患者は被害妄想者ではない。気分はむしろ楽天的である。自分がその中心となっている様々な現象に対して、苛立ちもせずによく耐えている。

彼女を誇大妄想者や神秘妄想者にしたてあげている心的な加工は、二次性の過程であるにすぎない。自分がその中心となっている様々な現象に対して患者が与える解釈の様式は、その推論だの楽天性だの、あるいは不信感だのの度合い如何によって決められるのである。また、その様式は、やはり前もって抱いていた考想の持ちまえによっても左右はされるが、しかしそれは単なる言いまわしであるとか心像に関してだけに限られている。**妄想そのものは、下意識から生ずる種々の現象、すなわち精神自動症、に対する反応、しばしば無疵(むきず)のままの推論する知性のその必然的な反応にほかならないのである。**

妄想は、この例では、もっぱら空想的な反応である。

特に老嬢の場合そうなのであるが、精神自動症に対する知性の反応が微弱か、あるいは全く認められないような類の患者も存在する。

＜第2例＞　Roger, P. 24歳　獣医学生

特別医務院 de C. 博士の診断書　1920年4月1日。「心気ならびに影響の複合妄想。発端は梅毒恐怖。最近は霊魂の憑依傾向。運動ならびに表情の面での，様々な抑止と暗示現象。数々の直観。強いられた緘黙と催眠にかけられての微笑〔ママ〕。聴覚性ならびに精神運動性の幻覚体験を思わせる外見。不意に起こす放心。内にこもった態度。呟き。自分のなかで，ふたつの催眠が競い合っている。

17歳のときに，おそらく軟性下疳。以来数々の心気的な強迫症。

兵役以後，種々の愁訴。2年まえから労働不能。様々な医者を歴訪。最近はパリにおいて悪化。女催眠術師と接触してから憑依観念と興奮が増悪。その催眠術師に対する感謝。部分的な病識」。

臨床的考察

　この患者においては，精神自動症の病相期に前駆して梅毒恐怖を主題とする心気的な時期が認められている。

　内省を伴った長期にわたる心的反芻が，この心気症を形成していたのであるが，その反芻と精神自動症とのあいだになにか関連があるであろうか。この点は，疑わしい。

　この例では，精神自動症は諸観念のほうよりは運動感覚のほうに関連している。患者は押されて導かれるように感じている。精神自動症のこうした運動優位性と，発端の心気症とのあいだには，なにか関連があったかもしれない。そのいずれにおいても，冒されているのは身体的自我の表象である。

　影響されていると感じる患者は，もはや自由には振る舞えない。上位の運動力は，彼の身体のなかに宿っているのかそれとも外に存在するのか。この問いに答えることが重要であるとは思われない。なぜなら，それはとくに患者の考え如何によって左右されるものだからである。したがって，それがどちらであるかは二次的にきまるもので病的な本質とは無関係であり，偶然的なものである。

　この患者は呪いを解いてもらいたいと望んでいる。

この種の憑依感は，しばしば躁病者に，特に酔っている躁病者に認められる。彼らはしばしば極めて活発な言語性自動症（韻をふんだ文句）と書字の自動症

（半不随意的書字）を示す。また，信号のような謎めいた動作や，さかんな身振りをしたりする。それは純粋に運動性の吹入を受けたものである。

この患者の無秩序な行為は，外来的な性質を帯びた思考によって強いられたものである。彼のうちにひとりでに生じてくる語句は，突発的でしかも莫迦げたものであり，ちょうど，入眠時において生じてくるのと同じような具合に生じてくるのである。そうした語句は，感動しやすい状態のときに知覚されると，軽い不安を惹起して不条理な行為をもたらす。患者は，われわれのまえで考えが定まらぬまま放心していることがしばしばある。**おそらくそこでは単純な聴覚表象が問題となっているのであって，それは極めて突拍子もない内容でしかも自我とはいたって疎遠であるということから，明白な客体性は欠くものの しかし偽客体性は獲得しているものである。**

この患者は，一体どの程度まで被害的であるといえるのであろうか。彼は苛立ち，ほとんど猛り狂わんばかりであった。彼は自分が受けている影響を，他人のせいにし始めている。一種の身体的支配下にあると信じこんでいる者やすべての心気症者のように，彼も危険な存在となることがあるかもしれない。

1）この患者は，妄想を抱くまえからすでに反芻したり内省したりするに恰好の素地を示していた。

2）被害的になるかなりまえから，幻聴があった。

3）数々の妄想的解釈は，自分の受けている種々の感じの説明を外部に求めようとするまでは，長年にわたって自分自身の心のうちにしまいこまれたままであった。

4）解釈的ならびに空想的活動の強さは，病前の気質に基づいていた。彼には空想的なところもあり，また解釈妄想的なところもあるように思われる。しかし，われわれにはうまく体系化された物語を話したことはなく，むしろ超現世的な諸力に思いをはせている。

この患者は，慢性化へと向かっているように思える。

＜第3例＞　Jean-Baptiste, G. 37歳　庭師
　この患者は，これまで2度特別医務院へ来院している。
　1919年10月17日付診断書 (de C. 博士)「慢性アルコール中毒症。抑うつ。知覚ならびに精神運動障害。漠然とした心的憑依。漠然とした誇大性。被害妄想。通りすがりの人からの侮辱。外部からの種々の声。ある女性の声。彼女はお世辞を言い，影響を与え，勃起させる。内部の声。自分の舌（言葉）が，目には見えないある存在者の考えをぴったりとらえる。したがって，舌が一種の受信機である。眠催術〔ママ〕から生ずる Blache と呼ぶ神秘的言語。宇宙進化論的諸発見（彼は，天気を予言する）。軽度の精神的無気力。病気をある程度意識。1916年に頸部のケガ。脈拍68，不整脈」。
　患者は2人の女性の声を聴く。その声のひとつは女友だちの声で，もうひとつは，陰謀のためにか金で雇われた Gélos という名の意地悪な嫉妬深い女の声である。他にも二，三の声が耳に入ってくる。また別な声が，家々から出る。言葉（舌）が抑えられ，考えが抜きとられ，自分より先に自分の喋ることが知られてしまい，自分の舌がある力でもってとらえられてしまう。
　それに，考えを脇道に外れさせられてしまう。あの Gélos が電気圧迫によって考えを失わせてしまう。このことについて彼は様々な回顧的解釈をめぐらせている。それらを証拠立てる話は数限りない，と言う。
　今は精神が病んでいる。というのも，あまりに皆に攻撃されてしまったからで，あまりにもなにやかやと言われて，気狂いにさせられてしまう。
　彼がアルコール中毒患者であることは明白である（多数の証人）。
　患者はのちに，Briand 博士により（精神薄弱，多形性および慢性化），Leroy 博士により（知能低下，被害妄想，精神運動性ならびに聴覚性の幻覚，誇大観念，興奮），Rogues de Fursac 博士により（幻覚妄想，妄想の急激な消失，静穏，3カ月以来仕事に従事。正常。1920年2月11日に退院），それぞれ診察を受けている。
　監察医務院への2度目の来院。de C. 博士の診断書（1920年4月9日）。「精神薄弱。幻覚症と体感障害を伴う精神自動症。空想的構築（富裕と迫害，世界的大ロマン）。
　慢性化は極めて確かである。精神的身体的憑依。彼を罰し支配し，徐々に殺害するような圧迫の数々。強いられる勃起，外陰部をつかむ爪。書いたり，その他のことを妨害する，思考への干渉。地位の高い人びとや後になって高貴の出であることが分かった同郷人たちによってなされたという説明。曖昧な解釈。人物誤認。楽天的。耳下腺ならびに前額部の受傷後，数次の期間にわたる（1916-1917年にかけ）アルコール中毒の時期。包茎。潰瘍を伴った亀頭炎。1919年に，すでに入院している。2回の監察医務院への移送は，全く同様の行為による。ある家のまえに佇立。その家から声がして，その家は彼のものだと言っている。脈拍60」。

この患者のアルコール中毒による妄想は，主として精神自動症のかたちをとっている。精神運動性幻覚という点からみると，典型的なものといえる。一種の外来的思考により，言語運動器官が専有されてしまっているということが，彼の場合には様々な阻害によって確かめられる。彼は，自分の言葉の動的な進行を極めてはっきりと描述する。「私の言葉が他人の考えにぴったり合う」。

　精神病院で，その精神自動症から急速に回復する。アルコール中毒者や躁病者の場合と同じような具合に治癒する。退院すると，再び過飲の影響で再発。

　他方，慢性に移行していくようにもみえる（それを支持するいくつかの情報）。初回入院のまえにみられた阻害の症状は，重篤なものであった。

　彼の状態は，少々の複雑さを伴うもので，あの幻覚型を想わせる。慢性アルコール中毒者における数次にわたる急性発作の後遺的残存状態を定義すれば，そういえよう。幻覚症は，その名の示すように主として極めて対象化された声から成り立っており，患者のある者は，それが本当の声ではないことをわきまえている。われわれは，治癒後6カ月目のあるアルコール中毒者について，（ただ呼びかけられるだけのかたちの聴取の）一種の単純化された幻覚症をみている。

　この患者の場合はもっと複雑である。それというのも，一貫した概念化作用の数々とか，精神運動性の障害，影響，憑依，さらには体感障害を伴う一連の観念の動きが問題となっているからである。

　かかる自動症症状は，亜急性アルコール中毒においてしばしばみられる。亜急性のアルコール中毒者のある者は，少なくとも一定の期間はほとんど単症状性にとどまっていて，性格の障害とか視覚性幻覚とか限られた聴覚性の幻覚とか不安とか，あるいはあるひとつの精神自動症しか示さない。

　われわれはしばしば，視覚性の幻覚と軽い不安とを伴ったあるアルコール中毒者においてその発作の始まりの様相として極めて明白な一種の精神自動症をそこにとらえることができたが，その極めて鮮明な自動症は，同時に，あるいは段階的に起こるよく知られた機制を含むものであった。そうした機制とは，思考反響，思考先取，反対症，対立連合，対話する声，等々である。

　アルコールは，それだけで直接にこうしたよく識られている過程のしかじか

のものを惹起し得る一種の反応体といえる。この患者は，先に述べた2人の患者の場合には何年も要したその過程と全く同様のものを，中毒症の影響のもとで僅かな期間に現実化させたのである。つまりアルコールはこのような症例において検証のお膳立てをしてくれているのである。アルコールは無意識のかくも錯綜した機制のなかのある種のものを解放するが，それらは中毒性であれ錯乱性であれ精神病においてひとつひとつ個々に機能し得るようなものなのである。

この患者は様々の体感異常を呈している。アルコール中毒者においてはありとあらゆる過程が，上述のように同時に，つまり一方から他方が生ずるという具合いにではなしに，出現し得るのである。

体感障害は，他の患者の場合にもこの患者の場合と同様に精神自動症と対をなしている。すなわち，感覚自動症を形成している。

アルコールは，自動症のこの2つの型を容易に促し生じさせる。精神病の様々のものについても，しばしば同様のことがいえるもののように思われる。

これらの幻覚性の基底的な障害に対して，われわれの患者は一体どのように反応したであろうか。解釈性の反応であろうか，空想性の反応であろうか。もっぱら空想の働きによってである。すなわち，財産が手に入る，しかじかの家は自分のものである，という具合いに。

これらの考えは，推論とか直観から生じたものではない。それらは下意識から生じている。それは，多少ともはっきり聞こえる声によって，告げられている。彼がある家のまえに佇立していたのは，ある声に従ったからである。この患者自身は楽天的である。彼は被害妄想を経過することなく誇大妄想の傾向をもつに至っている。ということは，彼自身の気分に従って反応しているわけである。つまり精神的な自動症の基底をもつ妄想者であり，被害妄想者ではない。

総　括

これら3人の患者には，共通する特徴が数多くみられる。

1）自己における一種の分裂を起こす傾向を伴った，著明な精神自動症。この分裂に対する解釈の様式は，患者のもつ空想的あるいは解釈的な能力次

第で決まる。その様式から生ずる説明的構成にもち出される本体は、その大半がその時代、その環境、その文化と関連した既存の諸観念(悪魔、動物、催眠術、無線通信)に依拠しているもののようである。ただ単に解釈性の精神活動のみが、その様式を被害妄想者のそれにしてしまうもののようである。さらにまた、この活動性は、いつも認められてきたことであるが、すでに形成されていた不信によって、つまりパラノイア的性格によって支えられることになろう。

内因的な説明をとるか外因的な説明をとるかという患者の説明の方向づけかたもまた、知覚やそれに伴う感覚(性器的なものなど)の様々な色合いと、直観的、精神運動的、聴覚的諸要素の相互の比率とに依拠している。

2) ここにあげた3人の患者には、解釈的なところはほとんどみられない。彼らが反応するのは、もっぱら空想に応じてである。同時に楽天的である。**空想的活動と楽天性とは実際に様々の妄想においてほとんどつねに結びついているものである。**そして空想性の被害妄想は、非常に系統的であることは決してないし、著しい敵意を帯びるようなこともない。**そのような患者は被害性のない被害妄想者と呼んでもよいであろう。**

3) 無気力でしかも知的に劣っているような老年の女性の数多くにおいては、加味される精神的活動は痕跡的で、他人に対して解釈をめぐらせるような活動はみられず、反応への動向も全くない。こうした例は、**仮性の被害妄想者**といえる。警官の注意を惹き、彼女らを特別医務院へと移送させることになるのは、むしろ彼女たちの憐れさの故であって、はなばなしい反応の故ではない。**彼女らの自動症はそれだけのかたちで孤立して現れたり、ある場合には傲慢で性愛的なちょっとした作話がそれに加わっていたりする。**こうした老嬢たちは極めて長年にわたり完全に孤独な生活をしている。手紙も来ないし訪問客もなく、10、15、あるいは20年にもわたって全く人に気づかれずに暮らしている。こうした、いわば棘のない妄想病の型は、老嬢たちに特異的にみられるものである。

4) 種々の幻覚を伴う数多くの妄想症においては、事象の2つの次元を区別する必要がある。すなわち、

a) 根源的事象、つまり精神自動症。

b）続発性の知性的構築。これのみが，被害妄想病の名に価するものである。この妄想の系統化の程度は，既存の知性的な資質によってきまる。

5）自動症は極めて根源的な現象であり，この基盤の上に多種多様な二次性の妄想が構築され得るのである。同じ自動症の症候群においてもある患者は解釈によって邪推の妄想をつくり出し，別な人は空想によって誇大的な妄想を，また他の者は神秘的，色情的，さらにはこうしたものの混合した妄想を作り出すことになろう。

このような考えかたからすれば，いわゆる被害的とされる妄想の幻覚性の部分（感覚性，知覚性，運動性）が，むしろ基本的で根源的である。被害的な観念は加味された精神作業であって，患者は二次的に被害妄想者となるに過ぎない。

原発性の被害妄想者といわれる者には，知性的妄想者，すなわち純粋な解釈妄想者と，他の機制を伴っているが，好訴者しかいない。彼らの場合には被害的な観念が原発的根源的かつ支配的である。それらの患者は被害妄想者であり，そのままでそうなのであって，またそれだけでしかない。

6）種々の体感異常は，それらの知性的側面への反響という観点からみると，精神自動症と対をなしている。全く同じある体感性の基盤の上に，形の異なる様々の妄想が構築され得る。全く同じ体感障害を伴っておりながら，ある人は単に心気症となるかもしれないし別な人は被害を伴うことなく体内の憑依妄想を作り上げるかもしれないし，さらにまた別な人は被害を伴う体内憑依の妄想を作り出すかもしれない。一番目の者はもっぱら抑うつ的な反応をし，二番目の者は空想的な反応をし，三番目の者は空想と同時に解釈的な反応をしたわけである。こうして全く同じ所与から様々の違ったものができあがるのはなにによるかといえば，それは明らかに気質の違いによるのである。色々な患者についてみると，同様の諸要素（抑うつ，臆病，空想，解釈傾向，猜疑心）もそのすべてがそろって現れることもあれば，すべてはそろわないこともあり，またそれぞれの強さがいろいろと違っていることもある。

7）〔欠〕

8）体感異常はしばしば精神自動症に合併してみられる。本来の精神自動症

の障害（思考反響，行為の言表，内的対話，種々の運動性幻覚）は，慢性患者においては純粋に受動的ないわば感覚性の障害としばしば合併してみられる。特に感覚性の障害は，ときによると心地のよい場合があって，それが色情的あるいは神秘的な方向に向かわせるように寄与していることがある。

体感異常の諸障害を惹起する原因は，精神自動症の障害とまさしく同様に中枢性の場合が最も多いに違いない。体感異常の障害も精神自動症のそれも，双方ともおそらくはほとんど同一の異常亢進から生じていると思われる。つまり，体感異常障害は一種の感覚自動症なのである。この意味合いでこの2種の事象の他方を兼ねたものが云々される。

9) 被害妄想という用語は経験的命名のひとつであり，ある精神病の進行した段階の自立の部分に当てて用いられたものであり，その精神病の発病や発病様式は，被害妄想そのものとはその本質において極めて異なるものである。〔妄想性の〕解釈の精神作用と観念内容の体系化は付帯的な現象にすぎないのである。つまりこの両者は，無意識がおしつけてくる材料をもとにした意識的で，それ自体は全く病的でないかあるいはほとんど病的ではない精神作業に由来するのである。その妄想の現れた時点では，その精神病はすでに古いものだといえる。妄想は上部構造にしかすぎない。

10) 精神自動症は，純粋な状態のまま長期にわたって，ときには永続的に，存続することのある一種の根源的な過程である。それのみでは迫害観念を生み出すに十分ではない。被害観念は，それが現れるのは二次性に現れる場合に限られている。それは説明のある試みに由来しているが，同時に一種の素質，敵意を抱く素質（パラノイア的性格）に由来するのである。

同じような説明の試みも，それが空想的な能力とか楽天的な気分とかを伴ってなされるとなると，神秘妄想や誇大妄想をひき起こすことになろう。

精神自動症それ自体にはなんの敵意も含まれていない。それが純粋な状態で持続する場合には，漠然とした楽天的な一種の心的傾向を帯びる。患者は嬉しがらせられもし，声は相手をしてくれる。悪くすると，自分が中心となっている種々の経験にうんざりさせられもする。しかしそうした経験も，本人を害するようには仕組まれていない。

それからまた空想妄想は，それ自体どちらかといえば悲観的であるよりは楽天的なものなので，そこに一層精神自動症の患者が好意に満ちているということの理由がある。

　以上の諸々の理由から患者は自信に満ちた誇大的な態度で医学的な検査に臨むので，その態度から，知性的被害妄想者および系統性の幻覚性被害妄想者とははっきりと区別できる。

　11）要約すると，精神自動症は一種の症候群であり，それは精神病のかなり多くの数々のものにあって基本的なものをなしているように思われる。妄想の体系はそれに重畳されており，時間的にそれより後のものである。

　極めて多彩な外観を呈する数々の妄想（神秘，誇大，被害，憑依）も，その出発点としてやはり同じひとつの過程を有しているのである。臨床上そのような数々の妄想に与えられている名称は，付加される妄想のことを指しているのであって，基本的な障害を指すわけではない。特に，精神自動症を基礎とする被害妄想は，二次的に被害妄想であるにすぎない。この場合の名称は，厳密には，その病勢の衰退する一病相期にのみ適用されるのである。それにその名称は臨床上この上なく便利でそれ以外には呼びようがない。

　精神自動症はそれ自体にはなんらの敵意も含まれていない。被害妄想の患者でこうした出発点をもち，そしてそのもの〔精神自動症〕の優位性を保ち続けている者と，それとは別の被害妄想者とは，医師のまえで示される外観のありかたや，さらに一般的には司法医学的反応が極めて弱められた程度のものでしかないということによって，極めて明確に区別される。

　12）そうした付加を免れた精神自動症だけがあるような精神病は，疾病分類のなかで別にひとつの位置を与えられてしかるべきである。そうした精神病は他の精神病の研究にとってひとつの有効を基準な為すものである。

　　　　　　　　　　　　　　　　　　　　翻訳　髙橋　徹・中谷　陽二

■解　説■

G. de クレランボー著

「精神自動症について」

髙橋　徹

　ここに訳出した論文は，De Clérambault が Y. Porcher 博士と共著で Bulletin de la Société Clinique de la Médecine Mentale, avril 1920（pp. 110-）に発表したもので，De Clérambault の精神自動症に関する論文のおそらく最初のものと思われる。彼は，1920年から27年にかけて，この論文のように主として慢性幻覚精神病の症例報告にことよせて精神自動症を論じた論著をいくつか著している。そして1927年には，Blois で開かれた Congrès des Médecins Aliénistes で De Clérambault の精神自動症が議題に取り上げられ，活発に論議された。

　自動性（automatisme）は，意志的，意識的に生ずる現象と対比され，自生的，機械的に生じ，しかし決して偶発的ではない現象をひろく指す言葉であるが，De Clérambault は慢性幻覚精神病の病像の分析を通じて，各種幻覚，精神幻覚，精神運動幻覚からなる症状の一群を取り出して精神自動症 Automatisme Mental と名づけた。そして，すでに1905年には，診断書記述の際にこの言葉を用い始めている。彼が特に注目していたのは，この臨床的症状群のうちでも特に微細な症状の一群で，はっきりした幻聴のように客体化された声にまでは至らない，例えば未分化な思考反響の如き status nascendi の幻覚の数々で，それらは観念性，言語性，観念言語性の自動性現象であり，明確な観念性，感覚性，運動性の諸幻覚と対比して小精神自動症と名づけられている。この点について，彼は1924年に著わした小論で以下のように述べている。

　「かれこれ18年来，監察医務院の病棟で，多少とも系統化された慢性幻覚症の患者に関し，週に何通となく，次のような言葉で始まる診断書を出してきた。『顕著な，そしておそらく初発した精神自動症——精神自動症に基づく妄想——精神自動症ならびに幻聴』。それにしばしば続けて，『最近始まった被害念慮——

最近始まった幻聴』。

　この自動症に私は次のような古典的な現象を含めている。すなわち，先行思考，行為言表，言語衝動，精神・運動現象への諸動向，それらについてしばしば特に言及してきたところである。これらは Baillarger によって記され，Séglas がみごとに描述した現象である。それらを私は幻聴，つまり客体化されて同時に個別化されてしかも主題をもつ声，と対比させてとらえる。また，完全なる精神・運動幻覚とも対比させてとらえている。実際これらふたつの声，つまり聴覚性の声も運動性の声も，ともに上述の諸現象に比べればより遅く発現するものである。

　精神自動症という用語を以上のように狭く限定してしまうことには多くの異論もあろうかと思う。むしろ，《小精神自動症》とでもいえたであろう。私はどうも《mentisme》[注1]という語を当てたくなかった。なにか適切な用語はないかと探しているところである。暫定的にではあるが，この臨床的実在をもつ上記の群は，仮りの名のもとで誰にでもすぐそれと認めてもらえている。

　ところで私はこれら上述の群を取り出すにあたって次の点を強調することで，いささかの新味をもたらし得たものと思っている。すなわち，(1) これらの現象の本質的に中性的（neutre）な内容（少なくとも最初のうちは中性である），(2) その性状の非感覚性，(3) 精神病的衰退において皮切りの役をとること。

　中性的内容。それらは単に思考の二重化のみからなる。非感覚的性状。異質化する思考は，思考が通常とるかたちにおいてそうなるのであって，つまり，未分化形態のなかでそうなるのであり，はっきり感覚的形態をとるのではない。この未分化形態は――ある場合には漠然とした，しかも断片的な多様の感覚要素を伴い，またある場合は感覚要素を欠いた――抽象的なものと，様々の動向との混合からなる。皮切りの役。上述の諸現象は，今までは偶発的ないし遅発的な随伴症状と目されてきたが，私は逆に，これらの現象が，大多数の場合に，精神病の最初の兆候となっているのだと思う。

注1) Ph. Chaslin (1857-1983, Bicêtre 病院の精神科医) による。観念が次々にとめどなく浮かんできて抑えられない現象で，精神衰弱者にしばしばみられる。

このように考えると，いわゆる幻覚は，それが聴覚性のものであれ精神・運動性のものであれ，いずれにしても遅発性であるということになろう。知性の最も繊細な機構がまず最初に冒され，ついで明確な感覚障害が始まることになる。(…)

以上のように定義される精神自動症は，自律性の過程である。それは極めてしばしば単独で見出され，それ自体にはなんら妄想を含まず，そして妄想は，始まって何年もしてからつけ加わる。加味される妄想は，本質的にはその個人のもつ表だったあるいは隠れた素質から生ずる。最もありふれた付加は，二次的な意味でのごく僅かな量の敵意の発展であろう。一方では，あるいはそれと同時に，神秘・野心・恋愛の想念が発展してくる。

精神自動症は，それだけでは患者の性格を著しく変えるだけ十分な力はもたない。被害的な方向へと変えるという点ですら，そうである。

被害妄想者とされる患者の大多数は，仮性の被害妄想者の域を出ない。かなりな程度に系統化されているような場合ですら，そういえる。もしも妄想者が著しい敵意を示し顕著な系統化をする場合には，その敵意の新たな契機となったこの自動症の発現以前に，すでにパラノイア患者であったか，あるいは解釈妄想者であったのだといえる（われわれは，このふたつの形態を区別している）。

自動症は，そうした〔患者の〕性格や知性の形態とはなんらの因果関連ももたない。したがって Magnan の系統的幻覚精神病は一種の混成の精神病である。他のすべての慢性幻覚精神病もやはりそうである。精神自動症と同時期に始まる多少とも不明確な前痴呆期変質が，不条理な想念や感情の変質の補完的原因となっている。

これまでは精神自動症のみを取り上げて考察してきたが，それは他のふたつの自動症と分けることはできない。そのふたつは精神自動症と結びついておりしかも同類で，その性状を一層明確に示している。すなわち，感覚自動症と運動自動症とがそれである。精神自動症，さらにはこれら三重の自動症は，一方では幻覚症の各種のものや，多少とも系統性の精神病に認められ，また他方では亜急性の中毒精神病や躁病にも認められる」。[注2]

De Clérambault は，こうした微細な中性的な非感覚的な無想念的（anidéique）

な精神自動症の出現に対して，患者たちが少なくともはじめのうちは感情的に中性的でしかもなんらの不安な念慮も抱く様子なく，むしろ軽度の多幸的気分さえ抱いていることを，しばしば指摘している。彼によれば，精神自動症は妄想という彫像を待つ台座にたとえられるもので，慢性幻覚精神病にみられる被害的，憑依的，神秘的，等々の妄想は，初発する精神自動症に対する感情や知性の反応として生じてくるものと解される。中性的内容，無想念性，機械的，等の性状をもつこの精神自動症は，その原因を感情の動きや知性の働きに求めることはできない。彼はそこで神経病理学的な原因を想定し，1925 年に著わした論文では，慢性幻覚精神病は感染症や中毒症や神経の変性や外傷などの遅発性後遺症であり，神経病の範疇に入れられるものだと述べ，精神自動症は，そのような後遺症の侵襲が，中枢神経系の局所的興奮などを生じさせ，その病的興奮の流れの派生によって生ずる症状群であるという構想を打ち出している。この仮説は，翌年著した論文で一層詳細に説かれている。例えば，思考反響に関しては次のように述べている。

「思考反響は，全く機械的な起源をもつ現象で，その機制は派生の一形態でしかないと思われる。純粋に記述的な観点からすれば，思考反響は同一の考想の別々なふたつの表出へと至る流れの分岐の結果とみることができる。このようなたとえは，実態をよく写しているたとえといえる。近接しているふたつの回路が，同じ神経衝動を受けて全く同じ効果を生むことは別になんの不思議もないことである。もしもゾーンからゾーンへの代替の道筋が数多くあれば，そして同一ゾーン内にそのようなものが存在する場合はなおさらのこと，それらの代替路自体が派生の道筋として働き得ることになる。思考に付随する興奮の数々と同じように，反響においても神経衝動のずれが起こっていると考えられる。ただし，反響の場合は，その出発点と道程とが本来の回路の上にのっていると考えられる」。彼は，同様の機制が行為言表や書字反響や行為批評，等々の症状を成り立たせていることを指摘し，また反響は，これらの症状のように同

注 2) G. de Clérambault : Discussion de la communication de Revault d'Allonnes : "Psychose verbo-motrices à trois phases cyclothymiques." Ann. Méd-Psych., janv. 1924（pp. 84-）

期的に生ずるばかりでなく，先行したり遅発したりすることも起こり得る，と述べ，こうして自動症現象の数多くのものを反響症状群としてとらえなおしている。

ところで，病的興奮の流れの派生によって一層複雑な現象が生じてくることも当然考えられる。彼はそうした複雑な派生の機制によって，人格が分裂して第二人格が形成されることを説明している。この第二人格は一種の連合体系で，病的興奮の派生による様々な放散により，以前は正常であった連合体系に付加される入り組んだ連合から構築されたものだと説いている。それは，機能のひとつのまとまりで，正常な機能を成り立たせているのと同じ組織を導体として用いながらも，その組織の導体の網の目のうちのどれかをとくに選択したり阻止したりしているものだと述べる。このようなことが起こるのも，病的興奮の不自然な流れが，次第に導体そのものを変化させてしまい，組織の導体の網の目がやがてそうした不自然な流れに好都合な機能を成り立たせてしまうようになるからだと説明している。こうして，反響思考や幻覚症にみられるノンセンスな自生思考から漸進的に観念性の複合化が起こり，情動の働きによる干渉が加わり，次第に第一人格と競い合うようなひとつのまとまりが生じてくる，という。第二人格が用いる語彙が，粗野で，その考想のレパトリーが，淫奔で糞尿譚めいていて悖徳的（はいとく）であるのも，一般に派生はもっぱら下行性の放散の形態をとり，精神現象の最も高い水準のものが派生によって産み出されることは稀にしかなく，仮りにそのようなことが起こったにしても，極めて不ぞろいでそのような現象の産出は極めて突飛なものでしかないからだとしている。

以上，駆け足で De Clérambault の精神自動症学説のごく粗けずりな紹介をしたが，一口に言えば，それは「ひとりの天才的精神科医によって極限までおし進められた，C. Wernicke[注3] の所産である精神医学における機械論的構想」(H. Ey) である。この学説に対しては，当時さまざまな立場からの批判があり，特に力動論の立場からは，精神病理現象の一面しかみていない機械論として批判された。

注3) C. Wernicke (1848-1905)。Breslau の教授。神経病理学の創始者のひとり。

精神自動症という用語は，今日でも（フランス精神医学において）しばしば用いられているが，De Clérambaultの理論的解釈はもはや余り顧みられなくなってしまっている。

　しかし，彼の症例分析を読むと，そこに古典的機械論者の臨床観察の確かさが読みとれるように思われる。自律的，原生的，中性的，非主題的，無想念的，等々の言葉は，精神自動症の鍵言葉であるが，それは同時に彼の観察者としての立場をもよく表現しているように思える。彼は，病棟で長年患者と過ごす精神科医と違い，パリ市の警察庁の一室で，極めて限られた日時のなかでいわば一回勝負の診断業務にたずさわっていたので，抜け落ちた面は別として，ともすれば患者への治療的かかわりによって隠されてしまう精神病理現象の一面をかえって鋭く見抜いていたといってもよいであろう。

文　献

G. de Clérambault：Œuvre psychiatrique, Tome II, P. U. F. 1942.

E. ミンコフスキー

精神病理学に適用されたベルグソンの思想

　精神医学者に対してのみならず，心理学者に対して哲学が危険なものであると警告されることがよくある。このような警告がなされるについてはそれ相当の理由があることは明らかである。現在では事実を観察する場合，以前になされていたように抽象的思弁をもってすることはできないようになってきている。

　しかしながら少しく反省してみると，事態は複雑となってくる。まず第1に，すべての経験科学の出発点と考えられるものは観察された事実であるが，それはそのようなものとしてわれわれに与えられておらないのである。すなわちそれはすでにある混乱の結果生じたものである。何とならば，われわれは常に，それが生命であるところの持続的な運動の中でそれを部分的に分析しているといえるからである。

　われわれはある1つの理論体系が一体どこに関係しているかという重要な事柄を決して忘れてはならない。そうでないと，われわれがその理論を一般化して，どうしてもそれによってわれわれの考えを進めていかねばならないとき，

---

* F. J. Farnell 訳, Journal of Nervous and Mental Disease, 63 ; 553-568, 1926
『精神医学』17巻4号（1975）「古典紹介」所収

最初の分析の限界をこえて，実在をいつわるにすぎないような一般の概念に達してしまう危険をおかすことになるからである。そしてこのような概念は生命の本質的要因とどこまでも並行しているもので，直接に生命にふれることができないものであり，実在の部分，すなわち特殊科学の目的のために"観察された事実"からなる実在の部分の中にある概念ではなく，その部分の外に残された概念なのである。最初の分析によってこの科学はその一般的な性格を規定され，それによって科学に限界が付与される。ここでいいたいことは，これらの限界の存在を忘れてはならぬということであり，さらにいうならばその限界をためし，それを正確にすることである。これは確かに緊急にして困難な課題である。

　実験心理学や生理学的心理学にはかつてそれぞれに輝かしい勝利の時期があった。これらの科学は，その研究結果を物理学的に曲線や図形にして表すことができ，あるいは心的生命のあらゆる現象を神経中枢の中に起きる生理学的機制に還元することができることを誇らかに語ったものである。

　しかしわれわれは今日このような方法では，ちょうど実験のうまくできる，あるいは曲線に表し得る，また少なくとも生理学的な事実と類似点のある心的生命の要素のみしか考察されておらないことを知っている。それらの方法はこれを一歩も出るものではない。心的生命の主要な部分，本質的な部分はそれらの方法の届き得る範囲の外に残されてしまうものである。そのような根本的な真理について不注意であったために多くの心理学者や精神医学者が粗暴な唯物論におち入り，その弟子たちにはこうした哲学に足をふみ入れないように警告し，この危険をさけることによって彼ら自身も成功したように深く思いこんでいるのである。

　随意運動の問題はわれわれの精神運動性活動の研究の基礎になってきている。したがってある人は意志という精神現象を随意運動がその基礎であるといったような見地から研究しようと試みた。しかしわれわれの生活において，かつて腕をあげ足を動かすような馬鹿げたことをのぞみ，あるいは意欲したことがあったであろうか？　決してそんなことはない。われわれの意志は常にわれわれの人格的自我をこえて，われわれの外部にその目標を固定しながら空間

の中に進んでいくものである。このことは意志の本質的な性格の1つを構成している。われわれが精神生理学においてきわめて有益な事実である随意運動の概念に達するのは，このような本質的な意志の性格を無視したときに初めて達し得るものなのである。しかし問題がより根本的となって，環境との根本的な関係におけるわれわれの行動を研究し理解しようとする場合には，それだけではまったく不十分であることは明らかである。

　従来，心理学においては人間の性格を感覚，知覚，表象，感情，意志の集合とみなそうとした。いわばそれは色々な要素からなる一種の寄木細工を作るようなものである。その場合われわれは，それらの部分が時間的存在として組織されていることをまったく無視してしまっているのである。このようになれば，われわれの生命の最も本質的にして，他に還元できない要素の1つが捨てさられたようなものである。われわれは発展に必要なもの，すなわちわれわれの行動の強力な挺（てこ）について述べたい。かつて自己自身の内に1つの感覚，1つの希望，あるいは孤立した1つの意志などというものを知覚した人があったであろうか？　そういうことはあり得ない。これらのすべての要素は中断されることなしに相互に結合されつつ，1つの別のものになっていくのである。ここで挺といったのはそういう1つの別なものなのである。

　どのような固定された目標であれ，それが最初考えられたときには，ただ暫定的価値しかもたない。何とならば，時間的存在にとってはたとえその目標に達しないときにすら，すでにわれわれは実質的にはその目標をこえてさらに進んでいるからである。われわれは一応目標を固定はするが，しかし同時に運動や進歩を求めて絶えず前方に向かっているのである。あらゆる個人の作ったものが，われわれによって価値をもつのは，それがさらによくなるであろうという希望をわれわれに起こさせる時のみである。毎日毎日の生活において，しばらくその歩みを止め，ふり返って今までにあなたのやったことをあなた自身に尋ねてみなさい。もし新しい希望や未来への意欲がきらきらする輝きをもって，諸君に新しい生気を与えてくれないならば，諸君は諸君の背後には空虚しかないことを知り，あらゆる期待も，諸君の過去の一切の努力もまったく失われてしまうのである。

これらの2，3の例から分かるように，何といわれようと，心理学において，もしそこに何か危険があるとすれば，それは哲学の危険であり，それをさけることはできない。少なくとも何らかの体系が問題になるかぎり，心理学，あるいは精神医学は哲学なしにはやっていけないのである。しかしこの領域において体系を用いることは，われわれの科学の最も重要な問題である人間精神の最大の神秘にほとんど触れんばかりにならないであろうか？

　われわれが哲学なしにやって行けなくなる瞬間から，誤った概念に知らず知らず落ちこみ，恐るべき素朴さを示すよりは，むしろここから先は哲学なしにはやって行けないことを認識したほうがおそらくずっと堅実ではなかろうか。心理学，精神病理学は哲学と接してのみ得るところがあるのである。何とならば，あらゆる真の哲学は心理学的観察や知識の汲み尽しがたい源泉であるからである。

　もし以上述べたことに対してなお少しでも疑義があるならば，ベルグソンの著作を読めばただちに疑義は消えるであろう。ベルグソンにおいては最もすぐれた形の心理学上の問題が哲学的考察ときわめて密接に結びつけられているために，われわれははたしてそれが心理学的研究か，あるいは哲学的研究か分からないくらいである。

　われわれはここでベルグソンの考えを詳細に述べることはできない。またその必要はほとんどない。彼の色々な考えはまれにみる迅速さをもって拡がり，われわれの知識の種々の領域に影響を及ぼしたのである。ここではただベルグソンがたてた本能と知性の間の根本的な対立を想起するに止めておきたい。本能は生命の形式に範をとって形づくられているが，これに反して知性はその本来の生命に対しては，これを了解することができないことをもってその特徴としている。知性はまさに自然の手から生じてくるものであり，その主要な対象は固形のものであり，有機化されないものなのである。知性によって明らかにされるものは単に非連続なものと運動しないもののみである。知性はただ死せるものにおいてのみ安らぎをおぼえるのである。知性はあたかもそれが生命のない物質を冥想することに魅せられているかのごとく常に一定不変な態度を示

すものである。知性が生きたものに向かい，有機化に面したとき驚愕を示すのはこのためである。

「知性が歴史の各瞬間において新しいものを逃してしまうのは，それが常に与えられたものをもって再構成しようとしているからにほかならない。知性は予見できないものを認めない。そして一切の創造をしりぞけるものなのである」。

かくして知性は反復されるものに集中し，同一のものを同一のものと結びつけることにとらわれてしまって，時間の視界から背をむけてしまう。知性は一切の流動するものをしりぞけ，その触れるすべてのものを固形化せしめるのである。われわれは時間を現実的なものとして時間について考えるのではなく，それを生きているのである。

精神病理学は遅かれ早かれ，ベルグソンの概念がいままでの普通の心理学的解釈では説明できなかった問題にたいして，はたして新しい光を投じ得るか否かをいつかは問わずにおれなくなるであろう。同時にこの考えによって，病的現象と偉大な哲学者の天才的直観によって証明された事実とがいかなる点で協調するかを知ることができるであろう。このような試みはきわめて当然な試みである。

病的過程はある選択的な仕方で作用している間にしばしば，種々の機能を分離させ，それらの機能を純粋な状態で示すものということができる。

生理学はそこに関与してくるあらゆる要素が錯綜して複雑なために，それに幻惑されてその研究が成功しないことがあるが，そのような場合でも病理学が成功をおさめ得ることがしばしばあるものである。生命においては，知性と本能，いいかえれば，固定したもの，生命はないもの，あるいは空間に関係している心的要素と，他方，生きられた時間の持続性に関係している要素とが互いに混じて，調和的全体を形成している。これら2つの要素のそれぞれは，それのみでは自己の存在を確保するに不十分であって，それぞれ自然な適当な仕方でその行動範囲を規定しながら，他の要素を補っているのである。しかしながら，その調和は病的徴候の影響をうけて注目すべき障害をこうむらないものであろうか？　たとえばまず最初に本能が侵されないだろうか？　その場合，知

性はその本来のつなぎとめるものを奪われて途方もない不調和を呈するのではなかろうか？　またこのようにして知性は良かれ悪しかれ本能の障害による欠陥を満たそうとするのではなかろうか？　このように本能が1次的に障害されているとき，それに逆比例して2次的に持続に関する要素を何とかして保存しようとしたり，あるいはその変形をきたしたりはしないものであろうか？　当然このような問題が生じてくる。これらの問題はわれわれの前に広い領域を開き，後ですぐわかるように，それらはわれわれを抽象的な思弁に導くものではなくて，事実に導くにほかならない——事実とは今までは無視されていた事実であり，心理現象に対する普通の方法では理解されなかった事実である。

　われわれはまず精神病理学が現代まで分けていた2つの大きな過程を比較してみよう。2つの過程とは精神分裂病の過程と麻痺性痴呆であって，ともに特殊な末期状態に陥るものである。最近多くの学者がこれら2つの病的過程の根本的相違を主張している。しかしこのような相違があることは明らかであるにもかかわらず，それを明らかにすることは非常にむずかしいのである[2]。
　われわれは麻痺性痴呆の知能障害を簡単に判断と記憶の消失と定義して一応何の不都合もない。しかし精神分裂病の欠損の場合には事情が異なってくる。それはまったく違った問題である。"狂気"（insanity）という言葉は今日なお時に用いられてはいるが，精神分裂病の本質的障害をほとんど言い表してはいない。しばしばそのような患者の知性がわれわれの考えているほど侵されておらず，あたかもねむっているにすぎないかのように，痴呆の衣を着ているすぎないことを発見して驚くことがあるのである（Chaslin）。非常に進行した精神分裂病においてさえも心性の根本的機能は，それをしらべるほど，ますますそこには何らの障害もないことが分かるのである。最も特異なことは，記憶は精神分裂病の場合には保たれているのであって，この点では実際の痴呆とは逆である（Bleuler）。しかもこのような精神分裂病患者はしばしば一見したところまったく植物的，自動的なちょうど白痴のような生活に陥ることがあるのである。
　一体彼らに欠けたものは何であろうか？　われわれはここで精神分裂病の本質的な障害を精密に述べようとするすべての試みをあげることはできない。わ

れわれはただ1つの結論に達し得るにすぎない。それは現在の心理学の観念が低下した知能による精神の損傷を定義するとき用いられたと同様に，それらの観念が精神分裂病の欠損に関する点でも同じようにその定義に役立つということである。換言すれば，それらの心理学の観念は少なくとも価値において精神分裂病で侵されずに残っている機能をめざしているにすぎないのである。精神分裂病的不調和 (discordance)，あるいは精神の内部における失調 (intrapsychic ataxia) などの表現がいま問題になっている特殊な障害の概念をわれわれに明らかにすることは確かである。しかしながら，これらの概念は正常の精神において一致，統一，調和を創造しているころの要因が規定できない間は依然として不十分である。これらの概念が真に明瞭な価値を精神分裂病の領域においてもつようになり，それによってわれわれが精神分裂病過程と，知能低下との間にある根本的な相違を正確に述べることができるようになるのは正常な精神の要因が定まった場合においてのみである。

　われわれがここでこの論文の最初の部分において述べたことを心に銘じて研究しようとしているのはまさにその相違なのである。同時にわれわれはこの患者において欠けているものを証明することで満足しているわけではない。われわれは彼らの中に侵されないで残っているものを明らかにしようと思っている。

　私が進行した麻痺性痴呆の患者に「あなたはどこにいるのか？」とたずねると，彼は「ここ」と答える。彼の答えたのは単なる言語表現にすぎないのではないかと恐れて，「しかし，ここってどこですか？」と追及すると，患者は彼のいる場所を足で踏んで示すか，あるいは人さし指で示し，あるいはしまいには身振りで彼の立っている部屋を示すのである。彼は「ここなんです」と答える。この事実は偶然的な言い方ではなくて，1つの反応であり，そのような反応をわれわれはこの種の患者において非常にしばしば見出すものである。

　ところが分裂病ではもし質問された問題に答えるならば，概して正確に彼のいまいる場所をいって答える。一方，非常にしばしば彼は自分のいる場所を知っていながら，その場所にいるという感じがなく，彼の身体を自分のものと感じないとか，「私が存在する」(I exist) ということは自分に何の正確な意味ももた

ないといったりするのである。

　たがいに異なった2種の要因が，われわれの空間における局在に混ざりあっているのである。そのうち，静的要因は対象を相互の関係におく，いわば幾何学的空間のうちにおくのである。このような空間ではすべてが動かず，相対的であり，可逆的である。しかしさらにわれわれは空間の中に生きているのであって，あらゆる瞬間に活動している自我は，自己自身の前に「私はいまここにいる」(I am here-now) という根本的な観念をおくのであって，それを絶対的な点，世界の真の中心とするのである。正常の生活においては，これらの要因が互いに他の要因の中に入り込んで交錯しているのである。われわれの知識や，記憶像もこの根本的な「私はここにいまいる」ということの周囲に群がっており，状況によって，あるいはわれわれはパリーにいるとか，ロンドンにいるとか，事務所にいるなどということができるのである。

　進行麻痺では知識や記憶力，つまり静的要因が欠けているのである。[3]

　患者は臨床的な言葉でいえば，空間における見当識を失っている。しかしながら，「私がここにいる」という根本的な構造は侵されずに残って活動しているのである。他方，精神分裂病の患者は彼がいるところがどこかは知っているが，「私がここにいる」ということがもはやその正常の価値をもたなくなり，崩壊しているのである。

　あまり進行していない麻痺性痴呆患者においてやや少しく複雑な構造の反応の起こるのをみるが，その反応の性格は常に同一である。「あなたはどこから来たのですか？」とたずねると，患者は「私が前にいたところから来た」と答える。彼が空間的見当識を失い，彼が前いた場所をいうことができなくなっていることは明らかである。しかしながらXという場所が過去で，Yという場所が現在であるという関係が表される場所の変化の動力学的構造は侵されないで保たれている。

　次のような応答の表されるのも同じ範疇の事実に属するものである。

　問　君はどこにいるのか？
　答　けさ私が着物をきたところ，あるいは私が朝からいたところです。

問　この建物はなにか？
答　私が入れられている建物です。
問　あの紳士は誰ですか？（かたわらの医師を示して）
答　あれはここにいる紳士です。

　いま発狂の状態にある進行麻痺患者を鏡の前に立たせて，彼に「それは誰ですか？」とたずねると，彼は「私」と答える。次いでわれわれが「だが，私とは誰ですか？」と続けて問う。すると彼は彼の名前と職業を述べる。末期に陥った精神分裂病患者では，そういう反応はこれほど恒常的には認められない。精神分裂病患者はまず「私」と答え，次いで「私の活動」とか，「私の人格」と答え，あるいはまた「それはエネルギーだ」とか，ついにはわれわれの症例におけるごとく，妄想様観念（delirious idea）の雰囲気の感じの中に直ちに入ってしまって，すぐに「私はそれが誰か知っています」と答え，そして何度も「私が知っている」ということを強調するのであるが，これは彼女がもはやそれを体験しておらないことをよく示しているのである。「それが誰か私は知っている」と彼女はつづけていうが，それは単なる陳述であり，そのなかにはなにも内容がないのである。いいかえれば，それは「馬鹿げた嘲笑であり，固定された，ひねくれた，凍りついた一瞥」である。
　進行麻痺患者はこのようにして，彼の残された最後の心的活動の痕跡をもって，その社会的自我によってつけられた道をたどるのである。これに対して精神分裂病患者はそうではなくて，つねに多少の差こそあれ，離人症を呈するものである。
　進行麻痺では，ある期間は，実践的感覚（pragmatic sense）は保たれている。たとえば彼に日付をたずねてみればわかることであるが，彼は本能的に偶然そばにあるカレンダーを手にとるのである。完全に発狂状態にある進行麻痺患者は，「今日は何日か？」という問いに対して，「私はそれについては何も知らない」と答える。またわれわれが彼にその生年月日をたずねると，彼は「私はいえない，私は私の結婚指環をもっていない」などと答える。結婚指環の中に彼は生年月日でなくて，彼の結婚の日付が見出せるかもしれないが，彼は生年月

日と結婚の日とが判別できないのである。他方，彼はそこに失われた記憶を回復する助けには手掛りがあることはわかっているのであり，彼は本能的にその手掛りを見出そうと試みるのである。

　精神分裂病者の行動はまったくこれと異なっている。しばしば彼は日付を知っているが，その知識はもはや何ら彼にとって正確な意味をもたず，もはやそれをさしせまった緊急の事柄に適切な仕方で用いないのである。彼においてはじめに侵されているものは実践的要素（pragmatic factor）である。

　これらの若干の比較によって一方では進行麻痺の末期状態と，他方，精神分裂病過程の間にある根本的な相違が確立されるのである。われわれはそれらを混同することはできないであろう。前者において欠けているのは静的要素（static factor）であるが，後者では反対に欠けたものは動的要素（dynamic factor）である。

　このようにいうとあまり簡単すぎ，図式的に傾くことは明らかである。「動的」という言葉はとくにはっきりしない。物理学でもこの語を用いる。しかしそこではベルグソンがよく示しているように，時間が直線として考えられ，空間化されて考えられている。運動とか進行とかいわれるものも，また現実の時間もすべてそれらは直ちにこのような概念には含まれておらない。真の動的なものとは生きられた時間（le temp vécu, the time lived）に関係しており，それは上述のものとはまったく別のものなのである。われわれがここで述べているのは後者である。しかしながらわれわれはそれについて述べてはいるが，不完全にしか述べておらない。それは仕方のないことである。したがって再びその領域で健全な基礎を失うことになるのである。

　この事実を確立するためには単に事実を正確に記述し，現実の時間に関係のあるわれわれの生命のあらゆる現象をまとめさえすればよいであろう。そして病的な精神と同様に，健康な精神のうちにそれらの現象を観察すればよいであろう。簡単にいえば生きられた時間の心理学と精神病理学とを創造すればよいと考えられる。もしなにかむずかしい問題があるとすれば，それは人間の心の正常な働きや病的な傾向を理解しようとする人ならばだれでもがゆきあたる避けることのできない課題であろう。

とにかくわれわれはこのような方法で観察を概括することによって，われわれの研究した相違を適切にいいかえて表現することができると信じている。そして進行麻痺の末期と精神分裂病との間にここで確立された相違はこのように対比すればより明白となり，決定的となってくる。それは上記2種の障害の初期にも等しく新しい光を投げ，この研究の初めにとりあげた考えと一致してそれぞれの本質的特色を表すことができるのである。

そこで進行麻痺から始めよう。

ここでは患者が末期状態に陥っていないほど，すなわち初期であるほど事実の解釈はより困難である。しかしすぐ前に述べた本質的な性格はやはりすでにそこにも見出される。

そこでは年月日，曜日，つまり計測され得る，いいかえれば空間化された持続の概念はきわめてしばしば失われる。しかしだからといって，あらゆる時間に関する観念が消失するわけのものではない。ある患者は戦争中に自分のしたことを正しくその時間的秩序を間違えないで思い出すことができたが，彼はもはや戦争の始まった時を知らないし，その終わった時も覚えていないのである。一群の事実の継起の記憶力は保たれているが，それらを1つの固定された点，定められた年に関係づける能力がもはや存在しないように思われるのである。

このようにして空間の持続は消失する。時間観念はその固定された枠の境界（年月日，曜日）を奪われてしまうために，時間観念を構成している要素の収縮（contraction）が容易に展開してくるということもできよう。これらの要素は極度の変動性を得てきて，あらゆる個人の心性の中に侵入してくる。患者が作話や妄想を述べるときにおいては，そこにただ直接的継起，極度の透入や速度があるのみである。例をあげれば，彼らは驚くほどしばしば繰り返して，「すぐ前に」，「すぐに」，「近頃」，「後で」などというものである。ある女の患者は，彼女の話では病院に彼女を連れてくることになっている夫について毎日話すのである。彼女は自分の夫はすでにそこにやってきていて，階段を昇り，まもなく部屋の中に入ってきて，彼女をすぐに連れ出そうとしているというのである。あるいは1時間に500マイルも疾走する自動車があったり，アルゼンチンへの旅

が5秒でできるなどといったりすることもある。このような動力学（dynamics）はついにはその個人全体に侵入し，その人を圧倒し，宇宙全体に拡がるのである。これらは進行麻痺の妄想期に共通にみられる症候である。患者はすぐ次に来たるべき未来にたいして観念を形成する。誇大妄想はその止まるところを知らない。彼はすぐにロングチャンプの土着民のところへ行こうとしたり，世界一周の旅行をしようとしたりする。また彼は大洋のあらゆる島を爆破しようとし，月をグラスの中に入れようとして捕えようとするであろう。彼は非常に傲慢であり，世界においてなされている一切のことができるように感じ，動物の種を組み合わせ，つがわせることもできると思ったりするのである。また彼は死者をもよみがえらせることができると考えたりもする。言葉をかえていえば，彼はあらゆる生物を彼の極端に発達した力をもって結合するのである。彼はその100万ドルを人びとに分かち，すべての人びとが幸福になるように望むものである。彼はあらゆる医者や看護婦をも彼の幻想的な世界の中に入れる。彼はあらゆる牧師と尼のために免許を求めにローマにいこうとし，あるいはすべての魚類を自由にしようとしたりするのである。

　あらゆるものは運動であり，運動以外のものは何もないのである。そしてその運動は非常な速さをもって発展し，何の障害も考えられず，測量することのできるような距離も，何らの持続もないのである。その運動はすべてのものを包含し，個人を圧倒し，彼自身と宇宙の間に存在するあらゆる限界を抹殺し，それらを移動的な世界に，また動く空間に変形してしまうのである。患者はこの事物の状態を不合理な誇大妄想をかりて日常的な言葉に翻訳するのである。

　ここで同様の方法で，1人の精神分裂病者が数年間の経過の後にその精神の条件を示す態度を比較して考えてみよう。「私の周囲のあらゆるものが不動であり，その不動性は私自身の中にある。事物はただそれだけで，他の何ものをも喚起することなく，おのおのそれだけで現れている。思い出を形成すべきある事物が多くの思想を呼び起こし，1つの孤立した図を生ずる。それらは感ぜられるというよりむしろ理解されているのであり，それは黙劇と同じようなものである。それは私の周りで演ぜられてはいるが，私がその中に入らない黙劇であって私はその外部に止まっている。私は私なりの判断をもってはいるが，

私には生命の本能が欠けている。私はもはや十分な生き方を私の活動に与えることはできない。私はもはやさしい繊細な諧音から，引き裂かれたような諧音に移ることができなくなってはいるが，しかもわれわれは同じ主旋律で生きるように作られているのではない。私はあらゆる事物との接触を失ってしまっている。種々の事物の価値の観念は消失している。それらの事物と私自身の間には何の交流もなく，私はもう私自身をそれらに任すことができない。ある絶対的固定性が私の周囲をとりかこんでいる。私は現在と過去にたいしてよりも未来にたいしてより可能性を失っているのである。私の中には1種の定まった過程があり，そのために私は未来に面することができない。私にある創造力は消えてしまった。私は未来を過去の繰り返しとみなしている」などと彼女は陳述するのである。

　以上述べたことは小説の1頁でないことを私は強調しておきたい。それは終日，完全な不活動の状態で寝ている患者の陳述であり，彼女が起き上がるときには1つの自動機械のように動き，幻聴をもち，身体の変形の観念を示し，最後には注意の瞬間的な欠乏につけこんで，彼女が説明するように，彼女にまったく欠けた感覚を生き生きと得んがために，その衣類を火の上に置こうとしたりするのである。

　ここで記載した進行麻痺の病像とこれ以上に異なった病像をわれわれは想像することはできない。

　そこには精神分裂病問題の解決の鍵があるのではなかろうか？　われわれの患者の陳述は孤立した例外的事実ではないから，そこに生ずる疑問は一層ありそうに思われる。これに反してわれわれはただ，精神分裂病者において非常にしばしばたとえ同一ではないとしても類似の現象を発見するように注意を払いさえすればよい。(4)

　ここでわれわれの見地から当然帰結するところをすべて顧みる必要はない。その証明についてはすでにわれわれが精神分裂病の精神病理学から示そうとしたところである。われわれはいかなる事実に対してこのような見地が研究を指導しているか，またいかにしてそれらの事実の解釈が許されるかについて若干

の例をあげることをもって満足しておきたい。このようにしてわれわれは運動や時間の一切を同化して彼の行動の要素とし，内容とする能力を奪われた精神分裂病者が，正常生活においては単に論理学や数学の対象となる特殊な領域に属する能力をどのように利用しているかが分かるであろう。あらゆる瞬間において生命はこのような論理学や数学の領域をこえているものである。これらを一つの絶対的方法で適用する試みはただかなりの混乱を惹起するだけのことである。このようにしてわれわれは後者の起源するところを理解することができたのである。

さてさらにくわしく次のような患者について考察してみよう。患者は自分が非常に反省を好むというのであるが，反省をいわば自らに義務として課し，他人には決して理解されないが彼自らは正しいと信じている観念をそこなわないように，同僚の人びととまったく接触しないようにしている。くわしく聞いている間に，彼がただ不合理な概念，たとえば精神を神経の末端における酸の作用から引き出そうというような考えに達しようとしているにすぎないことがうかがわれるであろう。しかし彼は自分が正しいと信じており，反省に都合のよい態度だけをとりあげているのである。われわれには，そのような態度はきわめて病的にみえる。

しかしながらわれわれは，各人が環境から孤立していることの必要なこと，そしてそれぞれ内に秘密の話をもっているものであることを知っている。その現象自体のみをみれば病的なものではない。それにもかかわらず，なぜわれわれにそれが患者においては病的なものに見えるのであろう。それは患者ではあらゆる外部からの見なれない影響をうけないように，**完全に，そして組織的に**それを避ける義務を強調するからである。そういうことはわれわれには実質的に不可能であり，それのみか，さらにわれわれの孤独の必要の意味と矛盾している。何とならば心の底においてはわれわれは決して周囲の世界をわれわれの内心の生活から閉め出そうなどと試みるものではないからである。そのようなことはわれわれの望むことができないことである。これに反してわれわれは環境をわれわれの上に働かせるのであるが，後には外部からやってくる要素はわれわれの内部生活の試練をうけて再び内に溶け込み，それがわれわれの反省や

人格的行動の材料となるのである。われわれは決して環境と混合してしまうことを望むものでもなければ，それから離れてしまうことを望むものでもない。われわれの望むところは常に環境と接触している間にわれわれの人格を確立することなのである。

　その場合，次のような質問が突然起きないであろうか？　すなわちどの程度まで個人の独創性をまもりながら，外部からの影響をうければいいのか，あるいは他方，どの程度まで個人の自我を世界から孤立させればいいのか，そしてわれわれが正常なものを病的なものから区別するときの基準を求めることがどの程度まで有益であるかといったような問題である。しかしわれわれはこれらの質問に対して有効な解答を見出すことはできない。いかなる精神衛生的な処方もこれを解くことはできない。むしろ逆にこのように述べられた問題そのものが奇妙に思われ，それがねらっている現象をそこなうように思われる。いいかえれば，根本的に事実において一つの調整者として役立つ本質的な要素はほとんど知性化されることができないものである。それは生命の非合理的要素の一つなのである。われわれはそれを生命の調和的感情と名づけている。ここで考えられている問題は抽象的述作を黙認するような問題ではない。われわれは論理と一致しようとするのではなく，単に生命と調和すべくわれわれ自身と一致しようとする限り，われわれ自身おのおのその問題を解くことができる。

　われわれの患者において間違っているものはまさに生命のその調和的感情である。直観，限度，限界の概念は彼にあっては働いていない。

　このようにして彼は孤立の必要をまったく文字通りにとる。このような孤立の必要はわれわれが誰でもあるときには経験するものであり，生活において彼のまわりにそれ自身で群がる一切のものから孤立させる必要がある。そして彼はこの必要に真の意味を与え，それを極端にまで合理化し，それに絶対的，抽象的な形を与え，現実とのはなはだしい矛盾をきたすようになるのである。彼は実際に書物や人物などとのあらゆる接触から永久的に逃れ，「自分の思想がそれらによって妨害されないようにする」のである。そこでは生命の豊富さと運動性とは消失する。われわれは個人の深く病的な不変の態度をこの事実からのみ規定する1つの抽象的な述作をもっている。

われわれはこの場合，J. Rogue de Fursac とともに病的合理主義について論ずることになる。何とならば，われわれがいま指摘した本質的な問題は常にわれわれの患者の行動において新しく見出されるからである。患者はその全生活を抽象的観念や純粋な論理的規則に従って組織している。日常生活においてあたかも論理が肯定と否定とを決然と割っているように，患者は正，不正，許可と禁止の間，有益と有害の間にいかなる色合いも段階も認めないのである。対立が彼の思想だけでなく，深く活動を指導している。このようにして彼の行動のすべてはたとえそれが最も意味のないものであっても，彼の原理のふるいを通って起こってくるのであり，彼はそれをもって，彼自身の存在からあらゆる物質的な働きを追放して精神的な完成を成就するのに必要なことであると考えるのである。

この瞬間から彼は，以前には好んで暇なときにはいつも出かけていた養蜂場に出かけることができるとは考えなくなる。いまやその仕事は彼の物理的な動きとして朱書されてしまうことになるのである。患者の年とった両親が彼に経済的な質問をすると，彼は「それは私の原理に反する」と感じ，それに答えない。われわれ医師に診てもらうことは「平凡な自殺」なのである。何とならば人間は自己自身の意志で反応しなければならないからである。彼にとっては雄弁は銀，沈黙は金であって，その述べんとすることが有効であることを彼の原理にしたがって確かめた後でなければ自ら進んでは語らず，質問にも答えない。したがって大抵，彼は黙っている。精神的な仕事は積極的価値をもっており，それが必然的になり，そして彼は常にそれに没頭するのである。したがっていつも彼は食事につく前に食事中に考えるべき思想，考えごとの計画をつくる。それは彼が常に「自分の思想の支配者であろうとし，1人の独立した人間としてあらゆる外的刺激を記録しておこう」とするからである。このようにして彼は「物質的なものから自分を離しておこうとし，自分の行動を非人格的（impersonal）な原理によって規定しようとするのである。彼にとっては知識を得ることは真の幸福なのである。しかし実際には彼は知識を得るにいたらずについには愚論に陥ってしまうのである。論理的なものが絶対的に真理であるということは単に1つの深い精神の偏向にすぎないのであって，そこで問題になるこ

とは生命と調和しながら理解し，行動し，止まることである。

　他の患者が，彼にとって金は大した地位を占めていないために，金の価値について確かでないというとき，その患者の推理をわれわれはいかにして知ることができようか？　患者は彼が為替の変動に関心をもっているとは考えない。何とならば彼はその変動の中に「あまりの変動とあまりの動揺」とを見出すからである。一方彼は新聞が同時に報道している東停車場の拡張の計画にまったく心を奪われているのである。彼はそれをあらゆる日常の出来事の中で最も大切なものとしているのである。

　彼は空間観念の異常な普遍化を基礎として彼の行動を導いているように思われる。いいかえればある病的な意図にもとづいており，それは心にまでも及び，数学的規準によって指導され，対象や事件の価値はその次元に従い，あるいはその幾何学的性格に従ってのみ決定されているのである。

　したがってここでわれわれは病的幾何学主義の最初の徴候を問題とすることになるのではなかろうか？　われわれは同じ患者が自らいっているように，その16歳の時から建築の問題についてとらわれ始めたことがわかるのである。彼は建物の堅固さを疑い，講堂の壁が真直ぐであるかどうかを自問する。彼はその自叙伝に「私は教会のアーチについて悩まされた。私はそれらが要石の上に建てられているようにくり形や桂石の上に建てられるとは認められなかった。それらはすべて倒れるかもしれなかった。また私は石と石との間のセメントも認めなかった。何とならば，石にとってセメントは石が押しつぶしてしまうようなもろい支えであるように思われたからである。私は自分自身に家屋はただ地球の引力によってのみ支えられているといって聞かせた。そして私はついには私自身の感覚さえ疑った」と書いている。

　つぎにそこに浸透してくるものは，"相対癖"である。それに従って彼はその活動のすべてを統制していく。彼は好んで道路の真中を歩こうとする。医師に処方された治療はどうしても11月の月の間に始まってはならないという。何とならば，「このような状況で始められた治療は2年にわたり，そのため治療が切断されることになるからである」という。

　同時に彼にはポケットについての強迫観念が始まっている。彼は真直ぐのポ

ケットと上衣についた斜のポケットに手を入れたときに味わう印象の相違を見出そうとした。この問題を解くために，彼は「最初の場合，すなわち真直ぐなポケットに手を入れたとき，そこに四肢，すなわち手足の間にある1つの平衡関係が打ちたてられるという原理によってやるのである」。

　このようにして彼は，身体に対して絶対的相称性を得るためにその両足を交叉させて鏡の前に立つ癖をつけるのである。

　彼の見解に従って，"絶対的に完全な位置"をさぐるために彼はできるだけその呼吸を長くとめておこうとするのである。

　病舎にいて，あるときソーダのカコディレートの皮下注射の治療をうけているとき，彼の心に一片の脱脂綿が注射針を刺すのと一緒に体に入っているかもしれぬと考える。その考えは時のたつにつれてだんだんと特別な様相をおびて強くなっていく。それは隣接するもの，建物，あるいはまったく幾何学的，合理的秩序をもった想像される治療から始まって，それはますます空間，および時間に拡がっていく。そして強迫観念は強くなる。それは単に脱脂綿だけでなく，体内に入ることもあり得る針の金属の一片や，注射器のガラスの一片にも及び，それは体の重要な器官，たとえば大脳に向かって心の中で入っていくようになる。ソーダのカコディレートはまったく不信頼の要素の上に打ちたてられたものであり，それと最初の注射から始まるそれにつづく皮下注射がすべての基礎となることは当然である。最初のものは次々に悪いものによって払いのけられ，その悪いものがすべてを圧倒するのである。治療全体が価値がないのである。それは根本的に基礎までもこわされるべきであり，よい条件において再構成されるべきものなのである。他方悪い治療がよい結果をもたらすはずがない。何となればよい結果は治療によって構成された悪い障壁の上につくられているからして，その崩壊とともによい結果が一掃されやすいものであるからである。そしてたとえ崩壊の危険を除いても，彼にとって何か悪いものの上に基礎をおいている何かよいものという絶対的な非合理的観念，いいかえればそれが反対のものであるべきときには硬質石の上におかれた石灰石といった非合理的観念に耐えることはできないのである。あらゆる誇大な推理上の建築要素やその空間的幾何学的性格の豊かさについてとかくいう必要はほとんどない。

幾何学的図式と論理とがすべてのものにまさっている。しかし生命の豊かさとその不動性を構成する一切のものは非合理的であり，あらゆる変化，進行はまったく一挙にして心的主体から排斥されるのである。

患者は目標をおこうとする。その目標が枠をつくり出すことを恐れて，彼はもっと大きな目標をもってそれに代える。しかし彼は新しい枠が前のそれより高いことを気付くのであるが，それは同じ幅なのである。彼はつづけていう。「したがって私は自分自身に，論理的にはそれより高いものであったのだから，したがってそれはより幅広いものであったにちがいない，そして私はそうする必要はなかったのだが目標の輪を大きくする」と。このようにしてそこに新しい困難，新しい数学的考察，そして究極の結果としてドアや壁に大きな穴があくのである。「私はそれをセメントで満たすことができたのだが，**しかしそれは私のプランにはなかったのだ**」と患者はいうのである。

「図式が私にとってすべてであり，私はどんな犠牲を払っても私の図式を乱そうとは思わない。私は私の図式を変えるくらいなら，むしろ生命を変えたい。私を図式に引きつけるのは，それは相称性を好み，規則性を好むためである。ところが生命は決して規則性や相称性を示さない。私が実在を**つくり出す**のはこのためである。私は私のすべての力を大脳に帰するのである」。

「私のいわんとすることは恐るべきことのように見えるが，しかしそれはそうなのである。私の現実の精神状態は理論にのみ信頼をおくところにある。私は物事を証明したのちにのみ事物の存在を信じるのである。たとえば婦人の体が男にある印象を起こしたとする。何故であろう。ここに私の疑うものがある。というのは私はそれをうまく証明することができないからである。私はそれによって妨害されるつもりもないし，何の支持もなく単に私の印象にのみもとづいて存在するつもりはない。私はあたかも非合理的な空気の中にいるように思われる」。

街で彼はときどき婦人からある印象をうける。そこで彼は家に帰り，椅子に坐り，腕を組み，できるだけ相称的な姿勢をとって考え始める。彼は何故婦人の体が男に特別な印象を与えるかという問題を解こうとする。彼は医学でも，性的印象でもすべてが数学的に解かれるものであるという希望をいだく。これ

が彼の問題を考察する方法なのである。人間の体は幾何学的に還元できないであろうか？　そこで彼は自らに，球状のものは最も完成された形であるから最高度の美はこのような球状の物体に存しているのではなかろうかと問うのである。

　彼がいざ病院から退院することになると，彼は当惑してまったくいかなる変化にも同化できなくなる。それは彼の空間の観念が単に持続した，運動のないものにのみ適応しているにすぎないからである。これが彼の思想の傾向である。「私はここから退院する自分を心に描いた。そうです，どうしても必要なことは，私が常にここにいるという印象をもっておらねばならないということです。そのために私はここに止まっているということを表す何物かをもっていなければならないのです」と彼はいう。したがって，彼が病院を離れるとき，彼は入院中に彼の使用したあらゆる空いた瓶や箱をもち出し，注意深く家に持って帰って，きちんと箱の中にしまっておくのである。それは病院にずっといるという証拠であり，なお病院にいるという印象をもっていたいがためである。

　彼は次のように言明する。「私は不動性を求めている。私は静止と不動性を予期している。したがって私は私の中に生命を運動のないものにしようとする傾向をもっており，そのために私は動かないもの，箱や鉄栓や，常にある場所にあって決して変わらないものを好むのである。大理石は動かない。これに反して地球は私に確信を与えない。私が重要性を認めるのは堅牢なものについてのみである。列車は地球の上を旅する。私にとってそういう列車は存在しない。私はただこの地球を構成しようとのみ望んでいるのである」。

　「過去は断崖であり，未来は山である。私は断崖を滑り落ちようとは思わないし，山を登ろうとも思わない。私が過去と未来の間にすきまを残しておこうという考えをいだいたのはこのようにしてである。今日は私は何もしようとする気はない。私がかつて24時間，排泄することもなくじっとしていたのはこのようにしてである」。

　「50年昔の私の印象を呼びかえすこと，時間をそれ自身繰り返すこと，人が生まれたときもっていた印象と同じ印象をもって死ぬこと，根本から離れず，妨害もされずに循環して動くこと，それが私が好むことなのである」。

まったく空間的な観念構成による方法のこれ以上のいい例を見出すことはむずかしいと思われる。そこでは生命において欠くべからざる直観の影響をはなれてそれは行動自体を指導しようとしているのである。

われわれはそれが打ちたてた理想と，それが到達した巨大な構造を知ったのである。われわれは分析の出発点であったベルグソンの考えのより顕著な確証を考えることができるであろうか？

われわれの研究においてその実例として役立った患者の臨床状態を無視しなかったことは当然である。しかし，われわれは決してあらゆる症状を列挙し，あるいはその鑑別診断を詳細に議論したわけでもない。そんなことをすればあまりにも行きすぎることになろう。われわれは単に精神病理学において若干の新しい「事実」を示そうと望んだにすぎない。そしてそれは経験にもとづいて最近の最も偉大な「哲学者」の一人の天才的な概念によって投ぜられた光をもって明らかにされると思うのである。

われわれは成功したであろうか？　それは読者の判断にまつべきである。

原　注

(1) ベルグソン：創造的進化，166, 168, 175頁等
(2) この問題に関しては次の文献を参照せよ：E. Minkowski et M. Tison：Consideration sur la psychologie comparée des schizophrenes et des paralytique generaux, Société des psychiatrie de Paris, Fevrier, Journal de Psychologie.
(3) われわれはこれらの要素が回復できないように破壊されるのか，あるいは単にそれらが機能的障害のために互いに有効に交錯しあわないものであるかどうかはここで問題としない。
(4) F. Minkowska夫人：最近の心理学，生物学の与件との関係における精神分裂病の本質的障害。Évol. Psychiatr. Payot Edit.
(5) J. Rogue de Fursac et E. Minkowski：思想と態度の研究のために（病的合理主義）。Encéphale, No. 4. 1923.

翻訳　越賀　一雄

■解　説■

E. ミンコフスキー著

「精神病理学に適用されたベルグソンの思想」について

越賀　一雄

　ここで紹介しようとする論文は Journal of Nervous and Mental Disease, 63；553-568, 1926. にのっていた E. Minkowski の論文で，それが F. J. Farnell によって英語に訳されたものでそのタイトルは，Bergson's conceptions as applied to Psychopathology なる論文である。

　この論文の内容についてとやかく解説するよりも Bergson の思想，とくに私が Bergson の哲学を学んだ事情とか，その著書からうけて今も残っている印象といったものを書くほうが，この論文の理解に役立つと思われるので，いわゆる解説とはならないことは十分承知の上で自由に述べてみたい。

　私が精神医学を学ぼうとした頃，京都大学には名誉教授として「喜劇と妄想」などというむずかしい論文を書かれた今村新吉先生がなお元気で時々医局でお姿を見かけたものであった。当時，教授は故三浦百重先生でその下に最近京大を御退官になった村上仁先生が助教授をしておられ，フランスの精神病理学，とくにジャネによる精神分裂病の心理の研究で有名であった。私は当時より精神病理学に関心をもって，親友大橋博司教授と一緒に医局生活を始めた。学生時代から同級生数人とともにフランス語をならっていた関係もあり，今村先生，村上先生の影響などによってフランスの精神病理学に興味をもっていた。

　このような環境のもとで私に強い印象を与えたのは有名なミンコフスキーの著書『精神分裂病』であり，村上教授の名訳もあり，これからはきわめて多くのものを教えられた。そしてまた坂田徳男先生のお宅で友人達とジャネの論文をよみ，その巧みな説明に感嘆したこともあった。

　これらの著作のことについて，いまどんなことが書かれていたかということになると大したことは記憶として残っておらない。しかしこれらのフランスの

精神病理学の考え方の根底にベルグソンの思想が脈々として流れていたという印象はいまもなお強烈に私に残されている。

そこで思い出されるのは坂田先生のところで大橋教授，森口教授（ベルグソン『道徳と宗教の二源泉』の訳者）などと一緒に読んだベルグソンの『物質と記憶』（matière et mémoire）のことである。とにかく私自身あまり十分なフランス語の読解力もないままにこの本に取り組んだのであり，しかもベルグソンの深い，そして広い思想の流れ，その展開についていくことがむずかしく，初めは容易に理解することはできなかった。ベルグソンがimageという概念を持ち出し，世界はすべてimageであり，その中の特殊なimageとして私の体（mon corps）があり，それが感覚運動の中心だなどといわれると途方にくれたものであり，そこへ純粋記憶だの純粋知覚などという言葉が次々と飛び出してきて，私自身がいだいていた知覚や記憶についてのimageがくつがえさせられるのに一種の当惑と驚きを覚えたことをなつかしく思い出す。

たとえば記憶についてベルグソンは，われわれの過去は反復することにより身体に備えつけられた記憶と，一回限りの事柄の記憶，すなわち表象としての記憶との2種があり，前者は動物と人間に共通しており，体で現実に実演される記憶であり，後者は人間にのみみられる記憶であるといい，動物は人間と異なり現在に魅惑されている，といって巧妙に記憶についての論議を展開していく。その手法はまったく見事であり，精神と身体の関係についてもその独特の比喩によって説明する。

『物質と記憶』の中では失語症についての言及があり，ベルグソンは数年にわたって失語症に関するあらゆる論文をしらべた上でこの著述にとりかかったと聞いている。大橋教授が失語症をその後の研究のテーマとされたときも，一緒にベルグソンの本を読んだことが大いに影響したことはその著書の中でも述べられている。

私はその後，精神病理学のほうに研究の道をえらび，とくにベルグソン，ミンコフスキーの思想から影響されて，時間体験の精神病理学的研究というむずかしそうなテーマで論文を書き，カントの思想をかりて時間と空間の問題についても論文を書いたりした。そして精神病理学と大脳病理学との間に橋をかけ

ることを根本的なテーマとして，あれこれと論文を発表してきたが，いつもどこかにベルグソンの考え方の影響があることを自ら感じていた。

　ベルグソンの影響を最も強くうけている精神医学者は何といってもミンコフスキーであろう。その著書，『精神分裂病』，『生きられる時間』などで最もわれわれの注意をひくのは"時間"の考えである。生命のあるところ必ず時間を記入する場所が開かれているといった根本的な生命と時間との結びつきを強調するベルグソンの思想が，精神病理学者ミンコフスキーを動かして時間を重視した特有な精神病理学が展開されていったのである。

　ここで思い出されるのは有名な解剖学者モナコフとムルグのことである。彼らもまた単なる解剖学者ではなく，その研究において，とくに局在論において時間の要因の重要性を指摘している。

　ベルグソンとともに私にとって忘れられないのは Palágy, E. Straus などのことである。いずれもそれぞれの思想の枠組は異なっているが，時にはまったく同じような点を強調している。彼らではいずれも異なった仕方であれ時間が重視されており，いまからみると古いといわれる人もあろうが，決してそうではなく，いま読んでも，近頃出版されている精神病理学の著書や論文などより新しい印象をさえうけるのである。

　ベルグソンが強調したのは，その種々の著述からわかるように，本能とか生命とかいわれるものと時間との密接な関係であり，われわれの知性は，生きた，動いている生命，流れ動くものを止めて，空間的概念でそれをとらえようとするが，それでは生命の本質をとえることはできぬというのである。

　ベルグソンの思想を理解することは決して容易なことではないが，その『形而上学入門』を読むことがきわめて適切であると思う。その上で種々の著述，論文などから，われわれは精神と身体の問題や，笑いについての精神病理学的研究の足掛りを得ることもできると思われる。

　いずれにしてもベルグソンの思想は精神病理学がよってもって成立する根底となる思想を含んでおり，少なくともフランスの精神病理学，広くは精神医学を学ぼうとする人は一度や二度はベルグソンの思想に親しんでおくことが絶対に不可欠な条件であろう。

ベルグソンは根本的に生命は流れるものであり，知性はそれを止めて，空間的にとらえようとするが，生命はそのような方法でとらえられないというのである。この根本的なベルグソンの考え方を理解しておれば，えてしてベルグソンがそのようにしては生命や持続はとらえられないといっている方法を，知らず知らずの間にわれわれがとっていることに気づくのである。そして精神分裂病の患者の思考がまさにそのような形式をとっていることを教えられるのである。内的な持続，流動するものは空間的な知性でとらえられない。この点で意識の流れ（stream of consciousness）を説いたW. Jamesがベルグソンのよき理解者であったことも納得できる。そしてミンコフスキーの精神病理学にはこのようなベルグソンの思想が大きな影響を与えている。そこには哲学と精神病理学の見事な調和がみられ，われわれに深い示唆を与えるのである。

ベルグソンの思想を理解するのにベルグソン自身が用いてはならぬといっている方法を用いてはならないのであり，彼が強調しているように，たとえば進化を一つの全体としてみなさず，それを部分に分析し，それを寄せ集めて全体だといってみても真の全体はとらえられず，進化ということも考えられない。そして精神病者のみでなく，われわれ自身も気がつけばベルグソンの主張していることの反対の考え方をしていることがしばしばあるのである。

ベルグソンの思想の解説が大した解説になっていないことは十分自覚しているが，大体翻訳すること自体が既にその思想の正しい理解を生むとは限っていない。ましてミンコフスキーがベルグソンについて語ったことをさらに英語に訳し，それをまた日本語に訳してはベルグソンの思想が稀薄な形で紹介される恐れがあると思う。

そうした興味でこの論文の忠実な解説よりも自由にベルグソンの思想について感じていることを紹介するのも一つの解説になろうというものである。

Karl Birnbaum
Der Aufbau der Psychose*

K. ビルンバウム

精神疾患の構成

1. 臨床総論的現象としての構成

　「精神疾患の構成」（Birnbaum）は単に偶然に本叢書の精神病理学総論の部に直接接続されて，同時に臨床各論の先頭に立っているだけではない。むしろ本質的にそうあるべき性質のものであったのである。構成的考察は本来総論部から各論部への移行を媒介し，両者の繋ぎをなすのだから。構成的考察は精神病理学総論的性質の非独立的な部分像や個別像から，臨床的全体性や統一性の複雑な独立的形成へ直接的に導く。この意味における構成というのはしたがって一つの**精神医学的中間概念**[訳注1]である。もっとはっきりいえば，精神病理学総論的（症候や症候群の）諸概念や臨床各論的（疾病の）諸概念とは反対に**臨床総論的一概念**（ein allgemein-klinischer Begriff）である。それは原則的には，臨床的経験から提出される合成的諸形成に関係し（したがってそれを前提にするので），かの単なる精神病理学総論的所与を越えて，より高次の（臨床的）構造に進入するとき初めて問題になることでもある。構成が係わる構造とはどんな種類のも

---

* Bumke's „Handbuch der Geisteskrankenheiten" Bd. V. Spez. Teil. I. S. 1～18, 1928
『精神医学』17巻9号（1975）「古典紹介」所収
訳注1）ゴシック体は原文でイタリックの箇所。

のなのか，あるいはあらねばならないかは，それ自体予め確定されていないし，また確定されるべきものではなくて，むしろ臨床をそのような高次的合成の形成として考察するとき臨床がきわ立たせているもの，臨床を理解し，評価するとき臨床が特に重点をおいているものに係わってくることである。歴史的に作り出され，現在も一般に決定的と承認されて，将来に対しても道標と認められるような臨床疾病論的立場にとって，疾病形態こそ本質的に，臨床医学が構成的考察に苦労しなければならないあの合成的全一性と統一性とを提供するものである。もし今後の臨床的発展がその他の，例えば臨床的反応形態の形式に見られる如き――特にまとまりの乏しい――臨床単位や，あるいは状態や経過の組み合わせに従う如き，包括性に乏しい臨床単位に導くようなことになったとしても，例えば構成的考察を止める理由はそれ自体としては存在しない。その際は組み合わせについて観点のそれ相応の変更が企てられなければならないだろうから。

いずれにしてもここでは，臨床的によく承認されて，科学的にも実地にも最も重要な，高次合成の精神医学的単位像としての疾病形態のみ取り上げるので，専ら**精神疾患**の構成を取り扱うだけである。精神疾患というのは――前もって原理的観点を確立しておくならば――例えば実地的目的のためにととのえられた型とか，あるいは単なる蓋然的虚構に従って科学的に案出された組立てのためにととのえられた型などと見るべきではなくて，むしろ自然科学的・経験的性質をもつ**現実の所与**である。しかも精神疾患とは，**臨床現象の，特性と成行きから見て規則的に反復し，それ故に内的連関と共属性とを指示するまとまった諸系列であって，その臨床的諸現象はある種の（多少に拘らず確実に証明されうる）特殊な動因（Agens）に規則正しく所属することによって単位的に惹起されていることが示されるものである**。これによって私どもは決して既に以前から（Hoche），そして特に最近 Bumke によって切実に臨床全域のこの承認されている中核現象に対して挙げられた原則的かつ経験的な反駁の意味を見誤るものではない。とりわけ，この疾病論的諸単位はそれを臨床的に利用し，体系的に貫徹するとき役に立たないことが度々であること，更に構成的疾病諸要因の多様な非特異性，個々の疾病単位の雑多な合成(外因性成分と内因性成分との)，

決定的病因的要因の外見上の非特異性，そして最後に，疾病過程外にあって患者個人内に前もって準備されてあった諸形成が疾患複合に関与することなどの反駁が挙げられていた。しかしこれら反駁の全ても（またここに挙げないその他の反駁も），私どもが「精神医学的疾病定立の検討」の中で詳論し，基礎づけとしておいた如く，この真の，自然法則的に確認された複合的臨床的単位としての疾病形態を簡単に放棄するには足りないと思う。私どもとしてもこれらの疾病形態はなお本質的な変更を必要とすること，そして何をおいてもそれらの今までに数多く具体的に特殊規定された諸部分や，固く輪廓づけられた硬直的諸形態などは，もっと一般的なまとまりと，より広範な把捉に代らなければならないだろう，ということは告白するにしてもである。

　さて，精神疾患は原則的には高次合成の臨床単位であることを承認することによって，同様に原則的にある特定様式の合成，一定の組立て，構造，内的構成がそれに認められるので，従って予め演繹を進めないでも，構成の現象は一つの――否，**臨床の**普遍的**基本**現象ということになり，それはまた同時に，障害を構成する様々の諸要素を内的帰属や法則的連関，臨床的繋がりに従ってまとめて，精神疾患の枠内に確定する臨床的**基本**概念である。そこで私どもは，この構成現象は疾病論**全体**に同様に通用すること，そしてその他全ての差異の存在に妨げられないで，臨床的対象の全部に，即ち疾病の各症例，諸変種，諸類型に適用されることを同時に認めるものである。

　以下の補足を加えたい。精神疾患は，構成的に見ると，決して硬直不動の状態性や，静止的所与などを示さないことが認められている。むしろ精神疾患はその本質よりすれば，ある生き生きとした生起，ある力動的過程という特色をもつ。それは有効な諸力の関係（共同と対抗）により，この諸力の特殊な機能的，作用的関係によってもたらされ，方向を定められる力動におかれる（障害された）機能推移のある複合という特色である。しかしこのことは，私どもがその跡を辿らなければならないのは特に**構成の力動**（Dynamik des Aufbaus）であること，そして私どもの構成的考察自体は力動的方向のものであらねばならないので，それは精神疾患の全力動における障害された機能の推移と諸連関とを追跡して，そのために何をおいてもそれらを把捉するために肝要である**発生**

的関係（genetische Beziehungen）にも主たる注目が向けられることを意味する。

以上によれば，構成論というのはその科学総論的特性を押えて見るなら，その性格は一つの——主として**力動的・発生論的方向をもつ**——**臨床的構造論，連関論，連繫論**であるとすることができる。従って構成論は**科学史的に見**れば同時にKraepelinの経験的臨床論の時代にあのように稔り豊かであった臨床記載的研究の一つの発展的継続（そして必要な補足）であることが示される。記載的研究は臨床形態の諸成分と規定的諸部分の集収と記録，記載的具象化，外観像の描写に重点が注がれたのであったから。

方法論的にこの構成考察は精神疾患の組立てにおける内部の構造的諸連繫と諸連関とに注目するのに照応して，単純な記載からそれ相応に離れて，**臨床的構造分析**（klinische Strukturanalyse, Birnbaum）の標識であることが明らかとなるような体系的・**分析的**考察方法を要請する。逆にまたこの構造分析はおのずから所属する**総合的**・臨床的作業のための直接必要な基礎，ならびに補助手段となる。すなわち，構造分析的に獲得された疾病の構成的諸要素を，ある**臨床的構成方式**（疾病症例のそれであれ，あるいは変種，類型のそれであれ）を介して精神疾患の単位にまとめ，秩序づけるための基礎であり，補助手段である。この構成方式は精神疾患の内部の構造関係，精神疾患の組立てにおける連関と秩序との諸連繫，ならびに精神疾患の教権制度的構成全体を一つの単位形成として提出するものである。

2. 臨床的構成における決定諸因子

精神疾患構成の特性は以上に指摘した精神疾患の合成的性格ではくみ尽せない。更に臨床的特徴づけと識別とが必要である。なかんずく，一つのことが取り上げられなければならない。すなわち，精神疾患の構成は，私どもから見れば構造分析的にまったく不十分なものとしてしりぞけられなければならない精神疾患考察の未分化な複合制約論（Konditionalismus）にはせいぜいそのようにしか見られないように，臨床的諸要素の単なる羅列や類別，疾病決定の諸因子の無差別な拾い上げなどによっては決して十分には把捉されない。精神疾患構

成上本質的なのは，むしろこれらの諸成分や諸部分がその折ごとの**臨床的価値**と**疾病学的意味**に相応しつつ全体の枠内で**一定**の秩序におかれていること，一つの分化された編成におかれていることである。構成論は，構成的疾病要素の持分における，つまり精神疾患の教権的構成と力動的決定因子におけるこの相違点を予め幾つかの**補助概念**を建てることによって考慮しておかなければならない。諸症状の臨床的意味の相違点を明確に言い表わす補助概念の準備が必要である。この諸概念なしには構成論そのものが構造分析的に働けなくなるものではあるけれども，この補助概念は構成論から任意に造り出されたものではない。むしろ構成論はこれらの諸概念の大部分を臨床疾病学的研究から直接手渡されて獲得したものであって，この研究は精神疾患の外的臨床現象像に主として注目しているけれども，決して分析的傾向（Wernicke，それに Meynert）から遠く離れてはいなかった。個別的構成概念がこのように臨床・経験的由来であったからこそ，構成概念はそれが由来する諸対象に連繫するときにのみ，その範囲においてだけ意味と価値とを保持することになるし，またそのことが理解されるのである。つまり，構成概念は疾病形態の疾病学的構造に係わるのでなければ，無意味，無価値となる。また更に構成論は，例えば思弁的考想構成にでなくて，経験的試練を経て承認された臨床要因に導くことを保障する。

　さて，原則的に，そして全ての症例において精神疾患の構成のために引き寄せられねばならない基本概念として，以下のものが臨床経験を基にして生じる。

１．**主要概念**

　a）**病因性**（Pathogenetik）の概念は，疾病惹起に関係し，したがって同時に精神疾患の基本性格の特殊決定に関係する。

　b）**病像賦形性**（Pathoplastik）の概念は，病像形成に関係し，したがって同時に精神疾患の外面の特殊な形づくりに関係する。

２．**補助概念**

　a）**病前体質**（Prädisposition）の概念は，疾病準備，**病因的**（発病の）**準備性**に関係する。

　b）**病前形質**（Präformation）の概念は，形態準備，**病像賦形的**（病像の）準備性に関係する。そして最後に

c）**誘発**（Provokation）の概念は，疾病の決定や形成に関係するのでもなく，またそれへの準備性にも関係しないで，ただ疾病の誘発，賦活，動員，顕現にのみ関係する。

さて，これらの疾病構成の臨床的次元の基本概念に，それらが直接的に臨床からの導き出しであることから自明であるとおり，一定の**「臨床・形態的」基本的諸現象**が照応する。それらの特性や相違点，構成に対してもつそれらの意義，したがって疾病全体に対するそれらの臨床的価値性などは上述の概念規定の特色から直ちに明らかにされる。

このように構造決定諸因子の臨床的識別を述べると，精神疾患の構成を一義的，かつ余すところなく実施することがきわめて簡単にできるかのように思わせる。つまり，疾病の構成的諸成分を，それに帰属される臨床的価値症候や特殊の臨床的作用価値に従って，精神疾患の枠内での相応する箇所にはめこめば足りるかのような観を生じさせる。しかし実際においては，構成の関係はその大部分が，かの要素的諸前提から予期される以上に見渡し難くて複雑である（更にまた，従来行われてきた精神疾患の**外的**現象像から予想されていた以上に錯綜してもいる）。この構成の複雑さの原因は，例えば単に精神疾患の原則的に**多様な**合成にのみあるのではない。この複雑さは単に疾病形態に従ってであるばかりでなく，強さ，疾病経過の時期，それどころか患者の人格の特性に従っても，一つの多様な，病因性，病像賦形性，病前体質，誘因性その他の諸契機の性質，範囲，程度などに応じてさまざまな複合像を提出する。それらを越えても，関与する構成要素自体は相互に相違していて，一部は正常の，一部は病的，一部は生物学的，一部は心理学的，一部は外因性，一部は内因性等々の性質であることもある。むしろ更にそれらの原因でもあるのは，個々の決定諸因子の傾向が常に繰り返し現われて，同じ疾病過程に多面的に関与することである。その結果，例えばある心因性障害に際して一つの心的要因が同時に誘発的と内容賦与的とに作用したり，あるいはある精神分裂病において同じ体質が病前体質的にも，経過決定的にも作用するといった具合である。更にまた以下の事情が複雑に絡み合ってくる。疾病の枠内で働く一定の傾向が心的範囲のさまざまの領域において（さまざまの系統域において，またそれを越えてさまざまの「層」

域においても),同時にであるが,しかし症候的には時を異にしつつ結果を現わすことである。例えば,一つの一般的機能制止が同時に精神運動圏では寡動として,観念域では思考貧困として,情動圏では全体像に見られる無欲状態として現われたり,あるいは感情支配的傾向(katathyme Tendenz)が同時に「知的」層内ではある妄想形成として,「蒼古的」層内では何らかの秘法的体験形態として出現するなどの如くである。最後にここで各種の傾向と機序とが一つの病像,**一つの症候**その他に融合することが重要でもある。この一つの症候も病因的側面から見れば脳生理学的に,病像賦形の側面から見れば心理学的に,病前体質の側面から見れば生物学的に(例えば年齢に因る),その他いろいろと決定されうるのである(したがって「多元的」に説明されるべきである)。

　諸成分の多様な決定因子をもつ疾病構成の多様性は,構成によって与えられた諸問題が精神疾患の複雑な合成を一つ一つ検査しても決して片づけられないで,この問題がまず第一に同時に,どうしてそのような合成の複雑さにもかかわらず,それでもなお疾病形態の統一性が現実の臨床的事実として生じ得て,単なる概念的抽象としては生じないかという問いの解決に突き進まなければならないようにする。

　しかしながら,構成の諸問題の細部がどのような仕組みになっていようとも,構成は精神疾患の特性を決定するかのような要因の全てを原則的に取り上げて包括するという見誤ることのできない事実によって,この構成自体が臨床精神医学の**各論**形態の全てに向けられた研究の一つの重要な成分となる。そこで,特殊には個々の症例,疾病形態や疾病群の構造における特性と相違とを決定因子の種類,数,作用様式,連関,臨床的価値性に従って確認すること,そしてそれから疾病論的提示と限定とを導き出して,そのようにして最後に精神疾患の構造的個体および類型の分析から一つの疾病的体系の確立に達することが研究の課題である。

　構成的考察の**総論**は臨床各論を導き入れるべきものであって,かかる臨床・疾病論的で分類的な特殊目標には係わらない。個々の疾病形態の構成のための一般的骨組だけを作成すればよい。したがって構成的考察の総論は,多様な臨床的各個症例の細部にわたる系統的検査で生じるような,構成連繋や連関の数

多くの仔細や多様な諸変異は予め除外することができ，むしろ構成現象での，臨床の全域（症例や類型ごとに変化はあるにしても）を貫くような一般的妥当なもので，かつ原則的に重要なものだけを取り出して，同時にこの領域の一般的問題を**概観**的に明らかにすることに限定することができる．しかし，このことが文句なしに行われて，各類型の無数の決定諸因子の有りあまる混乱的変異の可能性が繰り返し妨害的に入り込むことがなければ，予め精神疾患の構成を単純にしておいて，その基本的輪廓だけを確立しておくことが合目的であり，それどころか必要であるとさえ思われる．このことは疾病構成の構成的諸要素間である選択をして，できる限り数少なくではあるが，その代りに実際に基本的な諸要因を取り出すことによって最も速かに達成される．

　この目的のために構成とその決定諸因子とをまず一つには，病因，病像賦形，病前体質，病前形質等々の意味における諸概念と諸連関とを通して与えられる，かの「臨床・形態的」観点から考察すれば，ここで既に予め主要概念と補助概念とに分けたことで一定の簡略と限定とが可能であることが容易に認識される．つまり，病前体質的，病前形質的，誘発的諸要因等の補助要因には，それらはなるほど構成に現われる**こともある**が，現われ**なければならぬ**というものでないこと，つまり，それらがなるほど然々の疾病形態に際して多少にかかわらず関与していることは臨床経験に基づいて承認されるべきではあるが，しかしこの関与はどんな精神疾患にもいわば原則的に要請されなければならないものではないことが直截明瞭である．これに対し，主要因として取り上げられた病因性と病像賦形性との要因に関しては事情が異なる．すなわち，これらは原則的にどんな精神疾患にも関与してい**なければならない**．前者はそもそもこの心的構造出現の前提であるから，自明な総論的根拠からして当然であるし，後者も現実のどんな症例も具象的な形態形成なしには考えられないのであるから，同様に自明な経験的根拠からして当然である．その際，かの補助要因の一つ一つにも一定の疾病形態，あるいは疾病群の類型論に対して与えられる意味を決して誤解しないようにすべきである．例えば，心因性障害に対する誘発のもつ意味，精神分裂病に対する病前体質のもつ意味等々である．同様にまた，これらの補助要因が精神疾患の基本構造内で共演することや，それらが臨床構

成の主要因との独特な結びつきや，絡み合いにも結ばれる一般的な臨床介入も見逃してはならない。しかしそのことに触れなくとも，まさに精神疾患にとって（それも症候像や経過像の外的現象形態にとっても，また疾患の内的構造合成にとっても）原則的に本質的なるものと，それを越えて精神疾患の枠内で有効な諸力の豊富な連繋の全体とが，それだけに限られるわけではないけれども，圧倒的に病因性と病像賦形性との要因，それらの配置，絡み合い，相互作用に結ばれていることに変わりはない。それ故私どもは，これらの主要因のほかの精神要因に比較しての経験的圧倒性，および精神疾患構成における原則的に圧倒的な関与にもかかわらず，**臨床-形態的**決定諸因子が考察される限り，精神疾患の構成の一般的叙述の根底にかの病因性と病像賦形性の要因のみを置くならば，決して臨床的怠慢の罪を犯しているとは思えず，むしろ精神疾患の構造内での全ての主たる連関と連繋とを十分に捕捉しているものと信ずる。そこでむろん，臨床の**各個**症例の特殊発現にはその他の，病前体質的，病前形質的，誘発的諸要因が，症例の特殊構成のよりはっきりした特徴づけとするためになお——そして**絶対的**に——呼び寄せられなければならないことは暗黙に承認されている。

　さて，私どもは更に展望を拡げよう。構成考察を同様に簡略かつ圧縮的に行う目的のために精神疾患の構成を，臨床形態的観点の補足に役立つ別の観点から，すなわち，例えば平常と病的（normal und pathologisch），内因性と外因性，体質的と態勢的，人格所属と人格外（個人的と個人外的）その他の対置関係から与えられる「**臨床-素材的**」観点から吟味すれば，臨床的構成のこの素材的側面は，あまり本質的でない側面を除外して，基礎的側面に限定するならば，構成の基本を侵害しないで，それどころか，その反対に基本を一層うまく取り出して，唯一つの双極群に融合させうることが難なく分かる。そしてこれまた，臨床の諸事実を完全に承認しておきながら，構成の考察がこの素材的連繋系のそれぞれから精神疾患に，一つの新たな，そうでなければこれと同等には獲られなかったほどの照明が投じられることである。

　まず第一に，構成考察のために不可欠性の観点の下に，**平常**と**病的**という構成決定因子の一対を見てみよう。この見掛け上異種な要素から精神疾患が合成

されるということは，心身の機能系の全部が必ずしも障害によって変化させられなければならないということはなく，生体の身体性，心性の個々の機能部にはそれ自身としては疾病過程に侵されないでいるものもあって，これらが精神疾患の力動の中に入っていくことができるので，精神病的に造り出されたり，変化を受けている部分と相互に連繫し合って精神疾患の展開や形成に関与することがあるという事実から生じる。そこで，精神疾患の構成は，ある病的構造が取り扱われているからこそ，平常的決定因子と病的決定因子とのこの複合像を顧慮しないでは完全には考察することができないことを見過ごしてはならない。しかし，事の性質上当然いえることは，精神疾患の病的成分は，障害力，並びに障害力の所産を表わしているから，主として病因的連関に関与しているのに対し，平常な成分は，本質上病的には働かないから，主として病像賦形的連関に関与することである。そこで第一に精神疾患の枠内における平常－病的の関係はある本質的範囲において病因性－病像賦形性の関係にはいっていき，それ故にこれによって同時に多少にかかわらず同時把握されることになる。

これも一つの観点である。次に，平常成分というのは精神疾患の構成では肝要なところでは（むろん常にそれだけに限られてはいないけれども）患者の**人格**に由来するし，病的成分は（少なくとも大部分が）人格の外にある傷害力に由来する。したがって，平常と病的との構成要素群は同時に多くの点において**個人性**と**個人「外」性**（personal und „extra"-personal）との疾病成分群から受け取られるので，精神疾患構成への前者の関与と繋がりとは，後者の諸要因を斟酌すれば同時に再び把捉される。

同様な意味で，構成のなお別の，その他の次元にある重要な決定諸因子も配分される。容易に推測される如く，例えば特殊には**内因－外因**，**体質的－態勢的**の諸群は要点において個人性－個人外性の群に包括されるので，それらにおいても構成考察の独立的解説はかなり除いていいし，その代りに個別的に最後者の連繫に帰属させてかまわないことになる。

これに対し，精神疾患の構造における**生物学的**と**心理学的**との契機的関係には，比較的独立的地位が与えられているように思われる。この契機はやはり精神障害の力動の中に特に深く侵入して，それを根本的に規定しているのが常で

あるので，**心理－生物学的**構成（psycho-biologischer Aufbau）を確定すれば外ならぬ精神疾患の構成確定と見られるほどである．さて，この心理－生物学的構成は，例えば結局は精神疾患の心理学的成分の全ては何らか生物学的・肉体的に基礎づけられなければならないような自明の事実を意味しているのではなくて，むしろ差し当っては依然として自明性とは認められない次のような別な事実を意味する．すなわち，特定の構成現象（連関その他）は心理学的なるものだけから了解されうるが，同様にまた他の諸現象は生物学的・肉体的のもののみから説明が与えられる，というような事実を意味する．ここでもまた，精神疾患の構成に与(あずか)る外ならぬ心理学的と生物学的との成分の共演が障害の枠内でそれらの独特な混合をする結果生じる広範な問題を見逃すべきでない．それはその他の次元ではそれに相当するものは現われることのない特殊問題である．ところでそのことは，構成にとって特色的でないような一般身体論的性質の諸問題，例えば精神病的諸過程の脳生理学的（並びに脳病理学的），植物神経学的，内分泌的その他の身体的基礎づけの諸問題には関係しない．また，生物学的，あるいは心理学的構造や機序がどのように病前体質，病前形質，あるいは誘発などの意味で臨床形態を規定するのかというような問題，裏返して見れば，結局はわれわれの最も一般的な生物学的洞察の不足と関連する問題には関係しない．それが第一に関係するのは，**生物学的諸決定因子が精神疾患の枠内で心理学的諸決定因子と機能的に結びつき**，それらの見掛け上の対立性にもかかわらずある統一的機能連関を造り出す媒介となる**機能関係，作用的連繋，秩序**（編入，上位，下位）の特性に関係する．例えば，生物学的基礎過程が心理学的上部構造の条件を提出するとか（精神分裂病的生物学的基礎過程が例えば心因性上部構造の条件），あるいは生物学的諸要因（例えば年齢期の）が，心理学的固有性を病的に強めたり，弱めたりするとか，あるいは心的諸影響（体験その他）が生物学的過程（例えば，精神分裂病的）を賦活し，動員したり等々といった具合にである．かかる生命－心理学的構成連関の全ては改めて私どもに（既に言及した）逆説に見える諸事実を了解することを教える．すなわち，一つの幻覚，一つの妄想形成，一つの運動障害その他の同じ疾病成分を**臨床独自的**に**二様に説明**されることである．一つにはある一定の身体的（脳性その他）

過程その他の成行きとして因果発生論的にであり，また一つにはある一定の精神的動向，一定の心的傾向の心理学的現われや成行きとして，意味的かつ動機発生論的に説明されるわけである。

　心理学的と生物学的との構成要因の関係に特色的なかかる諸契機は外ならぬ心理生物学的構成に対し，精神医学の構造総論において特別評価を要請するように見えるけれども，それにしても，この基礎的な生命－心理的連関も構成のその他の基本原理と接触するので，それ故これらによって大部分が吸収され，代償されうることは見誤まられない。そのようにして，少なくとも生物学的－身体的諸要因は主として特殊疾病過程の基礎をなし，したがって病因的要因に入っていくし，逆に心理学的要因は主として病像形成に対して重きをなし，したがって主として病像賦形によって同時把握される限りにおいて，生命－心理的連関は病因性－病像賦形性の連繋によって吸収，代償される。しかしその外に，心理学的－生物学的の契機は，一方では体質が生物学的要因の本質的部分を包含し，他方では性格が心理学的要因の本質的部分を包含している限りにおいて，個人性の構成決定因子群の中にある程度組み入れられる。

　さてこれに対し**個人性**と**個人外性**との構成要因の一対は，病因性－病像賦形性の一対と同様に，その他の対置群による代償や代弁を許さないように見える。精神病的疾患過程に襲われるのは人格であること，つまり精神疾患は人格の生命・心理的機能領域において演じられるという自明性は，精神疾患の構成は個人性の要素なしにはそもそも考えられないということに外ならない。したがって逆に，何らかの障害的影響が心身の機能の秩序ある推移に侵入して疾病を惹起するのでなければならないという事実は，主として障害力として個人外性要素を示唆することである。更に，既に示した如く，内因性と外因性，体質的と態勢的，生物学的と心理学的などのこのように重要な連繋の上にこの個人性－個人外性の構成決定因子に大部分が同時に含まれることを追加するならば，個人性－個人外性の構成決定因子に，臨床－素材的構造成分の中で，臨床形態的構造成分の中での病因性－病像賦形性決定因子におけるのと同等の優位性を認めざるをえないであろう。

　つまり，これを要するに，その他の構成成分を部分的に取り入れるばかりで

なく，精神疾患の枠内において数多くの連関や構造連繋を最も多面的に示す精神疾患の構成の主要にして基本的なる決定因子としては，一方で病因性－病像賦形性因子，他方で個人性－個人外性の因子が取り出されるが，その場合前者は臨床－形態的構成要素の主代表として，後者は臨床－素材的構成要素の主代表として機能する。この二つの連繋系から――今までの考按から期待して差し支えないと思われるが――精神疾患の構造組織が広範かつ確実に把捉されるだろう。

3．精神疾患の枠内における病因性と病像賦形性

　病因性と病像賦形性との諸要因，並びにそれらに規定された臨床的機能連関は疾病構成の幅と奥行との全体を包み，そして全体に行きわたる。それ故にそれらは構成的疾病諸要素の位置と全体秩序とにおける数多くの基礎的分化の基礎ともなる。まず，疾病構成にそれなりに関与する決定諸因子の**範囲**が精神疾患の枠内でまったく相違しているという事実は，病因性と病像賦形性とのそれぞれの性質に根差すところである。病因的要因の領域はおのずから限定される。それは主として病理的に働く諸力の質，あるいは強さの要因の範囲に限定され，したがって容易に理解されるとおり，病因として最も有力な外因－素材的と生物学的－身体性との契機が優先されて，その他全ての，特に心理的契機は遥かに後退している。これに対し，病像賦形性要因の領域にはほとんど限界がなく，普遍的である。それは質，量に応じて凡そ生命力動的にも，精神力動的にも働くことのできるものの全てを取り込む。つまり，病理的に有効な諸契機のかたわら，――それどころか主として――平常の諸契機までも，生物学的契機のかたわらに心理的契機までも包含して，特に後者を特別の量と範囲に及ぶほどに優先させる。それは精神的過程一般（したがって精神病理学的過程）と心的諸力との親和性に照応するし，また心的なるもの一般（したがって病的心理なるものも）が心的諸力に影響され易いことにも照応する。そこで範囲の点で見れば，精神疾患の構成は病像賦形性によって，しかも特殊的に**精神的病像賦形性**（Psychoplastik）によって支配されて現象することになる。それは――見掛けだ

けにすぎないが——病像賦形性が病因性に対してもつ実際の臨床的重要度に反していて，疾病構成における重要度の割合いは決して関与した決定因子の**範囲**だけをものさしにしてはならないことを直ちに認識させる事柄である。

病因性要因と病像賦形性要因，力動的なるものと過程との相違，それどころか対立性から，まず一つには疾病の枠内においてさまざまの現象が相互に出現することになる。一方では病因的構造として，精神的刺激，興奮，麻痺，分離などの諸過程に応じる，かの要素的，原初的基本障害がある。それは例えば，**平常的でない**（normfremd），特に**精神に由来しない**（apsychonom）現象として，相応する脳障害，その他の過程の表現として提供されるものである。更に他方では病像賦形性形成として，内容的投影，抑圧，象徴形成，体系化などの様式に応じる，かの主として心理学的に規定された疾病現象があって，それらは自然の心理学的機能過程（認識的，情動的の）表現や沈査を表わし，それに応じて力動的に**精神由来的**（psychonom）性質である。

さて，これらの相違によって疾病の病因性要因と病像賦形性要因との間に一定の機能的および作用的連繫が生じ，それが同時に精神疾患における因果発生的連関や教権的構成に対して決定的に重要となる。以下に要点を箇条書にする。

1．病因性は臨床的**起原と出発点との構造**を交付し，病像賦形性は**派生，加工，継続**を交付する。後者自身は精神力動的にも，また，生命力動的にも反応的性質であって，個々にわたって心身の機能障害のありとあらゆる系統領域にある。例えば，幻覚的興奮という病因性的に生じた基本障害にこの意味では病像賦形的反応性の説明妄想（それを越えて実際には継続的な病像賦形性妄想体系も更につづく）が続き，侵害的な精神的基本障害の体験に反応的当惑が続き，病因性的興奮期に身体的-反応性の疲憊病像が続く。

2．病因性は精神疾患の**要素的一般的基本構造**を交付し，病像賦形性は精神疾患の**形つくり，分化，特殊形成**を交付する。感受領域において病因性に与えられた要素的「無構造の」刺激，興奮現象は，願望あるいは恐怖という情動の傾向による病像賦形的影響によって一定性格をもつ幻覚としてその内容的特殊形成と堅固な特徴とを維持する。運動領域における同様に無形態の病因性興奮症候群は一般人類的な原初的運動傾向その他の病像賦形性影響によって同様な

様式でリズム的形成として特色が保たれる.

　3. 病因性は一般的な生命並びに精神の病理学的**根底**をなし，病像賦形性は臨床的**積み重ね**（Auflagerung）や**建て足し**（Aufpflanzung）をする．そこで例えば，精神分裂病の病因性的基礎過程は精神的構造の生物学的制約の弛緩（これ自体は決して必ずしも顕現する必要はない）に導き，そして病像賦形性の影響（例えば精神的コムプレクスその他）はやがてこれを基盤として好訴症の妄想形成とか，朦朧状態，ガンゼル症候群等々の心因性症候群を結果する．特に心因性症候群の大領域は，機能的精神疾患から始まって粗大器質性精神疾患（外傷性，脳動脈硬化性，老年性，麻痺性等々）にまで及ぶ全臨床系列における生命力動的に惹起された基礎障害の上にそのように建て足しされたものと考えられる.

　これらの病因性契機と病像賦形性契機との基礎的機能連繋は拡大し，複雑化して，多くの場合，精神疾患の経過にまで及んでくる．そのようにして例えば，病像賦形的に呼び寄せられた症候構造が更に新たな，継続的な病像賦形的形成を発展させ，併合する（見本：組合せ的な妄想形成）といった具合に進展することもあれば，また病因性の出発構造に**逆**にはね返って作用してこれに影響し，変形させる（てんかんの精神病的基礎過程がアルコールによる病像賦形，身体的老衰によるアルコール譫妄の経過遷延等々による複雑化）ような様式で進展するものもある.

　要するに，精神疾患の力動にとって病因性と病像賦形性との諸力や作用のある相互絡み合いが生じていて，やがて臨床的最終産物の錯綜した構造として特色的に沈澱する．この多面的機能錯綜で同時に，病因性と病像賦形性との過程はまずみずから進展しつづけ，自分自身に内在する法則性によって定められた変化を受けて，同時にその自然の経過中にその他の推移系列の影響に対する別の条件を常に繰り返すという事情が重要な問題になる．そのようにして例えば初期における精神分裂病の基礎過程は偏執性格や体系化の病像賦形的形成を容易にする．これに対し末期はそれを崩壊させ，その代りに比較的原始的，要素的な精神機能の機序を示す.

　病因性基礎障害の経過は病像賦形性の**質的**変移におけると同様に，**量的**変化

にも影響を及ぼす。例えば，進行麻痺の基礎過程は初期には病像賦形性諸症状（例えば，性格的由来のそれら）をかなりの範囲に出現させるけれども，進行してしまえばそれらの色合いはまったく乏しくなる。そのようにして，精神疾患がその独自の疾病経過中に受ける，かの**構造の変移**や**転位**，つまり，病因性と病像賦形性との諸力が——同方向に協調する傾向の場合に——進行か逆行かの方向によって受けるかの変化，あるいは——拮抗的傾向の場合に——力動的に主として精神疾患の解消の方向にか，あるいは継続に動くかに従うあの変化も，その大部分は病因性と病像賦形性との契機の共演から初めて説明される。したがって，例えばある妄想形成の如き特定の個々の症状が疾病経過中に受ける多様な変化も，妄想固定，妄想進行，妄想の体系化，妄想解体，妄想修正，残遺妄想，妄想崩壊，被害妄想から誇大妄想への移行等々として病因性と病像賦形性との過程を並行して考察することによってのみ，また質的，量的観点からする相互的機能，作用の連繋を考察して初めて完全に，そして正しく把握されるものである。

疾病の枠内における病因性と病像賦形性との要因の**力動的量関係**に一貫する原理のようなものは確定されない。機能連繋は質的にも，量的にも，疾病形態，変種，症例に応じても，また疾病の特色や時期に応じても変異する。一般論としては，器質性の，精神に由来しない障害過程が疾病構成に関与する程度が増大するに従って病像賦形性契機の範囲は病因性契機に対して後退し，これに対し逆に機能的，精神由来的疾病過程の範囲が増大するに従って増加する。このことは一つには，粗大な器質的－破壊的な痴呆精神疾患から，狭義の外因性疾患や精神分裂病を経て内因性の，機能的－体質的疾患や心因性疾患に進めば進むほど病像賦形性がそれだけ広い場所を占める**臨床形態**の全系列を体系的に吟味すれば分かることである。このことはまた，経過時期が疾病の臨床的性格において進行的－異質性－非精神由来的性格を進めるように機能的－精神由来的性格から離れれば離れるだけ，それだけ多く病像賦形性が後退する**疾病期**を検討すれば同様に示される。

以上のことから，病因性基礎障害には，——疾病形態を異にするたびに，また罹病期間を異にするたびに——変化する特性に従って**量的**に変異する**病像賦**

形性形成に対する準備状態，病像賦形出現にそのたびごとに及ぼす促進的，あるいは制止的影響が帰属されなければならない。その結果，痴呆とか，支離滅裂などの個々の病因的制約の状態は直ちに病像賦形的不毛とされるのに対し，その他の状態は病像賦形的に豊饒と見ることができる。しかし，それを越えてなお病因性基礎障害に帰せられるのは，特定の病像賦形形成に対するある種の**質的**準備状態である。すなわち，病像賦形性との一種の内的**親縁性**があって，この基礎障害の特定のものが特定の病像賦形力，傾向，生産を好都合にし，優先させるという意味での一定の**選択的**傾向があることである。そのことから，疾病の病因性と病像賦形性の要素の常に繰り返し出現する一定の内的質的な帰趨が説明される（痴呆は感情支配的妄想形成の中で誇大妄想をひいきにするし，意識障害は幻覚の中で幻視をひいきにする）。すなわち，一定の疾病形態や疾病期を表わす直接的**病像賦形性の好発症候群**が同時に生じることになる連関である。

　最後に，疾病構成における病因性と病像賦形性との契機の量関係は，一方では外部的現象像（症状像と経過像）における，他方では内部の構造組成における両契機の連繋を比較対照することによっても特色づけられる。精神疾患の現象像においてはむろん，最も強く，そして最も広範に外部に現出する疾病成分が前景に出る。それは，臨床的に十分に証明される如く，病像賦形的成分であることは疑いない。これに対し，それを可能にし，出現を好都合にし，あるいは招来するところの病因性基礎過程は全然現われないか，さもなければまったく不定的，非特色的現われ方しかしないことが多い。あるいはまた，この過程は病像賦形性に余りにも後退させられ，覆われ，押し込められているがために，症候論や経過における外的特色は主として病像賦形性に支配され，規定されているほどである。それはむろん臨床医学には疾病決定の学術的－疾病論的と実地的－診断学的難しさという臨床的結論によって十分に熟知の事柄である。

　病像賦形性を不当にも過度に表現させている外部の現象像に対し，本来の**構造組立て**は重点を臨床価値，臨床的作用値においているから，病因性要素を正当に扱っているものである。構造的考察によれば，精神疾患の病因性成分は本来の病因と因果発生的に連関しているのに照応して，疾病形態の本質的にして，

決定的なるものを交付していることは見誤ることなく証明される。それはその精神的徴候としてはただ要素的に，単純に現われているにすぎず，それどころか一部は精神的症候の中で潜伏し沈黙を守っているにすぎないけれども，やはり精神疾患の**基礎的，本質的，一次的で不可避**の決定因子であること，同時に障害の本来の性格を最も直接的，純粋，真に臨床像に現わして，疾病類型に直接特殊的に所属させられてもいる，精神疾患の**特殊的基幹，核心の構造**であることが示される。これに対し，疾病の病像賦形の成分は，仮にもっと多面的に分化して現象するにしても，またもっと浸透的に純粋に出現することがあっても，それは副次的な，本来の疾病過程に本質的には属しない諸要因や疾病出現の他の諸条件に由来していることに照応して，ただ**偶発的，二次的，非特異的な**，したがって**交換可能な臨床的景物**である。それは全疾病系列を貫いて，ともかくも同様に繰り返されることはあるけれども，その個々の現象の多面的な変異や形づくりの可能性があるので，疾病形態の類型というよりは，むしろ個人的な特殊徴候を供給する。病像賦形性の精神疾患関与は病因性関与に比較すれば，より多く偶然的関与である。ただ，特殊的な疾病過程は常に，疾病の担い手の特性，その人の時折ごとの内外の情勢から与えられている如き一定の生物学的－心理学的態勢全体の中に，何らかの様式で着床していることによっても関与が与えられるのであるから。

4．人格と精神疾患

臨床形態の側面からの病因性契機と病像賦形性契機との一対の力が提供する精神疾患構成に対する決定的基礎に，臨床素材の側面からの個人性と個人外性との一対の力が歩み寄る。精神疾患に関与する個人外性の成分は大部分，そしてある種の本質的観点において（むろんどの場合においてもではないし，完全にとは限らない）精神疾患の基礎過程に該当させられるから，前者の一対の組で提供される構成連繋は要点的には，人格と精神疾患という方式で把捉される。

精神疾患に対してもつ個人性要素の意義，したがって人格と精神疾患との関連の重要さは，既に示唆した如く，臨床精神医学の根本原理から導き出される。

精神疾患は本質的範囲において，人格という言葉でまとめられる，かの生命－精神系の内部で演じられる。疾病は多少にかかわらずこの系に侵入して，この系に所属する装置とこの系から与えられた素材とを疾患の偏った精神的機能推移を遂げるために要求する。それ故，既にそれだけの理由からいっても，人格の諸成分は——それがどんな種類のもので，どれほどの範囲をもつかには，差し当って係わりなく——障害の構成に同時に入って行かねばならない。その上に，人格としてまとめられる，かの生命－精神的の諸力と力動との複合こそ，主として**一切**の精神的生表現を規定する力源であり，そして方向を賦与する作用中枢であることが示されるので，それ故にまた，精神疾患における精神的に**変質**した生命生起においても，それ相応の意義なしには済まされないことが加わる。更に考うべきは，生物学的過程は既に正常範囲にあっても（例えば，思春期や更年期の危険な転換期），人格の固有性を賦活したり，強化することに傾き易く，したがって精神疾患の生命病理的過程においても類似の関連が想定されるべきことである。最後になお考察すべきは，精神疾患の全領域に対し一般に認められている内因性契機の意義は，当然の結論として，人格にも同程度の臨床的意義を認めざるをえなくする。いうまでもなく，人格は内因性たるものの大部分を包含しているのであるから。それ故，これらの原則的確認の全てから，同様に原則的に予期されるのは，人格と精神疾患との連繋でもって精神障害の構成は，病因性と病像賦形性の契機をもってするのと同様に多面的かつ連繋豊富に把捉されることである。この場合，人格というのは——この主要概念もその輪郭をかなりはっきりさせて構成考察に組み入れるために定義するなら——不明確な限定に置かれている一般身心論的組織体というのとは反対に，何をおいても，**個体的精神的特色の目印となる，かの特殊生命－精神的特性の総体**であると解する。

　精神疾患の構成一般のために考察される人格の成分は何かとまず問うなら，それには先験的に——しかも特に精神病的生起に関与する内因性諸要素一般のかの広範な部分に関して——まずごく一般的に以下の如く答えられる。すなわち，人格の成分の**全て**に，精神疾患の力動の中に入り，あるいはその枠内で結果を発現して作用しつづける可能性と性能とが認容されなければならない，と。

どの程度に人格の成分が個々にわたって精神疾患構成のための決定因子として呼び寄せられているのかということは，自明の如くそれらの特性にも，またその時々の精神障害の特性にも依存することである。まずともかくも人格系の全ての主要諸成分が考察される。例えば，まず一つ一つとしては内分泌系，植物神経系，皮質下および皮質系，また生物学的体質としてのそれらの総体（素質的要素も含んでいる限り，その外になお**遺伝生物学的**成分も加えて）で提供されているさまざまの諸階梯をもつ人格の**身体的**下部構造。次いで感覚－運動系，記憶－連合系，情動系等々や，一方では原始－要素的な欲動－情動的領域と，他方では合理－知能的領域や高等感情領域などとのさまざまの層を具えた**心理学的上部構造**，等々がある。その際，人格と精神疾患との特殊連繋のとくに特色的なのは，**人格**の一定の部分系の構成のための重要な出発点と結晶点，すなわち，人格表現に対し決定的で方向賦与的な推進力を交付する限りにおいて，私どもが自主的人格の「**核心**」として取り出してよい，かの人格構成の成分である。——例えば，好んで欲動的基盤の上に立つ自我複合（特に，人格意識，自我価値感情，顕示欲，権勢欲その他を含む）の複雑な個人的形成，また精神分析学派にこの点で特に評価された性的な個人的概念複合体が要素的欲動的と高次精神的との成分を含むこと，更にまた，多面的な精神徴候を示す身体性の観念複合体など——全てこれらの個々の人格核心が類似した様式で同時に**精神疾患構成の出発点と力動中心**としても，またそれに照応する症候形成（しかも自己中心的，性心理的，あるいは心気症的－感情支配等の症候のみでない）の結晶点としても現われるのを常とする。

　因みに，——それはもっと人格と精神疾患との連繋のために区別されねばならないことだが——構成には単に一次的，直接に人格によって与えられた加味が，無傷に残った——正常のであれ，精神病質的体質のであれ——人格が自分に固有の自然の傾向で精神疾患や疾病体験，疾病内容に反応する方向をとることによってのみならず，人格自体が既に疾病過程によって変化させられ，精神病的に変様してしまった後の，精神病的な間接，二次的成分でも反応する方向をとることによっても入って行く。ここで，例えば基本情調，気分，精神的様相（精神的および特に情動的推移の）などの基礎的な心的特有性が精神疾患の

ために生じた変様によって質的に変化した人格反応の様式をとる一方, 真先に, より深い, 別の人格領域に由来する別種の反応性が考察されてくる。それは精神疾患に制約された解体や, 一定の規制的な高等な人格層の機能的遮断などの結果として解放され, 賦活された反応性である。

そのような次第なので, 精神障害の構成を決定的に同時決定するものは, かなりの程度に――しかも精神疾患の影響を蒙って変化した人格を迂回しての――人格と精神疾患との相互影響や相互作用である。

さて, その上に精神疾患の構成において個々の人格的成分がどのように種々の構造連繋や連関に**関与するかの有様**については, かなりの程度に確認されたものとして大要以下の法則が取り上げられる。

人格の**生物学的**（体質的, 遺伝生物学的）成分は, 基本をなす精神疾患の主として生物学的な基礎と, その疾患の準備状態とに照応して, 精神疾患にはまず第一に**病因性**と**病前体質性**とで関与する。それはまた, 人格の身体学的諸基礎においても, また精神疾患の生物学的根本においても私どもの洞察が不足であることから, 生物学的-人格的要素と生物学的-臨床的要素との連繋の問題を片づけたというよりは, むしろ展開することになった一つの確認である。これに関しては, 最も基礎的なるものにおける不明確さに既に注意すべきである。すなわち, 皮質, 皮質下部, 植物神経, 内分泌等々の, 人格の個々の身体学的基本成分がどんな様式で, 種々の疾病群において精神疾患やそれへの素質のそれ相応の要素に配分されているのか（この点では, 精神分裂病, パラノイア, 妄想様更年期精神病にある異常な性的体質の指摘が近時益々多く強調されていることぐらいしか想起できない）。あるいは, 人格のさまざまの性質の体質的, 並びに遺伝体質的成分が同時に精神疾患の構成でも認められて, 特色的精神疾患的合金として結果しうるものかどうか, するとすればどのようにしてか, 等々の最も基礎的なことにおける不明確さである。

これに対し, 人格の**心理学的**成分は精神疾患の枠内における範囲と連繋とでは遥かに明瞭に取り出せる。しかもこの場合特にその**病像賦形性**においてである。心理学的成分が何をおいても病像賦形において多面的, 連繋豊富に繰り返し現象するということは, 心理学的-性格学的連関が生物学的-体質的と器官

学的との連関に比して原則的に容易に臨床的に説明されうることにあると簡単に見てはいけないので，そうではなくて何をおいても以下の臨床的根本事実に原因がある。すなわち，一般に病像賦形的に（すなわち，特に精神的賦形性）に作用する傾向にあって，その活動に精神疾患が特に好都合な条件，例えばまず感情支配的傾向（die katathymen Tendenzen）を提供する精神的諸要因，——これらの病像賦形的優先力が主として人格とそれの情動的中核成分，性格，衝動傾向，「観念複合体」等々の中におかれているという事実にあるのである。

やがて個々の場合で個人性諸要素は，およそ病像賦形性が関与する全ての各種連関の中に入り込んで，およそ病像賦形性が結果を見せる各種の形態として発効する。まず，そして何をおいても人格成分は病因的に造り出された症状構造の**形づくり**に関与する。人格成分が症状構造の内容を激情的コムプレクスの沈渣，願望や恐怖，その他の個人感情的並びに欲動的傾向等々を通して規定し，固定する。人格成分は更に同等の範囲と重要度において病像賦形的形づくりを病因的所与の起点症状に**合併**させるように関与しつづけて，これらの起点症状は疾病およびそれの体験に対する個人性反応によって，疾病体験に対する個人の態度や反応的加工によって人格の特性的方向に進展させられる。そして最後に，人格の諸傾向は病因性基礎過程の上に築かれる病像賦形性**積み重ね**や建て足しなどにも関与する。例えば，個人的性格によって拘禁性精神病的精神分裂過程の枠内で反応的に惹起された好訴症や偏執症，その他の症状群に示される。既に，精神疾患的生起に対するこれらの個人的諸反応，精神疾患的体験のこれらの個人的制約の加工継続においても，個人性病像賦形は症状像だけに限定されないで，**経過像**にまで及ぶことが示される。この意味で，実にさまざまの個人的性能や諸傾向，例えば明確な知的態度や「幸福論者的」自己偽瞞，経過形成のための葛藤回避や葛藤克服（疾病過程の解体や修正の意味においてであれ，また疾病過程の固定あるいは継続の意味においてであれ）等々への傾向が多少にかかわらず，基礎過程自体に内在する経過傾向のかたわら，考察されてくる。

個人性成分が精神疾患の病像賦形に入り込む**範囲**と，このことが生じる規準となる**選択**とは，病因性基礎過程と，疾病形態と経過時期とにかなり依存する。したがって一般に人格を侵害する傾向をもつ破壊的な疾病過程は精神疾患の形

態形成のための人格の影響をも多少にかかわらず遮断するのが常であり，機能的精神疾患の性質のその他の障害はむしろ人格的影響を入り込ませる。しかし，例えば精神分裂病の如き，ある種の生物学的基礎をもつとされている精神疾患的過程も広範に個人性の影響を許容するので，性格学的，その他の個人的特性を賦活し，際立たせ，強化する生物学的過程の一般的自然傾向の上述の指摘が確認されることがたびたびである。同様に，個人的要素の関与成分に関して，**構成経過**においても特色的な構造の変位が見られる。例えば心因性発展における増加，進行麻痺における減少の方向などである。最後に，疾病の形態と時期とは精神疾患の構成に入り込む人格成分の**選択**までも規定するので，種々の個人性要因を種々に呼び寄せることによって，精神疾患の同様に特色的構造修飾をもたらす。この方向で特に多くの進行的精神疾患に同様に特色的なのは，初期の認識的思考傾向の関与から，その後の経過における感情支配的，衝動的関与へ，遂に末期の原始的－要素的心的関与（リズミカルな，反復動作的，常同症的その他）へと移行することである。

　さて，精神疾患の力動に入り込む個人的傾向のこの多面的特徴はむろん同時に，この人格の成分が障害の外部的**現象像**にその範囲と重要さに照応して出現しなければならないということではない。つまり，病前人格が直ぐに精神疾患に反映するとは限らないのである。むしろ，障害の枠内で，そして障害との幾重もの内部連関で種々の契機がはたらいて，個人性病像賦形の影響を変形し，覆うことがある。一つには，個人的特性の病像賦形的影響は疾病像ではそれ自体とまったく異なる外観を示すことがある。例えば，嫉妬妄想はある嫉妬的性格傾向からではなく，それとは似ても似つかぬ性的劣等感という特色に由来する場合の如くにである。また一つには，精神疾患に入り込む個人的諸要素が，平均的人格表現として明白になっている要素とは別のものであることがある（それは人格の特により深い下層，例えば人格の根本的「無意識の」欲動基盤に由来することがあって，それ故に一般に潜在していることがある）。第三に，精神疾患に取り込まれた人格成分は精神疾患の基礎過程自体によって広範に，それどころかそれと分からないほどに歪められることもある。それは精神分裂病の進んだ時期における感情支配的個人的傾向に見られる歪められた影響に示さ

れる。さてしかし，精神疾患の現象像が症状形態や推移形態における個人的要素に浸透されていることが十分に明白には証明されないことがあっても，現象像の間違いなく**個体的形成**は主としてこの個人性病像賦形の一所産であることには変わりはない。

精神疾患の内部結合と構造に関与する人格の成分の**原則的意義**はまず，再びこの成分と本来の精神疾患的基礎過程との独特な結合におかれているとしていいだろう。それは，一方では疾病の現象を疾病過程の特性によって説明し，他方では罹患人格の特性によっても説明するようにする，特殊臨床的（病因性）所産と個人的傾向との，かの異質的混合にである。その上に更に続いて精神疾患の構成上重要な契機が加わって，人格から**予知される**諸現象（より多く人格の「深層」に属するような人間一般的な普遍的現象であれ，人格の「上層」に由来する個体的性格学的現象であれ）が精神疾患の基礎過程の新たに形成された諸現象に歩み寄って，両者がそれぞれ異質的性質でありながら一つの統一的機能的生起に合併する。このように見れば，精神疾患というのは一方では生物学的障害過程と他方では個人性の機能過程との謂わば交点に立つもので，この観点よりすれば，精神疾患は病因－病像賦形の側面からするよりももっと明確に次のことを証明する。すなわち，精神疾患の本質把捉は，一方的に局在的－器質論的側面によるよりも，むしろ罹患人格の心身的全体系と，その全力動とを包括する構造観と構成観とによって可能であることである。

個々の精神疾患がこの臨床的構造と構成の理論の下にどのように示されるかは以下の諸篇の臨床各論が提供する。

文　　献（原著）

（括弧内年代は訳者補記）

Birnbaum：Der Aufbau der Psychose, Grundzüge der psychiatrischen Strukturanalyse. Berlin, 1923. ― Persönlichkeit und Psychose. Mschr. Psychiatr. 63,（1923）―Zur Revision der psychiatrischen Krankheitsaufstellungen. Mschr. Psychiatr. 68,（1928）

Bumke：Zur Frage der funktionellen Psychosen. Fortschr. naturwiss. Forschg. 6, ―Über die

gegenwärtigen Strömungen in der klinischen Psychiatrie. Münch. med. Wschr. 1924. ―Die Auflösung der Dementia praecox. Klin. Wschr. 1924.
Gaupp-Mauz: Krankheitseinheit und Mischpsychosen. Z. Neur. 101.
Hoche: Kritisches zur psychiatrischen Formenlehre. Zbl. f Nervenheilk. u. Psychiatrie. 1906. ―Die Bedeutung des Symptomenkomplexes in der Psychiatrie. Allg. Z. Psychiatr. 1912.
Hoffmann: Charakterantinomien und Aufbau der Psychose. Z. Neur. 109.
Kahn: Konstitution, Erbbiologie und Psychiatrie. Z. Neur. 57.
Kehrer: Methodische Fragen und Gesichtspunkte der heutigen Psychiatrie. Z. Neur. 74. ―Die stellung von Hoches Syndromenlehre. Arch. f. Psychiatr. 1925.
Kraepelin: Die Erscheinungsformen des Irreseins. Z. Neur. 48. (1920)
Kretschmer: Gedanken über die Fortentwicklung der psychiatrischen Systematik. Z. Neur. 48.
Kronfeld: Psychologie und Psychiatrie. Berlin, 1927
Marucuse: Reaktionsformen oder Formenkreis. Arch. f. Psychiatr. 69.
Schröder: Über die Systematik der funktionellen Psychosen. Zbl. f. Nervenheilk. u. Psychiatr. 1909.
Storch: Über den psychologischen Aufbau der Schizophrenie. Z. Neur. 101.
Wilmanns: Die Schizophrenie. Z. Neur. 78.

原　注

(1) （ここで専ら問題に取り上げている臨床精神医学にとっては何の意味ももたないから）ここで更に，この臨床医学の構成考察が現代心理学（Wertheimer, Köhler, Koffka その他）の意味における**構造と形態**（Struktur u. Gestalt）とを前提して，それを承認し，従って臨床医学の側から，この心理学的方向に或る精神医学的研究を結びつけるものになるかどうかを検討するまでもない。この疾病単位の把握に当って形態心理学の構造と類似した構造（Gebilde）が扱われていることは，精神疾患の構成で単に方法論的側面のみが見られるにすぎないとしている或る批判者の反対論があるにはあるけれども，ほとんど疑いの余地はないからである。

翻訳　千谷　七郎

■解　説■

K. ビルンバウム著

「精神疾患の構成」

千谷　七郎

　ここに紹介した論文は 1928 年の発表になるもので，E. Kraepelin の没後 2 年である。さきに『精神医学』誌 5 月号に臺によって紹介された E. Kraepelin の「精神病の現象形態」に Birnbaum の構成論が既に引用評価されているけれども〔本書〇〇頁所収〕，1920 年の発表であるので，その引用はここに紹介した論文とは同一のものでないばかりでなく，Kraepelin のそれを本論文の文献に掲出している。それはともかくとして，Birnbaum は Bumke の叢書中になお三篇の論文を発表している。„Die psychoreaktiven (psychogenen) Symptombildungen " （Bd. Ⅱ. S. 92-133, 1928），„Die Grenzgebiete der Psychiatrie " （Bd. Ⅳ. S. 390-414, 1929），および „Geschichte der psychiatrischen Wissenschaft " （Bd. Ⅰ. S. 11-49, 1928）である。これだけでも彼の関心の範囲，学界における評価が想像されるけれども，間もなくヒトラー政権抬頭のためにアメリカに亡命することになったので，彼ほどの学識豊かな学究もその後の消息が私どもにとってほとんど分からず仕舞いになっていた。そこでこの度彼の業績の一端を翻訳，紹介する機会に西独の友人の二，三に彼のその後の消息を問い合せ中であったところ，Prof. B. Pauleikhoff より「長い間捜し求めた末」やっと Karl Birnbaum 追悼論文[1]（1973）を見つけた（1975.5.22 日附書簡）ということでそのコピーが届けられた。7 頁にも及ぶ追悼文なので，これを抄訳紹介して一応の解説に代えたい。

　1972 年の夏なら Karl Birnbaum は 94 歳というところだろう。今日までドイツ語圏の専門雑誌のどれ一つにも，その中に追悼の詞，あるいは少なくとも彼の業績の評価がまったく見出されていないことは甚だ遺憾とすべきである。

　この科学者の生涯と業績について書くことは決してやさしい仕事ではない。

この難しさは単に，既に今日では30年も経った後なので彼の業績の多くが知られていない点にあるばかりでなく，彼の業績がその関心の広範なためと，何をおいても境界諸領域を扱ったという彼の傾向のために概観が困難であるところにもある。BirnbaumはK. Jaspersを除いてはほとんど誰も敢えて近づこうとしなかった諸問題を論究した。したがって比較のしようがない。彼は多くの同僚の追悼文を書いたが，彼に対してのものは一つもない。恐らく，彼には有名な師がなかったので「著名な精神医の系譜」にその名が欠けたのであろう。彼はまだ書かれていない「施設精神医」の系譜に属する。

　Birnbaumは1878年8月20日Schweidnitzに生まれ，Freiburg i. B., Würzburgおよび Berlinで学んだ。1905年 Freiburg i. B.で学位獲得。それから，1905年から1907年まで Herzberge 市立病院で助手であった。Moeli 院長には大変世話になったけれども，後年二人の間柄はうまくなかった。……彼はとかく「上の人」との交わりがまずかったという印象は免れない。例えば，K. Jaspersと『傑出人（文芸家）の人格における精神病理学的影響の範囲と限界』とについて論争を見た如きである。それに反し，「下の者」に対してはまったく別であった。例えば一人の助手（現在のGerson 教授。彼は20年頃 Herzbergeに居た）に言った。「Lieber Kollege，君は君の思う通り書いてよろしい。また安心してわしの意見の反対を言ってもよい。ただ君の見解は相手が刃のたたないものでなくてはいかん」と。Gerson 教授は Birnbaum を評して頭の廻転の速い，聡明な思想家であると言っている。

　1908年 Buchに赴く。同年ハレの Marhold 書店から彼の最初の著 „Psychosen mit Wahnbildungen und wahnhaften Einbildungen bei Degenerativen" が出版され，彼の以前の Moeli 院長が友情に溢れた前書きを寄せている。この書で既に精神病理学的諸問題に寄せる特殊関心という後年の Birnbaum が認められ，既にここで後の大変歯切れのよい，明確にして力強い文体が示されている。この著の重点は妄想的想像と妄想形成一般の発生の領域にあった。Birnbaum は短刀直入に，まったく即物的に „Degeneration" の概念と対決する。彼はこの概念の有用性を疑うが，しかしよりよい言葉がないためにこれを用いている。この点で Magnan と Forel に言及する。Birnbaum の書いた数多くの症例は「Herzberge 精神病院」でのものであり，それも主として犯罪精神医学分野からのものである。一時，婦人病棟を受け持ったこともある。ここの文庫にはなおこの頃の Birnbaum の書いた病歴や鑑定が保存されている。

1909 年には „Über psychopathische Persönlichkeiten" の研究が続き，雑誌 „Grenzfragen des Nerven-und Seelenlebens" 第 64 冊に発表。1911 年に更に著書 „Die krankhafte Willensschwäche und ihre Erscheinungsformen"(„Grenzfragen" 第 79 冊)，1917 年に „Psychische Schwierigkeiten im Psychogeniegebiet"(„Monatschrift f. Neur. u. Psychiat. Bd. 41) の発表，そして遂に 1918 年に労作 „Psychische Verursachung seelischer Störungen und die psychisch bedingten abnormen Seelenvorgänge"(„Grenzfragen" 第 103 冊) が刊行される。……この最後の論文で Birnbaum は科学者として登場しようとしない。ここでは「精神医学の専門分野を越えた広い読者層」を獲得すること，そして「精神的制約の精神病理学的諸現象の包括的で具体的一般的特色」を伝えることを試みている。……

1919 年再び Herzberge に帰る。1920 年以後の最重要な業績の一つ『精神病理学的文書』 „Psychopathologische Dokumente (Selbstbekenntnisse und Fremdzeugnisse aus dem seelischen Grenzlande)" が刊行される。この書は精神病理学の領域における彼のそれまでの研究の仕上げである。ここで彼は伝記，覚書き，書簡を研究して活用した。これらの担い手の特性を際立たせる数多くの引用は当人の自己描写や，あらゆる時代や国民の中の有名な友人や親戚などの報告によっている。……

Birnbaum はこの分野で開拓者的働きをしたので，後に多数の追随者が出現した。例えば Lange-Eichbaum (『天才，狂気及び名声』) が挙げられる。Birnbaum の著書はしかしながらこれら追随者のそれとは根本的に相違している。それはより根本的であるばかりでなく，より科学的でもある。そこには価値判断は含まれないで，諸事実が中味である。Birnbaum は種々の体験範疇に従って以下の区別を挙げている。幻覚構造，夢様と譫妄との体験，妄想生起，異常な感覚結合と考想結合，人格意識の逸脱，幻視的，空想的素地，強迫的に自己活動する思路と精神的生産，快感情の病的亢進と異常な幸福感，抑鬱的心的過程，精神病理学的諸性格，精神病質的狂信者，性心理的逸脱，異常な精神的危機と心的

例外状態，時代錯誤的，文化錯誤的ヒステリー病質，精神的感染と精神病質的集団心理，精神的な神経質的障害と神経発作等々が区別され，最後に「破壊的精神病過程」が挙げられている。彼の初期の主著をこのように通覧すれば，彼の研究の及んだ範囲が示される。

1921年に『犯罪精神病理学と精神生物学的犯罪学』が，1923年に『精神疾患の構成』が刊行される。Birnbaumはこの書で，精神医学的研究の純記載的方法は，主として「外観像を目指している」から，今日では時代後れであると述べる。

……（その他，「精神疾患の構成」における諸概念の内容については，既に読者の知ったばかりのことであるから省略する）。……

LeonhardがBirnbaumのこれらの諸概念は，後にKretschmerが「多元診断」として理解したものを既に明確に言い表わしていると指摘しているのは正しい。

同年（1923）は „Handbuch für Psychiatrie und Neurologie"（補充巻1）に「精神病理学と精神疾患」の章を執筆する。1924年 „Grenzfragen"（第116冊）に „Grundzüge der Kulturpsychopathologie" が発表される。ここでBirnbaumは，既に『精神病理学的文書』の中で告げられていたある研究に着手した。序言で彼が強調したのは，ここで新天地に踏み入れたこと，何らかの基礎をもつものであるなら，文化悲観論の方向における文化現象であっても，それらを総まとめにして，それに精神病理学的な極印を押す気持は毛頭もないことであった。彼は「体系的叙述と明確な概念の下に，文化的なるものと精神病理学的なるものとの連繋の特色をつかむこと」を望んだ。このような研究をする資格が精神医にあるかどうかには議論があるけれども，併し精神医ならでは為し遂げられない仕事であろう，というのが彼の意見であった。

そうこうしている間に（1923年）彼は精神医学と神経学との大学教授資格を獲得した。1927年再びBuchに帰って医長の職に就く。同年ベルリン大学の員外教授に招かれ，犯罪心理学と犯罪精神病理学の講義を委嘱される。それは法科学生のためのものであった。1930年1月1日付を以てBerlin-Buchの精神病

院院長となる。……

翌年 Birnbaum は著名な学者との共同で『医学心理学辞典』を刊行する。1933年に『神経症の社会学』, そして最後の著書として, 1935年にもなお『精神病者の世界』(J. Springer) がこれに続いた。1935年の学者便覧では「Buch の院長退職」と記されている。

Birnbaum はユダヤ人であった。1933年に官職を退職させられた。1933年6月30日, Bonhoeffer はベルリン大学正教授として, また「ドイツ精神医学会」議長として, Birnbaum の解職阻止を試みた。(ベルリン衛生局長宛の書簡略)……

Bonhoeffer の努力もまったく効を奏しなかった。……ナチス政府はユダヤ人であればどんなに傑出した科学者であっても, これを保留する気持などまったくなかった。

聞くところによれば, Birnbaum はまだアメリカに亡命する以前に, 外国語での (英語とスペイン語) 発表でドイツ以外の国でも評価の高い科学者として知られていたということである。1930年に彼は "Deutsche Med. Wochenschrift" に, 自分も参加していたワシントンでの「精神衛生国際会議」の報告を行っている。ベルリン市の年鑑68巻 (1930) に, この年, Birnbaum 教授の英語による発表があったことが書き留められている。"The social significance of the psychopathy" (The annals of the American Academy of Political and Social Science, Vol. 149/130)。この市年鑑は第9項にスペイン語の一研究に言及している。"El concepto psicologico en la medicina contemporanea" (Revista medica germano-ibero-americana, 1931)。

以上の全てから推して, Birnbaum は幸福にも, 専らドイツ語しか使えないために, 文筆的にも, 科学的にも活動することのできなかった, この時代の多数の悲しむべきドイツ亡命者には属しなかった。

私どもは USA に問い合せたところ, 1971年に Dr. J. Reimann その他から以下の書簡を受け取った。

「Birnbaum 教授は長年にわたって精神医として, フィラデルフィヤ地方裁判所の医学部門の医事課に勤務しておられた。……それは少年犯罪, 少年の責任

無能力，アルコール中毒などの症例を鑑定するところでした．彼は鑑定の業務をしながら，この領域での学術的業績も発表なさっていました．

その同僚から讃嘆おく能わなかった，この輝かしい精神医は，ヒトラー以前のドイツから豊富な経験の宝庫をもって来て，この経験を合衆国に適用されたのでした．それが夫人，御子息共々の生活の支えとなっていました．

Birnbaum 博士は，私の推定によれば，50 年の終り頃亡くなられたと思います．未亡人がなお健在かどうか，また御子息が何処で暮していられるかどうかについては存じません．

以上が追悼論文の要約である．

最後に私どもの見解を付言するならば，Birnbaum の構造分析は，K. Schneider の鬱病症状理論における「直線的延長の症状」あるいは「屈折症状」，更に私どもの「鬱病の構造分析」[2),3)]に力強く生き続けていることである．否，「精神疾患というのは一方では生物学的障害過程と，他方では個人性の機能とのいわば交点に立つ」という彼の結語は，個人者というのは精神と生命との二重構造体でありつづける限り[4)]，精神医学の不滅の原理としてありつづけるであろう．但し，問題提起は直ちに問題の解決とはならない．精神と生命との結合の様式の解明こそ，緊急の課題として眼前にあることを知らなければならないだろう．

参考文献

1) Franzo Irro, Peter Hagemann : Karl Birnbaum. Versuch einer Würdigung der Lebensarbeit eines bedeutenden Psychiaters und zugleich ein verspäteter Nachruf. Psychiat. Neurol. med. Psychol., Leipzig, 25 ; Februar, 2., S. 117-123, 1973. (Fachkrankenhaus für Neurologie und Psychiatrie Berlin-Lichtenberg. Ärztlicher Direktor : MR Prof. Dr. med. habil. P. Hagemenn).
2) 千谷：鬱病の構造分析．精神医学，3 巻 4 号；252-266，1962.
3) 千谷，他：人間とは何か，講談社，1974.
4) 千谷：生の哲学的人間学．理想，5；39—50，1975.

H. クンツ

精神病理学における人間学的考察方法

　Bumke の精神医学全書のなかで数年前に発表された分裂病に関する最後の要約的な叙述は，Gruhle の次のような文章でしめくくられている。「疾病の心理が現在おおむね入念に研究されているように思われるが，体質の側から新たな解明を得る見込みがあまりない以上，新しい身体的諸症状の発見がたぶん最も早く光を投ずることになるだろう」。当時，断念の表現でもあり，同時におぼつかない期待の表現でもあったこの文章は，今日では来るべきものの鋭い予言であるような印象を与える。というのも身体学的諸研究は分裂病の「本質（Wesen）」にわれわれを一歩近づけたようにみえるからである。そして，分裂病問題のその時々の事情をみればいつも精神医学のその時点での状況全体を読み取ることが可能だった以上，精神病理学的研究方向が背景に押しやられているという推測はほとんど間違っていないだろう。私は思うのだが，こうした情勢の転換を遺憾だとするに足る理由は少しもない。精神病理学は以前から，本来の意味で「理論的（theoretisch）」な，すなわち認識のために努力する分野であって，それはほとんど「着手（anfangen）」されていなかった。精神病理学は精神

---

* Z. f. d. g. Neur. u. Psych., 172 ; 145-180, 1941
　『精神医学』26 巻 4，5 号（1964）「古典紹介」所収

医学の臨床と実践に大した本質的貢献をしてこなかったし，むしろ「自然科学的」医学への精神医学の帰属ということに関して絶えず「やましさ（schlechtes Gewissen）」を呼びさましてきた。ところで，現在，実践的な，しかも治療にとって重要な諸問題が支配権をにぎっているとき，それの正当性や必要性に対して誰も目を閉じていることはできないだろう。そのために精神病理学的関心がおとろえてしまうなどということは，ありそうもない。それは，驚き（Staunen）というあの内的態度によって担われて，ひそかに保持されるが，この態度こそ西欧の学問の最初から研究に推進力をあたえたものだった。

　この驚きが——自覚的にあるいは不明瞭な仕方で——精神病理学において，われわれが「人間学的（anthropologisch）」と呼びたい考察の仕方を実らせたということは，おそらくほとんど注意されていない。「人間学的」といったからとはいえ，もちろんそれの方法と意図に関してなにか一義的なことを表現しているわけではないし，またそれが「哲学的人間学（eine philosophische Anthropologie）」に対する近年の努力とまちがいなく関連していると指摘しても，問題の事柄をきっぱりと理解させてくれるわけでもない。なぜなら，哲学的人間学のために払われるもろもろの努力にしてからが，問いの発端においても主題の遂行においても不統一だからである。(3) それらを結びつける唯一の標識は解剖学的－民族学的比較人類学（die vergleichende anatomisch-ethnographische Anthropologie）に対する否定的な限定であるが——ただし次の点は今は問わない。(4) すなわち，それらのなかに，一方では，歴史的な状況にとって特徴的で，Scheler(5)によって印象ぶかく表明されたような，人間の自分自身に関する，そして存在者の全体のなかでの彼の位置に関する知識についての困惑（Rathosigkeit）が，他方ではこうした困惑を克服することへの憧景が凝縮しているということである。そのほか，精神病理学の諸問題が哲学的時流——あるいはむしろお望みなら——「流行」に照らして方向づけを行なっているということは，別に意外ではない。K. Schneider は次のように述べてこうした事情を言い当てている。すなわち「以前から精神病理学は哲学的思索のどういう新たな局面にも適応してきたし，またこれからもずっとそうだろう。わずか数年のあいだにわれわれは，現象学的解釈やら，時間への還元やら，現在では実存的存在論への還元やらが相

次いで生ずるのを見た⁽⁶⁾」。

　なるほどわれわれにはまだ，哲学的研究とそれに依存する心理学的および精神病理学的研究とのあいだに形成された精神史的関係のくわしい叙述が欠けている。けれども，哲学的問題提起を心理学的および精神病理学的対象へ「応用する」ことでそれの本来の意味が誤解され，変改され，または偽造されていないかどうか，必ずしも簡単には決められないとはいえ，そういう精神史的関係は歴然として存在する。Jaspers によって開始された「現象学的」方法について，われわれは今日，それが意図において Husserl の構想とは一致していなかったことをはっきりと知っている⁽⁷⁾。これに反して，Bergson の時間把握と Minkowski⁽⁸⁾ の研究におけるそれの精神病理学的利用とのあいだにはなんら本質的な齟齬はないようにみえる。ところで，v. Gebsattel は先ごろ，彼自身や Straus⁽⁹⁾，⁽¹⁰⁾ Binswanger⁽¹¹⁾，Fischer⁽¹²⁾ らの押し進めてきた諸研究の精神的系譜を 19 世紀後半にまで広げた。「生成（Werden）や時間および空間体験の領域での諸障害に対する学問的関心の出現」は「19 世紀後半の，そしてその持続的形成において現代にまで及ぶ形而上学的進化論に明らかに依存している。Darwin や Spencer の進化論的自然主義（evolutionistischer Naturalismus）がなければ，また Nietzsche の進化論的－相貌学的（evolutionistisch-physiognomisch）な文化研究がなければ，精神－病理学的研究にとってもわれわれの問題設定への道は閉ざされたままであったろう。しかし，まず Bergson と Simmel の生命と創造的発展の同一視，およびそこから生じてくる時間と生成の把握に対する推論，ついで Klages の生命学説（Lebenslehre），Hönigswald の思考心理学的研究，そして Scheler と Heidegger の現象学的－形而上学的研究などがさまざまな問題を準備してくれて，精神科医はそれらを自分の目的のために利用することができたのである⁽¹³⁾」。それにしてもわれわれは精神史的関連や障害された時間体験の問題そのものにこれ以上かかずらってはならない。われわれはここではただ，それが後の論議にとって重要になるという理由で，Straus と v. Gebsattel の最初のころの当該の諸研究に対して，K. Schneider の側から加えられた批判的な評価を添えるだけにしておきたい。「Straus や v. Gebsattel の諸研究に実際に踏み込んだ人ならだれしも，ここでは新しいものが並み外れて才気あふれる仕方で見られ語られて

いるという洞察を拒まないだろう。このような構成的発生的な考察（konstruktiv-genetische Betrachtung）には実際，これまで閉ざされていた説明がいろいろ開かれているようにみえる。他方，この方法の危険を見のがすことはできない。これは練達の臨床家からすれば患者自身の体験のなかにごくわずかな拠り所しかもたないし，もはや心理学的な方法とも言いにくい。結局のところ一つの**哲学的解釈**（philosophische Deutung）にすぎないもので，それはなるほど精神分析の解釈を深さと独創性において凌駕しているが，しかしその成果は経験的研究によっても同じく証明可能ではない」。

精神病理学の内部での人間学的問いの根源を特徴づけるはずの，あの驚きという現象にもうしばらく立ちどまるのは，たぶん適切なことであろう。v. Gebsattel は最近その驚きを表明しており，この場合なるほど強迫症状を病む人間との出会いに限られてはいたものの，それがすべての病的徴候に際して生じることは疑いの余地がない。「共人間的な現在の親密な近さと，われわれの現存在のあり方とはまったく異なるあり方の異質な隔りとのあいだの矛盾によって絶えず呼びさまされて」と v. Gebsattel は書いている。「精神医学的な驚きの感情は決して静まることがない。この感情の現われるわれわれの世界が強迫患者の世界と同じでないらしいからには，われわれはこの感情によって彼らの生きる世界への問いをくりかえし突きつけられる。本来，強迫患者の現象における上述の矛盾は，彼らを精神科医のそのほかの出会いから区別するものではないが，強迫患者が彼自身の狂いを，その真相にはせまれないにせよ，解明していく明晰さや，それによって増大する彼の実存の背理は，おそらくは例の精神医学的感情をさらに強く目ざめさせ，またこの感情をとくに生き生きと活動させる」。ところで，この驚きの感情は問題設定の手がかりの一つになるはずである。というのも「不可解な他者（der unerklärlich Andere）」との出会いにおいて「有効性をもつ」のは，まさにこの不可解な他者の人間的全体性にほかならないからである。こうした，われわれの共感とわれわれの認識欲を同じように動かすある共人間の異常状態（Anderssein）は，彼の諸機能，彼の生活史，彼の性格などの異常性（Andersheit），つまり患者の状態と呼びならわされるものでは汲み尽くせない。後者はわれわれの好奇心，われわれの興味，われわれの学問的理解

に訴えかける。けれども精神医学的な驚きは，好奇心や興味や，そして学問的理解よりもさらに深いところへ到達する。この驚きは実存的な意味をもっている。つまり，人は研究者としてあるいは精神科医として驚くだけではなく，**むしろ共人間として驚くのであって**，すなわちそれは，研究者ないし医師としての存在に先行し，両者への可能性をはじめて基礎づけるあの現存在の層で生ずる。しかも，この要素的な驚きのなかで明かされるのは，ある親密な共人間的な現象と，われわれにはまったく近づけないその異質な実存様式とのあいだの矛盾によってわれわれが呼びかけられているという状態である。なにしろ，われわれの認識欲の最高度の緊張すらも，他者，たとえば強迫病者の占めている場所にわれわれが足を踏み入れることを可能にしてくれない事情がある。あらゆる精神医学的認識は，当面の対象との関係において，それに近づくという可能性しかもたない……。ただ思考面で克服されるだけで，体験的にはそういかない窮極の分離が，ここでは人間と人間をたがいに引き離し，その様相は驚きという交感的感情のなかですでに暗示されている」[16]。v. Gebsattel はさらに以下のような適切な所感をつけくわえているが，ほかならぬ人間考察の領域では新たな認識がしばしばこんな風にしか遂行されない。すなわち「考察者は自分自身をかえりみることによって，もろもろの契機を彼の問題提起の手がかりとして同時に受け入れるのだが，それらは考察者としての彼の状況のなかに共に含まれてはいたものの，理解を不安のきっかけのほうへあわただしく移していく際には注意をはらわれなかったものなのである」[17]。

さて，不審ないし驚きの態度を日常の臨床に必要な態度と比較してみると，その関係が相互に排除しあう関係であることは疑いえない。精神科の臨床で要請される態度がどのように特徴づけられようと——そこでは二つのことがとにかく不可欠である。すなわち，診断への意図と患者の看護である。われわれはここでは後者を度外視してさしつかえないし，また，診断に関しても，そこでは，個々の症例で観察できる諸症状をある既知の疾患単位ないし少なくとも症状群的単位にまとめることが問題であるという確認で満足してもよかろうう。換言すると，まさに問題なのは，新しい「症例」との出会いのなかで，奇異の念を抱かせるその印象によっておそらく高まってくる困惑や不審を伝統的な疾

患図式への組み入れによって押さえつけることであり——これこそ精神科医を，彼の学習した知識や専門家としての経験や研究技術のおかげで素人に対して際立たせる能力なのである。そのうえ，患者の特別な一回的な運命が，ちなみにその疾患経過は定型的であろうと非定型的であろうと，彼の心を動かすか，あるいはさらに衝撃を与えるとすれば，それは彼の「人間性」の問題であって，このことは職業とはなんの関係もなく，またしばしば職業の即物性とそのなかに基礎をおく社会的優越性をそこなう結果となる。日常的臨床の諸要請はあの開放性を禁止するのだが，実はそこから精神病の人との出会いに際しての衝撃や驚きが出てくるのである。たしかに，精神科医が，精神病に罹患した，たとえば愛する人とただ職業的だけでない関係にあるようなところでは，つまり，友人か自分の子供が止めどもなく「別の世界」へすべり落ちてしまい，どんな専門知識もこの出来事の無気味さを封じ込めることができないという経験をするところでは，——不慣れな問いの可能性が自分にも身近になり，いっそう慣れたものになるかもしれない。

　彼は思うだろう。無気味さ，絶望，どうしてよいかわからぬ驚きといった体験——これは普通の素人が精神病者と接した場合に特徴的だ——は，なるほど「神秘的なお祓い」や「深遠な解釈」の発生にとって効果的な基盤であるが，冷めた認識にとっては厭うべきものであると。そこからたとえばある分裂病性妄想の「形而上学的意味について何かしら主張されるとしても，それはせいぜい思弁的な精神科医が自分の精神性を病者へ投影したものにすぎない。それによって精神病的諸現象についての人間学的解釈の一つの危険が明るみに出されるということは確かに疑問の余地がない。とはいえ，認識の努力にとって起こりうる，おそらく完全には避けられない誤りを，それの正当な可能性と同一視してはならない。驚嘆とか共人間的な感動とかはなるほど精神病理学における人間学的考察法に刺激を与えるが，しかしその方法をも目標をも規定するものではない。したがって，その考察法はそれの「感情的」な，つまり客観的な認識にとって有害であるような根源を指摘することでは片づけられない。むしろ問題なのは，その方法的性格を熟考するなかでそれが正当であるかまたは不当であるかをはっきり述べることである。

われわれはまえに Straus や v. Gebsattel の研究に対する Schneider の異論を引用したが，それによると，そこで問題なのは経験によっては証明されない「哲学的解釈」である。この非難はそのあと少しばかり形を変えて Kloos により繰り返されたが，彼は「貧弱な経験的基盤」に基づく「包括的な理論」をとりあげている。[18] それに対して v. Gebsattel は以下のような論拠でもって答えた。「気をつけてほしいのは」と彼は言う。「『臨床的観察』がその性質からして決して確認できないものを確認していない場合，これらの領域でただちに『理論的な捏造（theoretische Konstruktion）』などと言うことである。精神下の生命過程における諸障害は，その層所属性に対応して決して意識に現れてこないが，否定されてはならない。というのも，その内密性は『経験』と呼ばれる患者の自己陳述とは別の解明方法を必要とするからである。けれども，理論，つまり古代ギリシア人のテオリアにその正当性を認めて欲しいし，あらゆる意味発見や意味解明の前提である洞見的な考察方法を悟性の仮説的な『捏造』と同一視しないでもらいたい」。[19] われわれにとって，この v. Gebsattel の論証は十分であるとは思えない。仮に「臨床的観察」，もっと正確にいえば，「経験的」として要請される病者の自己陳述が，「洞見的な考察法」にとって重要であるものを原則的に確認できないとするなら，その場合なぜ v. Gebsattel はそのつど経験的な素材を報告し，あるいはそれによって「洞見」を例示したのか？ 選択された症例が「解釈」の真実性を「経験的に」証明またはさらに「実証する」のではないかという印象は，必然的には生じないはずではなかったのか？ また，この前提のもとで当該の素材の研究が範例的な出発素材の障害と一致するような，あのパトス的な時間体験の障害を僅かな症例においてのみ明るみに出した場合，たとえば時間的生成の変化が内因性うつ病の「中軸症状（Axensymptom）」ないし「基本障害（Grundstörung）」であるべきだという命題の正しさは徹底的には否定されないはずではなかったのか？ さらに，同じような疑念は，Storch[20] によって初期分裂病の世界の実存論的分析的解釈（existenzial-analytische Auslegung）の「基礎づけ」のために採用された一例研究や，Binswanger[21] によって観念奔逸の実存論的－人間学的構造解釈（existenzial-anthropologische Strukturinterpretation）のために援用された一例研究に関しても当てはまるのではないか？ だから，

K. Schneider が分裂病性一次妄想を特異な実存変化の「表現」として「了解する」という私自身の試み(22)にならって，次のように記述するとき，それはあくまで正しいのではないのか？ つまり，実存論的存在論的考察は「精神病理的現実にもとづく何らの支えもなしには思い描くことができない。もちろんこの種の試みを『正しい』とも『誤り』とも言えないし，せいぜいここでは『正しい』と『誤り』は経験的心理学の場合とはまったく別の事柄を意味しているのではないか？」(23)。いずれにせよ，精神病理学的経験と人間学的解釈とのあいだの関係は問題をはらみ解明を要する関係とみなされる。

　おそらく了解に役立つとすれば，われわれがなるほど事態を不当に単純化しているとはいえ，さしあたり有効な次のような仮定をする場合だろう。つまり，その仮定にしたがえば，人間学的考察の側でのやり方は経験とは無縁な「理論的構築」（あるいは「解釈」）として，他方，精神病理学経験のそれは理論的に偏見のない，ありのままの，現実に適合した，解釈のない「事実の確認」として特徴づけられることになる。われわれはさらに，このような仮定と，「理論的構築」と「事実の確認」という二つの表現を特徴づけるものの通常のおおよその理解でさしあたりの議論にとっては十分であるという意見とを結合させよう。ところで，この二つの認識方法のうちのどちらが——われわれはここで認識という概念を広くて不正確な意味で用い，また理論的構築一般は決して認識ではないというありうる理論をそのままにしておくが——より高く評価されるかと問うならば，決定は即座に事実の確認に有利なものとなるだろう。それはあたりまえのことだが，けれどもそのことを一度はっきりと固定させるのが得策であろう。研究者の平均的な名誉心，権勢欲，力への欲望，さらにわれわれを事実的な認識以外にあれこれの学問へと駆り立てるあまりにも人間的な欲動があるかもしれず，それらがそのつど個人が彼によって選ばれた学説と同一化する原因となっているからである。しかも，自分の行為あるいは少なくとも自分の考えに最高度の価値を付与するというなかなか抑えがたい傾向があるようにみえるので，この価値は吟味もされずに主張された専門に現われることになる。これは一つの投影であって，その遡及作用はそれはそれで再び主観的な自己価値感を強める力がある。そこから生じてくるのは，たしかに卓越した人格の症状でも高度な学問的見解の表現でもない他の研究分派のあの思い上がった評価である。というのも，たとえばそれの対象の「本質性（Wesentlichkeit）」あるいは「非本質性（Unwesentlichkeit）」から読みとれるような諸学説の客観的な序列などはないからであって——いつも問題なのはもっぱらそこで実行している者，つまり諸事物に向かうに際しての認識観念の彼の実現

の程度であるからである。しかしながら，実際の学問領域では事情は異なっている。すなわち，ここでは認識領域の想像上の階層的段階の判定に際しての例の未熟さが広範囲に支配しているのだが，この段階とは，その頂点をかつては神学が，後には哲学が形成する必要があったものである。哲学がその課題を，そのつどの多様な学派の諸成果を要約し，その上に屋根をかけ，同様にいわゆる「世界観的諸要求（weltanschauliche Bedürfnisse）」を満足させることのできる小丸屋根の建設のなかに見た限りで，それはいずれにせよある種の正当さをもってあやふやな主張をすることができた。それにもかかわらず，展望不能な材料の加工において不備や欠陥がその事実上の実現への疑いを生じさせたのである。方法論的および認識理論的諸問題への制限は，哲学者の支配的な態度にとって不利なはずの物質的諸研究とのしばしばの不和の妨げにはならなかった。今日の哲学的諸努力はそれゆえまさに，対象的に方向づけられた諸領域との競争関係に入りこむことができない。というのも，それの問いは，いわばその方向とは反対の方向に向かっており，別の次元にまで及んでいるからである。とくにそれの精神病理学的関係について言えば，ここでは哲学的研究は——それが一般に少し特殊なことを行なうことができる場合には——際限のない苦労と入念さでもって集められ，しかもあらゆる人間学的解釈可能性のかけがえのない基盤をなす素材の準備に対するそれの感謝の気持ちしか表明しないだろう。それゆえ，v. Gebsattel も次のように述べている。さまざまな研究方法の，機能，行為，体験，性格，体質などの分析，深層心理学的欲動学，神経生理学などにおける諸成果は，強迫病者の世界の「構成的－総合的な」解釈の前提であると。けれどもそれは同様に，あの収穫を「越える（hinauskommen）」ことを望んでいる。(24)このような意志には，上述の諸方法によってもたらされた諸成果に対する秘められた軽蔑がつい表に現れているのではないか。いや，それは絶対に否である。せいぜいあるのは，直接的な出会いに際して感じとられたものとの比較から生じるかもしれない不満ぐらいである。

　このことと関連して，よく次のような表現が利用される。つまり，なるほどその多義性のために何ら特定のものに対して義務を負わないが，しかしその普遍的な響きと共鳴的な価値色調はそれを選んだ者に有利に働くような表現である。「本質的（wesentlich）」とか「本質（Wesen）」という表現がそれである。若干の可能な考察法のなかから彼の見解に照らして本質的な考察法をとる者は，彼がそれを対象の本質に適合するものとみなしているということをわからせる。同時にまたその場合，残ったものは故意であろうとなかろうと，非本質的で辺縁的で，副次的な点においてしか本質に触れていない，あるいはまったく間違った局面に落しめられる。本質の「実存（Existenz）」の様式およびそれにふさわしい把握方法はまったく疑わしいかもしれない。とりわけ，人は非－経験的な「本質直観（Wesensschau）」に対しては——とくにその観念がその具体的な応用と混同される場合には——懐疑的な態度をとるかもしれない。本質的な標識と非本質的なそれ

との区別はいかなる研究も免れない。とはいえ、いかなる方向でいかなる方法で事象の本質が求められるのかは、決して当初から取り決められてはいない。これに関連した実証的な要請は、時としてただ一つの先入観を、もしくは優遇された考察法への個人的傾向の憶測上の客観的正当化を表わすだけである。とりわけ、精神病「の (der)」——器質的疾患も含めて——本質に関しては批判的な保留が所を得ているように思える。なるほど、たとえば分裂病の本質の解明が将来の身体論的研究によって期待されるならば、あるいは進行麻痺の本質が病因論的－病理学的大脳所見のなかに見いだせるならば、それは精神医学の医学への所属性から理解されるだろう。けれども現実には一方は他方と同じく近視眼的であり原則的に間違っている。というのも、たとえば麻痺性痴呆は多分さしあたりそれの特殊な現象領域の内部である特定の本質に適合するだろうが、それはせいぜいのところ身体的領域の特殊な所見に因果的、ないしむしろ相関的に関係づけられるような本質であるからである。そして、分裂病者の本質は、いつかわれわれがそれに由来する——ぞんざいに言うなら、それを「引きおこす (bedingenden)」、「原因となる (verursachen)」——特殊な身体過程あるいは要因複合を知ることになったとしても、依然として本質であることには変りがないだろう。

　われわれの見解はだから次のようなものである。つまり——（大概の）精神病と同様に——身体的－肉体的ならびに心的－精神的諸現象のなかに現れてくるあらゆる事象、換言すれば、身体論的および心理学的局面のもとに認知可能なあらゆる事象に関して言えば、それらの存在的統一あるいは現象領域の他の事象への明白な依存が証明されない限り、二つの対応しつつ分離した、相関的に共存した本質概念が用いられなければならない。この状態が満足のいかない程度であればあるほど、それだけ正確にわれわれの事実的経験的な知識にふさわしいものにとどまるだろう。そして、まさに経験に関しては、いわゆる精神物理的な問題の相関的解釈は——それはその問題の何らの「解決」をもたらさないが——「形而上学的な」予先裁決の最も僅かな分け前しか帯びないという権利をそれ自体として要求してもよい。それは、経験に対してこの上なく広い空間を切り開くかそれともそのままにしておく。もちろんそれは、ある相関関係の内部では一つの相関物、たとえば進行麻痺の身体所見に存在的な優位が認められるという命題に反している。このようなことは、証明されない前提あるいは「印象のような」判断に基づいてしか主張されえない。たしかに、このような判断には、たとえば次のような印象には「多少もっともな点」がある。すなわち身体的な事態には精神的な事象よりも大きな存在的「重み (Gewicht)」が特有であり、そこからついで後者の「唯物論的 (materialistische)」解釈が生じたという印象である。同じ印象はさらに精神病の本質をそれらの身体論的解明によって明らかにすることができるという期待をいっそう近づける。事実、身体的過程がより存在に適合した重要性をもつというあの印象においては一つの問題が示されるのだ

が，それは，時には心理学的，時には身体論的な認識局面がさらに続行するか，それとも（さしあたり）それだけで有用であるという事実と同様にほとんど解決されない。おそらく二つの問題は見かけの問題として示されるか，それとも特定の見地からそのようなものとみなされているかだろう。いずれにせよ，われわれは経験をはっきりと引き合いに出すことによって，この上なく広い意味で精神生理学的領域に関わるすべての確認は，それらが少なくとも批判的にとどまるかぎり共存させることで満足しなければならないということを押さえておく。これらの共存は，たとえば痴呆症状から確実に対応する大脳所見の存在が推量されるとかその逆といったように，「法則にかなって (gesetzmäβig)」いる。それにもかかわらずある「側面 (Seite)」は別のそれから決して「演繹」されない。今やそこから二つの発見的な帰結が生じる。まず，われわれが，基礎にある前提が妥当しているかどうかまったく知らないとしても，ある生命過程のいかなる心的現象にも——おそらくは特異的な，おそらくは非特異的な——身体的相関物を求めたりまたその逆のことをするという課題が出される。そして他方では，いかなる現象をも，できるかぎりそれに属する諸連関（または現象領域）へと組み入れるという要請が生じる。後者のマイナスの影響は，器質的過程に基づいて精神症状を「説明すること (Erklärung)」，あるいは身体症状から立ち帰って心的諸要因を把握することの原則的な「禁止」のなかにはっきり示されている。というのもそれによって決して何も「説明」されないのに，おそらく無知が隠蔽されるからである。

これらの議論はいかなる目的のためにここに差しはさまれたのかを自問してもよかろう。その答えは上述の経験論者に認められる「理論解放性 (Theoriefreiheit)」の批判に至る。もちろん，たとえば Straus は数年前に，「たとえ純粋な経験論者がしばしば不明瞭で漠然とした概念」に甘んじているとしても，「純粋な経験」も必然的な理論であることを強調している[26]。けれども，われわれが特別な代表的例をあげて対応する証拠をもたらすならば，それはより印象的になるだろう。われわれはそのために Gruhle の分裂病見解を選ぶ。というのも，そこでは，ある種の理論に対して最高度の批判的な控え目さが現れており，それは他の方向における素朴さと奇妙な対照をなしているからである。われわれが，Gruhle は，Straus が「海鴨 (Tauchente)」の行動にたとえて次のように Freud を非難しているのと同じ過ちを犯していると主張するならば，それはなるほど意外であろう。つまり「海鴨がさし迫ったいかなる危険に際しても水のなかに姿を消すように，心理学者は新たに出現してくる心理学的諸問題に際してよく生物学の表面下の隠れ家を求める」[27]と。Gruhle は次のように言っている。「**分裂病の本質や原因に関する明確な知識をわれわれは少しももたない**」[28]と。このような明確な命題には決して同意できないだろう。なるほどこの上なく明白な帰結は，そう信じてもよかろうが，分裂病の未知の「本質」へ

の接近方法として提供されるあらゆる可能性を懐疑的で慎重に受け入れることであろう。しかしながらその代わりにわれわれは数頁後に，非常に断固とした明確な主張を読みとるのである。つまり，「**分裂病は内因性の器質的な疾患であり，そこでは大脳因性か否かという疑問はまだ解決されていない**」。つまりこれは「純粋な器質論者」に有利な認識である。それとならんで，分裂病を完全にないし一部「心因性の」疾患とみなしている精神科医に対する明らかに感情的な，価値の劣った，おそまつな論駁が行なわれている。「身体論者は，彼らが実際に見たものに制限する」のだが，それは「詩人」のような人たちとは異なっている。この驚くべき文章のもとに少しばかりとどまったかいはある。

分裂病が「器質的な」疾患**でも**あるということはわれわれの命題からおのずと生ずるのだが，それはちなみに，Mayer-Groß が，Bumke の教科書における分裂病に関する巻での臨床に関わる論考のなかにさしはさんだ表現と一致している。つまり，「精神病質の領域では中枢神経系の生理学や解剖学は少しも居住権をもたないという偏見から解放される場合のみ，心的諸現象の偏見のない心理学的**および**生理学的考察方法への接近が開かれる」。それゆえ問題は，器質的かそれとも精神的かといった選言的なものではないし，またどの程度心因的でどの程度身体因的かということでもない。そうではなく，それはさしあたり認識（Erkennen）に関係した方法的形式を引き受けるのである。すなわち，いかなる現象がわれわれにはより適合するのか，それともいかなる現象が心理学的局面のもとでのみ，あるいは身体的局面のもとに接近しうるのか？　ついで，それには，「身体的」あるいは「精神的」という判断を本質的に共に規定している観察された諸現象の存在的な重要性の問題が接続する。分裂病症状に関しては，今のところ，それがさしあたり相当な部分，心理学的に捉えられる諸現象のなかで表れるということに何らの疑いもない。つまり身体的な表現行動はすでに診断をもはや十分に確実にすることはできず，また純粋な身体的所見には，まったくいかなる特異性も欠けている。それゆえ，分裂病を器質的な病気のなかに包含することは，ほとんどもっぱら，それの若干の精神症状とそれの経過のもつ存在的に「重篤な」，それゆえ器質的なものを思わせる特徴に——つまり誰もそれを免れることができないが，それの立証的な重みは決して十分ではない印象に——基づいている。諸事物が事実的に存在するように，「器質論者」は，彼らが「実際にみる」ものに制限する場合には，決して診断設定には至らないだろう。というのも現実には分裂病の疾病認識的（pathognostisch）諸症状は心的なたぐいのものであって身体的なたぐいのものではないからである。たとえば Gruhle が，「私は真性妄想を分裂病の一次症状，演繹不能で了解不能な器質的症状とみなす」と言ったとき，なるほどそれによっていかなる印象を言い当てようとしたかは理解されよう。けれども，彼がなぜ，やむをえない動機もないのに「器質的」という明らかにこじつけ的な言葉を選んだのかを自問する必要がある。われわれは思うのだが，この言葉には，簡単に言えば特定の教理

論が凝縮している。

　まず, この主張は次のような一般的な命題を含んでいる。つまり心的事象は身体的諸過程から因果的に「生み出され」, ついでしばらくのあいだ器質的なもののなかに「基礎をおく (Fundierung)」ことなく, たとえば了解関連に従ってそれ自体で経過し, それからいつか再び突然中断し, 器質的なもののなかで「消滅する (verschwinden)」という命題である。精神身体的な問題のいくつかの伝統的な形而上学的解決型のうちどれがこうした見解の基底にあるのかということは, ここではそのままにしておいてもよかろう。決定的なのは, この見解が無言の偏見として影響を及ぼしていて, しかも経験的には検証されないということである。それは明らかに, 因果連関と了解連関という Jaspers の区別に依存している。Jaspers がそれによって方法論的解明に対する本質的な一歩を踏み出したということは異論の余地がない。けれども, その場合それはほとんど彼の意味では揺るぎのない確実なものとしてとどまってはいなかったようである。とくに分析的側面 (Schilder, Hartmann ら) からは早くから, 了解連関とは同時に因果連関であるという異論が出された——当時の諸議論はまだ誰の記憶のなかにもある。いずれにせよ, 二つの異なる観点の異質性は次第に明らかになってきた。つまり, 了解連関における**強調**は, **認識カテゴリー** (Erkenntniskategorie) としての了解性にあるし, それに対して因果連関においては**存在カテゴリー** (Seinskategorie) としての**因果連関** (Kausalnexus) にある (この要約的で, それ自体曖昧な表現は, 述べられているものの指摘としては, たぶん十分だろう)。とりわけ——発生的な意味で——了解不能な精神病症状の原因となる身体的な疾患過程に頼ることは問題を含んだままである。われわれは, 厳密な意味でのこうした関係設定において重要なのは因果的説明であるということに反対であるし, また批判的な経験は, 心的諸現象と身体的諸現象ないし現象複合および現象系列の個別的で, 規則的あるいは法則にかなった共存 (Zuordnung) に関してのみ論ずるのを承認すると考える。とはいえわれわれがそれから目を転じて, Jaspers の弛緩した言葉の使い方に従う場合には, それからみても, 分裂病性一次症状の器質的疾患過程からの「演繹 (Ableitung)」には, 何ら特別の認識価値もふさわしくないだろう。というのも, こうした援用があらゆる精神的および精神病的現象に原則的に同じ正当性をもって可能であるからである。「因果的な認識はその**限界**をどこにも見い出さない。至るところでわれわれは心的諸過程においても原因や効果を問う」と Jaspers は述べている。説明がより重要なのは, 一次症状の特殊な共存が特殊な器質的過程に達する場合であろう。つまりそれによって相関的な共存という取るに足らない一般可能性は特定の領域へと狭められるだろう。このことは, たぶんわれわれの認識の限界の明らかな容認を導くだろう。けれども一次症状を「器質的な」過程症状として特徴づけることはほとんどこの限界を隠蔽してしまう。というのもそれによって何か肯定的で特殊なものが述べられているという印象が生ずる

からである。そのうえ，それは研究の道をふさいでしまうだろう。すでにその点に関して Binswanger は Jaspers との論争のなかで次のように指摘している。そこで言われているのは，「Freud 以前の心理学，および精神医学は，必要もないのに，余りにも早く純粋な心理学的説明をやめてしまい，すぐに精神物理的なものにとびこんでしまうという過ちを犯している」ということである。

Gruhle の第二の不明瞭な独善的含意（Implikat）は心的なものの存在性格に関するものである。基本的に彼が知っていてまた承認しているのは，心的生活のそれ自体のなかに存在する流動的な連続性ではなく，単なる反応性の行為遂行（Aktvollzuge）である。それゆえ，彼は，いかなる精神過程も「有意味（sinnvoll）」に規定されているという Freud の公準を，意図的な意志行為およびせいぜい欲動的な要求のモデルに従ってしか捉えることができない。けれども，Freud が重点を無意識的な「動機（Motivation）」に置いているとはいえ，心的事象の決定性がもっぱらこんなふうに理解されることを望んでいたかどうかは疑問である。Jaspers があらゆる心的なものの原則的な決定性という Freud の命題を彼の了解関連という概念と同一視し，ついでその正しさに次のように異議をはさんだのは確かに間違っていた。すなわち，「無制限の因果性の要請のみが合法なのであって，無制限の了解性の要請はそうではない」と。よく考えれば，後者が単なる発見的な要請にとどまり，了解連関の事実的で遍在的な出現という肯定的な主張に変化しない限りは，それに対しても何ら反対されえない。それでも，「有意味な」決定性という公準を十分広く解し，Freud がおそらく考えたように，つまり方向づけられ，死ぬ前にはどこでも途切れることのない生活史的連続と解するならば，それはいかなる異論に対しても耐えられるばかりでなく，それを越えて心理学的研究の絶対に必要な方法的帰結を形造るだろう。それゆえ，われわれの Freud の意図の解釈が当っているとすれば，後に Wilmanns と Gruhle によって取り上げられた Jaspers の批判は間違っているし，何人かの人もそれを肯定している。分裂病症状のほとんどのあるいはすべての個々の分析的解釈は役に立たないかもしれないし，遺伝素因と生活史（運命）の結果としての分裂病の理論は根拠がないかもしれない。ここではっきり表明されているのは，心理学や精神病理学を心理学的ないし精神病理学的に営み，身体的なもののなかへ回避しないという正しく方法的に手際のよい原則である。それに対して Gruhle もはっきりと表明している。「私は身体と精神，大脳と精神の関係に関する問いを研究者の全研究力を要請しうる非常に重要な主題と考える。……けれども，この問題複合が独立に形成されるに至るという確信はもっていない。それは本来の心理学とは関係していない。心理学はまったく本来の領域に留まるだろうし，せいぜい表現心理学のなかで身体に対する関係を得るだけだろう」。それに反して，Gruhle が分裂病性一次症状の議論に際してはいつも自分の意図に優位を与え——しかも完全に意識的にそうしていたということは驚きをもってしか確認されえな

い。彼は「原症状（Ursymptome）」としての分裂病的衝動の描写の際に次のように記述している。「私は、こうした心理学的で了解可能な演繹の放棄を、なかなかあるいはまったく決定しようとしないかなりの研究者たちの努力がよくわかる。なるほど連れ戻された動機の鎖の連鎖を突然中断し、（まだ少しも知られていない）大脳過程という別種の因果性へと移り行くのは非常に不満足であろう。けれども偏見のない事態の考察はこうした歩みを余儀なくさせるのである。Freud の象徴的解釈術あるいは Adler の力の学の無条件の信奉者がここでも彼の原則を堅持しようとすることは、やはり彼の正当な権利ではあるが、その場合彼はただモノマニー的に振舞っているだけである」と。ところで別のメタバシス（Metabasis）は「ひどく不満足なもの」であるばかりか、原則的な方法的誤りであり、それを犯すことは何ら実証的な認識を導かない。というのも、それは、述べられたように、いかなる心的現象においても同じ——仮説的な——権利をもって遂行されうるからである。しかも「事態の偏見のない考察」は決してそのことを強制したりはしない。それは、われわれが一次症状を、さしあたり必ずしも納得のいく仕方では分肢として——場合によっては了解可能だが必ずしもそうではなく——生活史的連関へ組みこむことはできないという容認を動機づけるにすぎない。憶測上の因果的な大脳過程に頼ることは教義学の帰結である。

　心理学や精神病理学において異論のない、すなわち心理学的および精神病理学的方法を弁護する者は、器質的なもの、あるいは「生物学的なもの」を低く評価するか、まったく否定するという嫌疑を繰り返し受けている。それゆえここではもう一度力をこめてその逆であることを念を押しておきたい。それでもこの主題にとってより重要なのは、分析的な分裂病把握の擁護はそれの個々の解釈にはそれほど関わっておらず、むしろそれらの基礎にある正当で可能な考察方法としての原理に関わっているという確認であると思う。それによってわれわれが考えているのは、なるほどしばしば少しばかり軽んじられているものの今日一般に受け入れられている、たとえば妄想の諸複合からの演繹ではなく、分裂病性のエピソードや経過を、素因と人生上の運命との共働作用から「了解」しようとする試みである。われわれがすでに指摘したように、このような「了解」で問題なのは、それにとって、努力された目標（対象）による意図的な意志行為の動機づけ、あるいは対応して方向づけられた強烈な願望からの錯覚的な偽造の出現などが範例的であるような例の明白で重大な「意味」ないし「決定性の連関（Sinn oder Determinationszusammenhänge）」だけではもはやないということである。Gruhle は、彼が Freud や彼の学派によって解釈に利用された解釈可能性（Deutungsmöglichkeit）を、Freud においては二次的疾病利得という概念に入れ、一次的「メカニズム」、たとえば「退行」とは同一でないあのタイプに還元している場合に、事態を実際に余りに手軽に片付けてしまっている。不当な単純化によって事態を否認する代りに、さしあたり重要なのは、本来何が述べられ

ているのかということ，また，重要で粘り強い効果をもつとはいえ，いかなる微妙な諸過程が Freud の概念性の背後に隠されているかということを理解することである。おそらく精神病解釈に関する分析的意図は，さしあたり Schultz-Hencke の手がかりやそれに方向づけられた H. Binswanger の研究において知ることができるだろう。加うるに外因性の諸要因や環界的および共人間的状況や反応性の構えは，ある運命の一つの側面しか形成しない。了解連関が語られる場合にはたいていそれらは留意される。けれども，それらは単にある人生のこの上なく明白ないくつかの点のみを表現しているのであって，それらの点は結合されて，いかなる連続体をも生ずることはなく，それらのほうで，自律的な内面性の流れ（およびそれの身体的な生起的相関物）によって担われている。確かにわれわれはそれらの構造について，時間的に方向づけられていること以上にはまだほとんど知らない。それゆえわれわれは常にそれらの「意味所有性（Sinnhaftigkeit）」を志向的な行為の図式に従って把握する傾向がある——明らかにこうした仕方で最近 Zutt は，器質的疾患を生活史の「有意味な（sinnvoll）」相および帰結として「了解する」というv. Weizsäcker の努力を誤解した。分裂病性症状を全体として人生の過程のなかへ組みいれる可能性に対して用意ができているとしても，その場合，今たとえば一次妄想観念の内容がどんなことがあっても「象徴的な」複合表現とか願望充足などとして解釈されなければならないという結果にはならない。むしろ問題なのはそれの出現を「偶然」にも器質的過程の謎めいた産出力にゆだねることではなく，それをこの瞬間に必然的に引き起こされたものとして生活史から——それに分裂病者の場合まさに器質的過程にも属するのだが——了解することである。その際，身体的な生起に関係づけることは一貫して自由であり，またそれがたまに特殊な仕方で成功する場合には，少なからず重要である。もちろん——しかもこのことはあらゆる分析的な精神病解釈にとって決定的に強調されねばならぬが——生活史的考察は，精神病的な，とくに分裂病的な形態標識，つまり本質的な体験変遷を基本的には他の諸要因から演繹したりあるいはわからせたりはできない。それはそれらを，そこにおいて生活史的に形成された「素材（Material）」（欲動，願望，直観体験，感情，気分，思考行為等々）が顕在化されうる特定の変化ないし様式として受け入れなければならない。分析家たちがその反対を主張するならば，彼らは内容とか生活史的に重要な諸要素へと一方的に向かう結果として還元不能な形式的固有性を見誤ることになるだろう。あるいは彼らはこれらの形態標識を「副次的（nebensächlich）」で「興味のないもの（uninteressant）」とみなすだろう——けれどもその場合このことは，内容解釈を「重要でないもの（irrelevant）」として説明する現象学的に方向づけられた著者たちの逆の態度とまったく同じ主観的傾向をもった事柄である。ここでは，このことに対してもう一つの指摘を加えておきたい。

　分裂病の精神病理学は，中心においてはそれの特異な（「形式的な」）諸標識に関心

が向けられている。それゆえ，それが主に諸標識に取り組み，そして非特異的な「内容的な」分け前の解明に第2の序列を割り当てるのは実際正当化されるし，とくに前者を後者のために否定し，あるいはそこから（見かけ上）「了解」しようとする傾向が流布している場合にはなおさらである。Gruhle がふさわしい穏やかな抗議で甘んじていたならば，何も反論されなかっただろう。しかしながら彼は，分析的な意図を無価値にしたばかりか，彼の反感や無関心——それはこのようなものとして誰にも承認されるのだが——を忌避されるべき仕方で正当化しようと試みたのである。つまり彼は彼の反感に対し「学問（Wisssenschaft）」を加勢させ，学問の名において，彼が個人的に気に入らないものを排撃したのである。時として何人かの著者は——分析家は別にして Binder, Ruffin, v. Weizsäcker, Bovet らは——，てんかん性の障害に心理学的観点をもちこみ，そしてたとえばもうろう状態に際して共に作用する了解的な動機を求めた。こうしたことは，てんかん発作では，事情によっては攻撃衝動が，精神的な生活史的に規定される器質的な痙攣メカニズムの相関物として同時にある役割を果たすかもしれないという考えと同様，初めから無意味であるということはない。このような可能性は独善的な偏見によってしか拒まれない。たとえば，精神的事象は身体因性の諸障害の「侵入（Einbruch）」とともにしばらく停止し，意識が戻ってはじめて再び始まるといった——十分に証明されていない——考えをもつ場合のように。なるほどこの正反対の命題は直接の証明を免れているし，また人は，なんでも受け入れてしまう「無意識」を勝手な「内容」で満たすことに対して，同じくてんかん発作における精神的で内容的に規定された動機に関する肯定的な主張に対して懐疑的であるに十分な根拠をもっている。けれどもこのような吟味を，「学問的な研究は，かつて述べられたいかなる無意味に対しても答えないほうがよいという態度も守らねばならない」という Gruhle の言い回しでもって片付けてしまうことは，まさに，学問的な，すなわち事実に則し，偏見のない，開かれた，けれども批判的に慎重な態度の欠乏を表わしている。Gruhle はかつて，Kraepelin は彼のエートスを精神医学へもちこんだという巧妙な短評を加えた。彼について何か類似のことを言えよう——それにもかかわらずそれは非常に限られた，非常に個人的なエートスであって，それは不当にも研究的な態度と全く同一視されていると。

　Gruhle は，自分自身を広範に理論にとらわれない批判的な経験論者と思っている研究者たちの傑出した代表者としてわれわれに役立った。われわれは，この自己解釈が本質的な点において誤っていることを示そうとした。つまり憶測上の経験への忠節は実際には表現されない独善的な意見によって貫かれてお

り，狭められていて，それらはそれゆえ十分練り上げられた理論の地位をほとんどもたない。事情がこのようであるなら——この事情は Gruhle のように高度の慎重さをもたない著者たちでは余り好都合ではないと推測してもよいが——われわれは「理論的な構築」という非難を，本来考えられ，しまわれている幻想のていねいな書き換えとして即座に受け入れるわけにはいかないし，それによってわれわれを打ち負かせるわけにもいかないだろう。われわれは自らに次のように言う必要があろう。この非難は隠された教義とそこに由来するある種の研究方向の忌避の表現であるかもしれないと。あるいはそれは異なった仕方で方向づけられた関心の何らかの不正確な表出であると。——それからそれは事実に則した論証とはほとんど関係がないと。しかしながら，こうした心理学的な言い回しが，明らかに理論的な，とくに人間学的な考察を絶えず脅かす異論の余地のない危険に対して盲目にさせてはならない。つまり，人間学的な教義のために虚構し，現実の——それはそれで教義的に制限されていない——精神病理学的経験との接触を失うという危険である。確かに，伝統的な，現象を歪める理論学の破壊が人間学的問いの決定的な原動力をなしており，それは Husserl の現象学にその由来の根をもつ。けれども，Binswanger が行なったように，人間学的解釈を，「そこにおいてわれわれの現存在が運動している諸形式の素朴な記述」として特徴づけるという誤解があったようだ。(50)われわれはこの「素朴な記述」が便利な手段としていかにしてしばしば他のこれまでの片寄った諸理論の宣伝のためにいいように利用されたに違いないか，ひいては諸理論が「素朴な現象（schlichte Phänomene）」を引き合いに出すことがいかに正当性を獲得しなかったかということを経験したので，この種の「素朴な記述」に対して今となっては懐疑的となっている（とはいえ Binswanger に向けられた非難ではない）。おそらく観念における「素朴な記述（schlichte Beschreibung）」のようなものがあるのだろうが，それは確かに事実的な行為としてではない。われわれは，人間学的考察方法が，幸いにも，これまで隠されていた人間的現実の断片を発掘し，それの内面的基盤へ向かって洞察するのに成功する理論でもあるということを承認しよう。

　われわれはすでに，初めに，今日すべて「哲学的人間学」のなかで広まって

いるものの多義性と不統一性とを強調した。精神病理学の内部でそれへと方向づけられた諸努力は，けれどもしかし，Straus と v. Gebsattel の努力を除いて，主に Heidegger に立ち戻る。Heidegger の哲学に人間学的に実り豊かな推進力を付与したものは——それが，いずれに見るように哲学的人間学とははっきり隔たっているとしても——，疑いもなく Descartes の res cogitans と res extells との分離とは反対の方向をもつそれの世界内存在としての手がかりである。あの存在論的分離によって，そもそも「無世界的（weltlos）」と考えられていた主体には，せいぜい，「現実の世界」を「もち」，そしてそれとのさまざまな関係のもとに現われるという可能性が残されていたにすぎなかった。Heidegger は今や現存在のなかに，すなわち私自身がそれぞれそうであるところの存在者であること（Seiend-sein）という様式のなかに——つまり人間に固有の存在様式のなかに——それなしでは現存在は存在しないし，それであるところのものでもないような本質に則した構造としての世界内存在を共に取り入れた。世界内存在の「世界性（Weltlichkeit）」は共世界，環界および世界一般へと分節化する。世界内**存在**（Sein-in-der-Welt）は情態性あるいは気分づけられていること，時間性，空間性および歴史性として構成され，それらは同時に自己-，存在-，および世界関係の特徴をなしている。たとえば Heidegger が時間性と呼ぶものは，時間体験とも，直観の形式としての時間とも，測定されうる時間とも同一ではない。それは——明らかに存在論化された——Kant の言い回しによれば，時間の対象的に捉えられる様式の可能性の条件としてきわめてたやすく特徴づけられる。そしてそれに対応することは気分づけられていることとか，空間性などにもあてはまる。しかしながら，精神病理学によって苦心して取り出された気分とか時間および空間体験の変化や現実所与の諸様式を手がかりとして，世界内存在のさまざまな様式を解釈し，それらをそうしたものとして，それらの内的統一性のもとに理解しようとする試みは十分容易に推測できた。Heidegger 自身すでにいくつかの例でもって（日常性，不安など），例外のない，いわば「様式が規則的な（stilgesetzlich）」世界内存在の変化，つまり理解とか情態性とか時間性とか空間性とかの変化を示し，それによって道を指し示した。症状複合をこのように考察することは，確かにそれらの精神病理学的分析とは異なっていたし，

C. Schneider が分裂病に対して成功した統一的な形式標識の指摘とも異なっている。

　哲学的努力は以前より高度に誤解にさらされている。Heidegger の意向はおそらく特別にこのような運命にさらされてきたが，その責任は一連の根本思想に負わされよう。確かに独得の用語とか彼の概念の共鳴的な付随的意味とか特殊なエートスなどがそのことに寄与した。けれども決定的な困難は，中心的な問いが次のようなものとして明確に定義されようとも，事象そのもののなかにある。その問いとはつまり「存在の意味」に対する問いである。Heidegger はそれを明らかに，「存在」という表現のもつさまざまな意味の分析で答えられるようなものとは理解していない。この問いもまたなるほど必然的にことばづかいによりかかっているに違いないし，そこにおいては，「存在」が意味しているものの一種の——不特定で多義的な——「理解」の性質が明らかとなっている。というのも私は別のようには言うことができないからである。つまり，それはこれこれで「ある (ist)」とか，「ある (ist)」のはそれぞれであるというように。こうした理解を Heidegger は「前存在論的存在理解 (vorontologisches Seinsverständnis)」と呼んでいる。つまり，それはまだそこで捉えられる存在の概念的説明に欠けているので「前」-存在論的であり，また存在者の対象性格ばかりか存在性格が，把握されないまでも志向されているので，前-「存在論的」である。前存在論的理解は時々起こって，また次いで再び中断するのではない。それは「他の多くの属性と並んでしばしば現われてくる人間の属性のどうでもよい普遍性をもたず」[52]，むしろそれは現存在の最も内奥の生起である。存在の理解の主題化は——Heidegger はそれを「存在の解明的投企 (enthüllendes Entwerfen)」と，また一度は「人間的実存の原行為 (Urhandlung menschlicher Existenz)」[53]と呼んでいるが——明確にそこに内含されている存在の意味を問うということをねらっているという点において，それゆえ必然的に——あのものが現存在の最内奥の生起を形造っているということが妥当する場合には——同時に現存在一般の主題化を意味しているのだが，それも上述の由来によって措定される諸見解によって制限を受けている。「存在のようなものの把握の可能性が問われ

るとしても，その場合，ともかくこの『存在』は考え出されたのではなく，ましていわば哲学的伝統の一つの問いを再び受け入れるために強いて問題にされるのでもない。むしろ問われるのは，**われわれみんなが人間としてすでに**，そして絶えず理解しているものの把握の可能性である。存在についての概念の可能性への問いとしてのこの存在の問い（Seinsfrage）は，前概念的な——あるいはつまり前存在論的な——『存在理解』に由来している」。[54]

存在の理解は従って存在者（現象するもの）との出会いに際して，これ，またはあれは，こうこう「である（sei）」といった日常的な言表のなかで言明されている。それは——もちろん漠然としているが——この存在者の存在性格に関して述べられている。しかしながら存在の意味に対する問いは，さしあたり存在にのみむかっているのであって——**生存者に対してではない**。「存在の前概念的理解は，恒常性と広汎性にもかかわらず，ほとんどまったく無規定である。たとえば物質的事物とか植物とか動物とか人間とか数といった特殊な存在様式はわれわれに知られているが，けれどもこの知られているものはそうしたものとしては認識されていない。さらにそのうえ，そのまったき広汎性や恒常性や無規定性のもとで前概念的に理解されている存在者の存在は，完全な疑いの余地のなさ（Fraglosigkeit）のもとに与えられており」，この存在理解は「この上なく純粋な自明性という平穏無事な平地にとどまっている」。[55]存在に対する存在理解に方向づけられた問いにおいて，その問いは，それの「超越論的地平（transzendentaler Horizont）」としての「時間」へと突き当たる。このことはたぶん，時間が，問いかける現存在のなかに根拠をもちつつ存在する対象の認識の超越論的な可能性の基盤として，視野に入ってくることを意味しているのだろう。そしてこのことがそうであるのは，時間が，現存在の存在性格を共に形成する構成体（Konstituens）としての根源的な時間性に基礎をおいているからである。時間性は，それはそれで有限性（Endlichkeit）が明らかになるということを媒介にして，そうしたものとして単に示されうるし，この両者は現存在の存在構成的な特徴である。それによって，同時にそれらは存在理解の性格を規定しているのだろう。けれども Heidegger は，それが有限性の「最内奥の基盤（innerester Grund）」ないし「最内奥の本質（innerstes Wesen）」である限りにおい

て，それにある種の意味で優位であることを認めている。「人間は存在者の中心にある存在者であり，それが確かなので，その際，彼がそうでない存在者と彼自身がそうである存在者とが彼には明らかとなる。この人間の存在様式をわれわれは実存（Existenz）と呼ぶ。存在理解の基盤に基づいてのみ実存は可能である」。これらの概念を Heidegger は，「それに対して現存在がこれこれのように行動することができ，またいつもなんとなく行動している存在自身」としても特徴づけている。われわれはここでいくつかの基本的な概念決定（Begriffsfixierung）を含む例の章に従うが，それらにはいつも留意しておくべきである。「現存在はいつも自らを，彼の実存，つまり自分であるとかあるいは自分でないという彼自身の可能性から理解する。現存在はこの可能性を自ら選択したか，そのなかに入りこんだか，それとも今まですでにそこで生長してきたのである。実存は把握ないし把握しそこなう仕方においてのみ，そのつど現存在自身によって決定されている。実存の問いは実存すること自体によってのみきちんとなされる。この近くに（hierbei）導くような現存在自身の理解をわれわれは実存的（existenzielle）理解と呼ぶ。実存の問いは現存在の存在的『事柄』である。これに対しては，実存の存在論的構造の理論的明晰性は必要ない。これに対する問いは，実存が構成するものの説明を目的としている。これらの諸構造の連関をわれわれは**実存論性**（Existenzialität）と呼ぶ。それの分析は実存的ではなく**実存論的**（existenzial）理解の性格をもつ。現存在の実存論的分析の課題は，それの可能性と必然性とに関連して，現存在の存在的状態のなかに予描されている」——そしてわれわれは，事実的な遂行として，いつも現存在の存在的な，つまり実存的な行為をつけくわえるのだが，それは固有の構成的で存在論的な諸前提を解明するという目的をもつ。そこからまず見てとれるのは，Heidegger における「実存的」という表現は，たとえば Kierkegaard や Jaspers におけるように，制限された強調的な意味をもたないということである。また他方では，「実存的」と「実存論的」という概念は，二つの根本的に異なる事態を意味しており，それは「存在的」と「存在論的」，「対象的」と「超越論的」，「アポステリオリ」と「アプリオリ」との間の相違に比較できるということも見てとれる。たとえばなるほど実存的な打撃や葛藤はあろうが，けれどもそれは，Heidegger が

この用語を用いた意味においては決して実存論的ではない。それらに関しては、この表現の使用は、例の実存的体験の可能性の存在的（seinsmäßig）諸条件への問いとしてのみ考慮される。

　前存在論的理解――「現存在自体に属する本質的な存在傾向」――の主題化と「徹底化（Radikalisierung）」としての存在の問いは、われわれがすでに述べたように、存在者ではなく、存在を問題にする。存在者はそうしたものとして現存在とは「無関係に」、「ある（gibt）」し、またそれは、たとえそれらの「なかに」存在者がそのつど「存在する（ist）」ところの存在者**であること**（Seiendsein）のさまざまな様式の了解的および概念的な説明が現存在にのみ、また現存在からのみ可能になるとはいえ、その**存在者**であること（Seiendsein）を決して現存在には「負って（verdankt）」いない。存在はけれども現存在の「なか」に「ある」のであり、単なる存在者は彼の「外に」ある。時として現存在分析論でみられるような、現存在分析論は存在者を――いわばそれの存在理解の「産物」として――現存在に「依存」させているという「観念論的」命題は、間違っていたし、またその命題は存在と存在者との混同に基づいている。「有限性が実存的となった場合にのみ存在というようなものがあり、またあらねばならない」とHeideggerは述べている。そして実存は、存在様式として「それ自体において有限性」であり、またそうしたものとしてまったく「存在理解という基盤に基づいて可能」なのであるから、存在に関して（存在者に関してではない）次のように主張してもよかろう。すなわち存在は現存在の「機能」であり、存在理解によって「措定されている（gesetzt）」し、――しかも、存在を一度も「措定」しないということを現存在に不可能にする本質的な不可避性をともなっていると。存在は従って現存在の存在的性格に属しており、また存在－理解的（seinsverstehend）、存在－論的（ontologisch）に存在するという現存在の存在者であることの様式に属している。「**存在理解はそれ自体現存在の一つの存在規定である**。現存在の存在的特徴は、それが存在論であるということに隣接している」。すべての残りの現存在的でない存在者――事物、植物、動物、観念的形成物など――とは反対に、現存在には次の三重の優位がふさわしい。1）存在的優位。

それは、「この存在者がその存在において、実存によって規定されるということ」、すなわち、その存在に対して振舞うことができるという「能力」によって規定されるということにある。2) 存在論的優位。現存在は「それの実存規定性に基づいてそれ自体『存在論的』である」。そして 3) 存在的－存在論的優位。それは、実存理解の構成体として現存在には、「あらゆる現存在的でない存在者の存在の理解」が属している限りにおいてである。「現存在的でない存在性格をもつ存在者を主題にもつ諸存在論は、従って現存在自体の存在的構造のなかで基礎づけられておりまた動機づけられている」[67]。それゆえ Heidegger は存在論あるいは現存在の実存論的分析を「基礎的存在論（Fundamentalontologie）」とも呼んでいる。というのもそれによってはじめて残りの存在者の存在者であることの諸様式が区別され把握されるからである。

　前存在論的存在理解のもとで「理解され」、「措定され」あるいは「投企された」存在は不確定である。この無規定性は、現存在にそれ自身の存在、世界およびそのほかの存在者の存在を「存在者的（seiend）」として語りかけ判定することを許すのだが、それによって、その「なかに」さまざまな存在者が「存在する」いくつかの種類の存在者であること（Seiend-sein）の区別がすでに為されているわけではない。従って、あたかもどんな存在者もその存在者であること一般においては区別されず、「普遍的な」、「統一的な」仕方で存在するという印象が生ずるはずである。このような仕方は、それにもかかわらず必ずしも存在理解の漠然とした存在からは規定されず、むしろある特別な存在者の存在様式もまた——たとえば「生命のない事物」あるいは「意識」——（憶測上の）「存在一般」の手本になりうる。このような仕方でたとえば「現実主義的」（「唯物論的」）あるいは「観念論的」存在論は生ずるのだが、それのそのつどの普遍的な要請は根拠がないに違いない。同じく現存在は、彼が存在理解のもとで、彼自身の存在あるいは「自己－存在（Selbst-sein）」に付与する存在性格をたいていは現存在的でない存在者から取り除く。「現存在は……彼に属する存在様式に従って、自己の存在を、彼が本質的に絶えず、またさしあたり、態度をとっている存在者から、つまり『世界』から理解する傾向をもつ。現存在自体および同時に彼自身の存在理解」のなかにあるのは、事実上自己の存在をゆるがせに

することに通じている「世界理解の存在論的反射(68)」である。

　現存在は，彼がそこに（すなわち世界のなかに）あり，また彼がそうであるところのものである限りにおいて，現存在的，つまり存在的−実存的である。同時に彼はつねに存在理解的，つまり存在論的−実存論的である。この等根原的な存在的−存在論的（実存的−実存論的）性格は現存在分析の哲学的人間学からの区別に際して重要なものとなろう。けれどもさしあたりは，それに従ってHeideggerが，その**存在者**であることをおそらく十分明らかには表現していない「現存在」という用語を選んだ理由がさらに示されなければならない(69)。彼は述べている。「現存在の『本質』はその実存にある。それゆえこの存在者について露呈されうる諸性格は，これこれのように『見える』眼前的存在者の眼前的『諸属性』ではなく，現存在に応じて可能な諸様式であり，またこれに尽きる。こうした存在者のいかなる斯在（Sosein）もまず第一に存在である。それゆえ，われわれがこの存在者を特徴づける『現存在』という名称は，動物とか家とか木のようなそれの何（Was）を表現しているのではなく，存在（Sein）を表現しているのである(70)。そして，それに対して現存在が態度をとる存在としての実存に関連して，「この存在者の本質規定は事象含有的な（sachhaltig）何（Was）の説明によっては為されえず，むしろその本質は，彼がそのつど彼のものとしての彼の存在であらねばならないということにあるので，現存在という名称がこの存在者の名称に選ばれたのである」と述べている(71)。

　「現存在」と呼ばれる存在者の存在性格を際立たせる特徴としての存在理解のより正確な練り上げは，次いで世界内存在，共存在，日常性，時間性，空間性，歴史性，配慮，被気分性，負い目，良心，死などといった一連の「諸現象」の発展へと導いた。つまり，現存在の分析において問題なのは哲学的ないし形而上学的人間学であるといった推量を抱かせるような諸現象である。Heideggerはそれらを，つまり例の諸現象を「実存疇（Existenzialien）」として，つまり実存の構成的性格または現存在の存在性格として理解されることを望んだ。それらは彼が「範疇（Kategorien）」と呼ぶ「現存在的でない存在者の存在規定から

はっきりと区別」される[72]。「実存疇と範疇とは存在性格の二つの基本的可能性である。この二つの可能性に対応する存在者は一次的な問いのそれぞれ異なった様式を自らに要求する。すなわち存在者は誰（Wer）か，あるいは何（Was）（広義の眼前的存在性 Vorhandenheit）か，である」[73]。これまでの論述からすでに明らかになったことは，「哲学的」とか「形而上学的」という表現が人間学の関連において何を意味するべきであるかということは別にして，Heidegger がなぜ正当にも現存在的存在論（Daseinsontologie）を哲学的ないし形而上学的人間学と同一視することを拒んだのかということである。というのもいずれにせよ後者は「人間」の「何」の規定を含んでいるに違いないが，まさに Heidegger はそれを拒んだのである。現存在ないし現存在するもの（Daseiend）の本質は，われわれが今しがた聞いたように，「事実的な何」によっては特徴づけられえないし，その強調可能な諸性格はもっぱら「可能な諸様式であろう」。しかしながら時折 Heidegger は，「実存論的人間学」について述べており，また，実存論性に関する彼の定義を顧慮するならば，このことが意味しているのはともかくおそらく次のようなものであろう。すなわち，詳論された現存在の存在論に匹適するような人間学があるか，あるいはありうるということ，その際もちろん，それと**人間**‐存在との関連，すなわち現存在と人間存在との可能な同一性がさらに解明されうるだろうということである。それはともかくとして，Heidegger は実際，現存在分析論は，「一つの可能な人間学ないしその存在論的基礎づけを意図して」おり，「重要でないことはないにしてもいくつかの『断片』だけ」を提供するにすぎないと述べている。すなわち，現存在分析論は存在の問いの練り上げという主導的な課題に限定されており，現存在についての「完全な存在論を提供しよう」と思ってはならないが，この存在論は「『哲学的』人間学のようなものを哲学上十分な基盤の上に立てようと思うなら」，もちろん建立されなければなるまい[74]。しかも後には次のように書かれている。すなわち，「現存在の実存論的分析論では，その切迫性が存在の問い自体のそれに劣らない一つの課題が共に要請されている。すなわち，『人間とは何か』という問いが哲学的に論議されうることになれば，明らかとなるはずのアプリオリの発掘である[75]。やむをえず現存在分析論と哲学的人間学との同一視に反対する上述のいくつかの理由と

比べるならば，その場合 Heidegger がまさに哲学的人間学のもつ特殊に「哲学的な」性格の多義性を実証したのは余り重要ではないものの，今だに納得させるに十分である。提供された諸人間学の特別の哲学的内容を素描し正当と認めるという要求が，これに関する諸努力のなかでいかに僅かしか生じないようにみえるのかということは奇妙である。いずれにせよ，Heidegger の基礎的存在論とは反対に，それらに特有なのは一つのまったく特定の意味であって，それは同じく少なくとも実存在論的人間学が「人間」とも呼ばれる存在者としての現存在の存在性質を言い当てている限りにおいて，それらを包括する実存論的人間学にとっても特有である。それではそれはどんな具合になっているのか？ Sternberger が述べるように，現存在によって「人間というよりむしろ人間の特殊な存在様式（Seinsweise）が名づけられている」というのは正しいのだろうか？ Heidegger におけるある種の言い回しがそれに反対しているようにみえる。つまり次のように書かれてある。「存在の理解が生じなければ，人間は彼がそうである存在者として存在できないだろうし，また彼がさらに非常に驚くべき能力をそなえていたとしてもそうである」。あるいは，「人間以上に根源的なのは人間のなかの現存在の有限性である」。あるいは，「人間が人間における現存在を根拠としてのみ人間であるならば，人間以上に根源的なものへの問いは，根本的にもはや決して人間学的問いではない。どんな人間学も，つまり哲学的人間学も，すでに人間を人間として措定してきたのである」。それによって，人間「における（im）」有限性や人間「における」現存在がある。かつては，（本来的で根源的な）不安のもとで「人間の現‐存在への変化」が生ずるとも述べられた。Heidegger はこの命題を詳細には説明していないので，それの理解の試みは曖昧なままである。

たしかに，現存在の有限性は人間以上に「根源的」であるという主張は，人間のいわば存在論的な「発生史（Entstehungsgeschichte）」を示唆することはできない。従ってたとえば，あたかも人間の「発生」に先立って，存在の理解ないし有限性が，ある存在者の「なか」へ侵入したかのようであり，そしてそれによって「人間生成（Menschwerdung）」を可能にしたかのようである。「より根源

的な（ursprünglicher）」という表現は，明らかに一つの構造的な——おそらく存在論的な——事態を意味しており，それはまた，存在理解（実存的な有限性）なしには人間は自らを人間として理解しないということを意味しうるだろう。この理解はもちろん彼自身の単なる対象的な認識として把握されてはならず，むしろ実存的なもの，すなわちそこにいる人間の存在を共に構成する動向として把握されなければなるまい。それに従えば，その場合おそらく，人間がそのつど自分を何として理解しているかはどうでもよい事柄ではあるまい。というのも，このような理解において——与えられた基本テキストの変わりやすい解釈におけるのとは比較にならないほど——このように，あるいは別なように，自らを理解する人間の実存が共に規定されるであろうからである。現存在がそこにおいて彼の「人間性」のもとに理解する自己理解というこの概念は，つまり Heidegger の引用文のわれわれの解釈が正しいとすれば，実存的な有限性を前提とするだろう。すなわち，それに基づいてのみ存在理解の機能は「自己（Selbst）」という人間−存在の方向で遂行可能となるのだろう。不安のなかで生ずる人間のいわばむき出しの現存在への「変化」は，存在的−存在論的規定としてのその人間性を（現存在一般がそのようなものであるなら）「抹消する」こともないだろうし，人間性を「非−人間性」へと変えるか，あるいは「前人間的段階」へと「投げかえす（zurückwerfen）」こともないだろう。そうではなくて，人間はそこにおいて，不安のなかで明らかとなる無に直面して，彼の純粋な現−存在へと尖鋭化され狭められて存在するだろう。しかしながら，われわれはそれによって例の文章の意味が適切に解釈されているかどうかわからない。それら自体とは Heidegger の別の命題が矛盾するようにみえる。それによると人間の「実体（Substanz）」は「心（Seele）と身体との結合としての精神（Geist）ではなく実存」であるという。[82]われわれはここでは，現存在の本質は同じく実存のなかにあるという別の文章を想起しておこう。

　それにもかかわらず今や一つの疑念に対して次のような言葉が与えられなければならない。その言葉とは，現存在分析論の人間学からの明確な分離——それはその他の点ではそれが意図するように非常に曖昧であるが——に抵抗し，あるいは少なくとも基礎的存在論を哲学的あるいは形而上学的人間学とする，

支配的ではないが頻繁な誤解を理解させるように思われる言葉である。現存在の「事象含有的何（sachhaltiges Was）」，つまり人間性ないし人間－存在は純粋な現－存在一般から区別され完全に分離されうるのだろうか？　存在性格と人間性とは，一方のいかなる動向とも他方のいかなる動向とも解きがたく連結されているように，そこにいる現存在の等根源的で存在的－存在論的で構成的な複合ではないのだろうか？　人間存在は，その存在の性質が必然的に「共に考えられ」ねばならないということなしに「考え」られることができるだろうか——そしてその逆はどうか？　これは，われわれが答えようとすることのできない本質的な問いである[83]。Heideggerの哲学を考慮すれば，これらの問いは特別の意味を獲得する。現存在するものにとって「彼の存在において問題となっている」存在は「それぞれ私の存在」であり，従って現存在は「各自性（Jemeinigkeit）によって特徴づけられる[84]。このことが意味するのは，ともかくおそらく次のようなことである。現存在はそのつどそこにいる「人間」と呼ばれる存在者としてでなければ決してまたどこにでも「存在（gibt）」しない。つまり，実存する人間（あるいは現存在する現存在）の「外部に」「まがりなりに現われてくる」実体化された「理念（Idee）」への現存在のいかなる気化も禁止されるのだが，その理念に関与することが，現存在するものをはじめて現存在にするのであり，また，それが「現存在の基盤（Daseinsgrund）」でもあろう[85]。現存在の存在－構成的諸構造が，「それ自体として」それらが整えられていない「段階」において，いかなる人間の存在をも事実的に規定しているとはいえ，彼の現存在をその存在－構成的諸構造に関連して概念的に説明し，また哲学する人間の単なる営為としての現存在の実存論的分析論もある。Heideggerは次のように言う。「実存論的分析論はそれはそれで結局のところ**実存的に**，すなわち**存在的**に根づいている。哲学的に研究する問い自体が，それぞれ実存する現存在の存在可能性として把握される場合のみ，実存の実存論性の解明可能性がある」[86]と。この現存在の等根源的に存在的－存在論的（実存的－実存論的）性格とその存在論的解釈は，宿命的に次のことを伴う。すなわちそれらの言い回しはいつも存在的－存在論的に曖昧であるはずであるし，またそれらがはっきりと存在論的に述べられたものとして言明する場合にも，ある種の「正当さ」をもって存

在的なものと誤解されうるということを。それゆえ Heidegger の実存疇がたとえば心理学的に「体験 (Erlebnisse)」として誤って解釈されるということは決して偶然ではない。**というのも事実上それらはこうした対象化においてのみ近づけるし，実存論的解釈学と解釈できるからである**。それによって一つの新たな問題が提起される。

　実存の実存論性は，現存在を構成する存在的な諸動向の全体を目差す。しかも，存在の問いを目的とするのではないそれの完全な遂行は，実存論的人間学を生ずるであろうが，それは人間存在の少なくともその存在性格に関する全体，およびそれと同時に人間の対象的－経験的（身体論的，心理学的，聖霊学的 pneumatologisch）認識の存在論的でアプリオリな基礎を際立たせなければなるまい。このアプリオリ性 (Apriorität) に迫る研究は，それにもかかわらず実際には――主に心理学的な――経験を介してしかなされえない。それは，経験的に与えられた諸事態がいわば「突き抜けて (durchstoβen)」，それの可能性のアプリオリな諸条件の方向で「透明に」されるようなものである。ところで，それにはとりわけ――もっぱらではないにしても――心理学的自覚，つまり自己の体験が適しているということ，およびそれに応じて Heidegger の実存論的分析は，ほとんどの場合心理学的ないし人間学的言表として誤解されているということはどこに由来するのだろうか？。けれども現存在分析論の存在論的な意図に基づけば，現存在分析論を身体的経験に基づいても同じくらい良く実行することが可能となるだろう。というのもそれは，「精神物理的に中性の」，身体と心への対象的な分離に「先立ち」，またそれをはじめて可能にする現存在（または実存する人間）の存在性質を捉えようとするからである。もちろんそれによってわれわれは一つの想定を行ったのだが，それはその正当性が疑わしいし，Heidegger によって反論されるかもしれない。それはつまり次のような想定である。すなわち，彼の分析論は事実上――その意図およびその意味に従ってではなく――心理学を介して運動しているか，あるいは心理学的な自己経験によって導かれているということである。それがそうであること，および人間のアプリオリな本質や存在と取り組むいかなる――実存論的な人間学も含め

て——人間学もその遂行に際しては心理学的な対象性に結びついており、それゆえ対応する誤解にさらされたままであるということはここでは示されるべきではない。いずれにせよ、現存在の存在論の内部における自然（Physis）の「役割」の問いが提起された。すなわち、「しばしば不安は『生理的に』引き起こされる。この事実はその事実性において、その存在的な原因や経過型に関してばかりでなく、存在論的な問題である。不安の生理的誘発は、現存在がその存在の基底において自らを不安にする（sich ängsten）からこそ可能となるのである[88]」。事情がこうであるとすれば、Binswanger は、彼が身体性を、「そこにおいて人間が身体的に世界にあり、換言すれば、そこにおいて彼が彼の身体を生きることができ、あるいはそこにおいて彼に彼の身体が『意識的』となっているような基本的諸形式の総体（Inbegriff）」として規定した際、身体性の人間学的問題を明らかに実存論的人間学の意味では述べていない。というのも自己の身体の体験および「意識的な所得」はまったく心理学に所属する領域のなかに入るし、「重要なのは孤立した体験領域ではなく、全体的な世界内存在の内部の構造分岐である[89]」という指摘もそのことを何一つ変えはしないからである。たぶん「身体**体験**の領域」ではなく、「生きられた身体（gelebter Leib）」はいずれにせよ Binswanger が述べるように「対象化的把握」からは取っておかれる[90]。けれどもまた、どうして実存分析的な説明は体験のほうへと方向づけられているようにみえ、またそれゆえ、いとも簡単に心理学的言表として誤解されるのか——というのもそれの初めの意図に関して一つの誤解があるので——という上述の問いに立ち戻って、それに答えるためには、存在論と「理解」の「内面性（Innerlichkeit）」との間の関連の証明を必要とする。その際確証される命題は次のようなものである。すなわち理解の行為において（不安においてではなく）明らかとなるのは「侵入してくる（einbrechend）」**可能な死**としての無の絶えざる「現前（Gegenwart）」であり、この無は存在する人間の**真中**で「無化的に（nichtend）」必然的な「反投企（Gegenwurf）」として、存在を含んでいる。存在の理解（投企）に際して「無化する無（nichtendes Nichts）」として、このようなものとして隠されているにせよ絶えず明らかとなる死は、人間のなかの「もっとも内奥のもの（das Innerste）」と同時にその有限性を掘りおこすのだが、有限

性は「深淵（Abgrund）」として，「基盤」としての存在が共にあてがわれること（Angewiesenheit）を必要とする。それによって問題は Heidegger の「不安理論（Angsttheorie）」との取り組みに帰するはずだが，それはここでは矛盾した主張の開陳と同様に余り実施されえない。その代わりわれわれは次のような洞察を保持しよう。すなわち，現存在「のところで（am）」身体過程として対象化される諸事態は，一般に現存在の実存論的分析に対して不安にさせるような，そして今しがたもち出された Heidegger の引用文によってはほとんど解決されない，一つの疑問を形造るということである。

　ここに報告された，紹介的試みは，故意に基礎的存在論の中心主題に依拠してきたし，また一般に人間学的誤解を誘発する Heidegger の諸説明を無視してきた。それにもかかわらず，われわれにはこの誤解のなかには事象そのもののもつ一つの問題点が明らかに示されているように思われるのだが，この問題点は純粋に実存論的－存在論的意図に固執することによっても，それの現実化が心理学的－客観化的自己自覚という媒体に結びつけられていることを容認することによっても解決されない。哲学的人間学の方向における多様な今日的諸努力は，実存論的人間学の理念のなかで——それは現存在分析論のなかにも断片的にのみ認められるのだが——特殊に哲学的な内容に関して，疑いもなくそのもっともプレグナントで正当な内容を獲得する。(91)しかしそれにもかかわらず，実存論的人間学は，現存在する現存在（あるいは実存する人間）のもつ止揚不可能な存在的－存在論的性格という事実，および現存在に添えられる必然的に「存在的－存在論的に突き刺されている（gegabelt）真理の本質」(92)から結論を引き出し，またそれの言明の存在論的にしか考えられない重要性に対する主張を放棄すべきではないのだろうか——しかもまったく意識的に自らを原則的な曖昧さにゆだねるという危険をおかしてである。(93)経験の広さ，Kant とともに述べるなら，経験の「実り豊かな序盤（Bathos）」は，実存論的人間学の役に立つのではあるまいか？　しかも経験の広さがこうした仕方で，どっちみち「純粋には」貫徹されえない哲学的意志を犠牲にする必要なしにである。それにもかかわらず，実存論的人間学には，ちょうど哲学的熱狂が経験的研究のなかへとす

べり落ちることに対する容認と同様に，こうした過度の期待が姿を現わすに違いないということが理解される。(94) 実存論人間学の内部で実現されるのは，対象性をそのアプリオリで存在的な諸条件の方向で絶えず突破すること，および根源へと突き進みながら，しかも，それには決して到達しない衝動の消耗に似た気分をひき起こす前者への回帰といったような人間に対する哲学的問いかけである。

　実存論的分析の精神病理学への「応用」を別のように言い表わせば次のようになる。精神病症状群を現存在様式として解釈すること，およびそれとともに精神病を人間学的に——上述のように，実存論的人間学という厳密ではない（むしろ経験的に「汚染された」）意味においてであるにせよ——了解しようとする試みは，明らかに精神病理学的経験による支援を放棄してはなされない。それゆえ，Scheid によって強調された諸異論は，Heidegger の現存在分析論の純粋な(95)理念からみてなるほど妥当していた。けれどもそれは，問題を初めからとらえそこなっていた。なぜならそれはあまりにも密接に，いわばあまりにも独断的にこの理念に固執していたし，また——それ自体としては正当な方法上の明解さと清廉さへの努力のもとに——この理念が「現われ出ること (In-Erscheinung-treten) の途上で，そこから何が生成し，また生成したはずであるかを無視したからである。実存論的−存在論的問題提起に対する心理学的問題提起の明敏で正しい境界づけに関しては，次のように言えるかもしれない。つまり，境界づけが事実的な研究のなかで遂行されうるならば素晴らしいことだと。しかしながらそれは不可能であって，精神病の哲学的−人間学的解釈は二つの翼，すなわち存在的−対象的なそれと存在論的なそれとを必要とする——つまりそれは二義性を引き受けなければならない。おそらく，こうした宿命について知ることが，哲学的−人間学的解釈に対して明解さとか慎重さへの先鋭化された意志を与えるのであって，それを止揚する (aufheben) ことはできないだろう。それにもかかわらず私は次のことをはっきり言わなければならない。すなわち当時，私にはこうした事情がまだ十分にはっきりわかっていなかったということ，および Scheid の批判はそれの解明に寄与したということである。

精神病症状群は人間学的には現存在とか世界内存在とか実存，あるいはつまり人間存在の特別な「様式（Weisen）」として解釈されることになる。これは何を意味するのか。ここでは現存在様式という概念について問われている。明らかにこの概念は，もしそれには一つの特殊な意味が適していなければならないとするならば，「精神物理的に中立」でなければならない。すなわちそれは，対象的－経験的な研究において，身体学と（広義の）心理学との領域へと裂けるものの存在者であること（Seiend-sein）を包括しなければならない。精神的および身体的な諸事実は従って，決して実存様式ではなく，それらは単に実存様式の特徴づけのための一つの手がかりを提供することができるにすぎない——しかもそれらは他の仕方ではまったく近づけない。より具体的に言えば，たとえば時間および空間体験の変化や特異性は，「生きられた」，実存する時間性や空間性の様式をすでに表わしているわけではない。むしろ前者から後者を推論するという課題があるのである。Heidegger の分析から現存在様式という概念の厳密な規定を得ようと試みても，十分な明瞭性をもってはうまくいかないだろう。「学問とは現存在の存在様式である」が，けれども，たとえば同時に実存疇でもある不安とか「人（das Man）」もまたそれに属する（そのうえ体験とか意識内容も）。従って現存在様式とは，一部は際立った実存論的な諸特徴（不安する現存在 das ängstende Dasein）に応じて，一部は際立った実存的性格（日常的で哲学的－研究的現存在など）に応じて名づけられるようにみえる。しかしながら Heidegger によって取り出されたすべての実存疇（世界内存在，時間性，空間性，了解，被気分性など）はつねに統一的な仕方で変化をうける。現存在様式はけれども明確な境界によってはお互いに区分されず，それらは，現存在がそれらを単独で選ぶとしても，あるいはそれらのなかへ入りこむとしても，お互いに流動的に移行し合っているのである。一人の人間が死ぬとしても，それはさまざまな仕方で生起する。つまり，間近に迫った死に甘んじるかあるいはそれに逆らって，平穏なさわやかさでもってあるいはまったく名づけようのない不安でもって，彼は彼「自身の死（Rilke）」を死ぬか，あるいは「無名の死」を死ぬことができる等々。あらゆるこれらの実存的な体験され生きられた態度は，生起している「現存在の（ないし生の）存在様式からもはや現存在しないこと

（Nichtmehrdasein）への存在者の急変」としての死に関しては重要ではない——それとも結局，そんなことは絶対ないのではないのか？ これらの態度は，生きられた死そのものが，死に対する事実的な態度に応じて，さまざまな仕方で満了するということに対する徴ではないのか？ この疑問の決定は，この態度を構成する行為（それは，このようなものとして，実存論的ではなく，客観化するような考察にとってのみ示される）が，現存在の性格に本質的に共規定されているものとみなされるか，それともみなされないかということに依拠している。それにもかかわらずわれわれはこの例をそれ自身のために持ち出したつもりはない。むしろそれは，そのつど現存在様式を（対象的に見れば）「形造る（bildend）」諸体験とは違って，現存在様式に関して言及される場合に，何が意味されているかをはっきりさせるであろう。前者は，事実的で生起的な死がそれの体験に対してふるまうのと同様に，後者に対してふるまうのである。確かに，問題の事態の重要性は，それをさらに別の例ではっきり示すことを正当化する。

　確かに覚醒している日常性とならんで眠っている夢も，すでにヘラクレイトスの断章のなかで示唆されているように，一つの特別な実存様式であるという当然の権利をもっている。対象的な研究の局面においては，夢は一方ではある種の生理的な状態と関連づけられ（それから「演澤しない」），他方では心理的に分析される。心理学的分析は実験的に，それとも現象学的に，それとも生活史的に方向づけられうる。すなわちその方法は，一般的な心理学によって準備され区別された体験の種類や部類（感情，幻想，表象，思考行為など）に応じて，夢のなかで実現された体験の変化を記述する。これは夢を夢みる人の生活史のなかへと組み入れ，またそれを現在の——先行する生活史によって共規定されているとはいえ——状況の「表現」（「象徴的な描写」）として了解しようとする。それに加えて——Freudによって設立された夢解釈が問題なのだが——それは「解釈技術（Deutungstecknik）」と呼ばれる「翻訳方法論（Übersetzungsmethodik）」を利用するのだが，その基底にある「アルファベット」は，環界および共世界によって条件づけられた諸要因を含めて，いくつかの確固とした機能（欲動，願望，検閲，抑圧など）によって形造られている。翻訳の「規

則」は，Freudによって強調された「夢形成」の「メカニズム」，すなわち置き換え（Verschiebung），圧縮（Verdichtung），反対への逆転（Verkehrung ins Gegenteil）などである。それらの助けでもって——要約的表現が許されるなら——，夢の諸要素を例の「欲動のアルファベット」へと翻訳することに成功するのだが，欲動のアルファベットはそれはそれで初めから，それの可能な現れの様式に関して，むき出しの「素材的な（material）」内容およびそれの生活史的変化へと「中性化」される。顕在的な夢内容の潜在的なそれへの還元は，従って同時に，実存するものの一つの様式としての夢の脱特殊化を伴う。つまり，中性化の道は夢のメカニズムを介しての翻訳を表わす。このことは，すでに述べられたように，還元の基底がこうしたものとしてすでにそれの様態的（modal）可能性のなかで中性化されており，それの「素材（Materiel）」へと狭められているがゆえにのみ見過ごされる傾向がある。つまりある意味では，分析的な夢解釈においては，夢はその本質において根本的に誤認されており，またそれは，その特殊な「世界形成的な」神秘性のもとでは決して視野に入ってこない。「判読（Enträtselung）」として強く印象づけるものは，実際には，人間存在の様態であるという夢の「本来の」性格の遮断あるいは「道を教えること（Wegerklärung）」に基づいている。このような短かい示唆でもって，Freudの夢解釈の（もちろん制限つきの）正当さおよび原理的な正しさが決して反論されるべきではないし，同様に実験的および現象学的記述のそれも反論されるべきではない。むしろわれわれはそれとは対照的に，それに向かって人間学的解釈がたぶん運動しなければならない疑問の方向を示せればと思う。この課題の克服がそれにとって成功したかどうかということ，およびそれがBinswangerの諸研究においてすでに十分に解決されているかどうかということは，問題提起の根本的な正当性への洞察を考慮するならば，問題にならない。

　夢が一つの特別な実存様式であり，こうしたものとして残りの現存在様式と同等と認められると仮定すれば，精神病者も夢をみるという事実はどのように理解されるのだろうか？[104] また子供の現存在といわゆる原始人のそれとが，それらの日常的および非日常的な存在の可能性を伴うそれぞれ特殊な現存在様式を表わすとすれば，[105]この諸様式の「浸透（Durchdringung）」はどのように解釈さ

れるのだろうか？　われわれはこれらの問いを，それらが答えられないまでも投げかける。おそらく解決は現存在様式という概念の深く突き進むような分析から生ずるのであろう。われわれは，実存様式と解釈されうる一切のものの展望からまだはるかにかけ離れている。「態度」とか「意識状態」とか「体験」あるいは「体験複合」などは，それらのアプリオリな条件に関して基本的に実存論的に基礎づけられた現存在様式として理解されなければならないということが考えられよう──Binswangerの吝嗇(Geiz)についての人間学的解釈を想起してほしい。この解釈は無限の領野を切り開く。けれどもここでは単に精神病理学的経験と人間学的考察とのあいだの関係にもう一度目を向けておこう。

　われわれは，対象的-心理学的経験を，実存論的-人間学的諸努力から，それの純粋でアプリオリな，すなわち人間の本質や存在のアプリオリ性(Apriorität)へと突き進んでいく志向に逆らって締め出さないように弁明してきた。このことはわれわれには二つの理由で正当な根拠があるようにみえる。一方ですべてのアプリオリな，実存論的-存在論的特徴は，実際には対象化されたものとしてのみ自覚のなかで近づける。他方，実存する現存在は同時に存在的-存在論的である。しかしながらこのことは，**原則的に**人間の本質およびその存在の認識のためには，唯一人の人間的個人，たとえば認識を遂行する哲学者のそれで十分であるといったことを妨げはしない。このことが，Ritterが述べるように，「自己の自我を絶対的なものとして措定すること(Absolutsetzung)」──しかも明らかに哲学者という私的な自我やその私的な見解や評価の絶対化という意味において──になるということは，例の可能性の粗雑な誤解を意味するし，この誤解はもちろんそれだけで事実上おそらくは徹底的には避けられない脱線の危険を指し示している。「自分の自我(Das eigene Ich)」およびその個人的な特有性は，反対に，あの特別な一回的な仕方で実現される人間的実存のこの本質を明確にするためにはまさに排除されねばならない。そのことによって，そこにいる人間の本質が具象化されることも，それの絶対的な一回性および代理不能性が犠牲にされることもなく，そうではなく，いかなる個々の具体的に存在する人間においても──そのほかにどこにもないのだが──人間的な実存の本質は，それぞれ「根源的な反復」のもとに実存し，自らを「実現している」

ということが述べられているのである。けれどもその際重要なのは排他的で、哲学的－人間学的認識にとってのみ妥当する状況ではない。というのも、**基本的には**、物理学的法則の公式化や証明のためには唯一の実験で十分であり、それの「なかに」表わされる性質の記述のためには一つの標本で十分であり、唯一の症例が一つの疾患単位あるいは一つの症状群を基礎づけるからである。われわれがそれによって実践的に満足できないということは、不変の本質特徴からの個人的な変種の区別が一つの標本では確実には成功しないというわれわれの限定された認識能力の結果である。この認識の不十分さ、あるいは換言すれば、個人的な特性やそれの変動を誤認し、それらを本質的な構成物とみなすという容易に推測される危険が、哲学的人間学の内部でも、経験に対して――しかも（悪い意味での）脅かすような「主観主義」の単なる調整物としてであれ――譲歩するさらなる動機として加わるし、とくにある現象の不変の本質的特徴を獲得する目的で、それを想像的－思索的に変化させることは同じく限界に突き当る。けれども他方では、すべての人間があの解釈を遂行できるわけではないということは、原則的には人間学的な、自己自覚の実存論的解釈から得られた命題の妥当性に対する何らの異論も意味することはできない。というのも、心理学的な自己経験の程度や深さがすでに個人によって変わるとすれば、ましてやそれのよく見抜くような人間学的解釈の力もそうであるからである。哲学的な実存のなかでおのずとはっきりわかってくるものは、反省しない人間においては不明瞭で、暗いままに経過しうる。そこから経験的な諸事例の役割が理解されるようになる。

　患者の陳述や行動が臨床診断や精神病理学的鑑別にとって要請されうるという意味においては、それらは疑いもなく「実証的（beweisend）」ではない。けれども、人間的な実存が哲学する人間においてより明白に露見するかあるいは少なくとも露見されるようにみえるのと同様に、そこにおいて精神病的に変化した現存在の全体あるいは個々の特徴がいわばより透明で、より把握可能になるような、稀ではあるが特別にふさわしい症例がある。これらの症例が例証のために選ばれるということは容易に推測できる。しかしながら、それらは、人間

学的解釈の妥当性があたかもそれらに限定されるかのような誤りを誘発する——そしてそれによって人間学的解釈の目的は完全に誤解される。というのも，ある精神病あるいはある精神病症状群，たとえば「この」分裂病が，事実一つのそれ自体統一的な実存様式を表わすとすれば，その場合これは，本質的な様態的な諸変化に関して，**すべて**の付属する臨床的および精神病理的現象型を包括しなければならず，しかもそれらは当然基底にある実存論的骨組よりもずっとはなはだしい多様性を示すからである。つまり「この」分裂病が人間－存在の**一つ**の特殊な様式を実現すると仮定するならば——このことはまだ決して解決されていないし，おそらくそれはそれの人間学的重要性に関連して，臨床的諸形式，症状群あるいはそのうえ諸症状へと分解されるに違いない——その場合それには単純型分裂病や空虚な破瓜病も適合するはずである。すなわち，一次妄想や世界没落体験をもつ諸症例は，それらにおいては，同じように前者において生じているものがより明らかに顕在化しているというかぎりにおいて，単に一つの入口を形成しているにすぎない。従って，K. Schneider が，人間学的解釈は「精神病理的現実へのいかなる支えもなしに思い浮かべられる」と主張したのは誤っている。すなわち，そのようなものは確かに「思い浮かべ」られるが，そうすることによってそれの構成は徒労に終る。ところが現実の解釈はそのつど統一されている精神病理的症状論（個々の症例ではなく）を絶えず頼らなければならず，そのかぎりにおいてそれを支えとしておりまた間接的にそれの批判の支配下にある。もちろん症状論の固有の真理の特性は精神病理学的経験からは引き出されず，全体としてそれの個々の要因を規定し，また可能性として，人間的実存の本質とその理解に基礎をもつ現存在様式の統一から引き出されるのである。

あらゆる哲学的－人間学的な，人間の存在へと突き進む諸努力の前提を形造るのは，人間「のなか」で，「彼の基底では」，体験において近づけるもの**以上のもの**が起こっているという確信である。この基底を問おうとする試みを欲するならば，動因は同時にこの確信に由来する。基底が「ある」かどうかということ，あるいは解明したいということはむしろ，分別を避け，「深遠さを求める」底無しのもの，空虚なものへと向かう運動を表わしているのではないのかとい

うことは初めから肯定も否定もされない。とにかく、けれどもある種の経験は、例の前提が少しばかり重要であるかもしれないということを示している。すなわち——この例をもう一度詳述するならば——死において生起しているものと、死に行くものの体験ならびに彼における身体論的確認が示すものとのあいだにかなりの食い違いがあるという印象がどうしても生じてくる。世界が「没落する」とか「消滅する」といったことが何を意味するのかということはこれらの経験から明らかになるのだろうか？　このような食い違いはいかなる生の瞬間にも存在するのではないのか？　なるほどわれわれはそれを知らない。しかしこのことは食い違いを推測することを妨げることはできないし、また次のことを意味する。すなわち、人間の「内面的な」本質と彼の実存を哲学的に問うことである。Heidegger の現存在分析論における実存論的人間学の理念として着想された問いのこの仕方は、われわれには哲学的人間学の最も正当な形態を構成しているようにみえる。それは決して唯一のものではない。われわれが、実存論的人間学の理念を精神病理学にとって実り豊かなものにしようとする誘惑にかられて、時として批判的な注釈をさしはさんだとしても、それは憶測的に「よりよく知ること (Besserwissen)」から生じたのではなく、問題を明らかにすることおよび活発にさせておくことへの意志から生じたのである。このことはそれの意識的な変化を排除するものではない。一般に、精神病的諸現象の人間的理解のための努力に際しては、一つの「学派の見解 (Schulmeinung)」が前景に立つべきではあるまい。たとえそれにとっては、可能なかぎり多彩な「応用」に際して正しいことが実証されるのをみることが満足を与える徴であるかもしれないとしてもである。精神病理学的経験が人間学的問いかけに対して与えることのできた衝撃は、それによってはじめから力をそがれる。すなわち精神病理学的諸経験はたとえば Straus の意味での実り豊かな影響を及ぼさない。それによれば病的諸現象は、「未解決の普遍的な問い一般に対してまず一度われわれを注目させること」[115]に尽力する。Löwith がかつて「現実には、存在論および一般に哲学の普遍性は、哲学する個人性の人間的な射程よりも広くはない」[116]と言ったとき、精神病という事実は、なるほど「実験的」で実存的ではないが、精神病の実現を手引としての人間的可能性の投企的理解のもとで、「哲学する

個人性の射程」を拡張するための刺激になりえた。この事実はその場合異様で不愉快な諸形態を越えて人間の心にまで導くことのできる**一つの**道である。別の道は歴史的な研究のなかで歩まれるのだが，Dilthey は不当にも確かに，それが唯一の道であると主張したのである。ある排他的な方法あるいは哲学的人間学の理念に自らを固定してしまうのは今日では早すぎるだろう。すなわちそれが強制的に特別な課題を印加されることもないし，「人間学的な転回点」のなかで哲学することが尽されることもない。ただ「人間学的」という言葉は，無欲に「心理学的」ということを意味しうるもののうちの一つの「時代に即した」，好まれる呼称にとどまるべきではなかろう。つまりそれは，心理学を越えて広がる志向をカヴァーしなければならない。Binswanger, v. Gebsattel, Straus, v. Weizsäcker, Storch, Krauss, Kronfeld, Goldstein, Gelb——ある意味ではこれに Betzendahl の研究も属するが——らの研究を比較するならば，そのさまざまな起源からしてそれ自体，「存在論的」とか「実存的」あるいは「人間学的」として理解される問いも，精神病理学的理論形成の内部では，手がかりや目的において拡散した多様性を包含している。われわれはさしあたりあの問いに広大で無限の空間を残そう。それは全体的投企によって，また個々の現象をもとに評価し，その人間学的重要性を示す試みによって満たされるかもしれない。さしあたりわれわれは，それに対する納得のいく答えが生じるまでは中途にとどまっていなければならないだろう。

原　注

(1) Handbuch der Geisteskrankheiten, herausgeg. von O. Bumke, Bd. IX, S. 713, Berlin, 1932.
(2) K. F. Scheid：Dtsch. med. Wschr., 1937 II, 1434f—Jahn, D.: Nervenarzt, 11；500f, 1938. を参照。
(3) たとえば Sombart, W.：Sitzgsber. preuß. Akad. Wiss., philo-histor.：KI. 13；96f, 1938. を参照。
(4) Volland, E.：Die Stellung des Menschen in der naturwissenschaftlichen und in der philosophischen Anthropologie der Gegenwart. Halle a. S, 1936. —Landsberg, P. L.：Einführung in die philosophische Anthropologie. S. 15f, Frankfurt a. M., 1934.
(5) Scheler, M.：Mensch und Geschichte. In：Philosophische Weltanschauung, S. 15f, Bonn, 1929.
(6) Schneider, K.：Fortschr. Neur., 4；153, 1932.
(7) Schneider, K.：Philos. Anz. 1, 382f, 1925/26. を参照。

(8) Minkowski, E.: Le temps vécu. Paris 1933. ―Rech. Philos. 5, 65f, 1935/36.
(9) Gebsattel, V. E. von: Nervenarzt, 1; 275f, 1928, ―Mschr. Psychiatr., 82; 113f, 1932; ― Nervenarzt, 8; 337f, 398f, 1935; 10, 169f, 248f, 1937.
(10) Straus, E.: Mschr. Psychiatr., 68; 640f, 1928. ―Geschehnis und Erlebnis, Berlin, 1930, ―Vom Sinn der Sinne, S. 270f, Berlin, 1935.
(11) Binswanger, L.: Mschr. Psychiatr., 68; 52f, 1928.
(12) Fischer, F.: Z. Neur., 121; 544f, 1929; 124; 241f, 1930.
(13) Gebsattel, V. E. von: Die Störungen des Werdens und des Zeiterlebens im Rahmen psychiatrischer Erkrankungen. In: Gegenwartsprobleme der psychiatrisch-neurologischen Forschung, herausgeg. von Chr. H. Roggenbau, S. 54, Stuttgart, 1939.
(14) Schneider, K.: Fortschr. Neur., 1; 145, 1929.
(15) Gebsattel, V. E. von: Mschr. Psychiatr., 99; 10f, 1938.
(16) A. a. O., S. 11f.
(17) A. a. O., S. 12.
(18) Kloos, G.: Nervenarzt, 11; 226, 1938.
(19) Die Störungen des Werdens und des Zeiterlebens usw., a. a. O., S. 64.
(20) Storch, A.: Z. Neur., 127; 799f, 1930.
(21) Binswanger, L.: Über Ideenflucht. Zürich, 1933.
(22) Kunz, H.: Z. Neur., 135; 671f, 1931.
(23) Fortschr. Neur., 4; 152, 1932.
(24) Mschr. Psychiatr., 99; 11, 1938.
(25) H. Pollnowの相当明確な叙述を参照せよ。Das Leib-Seele-Problem und die psychophysischen Korrelation. In; Die Biologie der Person, herausgeg. von Th. Brugsch und F. H. Lewy Bd. 2, S. 1061f, Berlin und Wien, 1931.
(26) Straus, E.: Geschehnis und Erlebnis, S. 3. その場合憶測上「自明に」なっているそもそも理論的な諸構想が、いかに臨床的な記述にまで影響を及ぼし、またここでは「経験的な」確認を規定しているかは、別の領域において Hochheimer, W. のすばらしい叙述が示している。Fortschr. Neur. 8; 455f, 1936.
(27) A. a. O., S. 6.
(28) A. a. O., S. 705: ほかのことが何もはっきりとは書きとめられていないところで、Gruhle の文章の引用は Bumke の教科書への彼の寄稿から引き出されている。
(29) A. a. O., S. 713.
(30) A. a. O., S. 712.
(31) A. a. O., S. 313.
(32) A. a. O., S. 178.
(33) このことは、原則的に同じ心的事象は、因果的に説明されるのと同様に了解されるという Jaspers によって認められた可能性とは少し異なっている。このような事象の発見を彼は「無限のなかに横たわる問題」と呼んだ。Z. Neur., 14: 164, 1913. を参照せよ。
(34) Jaspers, K.: Allgemeine Psychopathologie, 3. Aufl, S. 202, Berlin, 1923.
(35) この批判は一次症状について器質的過程の「表現」として慎重に語った Berze にはあてはまらない。J. Berze u. H. W. Gruhle: Psychologie der Schizophrenie, S. 15f; Berlin, 1929. を参照

せよ。この共存は，われわれが仮定された器質的過程を知らず，またそれの可能な存在を単に一次症状から推論するかぎりにおいて一つの仮説的な事柄にとどまるということがわかっていなければならない。そしてわれわれがそれを生理学的方法で確認できた場合でも，二つの現象複合の間の間隙は存在したままである。

(36) Binswanger, L.：Internat. Z. Psychoanal., 1；388, 1913.
(37) Z. Neur., 14；169, 1913. —Allgemeine Psychopathologie, S. 330.
(38) Wilmanns, K.；Z. Neur., 78；332, 1922.
(39) A. a. O., S. 708.
(40) Berze, J. u. H. W. Gruhle, a. a. O., S. 76.
(41) A. a. O., S. 95.
(42) Schultz-Hencke, H.：Einführung in die Psychoanalyse, S. 204f, Jena, 1927. —Schicksal und Neurose, S. 78f, Jena, 1931. —Der gehemmte Mensch., S. 302f, Leipzig, 1940.
(43) Binswanger, H.：Z. Neur., 133；36f. 1931.
(44) Zutt, J.：Klin. Wschr., Ⅰ, 36f, 1940.
(45) とりわけ Weizsäcker, V. v. Studien zur Pathogenese. Leipzig, 1935. を参照せよ。
(46) それに加えて Weber, A.：Schweiz. med. Wschr., Ⅰ, 429f, 1940. を参照せよ。
(47) Dreyfuß, D. K.：Z. Psychoanal., 22；249f；1936. を参照せよ。ここではさらなる文献報告がある。—Bovet, Th.：Die Ganzheit der Person in der ärztlichen Praxis. S. 9f, Zürich und Leipzig, 1940.
(48) Gruhle, H .W.：Epileptische Reaktionen und epileptische Krankheiten. Handbuch der Geisteskrankheiten, herausgeg. von Bumke, Bd. Ⅷ, S. 710, Berlin, 1930.
(49) Handbuch der Geisteskrankheiten.Bd. Ⅸ, S. 194.
(50) Binswanger, L.：Schweiz. med. Wschr., Ⅱ, 679f, 1936.
(51) この結論はもちろん Heidegger からみて完全に異論の余地がないこともない。後を参照せよ。
(52) Heidegger, M.：Kant und Problem der Methaphysik, S. 219, Berlin, 1929.
(53) Heidegger, M.：Vom Wesen des Grundes, S. 29, Halle a. S., 1929.
(54) Kant und das Problem der Metaphysik. S. 216.
(55) A. a. O., S. 217f
(56) A. a. O., S. 219f.
(57) A. a. O., S. 218.
(58) Heidegger, M.：Sein und Zeit, 1. Häfte, S. 12. Halle a. S. 1927.
(59) Sein und Zeit, S. 12f.
(60) O. F. Bollnow における Jaspers と Heidegger の見事な対比を参照せよ。Blätter dtsch. Philos. 12；133f, 1938.
(61) Heidegger の概念は論理的な実存判断とも―少なくともさしあたっては―何ら関係していない。
(62) この言い回しを引用している Kant とは反対に，つまり問題なのは実存的（存在的）諸体験の可能性の存在了解的，存在論的諸条件であって，認識可能な諸対象の純粋な認識主観のなかに基礎づけられる超越論的な諸前提ではない。
(63) Sein und Zeit, S. 15.
(64) この定義はもちろん正確にはあてはまらない。それは単に誤解を防ぐだけである。Hei-

14. 精神病理学における人間学的考察方法　455

degger 自身は次のように言っている（Sein und Zeit, S. 212）:「現存在，すなわち存在理解の存在的可能性がある（ist）かぎりにおいてのみ，存在が『ある』（gibt es）。現存在が実存しない場合には，『独立性』も『存在』しないし，『即自』も『存在』しない。その場合そのようなことは了解可能でも了解不能でもない。**その場合**，存在者があるともそれがないとも言われえない。存在理解があるかぎりにおいて，**今**たしかに，**その時**に存在者がさらに今後も存在するだろうと言われうるのである」。Heidegger はこの説明を存在理解への「存在者ではなく存在の依存性」を特徴づけるものと呼んでいる。

(65) Kant und das Problem der Metaphysik, S. 219.
(66) Sein und Zeit, S. 12.
(67) A. a. O., S. 13.
(68) A. a. O., S. 15f.
(69) これに加えて A. Sternberger: Der verstandene Tod, S. 17f., 100f, Leipzig, 1934. を参照せよ。
(70) Sein und Zeit, S. 42.
(71) A. a. O., S. 12.
(72) A. a. O., S. 44.
(73) A. a. O., S. 45. この引用からわかるのは，Heidegger は範疇という概念を Aristoteles の意味でも Kant の意味でも用いなかったということである。この概念はおそらく Heidegger も現存在的ではない存在者の，**存在者**であることの構成的特徴を述べているかぎりで，Aristoteles の概念でおおわれている。けれども，上述の存在者の存在者**である**ことの存在的な諸規定が重要なのであるから，存在理解的現存在における超越論的基礎づけは必要である（ただ，普通の解釈に従えば，Kant におけるのと同様，超越性は認識対象の構成には制限されない）。
(74) A. a. O., S. 17.
(75) A. a. O., S. 45.
(76) Kant und das Problem der Metaphysik, S. 199f.
(77) A. a. O., S. 19.
(78) Kant und das Problem der Metaphysik, S. 218.
(79) A. a. O., S. 219.
(80) A. a. O., S. 220.
(81) Heidegger, M. Was ist Metaphysik? S. 18, Bonn, 1929.
(82) Sein und Zeit, S. 117, ebenso, S. 212.
(83) スコラ哲学は「実存」（「現存在」）——Heidegger の意味で理解されたものではなく伝統的な意味での概念——と「本質」（Essenz）（「本質」Wesen）との分離不能を神にのみ認めたということが言及されるかもしれない。その場合このような前提に基づいて存在論的な神の証明が可能となった。「現実的な実存」の問題は，Schelling の時代哲学（Altersphilosophie）と Hegel の存在論に反対する Kierkegaard によって後に今日にとって決定的な仕方で変えられた。K. Löwith: Von Hegel bis: Nietzsche S. 115f., zoof, Zürich-New York, 1941. を参照せよ。
(84) A. a. O., S. 42.
(85) われわれはそこにいる現存在を実存的人間と同等視しているので，この命題は後者に関してもあてはまる。具体的で個々の実存する人間「として」また「のなかに」は，「この」人間だけが「ある」。

(86) A. a. O., S. 13. その場合「本来の実存に関する特定の存在的見解，つまり現存在の事実的な理想」が理論的な解釈を導き，そして担うということを，Heidegger (A. a. O., S. 310) は単にはっきりと認めただけでなく，彼はそのうえそこに「積極的な必然性」を見ている。この「実存理想」(Existenzideal) はたしかに存在論的説明の妥当性を制限するかもしれないし，あるいはそれの承認の普及を助けるかもしれないが，根本的に存在論的説明は実存理想と無関係である。これに加えて K. Löwith: Z. Theologie u. Kirche, N. F. 11, 367f, 1930. を参照せよ。
(87)「心理学的」誤解よりも「人間学的」それを好むことは，その場合，心理学に対して人間学を区別する標識としての時間とか世界および環界関係を顧慮することに基づいていたようにみえる。さらに加わるのは，心理学の「深化」とみなされる心的体験とその統一のもつ省略されない豊かさへの傾向である。
(88) Sein und Zeit, S. 190.
(89) Schweiz. med. Wschr., 681, 1936 II.
(90) Binswanger, L.: Nervenarzt, 8; 181, 1935.
(91) 人間学の哲学的性格が現存在分析論の内部では多義的であるということは，以下の引用が証明しているかもしれない。Ernst は次のように述べている。Heidegger は Kant の問題を再び取りあげたが，それは別の路線で遂行されている。「つまり存在の形而上学を真の人間学のなかに基礎づけることによってである。この真の人間学は哲学的人間学でなければならず，そこでは人間についての統一的な理念の獲得が問題であり，またそれは再び存在論の問いにとってためになるものでありうる。けれども人間学は，それが人間と呼ばれる存在者を残りの存在者，例えば植物や動物の区域に対して際立たせ，また存在者のこの特定の領域の特殊な本質的特徴 (Wesensart) を苦心して明らかにする場合にはまだ哲学的ではない。従ってそれは他の可能な存在論と並ぶ人間の単なる領域的な存在論であろう。人間学はむしろ，それにとって人間が，絶対的に確実な認識の基礎づけのレベルにおけるまったく最初に与えられたもの，もっとも確かなものであるような存在者として妥当する場合に哲学的なのであり，その結果，哲学の構築は人間的主観性を中心的な手がかりへともたらすのである。それゆえ，人間学に関する決定的な問いは，人間とは何かということではなく，存在一般の学としての形而上学の設立において，人間だけに対してどのように問われうるかまた問われなければならないかということである。Heidegger の手がかりに従えば，この問題提起が観念論的意味で答えられること，つまり人間がその永遠の本質的特徴のもとに問われることは基本的には考慮されない。というのはここでは人は人間の実存的な存在を見過ごしており，また人間のなかにある存在問い一般に関する解明を与えることのできるものへのつながりを失っているからである」。Ernst: Z. system. Theologie, 9; 28f., 1931. を参照せよ。
(92) Vom Wesen des Grundes, S. 8.
(93) Sternberger, a. a. O., S. 25f., 彼は，この——彼が述べるような——現存在の「存在的－存在論的運動性」を防衛的な批判の主題にし，それの可能なポジティブな内容を十分に吟味しなかったが，この内容の正当性は，Heidegger からみても，もちろん問題であるにちがいない。
(94) いずれにせよ，次の点が指摘されうる。すなわち，Heidegger が (Sein und Zeit, S. 295)，良心の呼びかけの実存的理解に対する実存論的良心の解釈の重要性の議論に関連して，実存論的に根源的な解釈は，「存在論的な把握が存在的な経験から切り離されないかぎりにお

いて，根源的な実存的理解の可能性をも」開拓すると述べている点である。このような切り離しはまさに，——われわれが見たように——実存論的分析の遂行そのものが，それを担う現存在可能性の存在的 - 実存的「実現」に結びつけられたままであるがゆえに不可能である。ではあの存在的経験はなぜ制限されるのであろうか？

(95) Scheid, K. F.：Nervenarzt, 5；617f, 1932.
(96) われわれはこの表現を同義に用いる。
(97) それゆえ，たとえば分裂病的現存在様式における空間に関する Fischer の問題提起はわれわれには適切であるようにみえる。それは「分裂病的世界では空間はいかなる役割を果たしているのか」という内容のものであって，「分裂病性空間障害はあるかとか，この空間障害はどのようにみえるか」といった内容ではない。——すなわち Fischer が正当にも付言しているように，「決して不必要ではなく」，むしろまず第一に，最初の問題に答えるための入口を可能にするような問いである。それにもかかわらず Fischer は次の場合に「生活空間」の実存的意味方向を実存論的なそれと混同している。すなわち彼が後者を「空間的原体験」(raumhafte Urerlebnisse) と呼んだ場合である。F. Fischer：Nervenarzt, 7；84f, 1934. を参照せよ。
(98) Sein und Zeit, S. 13.
(99) この理由で，私が当時，分裂病的実存は日常的現存在様式とは「根本的に」異なっていると述べた時，それは誇張されていた。いずれにせよ問題を含む，また Scheid (a. a. O., S. 621) によって正当にも異議をとなえられた主張であった。それにもかかわらず分裂的現存在も「現存在一般」を構成する**いくつかの**実存疇によって規定されるとする Scheid の命題は，彼の言うほどには決して「自明」ではないように私には思える。たとえ，分裂病の現存在が，正常な日常的現存在とは「まったく別の実存論性」をもつわけではないということが他方では再び妥当するにしてもである。むしろ次のような可能性がとっておかれる。すなわち精神病的実存変化に際して，日常隠されているばかりか決して構成的に関与されていないいくつかの実存論的特徴が明らかになりうるという可能性である。Scheid の「もちろん，あらゆる現存在様式にとって，現存在一般に対して応用を見いだすような同じ実存疇が妥当する」という文章 (a. a. O., S. 620) は，Heidegger からみれば，特定の現存在様式においては（たとえば不安において），ある種の実存論的特徴（たとえば「人」Man）が，無化されないまでも「抹消される」というかぎりにおいて，確かに即座には受け入れられない。確かにこの疑問はいずれにせよ決定はされない。
(100) それに加えて K. Löwith：Z. Theologie u. Kirche, N. F. 11；376f, 1930. を参照せよ。
(101) Sein und Zeit, S. 238.
(102) 厳密にとれば，重要なのは態度をとるような行為の現存在構成的な重要性ではなく，それの具体的な「内容」である。事実的に死ぬことは，死がそのつどどのようにまた何として理解されているかということにかかわっているのではないか？
(103) これに加えて L. Binswanger：Antike, 11；16f, 1935. —Neue Schweiz. Rundsch., 38/39；673f, 766f, 1930. を参照せよ。
(104) Boss, M.：Z. Neur., 162；459f, 1938；ここではさらにいくつかの文献報告がある。
(105) 少なくともこの原始的な現存在に関して Heidegger はこれらの可能性を明確にあげている。Sein und Zeit, S. 50f.
(106) Binswanger の「世界内存在の全体構造におけるいかなる分肢も，全体が変化することなし

には変化しえないし，逆もまたしかり」という文章（Schweiz. med. Wschr., 680, 1936 Ⅱ.）は方法的原則としてしっかり支持される。しかしながら，人間は，いかにして分裂病的な，夢みるような，原始的な，同時に不安におびえるなどの仕方で実存しうるのかという問題は残る。

(107) Binswanger, L.：Mschr. Psychiatr. 80；267f, 1931.
(108) しかもこの命題が，Fries における Kant の理性批判の「人間学的転回」と同等視されるかどうかは未決定のままである。
(109) Ritter, J.：Über den Sinn und die Grenzen der Lehre vom Menschen, S. 28, Potsdam, 1933.
(110) この誤解は，不安神経症者の「絶対化された自己解釈」としての現存在分析論の考えられる心理学化的解釈と同じレベルで生きている。確かに哲学のいかなる具体的な形態も──心理学と同様──個人的で，事象そのものにとって有利な，および不利な哲学の創設者の特有性に連結しており，それゆえそれの理念に比べれば，不完全である。しかしながら，このおそらく不可避の不十分さから，単なる主観的 - 私的な妥当性という意味での人間学的明言の**原則上の**「主観性」が推論されてはならない。対応する誤った推量は哲学や人間学の徹底的な歴史化の基底にある。けれどもこの問題には詳しく立ち入らないでおこう。
(111) K. Löwith：Philosophia, 3；444f, 1938. を参照せよ。現存在の人間の「なか」の現存在，すなわち単なるむき出しのそれ - 存在（Daß-sein）（被投性，事実性）への Heidegger の中性化に関するここ（S. 454）での Löwith に代表される解釈は，それによれば，人間や人間的現存在ではなく，「人間を脱人間化し，その人間性から解放する」何かが述べられているのだが，おそらくは事実 Heidegger の意見を適切に表現しているのだろう。ともかくも，単に方法的な，存在の問いによって余儀なくされた中性化だけが重要でありうるということは依然として考慮される。すなわち，存在は無に対立する純粋な現 - 存在への際立った尖鋭化のなかで「はっきりする」にすぎないというように。
(112) K. Lewin：Symposion, 1；384f, 1926/27.
(113) それにとってまさに個人的な多様性の把握が問題であるようなすべての認識努力は当然それから除外される。
(114) この事実が再びさまざまな横暴（Gewaltsamkeiten）に手を貸す力があるということは否認されえない。
(115) Straus, E.：Mschr. Psychiatr., 98；62, 1938.
(116) Z. Theologie u. Kirche, N. F. 11；380f, 1930.
(117) Dilthey, W.：Gesammelte Schriften, Bd. Ⅶ, S. 250, Leipzig und Berlin, 1927.
(118) Pleßner, H.：Philosophia, 2；95f, 1937.
(119) Seifert, F.：Blätter dtsch. Philos., 8；393f, 1935.
(120) Weizsäcker, V. v.：Philos. Anz., 2；236f, 1927/28.
(121) Krauss, St.：Arch. Psychol., 72；689f, 1930. ─Der seelische Konflikt. Psychologie und existentiale Bedeutung, Stuttgart, 1933.
(122) Kronfeld, A.：Perspektiven der Seelenheilkunde, Leipzig, 1930.
(123) Goldstein, K.：Der Aufbau des Organismus. Haag, 1934.
(124) Gelb, A.：Acta Psychol., 3；193f, 1937.
(125) Betzendahl, W.：Persönlichkeitsentwicklung und Wahnbildung. Berlin, 1932. ─Die Ausdrucksformen des Wahnsinns, Berlin, 1935. ─Mschr. Psychiatr., 95；1f, 1937.

(126) Eliasberg, W.: Z. Psychol., 126; 38f, 1932. を参照せよ。

翻訳　関　忠盛・宮本　忠雄

■解 説■

ハンス・クンツ著

「精神病理学における人間学的考察方法」

関　忠盛・宮本　忠雄

　いわゆる人間学的精神医学の黎明期に活躍した精神病理学者の一人として，H. Kunz は必ずといってよいほど引き合いに出されるが，残念なことにこれまで彼の業績が正当に評価されてきたとは言えなかった。この論文の10年前に発表された分裂病性一次妄想に関する哲学的人間学的解釈の試みが[6]，M. Heidegger の『存在と時間』の出版（1927）のわずか4年後のことであり，同じく Heidegger 哲学に立脚した A. Storch の妄想の実存分析的試み[21]（1930）や，L. Binswanger の『観念奔逸論』[1]（1933）とほぼ同時期にあたるということを考慮するならば，いかに彼が人間学的精神医学の草創期において重要な役割を果たしていたかが理解されるだろう。一次妄想に関する彼の研究は後に触れるとして，ここではまず本論文が発表された時期に前後する精神医学内部における思潮を簡単に振り返っておこう。というのも，そうすることによって，本論文のもつ意義が幾分なりとも浮き彫りにされると考えられるからである。

　さて，宮本らが述べるように[20]，19世紀の精神医学史は，主として無数の心的「要素」や「症状」，さまざまな「症状群」，特異的な精神疾患の単位を定義し，記述し，組み合わせるといった果てしない疾病学的努力の歴史であった。精神医学のこのような還元的規定は，自然科学の急速な進歩と相まって，心的機能を身体的領域にまで還元するに至る。そして，W. Griesinger や C. Wernicke らの「精神病は脳病以外の何物でもない」という素朴な命題となって，本論文が発表された当時はもちろん，今日に至るまで精神医学的思考に影響を及ぼしつづけている。

　こうした命題に対するアンチテーゼとしてまず S. Freud の精神分析があげられなければならない。彼のいわゆる「心理学的局在論」は別にして，歴史的範

疇の精神医学への導入は，人間学的思考に強力なインパクトを与えた。この点についてはKunzも本論文のなかで触れている。これとは別に，W. Diltheyの『記述的および解析的心理学考』における「説明」と「了解」という対比は，K. Jaspersによって発展的に継承され，いわゆる記述現象学として開花するに至る。とくに了解的接近方法は，病者の主観的体験を重視するという点で，それまでの疾病学的態度から遠く隔たっていた。しかしながらJaspersの現象学は，本来の意味での現象学からも隔たっていた。Husserl現象学が精神医学の内部でその本来の意味を獲得したのは，E. Minkowskiをはじめ，V. E. von Gebsattel, E. Straus, F. Fischerらによってである。彼らに共通するのは，Husserlの「事象そのものへ！」ないし「本質直観」にならって，精神病的諸現象の深部に横たわる本質にまで到達しようとする態度であった。Minkowskiの「構造的分析（analyse structurale）」，von Gebsattelの「構成的発生的考察（konstruktiv-genetische Betrachtung）」などは，こうした態度によって貫かれている。これらの考察法が，Minkowski[19], Straus[22], von Gebsattel[4]らによって，まずメランコリーに適用され，その基本障害として「時間」が見い出され，ついでvon Gebsattel[5]によって強迫現象に適用されたのは周知のとおりである。

さて，1927年に出版されたHeideggerの『存在と時間』が，真に人間学的と呼ばれうる精神医学の誕生にとって，いかに重要な役割を果たしたかは言うまでもなかろう。Heideggerの哲学については周知のことであるし，Kunzも本論文のなかで詳しく紹介しているので，あらためて論ずるまでもないと思うが，とくに強調しておきたいのは，「世界内存在（In-der-Welt-sein）」という概念の精神医学への導入が，Minkowskiらの現象学的精神医学の欠点とも呼べる主観主義を乗り越えて，病者を世界との関わりのなかでとらえることを可能にしたという点である。Heideggerの「現存在分析論（Daseinsanalytik）」は，幾分形を変えてBinswangerの「現存在分析（Daseinsanalyse）」となって結実するが，その過程で重要な位置を占めるのが，初期分裂病者の妄想体験を特有に変化した病者の「世界内存在」の表現としてとらえ，その具体的な意味を理解しようとした前述のStorchの試み，そしてKunzのいくつかの哲学的人間学的解釈の試みである。なかでも彼の分裂病性一次妄想に関する研究は，今あげたStorchの論文や

Binswanger の『観念奔逸論』とならんで，精神医学における Heidegger 哲学の最も早期の適用として注目されるし，また，本論文を理解する上でも有用と思われるので，簡単に紹介しておきたい。

「精神病理学的妄想解釈の限界[6]」と題するこの論文は，当時支配的であったさまざまな妄想の定義，たとえば判断の誤りとか訂正不能性といった標識が，はたして妄想を適切に定義しうるかと問うことから出発する。その答えは否である。というのも一次妄想の「一次的なもの」，「根源的なもの」は，全体的実存変化や世界内存在の全体的変化であって，分裂病者の妄想的言表は，この基底的生起の単なる判断的-言語的反映にすぎず，従って部分的な表現でしかありえないからである。パラノイアとの対比でみれば，パラノイアが日常的で共通な世界内存在の内部で遂行される変化であるのに対し，一次妄想は徹底的に変化し，日常的世界内存在から基本的に変位した現存在様式の開始であるという点で根本的に異なっている。換言すれば，パラノイア者の孤独においては，日常の世界内存在への関係は断たれているものの，共通の共世界に方向づけられているのに対して，分裂病者の孤独は，絶対的孤独であり，われわれはそれについての十分な説明手段をもつことができない。他方，Kunz は，こうした人間学的-実存在論的解釈は，Jaspers の「了解」の問題をさらに掘り下げて研究する上で有用であると述べる。さらに，一次妄想の解釈以上に人間学的にみて重要と思われるのは，彼が分裂病者の創造層的側面を強調しつつ，「分裂病が人間的に可能なある実存様式の実現を表わしているとすれば，この可能性は人間的現存在の本質と現実から理解されうる」と述べている点である。分裂病者の創作物，たとえば哲学や芸術作品が，これまでの研究態度では単なる病的産物として片付けられてしまっていたのに対し，人間学的精神医学は「これらの担い手の人格に関連して，これらの『真性さ』を問わなければならない」と彼は言う。というのも，これらの創作物のなかには，たとえ極端なかたちではあっても，実存する人間の諸可能性が実現されており，人間的現存在の本質を部分的にしろ開示しているからである。

以上みてきたように，Kunz の人間学的解釈は，Binswanger に比べればまだ練り上げが不十分であるとはいえ，パラノイアとの対比や分裂病の創造性への言

及など，いくつかの注目すべき点を含んでいる。

　この論文に比べると，ここで翻訳した論文は，臨床的側面が薄められ，哲学的色彩がより濃厚となっている。こうした学問的態度は，Binswanger が『観念奔逸論』を転回点として，『人間的現存在の根本形式と認識[2]』を経て『精神分裂病[3]』へと執筆を進めていったように，Heidegger 哲学を彼独自の理解をとおしてつぎつぎと臨床へ適用していった事実とは対照的である。

　ところで，この長い論文を整理すると，3つの論点に要約できる。彼はまず第1に，われわれが先に述べたような心的機能を身体的領域にまで還元しようとする還元的思考の具現者としての H. W. Gruhle への批判をとおして，人間学的考察法のもつ意義を強調し，第2に，Heidegger 哲学の解説をとおして，それがいかに人間学的考察法にとって実り豊かな推進力を与えることができたかを指摘し，第3に，実存論的分析の精神病理学への応用とその際生ずる諸問題に言及している。以下では，これらの点についてそれぞれ簡単な解説を加えたい。

　まず，彼は驚き（Staunen）という内的態度こそが西欧の学問の推進力となっており，またこの驚きこそが精神病理学において「人間学」と呼べる考察法を実らせたのだと言う。つまり von Gebsattel も述べるように，ある患者を前にしての精神医学的驚きは単なる好奇心や興味，さらには学問的理解よりさらに深いところへ到達するのであって，共人間として驚くことは，研究者や医師としての存在に先行し，両者への可能性をはじめて基礎づける例の現存在の層で生ずるのである。これに反して，日常臨床で必要な能度，たとえば診断の意図などは症例との出会いによって生ずる困惑や不審を伝統的疾病図式へと組み込むことで押えつけてしまう。従って，両者の態度は相互排除的な関係にあると言える。ところで理論にとらわれない批判的な経験論者と自認している Gruhle は，一方では「分裂病の本質や原因に関する明確な知識をもたない」と述べながら，他方では「分裂病は内因性の器質的疾患である」と述べているが，ここにはすでに「心的事象は身体的過程の産物である」という一般的な命題が含まれている。しかも Gruhle のように，たとえば分裂病の一次症状を器質的過程とみなすことは，われわれの認識の限界を隠蔽し，研究の道をふさぐことにもなる。Gruhle の第2の欠点は，心的なものの存在性格に属する「流動的な連続性」，

つまり生活史を否定し，Freudが発見した精神過程の有意味性を無視したことである。このようにKunzからみれば，Gruhleに代表されるような人間学的研究に対してなされる「理論構築」という批判は，実際には表に現われない隠された教義と，それに由来するある種の研究方向の忌避の表現ということになる。他方，人間学的研究もまた人間学的教義のために，現実の精神病理学的経験との接触を失ってはならない。むしろ伝統的な現象を歪める理論学の打破こそが人間学的問いの原動力をなしていると言えるのである。

ついでHeidegger哲学の解説においては，それがなによりもDescartesのres cogitansとres extensaとの分離とは正反対の方向をもつ「世界内存在」という手がかりを与えたことに最大の功績が認められるという点が強調される。さらにKunzは，現存在性格を際立たせる特徴としての存在理解，時間性と有限性，実存的なものと実存論的なものとの相違，現存在の他の存在者に対する優位性，現存在分析論と哲学的人間学との相違，現存在の等根源的に存在的-存在論的性格などを解説した上で，結局，実存論的人間学は，人間存在の存在性格および人間の対象的-経験的認識の存在論的でアプリオリな基礎を際立たせると述べる。

実存論的分析の精神病理学への応用に際しては，まず精神病理学的経験が重要であり，精神病の哲学的-人間学的解釈は，存在的-対象的な側面と存在論的側面とを必要とすることが強調される。

結局のところ本論文の趣旨は，「哲学的-人間学的諸努力の前提をなすのは，人間のなかでは体験において近づける以上のことが起こっているという確信であり，精神病という事実はそれを手引としての人間的可能性の投企的理解のもとで，哲学する個人性の射程を広げるための刺激となりえた」という彼の言葉に尽されているように思われる。ここには，精神病を単なる病へと解体してしまうのではなく，むしろ人間の本質に属するものが，特殊なかたちではあるにせよ顕在化したものとしてとらえ，さらには精神病の理解がある面では人間のより深い理解にもつながるといった，正当に人間学と呼びうる態度が支配している。この意味でも，本論文は人間学的考察法の草創期に書かれたものとはいえ，今日でも人間学的精神医学を志すわれわれ学徒にとって重みをもちつづけ

ているように思われる。

　以上見てきたように，この論文は Kunz の人間学的精神医学の基本構想にあたるものであるが，それの臨床への展開は残念ながら翌年に発表された「性倒錯の理論」[8]，『攻撃性と情愛』[9]にみられるのみで，彼の大著『ファンタジーの人間学的意味』[10]ではかなり哲学的色彩が濃厚となっている。彼はつい最近まで健筆をふるっているが，後年の彼は，精神病理学者としてよりは哲学的人間学の側からの精神分析の解釈者として知られているようである。これに関する彼の業績の紹介は紙数の制約上不可能であるので，参考文献として最後に一括してまとめておくことにする。

参考文献

1) Binswanger L : Über Ideenflucht, Orrell-Füssli, 1933.
2) Binswanger L : Grundformen und Erkenntnis menschlichen Daseins, E. Reinhardt, Zürich, 1942.
3) Binswanger L : Schizophrenie, Neske, Pfullingen, 1957.（新海安彦，宮本忠雄，木村敏訳：精神分裂病 I, II, みすず書房, 東京, 1960, 1961.）
4) Gebsattel VE v : Zeitbezogenes Zwangsdenken in der Melancholie. Nervenarzt 1 ; 275-287, 1928.
5) Gebsattel VE v : Die Welt des Zwangskranken. Mschr Psych Neur 99 ; 10-74, 1938.
6) Kunz H : Die Grenze der pychopathologischen Wahninterpretation. Z f d g Neur u Psych 135 ; 671-715, 1931.
7) Kunz H : Der gehemmte Mensch. Nervenarzt 14 ; 201-214, 241-260, 1941.
8) Kunz H : Zur Theorie der Perversion. Mschr : Psychiatr Neurol 105 ; 1-103, 1942.
9) Kunz H : Die Aggressivität und Zärtlichkeit. Zwei Psychologische Studien, Bern, 1946.
10) Kunz H : Die anthropologische Bedeutung der Phantasie. I und II Teil, Recht und Gesellschaft, Basel, 1946.
11) Kunz H : Die Bedeutung der Daseinsanalytik Martin Heideggers für die Psychologie und philosophische Anthropologie. In ; Martin Heidegger : Einfluß auf die Wissenschaften, Francke, Bern, 1949.
12) Kunz H : Zur wissenschaftlichen Problematik der Psychoanalyse. Stud generale 3 ; 308-316, 1950.
13) Kunz H : Die latente Anthropologie der Psychoanalyse. Schweiz Z Psychol 15 ; 84-102, 1956.
14) Kunz H : Über vitale und intentionale : Bedeutungsinhalte. In ; Conditio Humana, Springer, Berlin-Heidelberg-New York, 1966.
15) Kunz H : Erfahrung, Wahngeschehen und Todesgewißheit. Z f Klin : Psychol Psychother 20 ; 334-347, 1972.
16) Kunz H : Die Erweiterung des Menschenbildes in der Psychoanalyse Sigmund Freuds. In ; H.-G. Gadamer, P. Vogler (hrsg) : Neue Anthropologie, Bd. VI, Thieme, Stuttgart, 1975.

17) Kunz B：Grenzen des psychologischen Erkennens. In；H. Balmer（hrsg）：Die Psychologie des 20. Jahrhunderts, Band I, Die Europäische Tradition, Tendenz, Schulen, Entwicklunglinien. Kindler, Zürich, 1976.
18) Kunz H：Die partielle Verfehrung der Phänomene in Husserls Phänomenologie. Z f Klin Psychol Psychother 25；107-135, 1977.
19) Minkowski E：Le probleme du temps en psychopathologie. Rech Phil 2；231-256, 1932.
20) 宮本忠雄, 関　忠盛：人間学的現象学. 現代精神医学大系第 1 巻 B1a, 精神医学総論, Ⅱa1, 中山書店, 東京, 1981.
21) Storch A：Die Welt der beginnenden Schizophrenie und die archaische Welt, 1930. In；A. Storch：Wege zur Welt und Existenz des Geisteskranken, Hippokrates, Stuttgart, 1965.
22) Straus E：Das Zeiterlebnis in der Depression und in der psychopathischen Verstimmung. Mschr f Psych Neur 68；640-656, 1928.

15 Richard Asher
Munchausen's Syndrome*

R. アッシャー

ミュンヒハウゼン症候群

ほとんどの医者が出会っているにもかかわらず，それに関してほとんど記載されたことのないありふれた症候群についてここに述べる。この病気に冒された人は，あたかもあの有名な Munchausen 男爵のように常に広範囲にわたって旅行し，そしてその患者の話は男爵の話のようにドラマチックでありまた偽りでもある。それ故にこの症候群は男爵にちなんで名付けられ，彼に献呈されるものである。

この症候群の患者は，もっともらしくそして劇的な話を伴い，明らかな急性疾患により入院する。けれども普通この患者の話は大部分が虚偽で作り上げられており，更に彼が驚くほど多くの他の病院を訪れ，だましたかが明らかになる。そして彼はほとんどいつも医師と看護婦に激しく苦情を呈した後，助言に反して退院するのである。この状態にとりわけ特徴的な点は，非常に多数の腹部の瘢痕である。

以上が一般的な概要であるが，この状態に決してだまされないと豪語できる医師はほとんどいないであろう。この患者及び彼の行動を偶然に認めた医師な

---

* In；R. Asher：Munchausen's Syndrome. Lancet Ⅰ；339-341, 1951
『精神医学』31 巻 5 号（1989）「古典紹介」所収

り看護婦なりが，次のように声高に言うことによって初めてこの診断がしばしば下されるといった具合である。「私はその人を知っている。我々は2年前，St. Quinidine 病院で彼を担当し，穿孔した潰瘍があると考えた。彼はよくバスに乗っては倒れ，そしてゲシュタポに拷問された潜水艦の元司令官だったという話をしていた」。また同様にしばしば患者がペテン師であることは，病院の食堂で，上級の研修医の1人が次のように大声をあげることでどっと笑いが起こり初めて暴露される。「おやおや，Luella Priskins がまた入院してくるなんてね！実に彼女はこの病院に以前3度も入院し，Barts, Mary, Guy 病院にも入院していた。彼女は時折，異なる名前で入院してくるが，必ず自分はせき込みながら1パイントの血を吐き出したと訴え，そしてオペラ歌手であり，フランスレジスタンス運動に援助したという話をしていた」。

診　断

　最初から確かな診断を下すことはほとんどの場合不可能であり，入院を拒否するには救急治療にあたる大胆な医官（casualty officer）が必要である。通常患者は重い症状のようにみえ，もしそこに患者と以前に出会い，その過去を暴くものが誰もいなければそのまま入院することになる。経験に富んだ正面玄関の門番は，このような情報を提供するにはしばしば非常に適任である。
　以下は〔診断に〕役立つ指針である。
　1．（すでに指摘した通り）しばしば腹部にみられる多数の瘢痕。
　2．凶暴性と狡猾性の混じり合った態度。
　3．患者の直接の訴えは，常に急性で痛ましいが，完全には説得性のあるものではない。それは特定化できないタイプの非常に激しい腹痛，蒼白さを伴わない急激な失血，及び劇的な意識の消失などである。
　4．病院の入院カード，保険申請書，訴訟の書類などが詰め込まれた財布やハンドバックを持っていること。
　もし患者を知っている古い友人がいない場合には，診断は他の病院への照会によって次第に明らかになっていく。そのうちの何人かの患者はあまりにもト

ラブルを起こしたため病院のブラックリストに載せられている。しばしば警察で患者を知っていることが明らかとなり，警察は役立つ多くの情報を提示することができる。次第に真実の話が互いに符合し，患者自身の話は空想と虚偽の母体であるかのようにみえるが，その中には真実の部分が埋もれているので驚かされる。患者の話が全部が全部嘘ではないと同様にあらゆる症状が偽りというわけではない。つまり彼らの病気が欺瞞と歪曲によりおおい隠されてはいるが，このような患者がしばしば本当に病気であることは認められなければならない。全ての真実がわかってくると，過去の病歴に時折，薬物嗜癖，精神病院での治療，禁固刑の判決が下ったなどの事実が暴かれる。がしかし，これらのことは常に認められるわけではない。その過去はただ無数の病院への入院と，病的な偽りの証拠だけからなっているかもしれない。しばしば本当の過去の器質的障害はなんらかの実際の身体的傷跡を残し，（Pooh Bahを引用するなら）「そうでないなら，全く不確かな物語に，芸術的な真実らしさを加える」ことに患者はそれを利用するのである。

いくつかの独特な特徴

ほとんどの症例は器質性救急疾患（organic emergencies）に似ている。周知の類型としては以下の通りである。

1．急性腹症型（移動性開腹手術願望）：これは最も一般的である。ある患者は何度も手術されたため，癒着による本当の腸閉塞が進展し病像を複雑にするやもしれない。

2．出血型：この型の患者は肺や胃，または他の血液の喪失により出血することを特徴とする。彼らは俗に「喀血狂」とか「吐血狂」という言葉で知られている。

3．神経疾患型：これは発作性の頭痛，意識の消失，または妙な発作等を示す。

この症候群の最も著しい特徴は，その明らかな無意味さにある。はっきりとした目的を得ようとしている仮病患者とは異なり，これらの患者は不必要な検査または手術がもたらす当惑以外は何も得ていないように思われる。病院の野

蛮な処置に対する彼らの当初の寛容さは，驚くべきものである。しかし，彼らはたいてい手術の傷がいえるかどうかという 2～3 日後にあるいはまた，静脈内への点滴が続いている間に退院していく。

別の特徴は，可能な限り人をだますという激しい彼らの欲望である。彼らの虚偽の多くはほとんど目的を持たないように思われる。彼らは嘘をつく目的のために嘘をついている。彼らは単に虚偽を愛するために偽りの住所，偽りの名前，偽りの職業を提示する。彼らの厚かましさは時におそるべきものとなる。そして彼らはそのごまかしを実践できる新しい医師に出会うことを期待して，何度も同じ病院に現れるかもしれない。

可能な動機

時に動機は決して明確には突き止められないが，次に掲げる機制のうちの 1 つが含まれていることを示唆する証拠である。

1．興味と注意の中心でありたいとの欲望：実際のところ彼らは Walter Mitty 症候群を患っているのかもしれないが，劇的な外科医の役割を演じる代わりに彼らは同様に劇的な患者の役割を甘受して演じる。

2．医師と病院に対する恨み：これは彼らをだましたり，またその裏をかいたりすることで解消される。

3．薬物への欲求。

4．警察から脱出するという願望：(このような患者はしばしば異物を飲み込み，自分の傷の治癒を妨げ，体温計を操作したりする)。

5．検査と治療に伴う危険にもかかわらず，無料の食事と宿泊を得るという望み。

以上の決定的とは言えない動機に加えて，おそらくある種の奇妙な性格の歪みが存在すると思われる。たぶんほとんどの症例はヒステリー，精神分裂病，マゾヒスト，またはある種の精神病質である。しかし，彼らが継続的行動パターン (a constant pattern of behaviour) を示すため，彼らを 1 つのグループとしてまとめて考えることは価値がある。

典型的な症例の記録

　Munchausen 症候群における急性腹症型の 3 症例について以下に記述する。というのは，彼らが病気の進行した状態で代表的な特徴を示したからである。他にも軽い状態の症例に多数出会ったが，これ以上多く述べれば退屈するだろう。初めから名前のほとんどが偽りであったが，ここに掲げた症例の名前はすべて偽名とした。しかし，これらの患者のうちの誰かに出会ったことのある医者は，変更した名前を知る手がかりとなることに気付くであろう。

I

　Thomas Beeches という名前の 47 歳の男性が，5 月 16 日 Harrow 病院から Central Middlesex 病院精神科観察病棟に移された。彼は 5 月 13 日に腸閉塞の疑いで入院し，開腹手術を受けたが何も異常は認められなかった。手術後，彼は自分が麻酔にかかっている間に財布をいじったと病棟看護婦を責め，凶暴になり退院を要求した。そして彼の乱暴と，開腹術の次の日には退院したがるといった無鉄砲さのため，精神状態の観察のため送られたのである。

　診察での彼の話は理性的で説得力があった。彼の腹部にはいろいろな新旧の瘢痕が多数あった。彼は 1942 年商船隊に所属して航海中，魚雷攻撃にあい，腹壁に多数の損傷を受けた。そして彼は日本軍の捕虜となり，1945 年まで Singapore に捕えられていた。この時期を通し，彼には多数の糞が漏れ出している瘻ができていた。1945 年に Singapore で解放された後，彼は Freemantle へ連れていかれ，そこで 7 カ月間に 11 回もの手術を受けた（多数の瘻を閉じるために）。それ以来，4 日前までずっと彼は航海中であった。

　この症例の病歴に関して，Munchausen 症候群の特徴的な面から更に調査が進められ，その調査により彼が 8 日前に――航海中であったはずなのだが――，Balham の St. James 病院に急性の腹痛を訴えて入院していたこと，そして，その 1 年前にも彼が同病院に入院し再び同じように行動したことが明らかとなった。その上彼が Singapore にいたはずの 1943 年に，右腸骨窩にあいた瘻のため「古い魚雷による傷が開いた」と訴えて，Central Middlesex 病院に入院していたことがわかった。その時，彼は一連の種々の話をして周囲の人たちを当惑させたので，慢性の反社会的精神病質として Shenley 病院に移され，そこで 2 カ月間観察された後，退院した。Shenley では，West Park 精神病院に 2 度入院していたばかりでなく彼には長い犯罪歴があり，過去に 3 度も有罪の判決を受けて

いたことが明らかになった(彼は7回とも無断離院している)。我々のもとを訪れた時には証明できるような異常は何も見つからず,彼は入院して3日後の5月19日に退院した。彼が依然としてある病院からまた別の病院を転々としていることは疑いようのないことである。

2週間後,Munchausen 症候群に対して私が興味のあることを知っている,ある外科の記録事務官(a surgical registrar)は,彼が Norfolk and Norwich 病院で出会ったある症例についての記録を提示してくれた。それが同じ患者であると気付くことは興味深くはあるが驚くにはあたらない。その記録には1949年6月23日,Thomas Beeches が急性の腸閉塞を疑われて入院したと記載されている。彼は英国空軍(R. A. F.)に33年間所属し,1942年に Mannheim で撃墜され,その後「8回の腹壁手術と3回の短絡回路手術が必要だった」と話した。モルヒネ,静脈内点滴,胃の内容物吸引後,彼は開腹手術を拒絶し,6月26日忠告に反して退院した。

II

Margaret Coke と名乗る29歳の女性が,1948年6月13日,3日間続いた激しい腹痛と嘔吐を訴え入院した。彼女の腹部には多数の瘢痕があった。住所は Edgware とのことで入院したにもかかわらず,彼女は住所が Texas 州の Houston であり,以前に受けた手術はそこで受けたもので,そのいくつかは「馬専門の獣医」(horse doctor)が行ったと述べた。彼女は臨床的に亜急性腸閉塞症と診断され,モルヒネと Miller-Abbot チューブで治療を受けたが,彼女自身の希望で6月19日に退院した。

3週間後の7月3日,Elsie Silverborough と名乗る女性が路上に倒れているところを警察に発見され,Central Middlesex 病院の別の病棟に入院した。彼女は住所を Lancashire と告げた。さらに彼女はその日に Wembley 病院を退院しており,またその病院にはその前日に急性腸閉塞の疑いで入院していたことが分かった。以前にも彼女は同じように路上に倒れていて警察に発見されていた。Elsie Silverborough は Manchester Royal 診療所で以前に受けたという手術をすべて話したが,外科の記録事務官は彼女を Texas 州の馬専門の獣医から手術を受けた Margaret Coke であることを確認し,両人は1人であり同一人物であることが証明された。

Manchester Royal 診療所への紹介では,Margaret Coke と Elsie Silverborough の両人について何の記録も発見されなかったが,この2人が同一人物であることが分かった後に,ある外科研修生(a surgical houseman)がその患者を確かに1947年10月27日と同11月13日の2度に渡り Royal Northern 病院で出会った Elsie Packoma であると認めた。2度と

も彼女は酒の臭いをさせ，尿閉を訴えて突然訪れた。1度目はカテーテルを施そうとすると彼女はあらゆる治療を拒み，記帳したり入院することを拒否し，ホテルへ行ってかかり付けの医者に往診を頼むと述べた。2度目には彼女は救急治療にあたる医官（the casualty officer）に見つけられ，医師が彼女を診察する前に逃げてしまった。Manchester Royal 診療所のその後の調査によると，腹部に瘢痕がある Manchester 在住の Elsie Packoma は，1947年11月15日つまり Royal Northern 病院を退院した2日後に腸閉塞症のため入院していたことが明らかになった。手術は何も行われなかった。彼女はモルヒネ，Ryle's チューブ及び浣腸による治療を受けたが，入院の2日後，忠告に反して退院した。

Margaret Coke であり，Elsie Silverborough であり，Elsie Packoma である同一人物は，Central Middlesex 病院を1948年7月6日に退院した後は，その消息を聞かない。彼女は去る前に我々に，今までほぼずっと Piccadilly で生活し売春婦として暮らしていたと語った。

III

Elsie De Coverley という名の41歳の女性がバスに乗車中に倒れ，1950年2月7日 Central Middlesex 病院に入院した。彼女は2日間続いた下血及び1日中の激しい腹痛とどす黒い吐血をしたという病歴について述べた。診察の時，患者は明らかに激しい痛みを感じていた。彼女の腹部には多数の瘢痕があり，静脈には多数の手術による「切開痕」が認められた。その心臓には僧帽性の前収縮期雑音があった。彼女は過去5年間に穿孔のため2回，胃腸吻合術のため1回，腸閉塞症のため1回手術を受け，それらはすべて Royal Devon and Exeter 病院で行われ，そこへ部分的胃切除を受けるために戻らなければならないと語った。

初め彼女はおそらく小さな穿孔のための出血性潰瘍と診断されたが，その激しい痛みにもかかわらず腹部には何の硬直もなく，レントゲンでも横隔膜の下に全くガスはなかった。彼女の血色素は96％であり，benzidine 試験でも便は弱陽性反応を示すだけだった。Royal Devon and Exeter 病院との電話連絡によると，彼女は1944年に1度だけ診察にきたことはあるが腹部の手術を1度も受けたことはなく，また他の多くの病院からも彼女に関して問い合わせのあることが判明した。患者は腹部の激しい痛みを訴え続け，バリウムと胃鏡検査が準備されたが，自分の痛みを誰も本当には理解してくれないと言って，忠告に反して2月15日退院した。

その後，彼女の過去について追跡する試みがなされたが，そのために Royal Devon and Exeter 病院は最も役立つ病院であった。なぜなら彼女に関して問い合わせてくる国中の

病院を記録することで，彼女のほとんどの行動経過を辿ることができるからである。これらの病院におけるより詳細な調査によって，他の病院でもさらに多くの入院があったことが明らかとなった。そしてこの患者の遍歴の複雑さは雪だるま式に増大していった。私には完全にその迷路を追跡する時間も忍耐力もなかったが，彼女が9つの異なる名前を使っていることが分かり，調査はますます手に負えないものとなった。つぎに掲げる彼女の行動に関するリストは，おそらく不完全なものであろう。

1944年2月，彼女はExeter警察署からRoyal Devon and Exeter病院にElsie De Coverleyという名で鼻出血のため入院した。

1947年4月9日，彼女はCroydon General病院にMiss Joan Morrisという名の速記タイピストとして入院し，消化不良と吐血についての長い病歴を話した。安静と食事療法を受けたが彼女は2日後に退院した。

1947年10月31日から11月16日までJoan Summerという名でRoyal Sussex病院に入院し，出血性潰瘍を疑われたが，手術で癒着による亜急性閉塞と瘢痕性十二指腸潰瘍が発見された。胃空腸吻合術が行われた。依然として激しい腹痛を訴えていたにもかかわらず，11月16日，彼女は忠告に反して退院した。

1947年12月10日，彼女は急性の腹痛のため，「体を折り曲げるほど苦しみ悶えて」Croydon General病院に入院し，Mrs. Elsie Laytonという名の地域看護婦（a district nurse）であると名乗った。彼女はBirmingham病院での部分的胃切除を待っていると話した。彼女の親類と連絡を取ろうと努力した結果，その名前や住所はすべて偽りであることが分かり，患者は12月12日退院した。彼女はCroydon病院を退院し数日後，Redhill County病院に入院した。そして再び同様の話をし，数日の内に退院した。

1948年1月29日から3月29日まで彼女は再びJoan Summerという名でPaddington病院に入院し，出血性十二指腸潰瘍のため開腹術が行われた。その後，激しい狭心症の痛みを訴え，病棟に多くのトラブルを起こして退院した。

訳注1)
1948年3月には彼女はJoan Larkという名で痛みと出血を申し立て，West London病院にいたが，退院した。

1948年4月6日から9日までJoan Summerという名でFulham病院に入院し，以前のすべての手術はYorkで受けたと話し（Yorkでの調査では彼女の記録はなかった），再び腹痛と吐血に対する訴えを引き起こした。4月9日，彼女は外科医からWest London病院に入院したJoan Larkと見抜かれ，その日の内に退院した。

1948年7月10日，彼女はJoan Malkimという名でGuy病院に入院したが，その後この名は偽りであり実はJoan De Coverleyという名だと語り，以前の手術の全てはEdin-

---

訳注1) この文章のままであると3月に2カ所に入院していることになるが，原文のまま翻訳した。

burgh で受けたと話した（Edinburgh では彼女を診たことを否定した）。Guy 病院で彼女は穿孔性潰瘍を疑われたが 7 月 10 日に行われた開腹手術では多数の癒着箇所以外に異常は認められなかった。そして彼女は手術後 3 日たったばかりの 7 月 13 日に退院し，再び来院せず抜糸を受けることもなかった。

　1950 年 1 月 6 日，例のように彼女は Elsie De Coverley と名乗り Royal Free 病院に入院した。彼女は絶え間ない痛みを訴え，1 月 11 日，姉が亡くなったからと言って退院した（多くの病院で彼女は姉が亡くなったという話をした）。

　1 月 18 日に彼女は，Kensington High 通りに倒れていたため，St. Mary Abbots 病院に入院し，また Elsie De Coverley と名乗り，痛みと吐血を訴えた。1 月 20 日，彼女は手術をしないと言われると胃チューブを引き抜き，即刻退院することを要求した。

　同じ日の内に彼女は，University College 病院に入院し，穿孔の疑いで 1 月 25 日，開腹手術を受けた。（しかし，）癒着箇所以外は何も認められなかった。そして 1 月 30 日，いつもの通り自分から退院した。

　同日，彼女は St. Bartholomew 病院に入院し，2 月 2 日退院した。

　そして 2 月 7 日から 15 日まで Central Middlesex 病院におり，ここでこの症例の初めの記述に戻るわけである。

　我々のもとを去ってからも相変わらず彼女は行動的である。と言うのは 3 月 7 日 Jean Hops という名で Elizabeth Garrett Anderson 病院を訪れ，救急医療施設を経て Royal Free 病院へ移された。その転院は彼女にとって不運だった。なぜなら彼女は Royal Free 病院の病棟看護婦と記録事務官によって，その年の 1 月に別の名前で入院していたことを見破られたからである。そして彼女は直ちに退院した。

　3 月 27 日，彼女は例のごとく痛みと吐血を訴え，Middlesex 病院に Elsie De Coverley の名で入院し，そこには 3 日間留まっていた。彼女は Royal Devon and Exeter 病院に自分に関して紹介がなされたことを聞いて退院したのである。

　4 月 12 日 Croydon General 病院に入院し，彼女は Royal Devon and Exeter 病院での部分胃切除を待っている状態だと告げ，激しい腹痛と出血の病歴を話した。Croydon General 病院は Royal Devon and Exeter 病院に電話で問い合わせたが，その電話中に彼女はベッドを降り着替えて逃げ出したのである。

　4 月 17 日，彼女は Elsie Shackleton という名で Hackney 病院に現れ，これが彼女に関して消息を聞いた最後である。おそらく彼女は，再三再四彼女の過去を暴露した Royal Devon and Exeter 病院について言及することを注意深く避けているのであろう。そして，新しい名前を使い少し違った話をしながら，まだ訪れていない残り少ない病院をだまし続けているのであろう。

この退屈するほどの旅行記を略さずに発表することは，それが，Munchausen症候群の典型例が必要とする十分な長さを示している点で，更にまた将来，彼女のような症例に直面するであろう外科医や内科医への手助けとなるかも知れないという点で，価値あるものと思われる．

結　論

Munchausen男爵症候群について記述し，典型的な3症例に関して報告した．

このような患者は莫大な時間を浪費し，病院でトラブルを起こす．他の症例を診察する場合，この報告との間に何らかの一致があるならば，おそらくいくつかの症例にはうまく対応できるであろう．もしこの病気を生み出す心理的な歪みを治癒へ方向づけるような条件が解明されれば，なお一層望ましいだろう．

私は，これらの症例に関して情報を提供してくれた多くの医師と記録官（records officers），特に症例3の放浪のほとんどを追跡調査したK. P. S. Caldwell氏に対して感謝の意を表したい．

翻訳　加藤　佳彦・飯田　眞

■解 説■

R. アッシャー著

「ミュンヒハウゼン症候群」

加藤　佳彦・飯田　眞

Asherの略歴

　Munchausen症候群は1951年にAsherが『Lancet』誌上に記載したことに始まる（前記論文）。その後欧米ではBarker[6]，Bursten[7]，Spiro[17]，Atkinson[4]，London[12]，Barbaro[5]らの研究があり，本邦では保崎[9)-11]，高木[18]，西川[14),15]，花村[8]，中西[13]，渡辺[19]らの研究がある。
　まず，著者Richard Asher（1912～1969）の略歴[20]について簡単に紹介しておきたい。
　彼は，1912年Brightonで生まれ，父親は敬虔な牧師であった。そして1943年に弁護士の娘と結婚し，3人の子供をもうけた。
　彼はLancing大学，London病院で学んだ後，1935年に医師の資格を取得，と同時にDonald Hunter病院に住み込み内科医（house physician）として勤務した。続いて1936年にWest Middlesex病院の副内科医長となり，1943年にはCentral Middlesex病院に内科医師として勤務，そして1946年には医学博士を授与されている。
　またCentral Middlesex病院付属医学校で一時期講義を受け持ったこともあったが，その講義は大変独創的でありかつ明晰で，機知に富んだものであった。1964年にRoyal Society of Medicineの臨床部門のPresidentとなったが，そこの権威筋（authority）が，その精神科の観察病棟は精神科医によって担当されるべきものと決定したため，Asherは深く侮辱されたと感じ，全ての地位を放棄し事実上医学を捨ててしまった。
　彼は若い時に胃の手術を受けたが，晩年には更に苦痛を伴う多くの手術を受

け（この辺のことはミュンヒハウゼン症候群と似ていて興味深い），1969年，57歳でLondonで亡くなっている（死因は不詳）。

Asherの業績

　Asherの主な業績はCentral Middlesex病院に勤務していた時になされたものである。

　彼は血液学，内分泌学及び精神障害における身体的要因などについて特に興味を抱き，1949年にはmyxoedemaを原因疾患として，精神症状を示した14症例に関する報告を提示している。また彼は，難解な用語が病気への理解を妨げるばかりでなく，深く混乱させてしまう可能性を指摘し，医学論文における平易と明晰の必要性を主張した。Munchausen's syndromeに関する論文[3]は，平易な言葉で書かれているが，これは彼の主張を反映したものであろう。彼の論文はその死後1972年にまとめられ，"Richard Asher talking sense" という本として出版された。

　次に本論文を簡単に要約する。Asherは虚偽で作り上げられた劇的な話を述べ各地の病院に入退院を繰り返す患者に対して，広範囲に渡って旅行しその話が偽りであったMünchhausen男爵[16]にちなんでMunchausen症候群と名付けた。そして，たぶんほとんどの症例はヒステリー，精神分裂病，マゾヒスト，またはある種の精神病質であるが，彼らが継続的行動パターンを示すため，彼らを1つのグループとしてまとめて考えることは価値があると述べている。

　しかし，その患者は通常重い症状のようにみえ，最初から確かな診断を下すことは不可能であるので，診断に役立つ指針として①しばしば腹部にみられる多数の瘢痕，②凶暴性と狡猾性の混じり合った態度，③患者の直接の訴えは常に急性で痛ましいが，完全には説得性のあるものではない。それは特定化できないタイプの非常に激しい腹痛，蒼白さを伴わない急激な失血，及び劇的な意識の消失などである，④病院の入院カード，保険の申請書，訴訟の書類などが詰め込まれた財布やハンドバッグを持っていること，という4点を挙げている。

　また，Asherは本症候群を器質性救急疾患（organic emergencies）との類似性から，急性腹症型，出血型，神経疾患型の3つに分類している。そして，それぞ

れの特徴について述べ，共通する最も著しい特徴として，明らかな目的を得ようとしている仮病患者とは異なり目的がないようにみえる点と，彼らの虚偽の多くについても目的がない点を挙げている。

本症候群の動機は明確ではないが，①興味と注意の中心でありたいとの欲望，②医師と病院に対する恨み，③薬物への欲求，④警察から脱出するという願望，⑤無料の食事と宿泊を得るという望み，の5つの動機を挙げ，その内の1つが含まれているかもしれないと述べている。

そして彼は，他の多くの軽い状態の症例にも出会っているが，本論文では代表的な急性腹症型の3症例について記述した。

以上が本論文の大要である。

1951年にAsherが本症候群について記載する以前にも多くの医師達が本症候群に遭遇しており，数世紀も前から知られていたが，名称は与えられておらず，初めて記載されたのは19世紀中頃である。そしてAsherは，それまでヒステリー，精神分裂病，マゾヒスト，またはある種の精神病質などと診断されたものの中で，病院放浪と虚言という継続的行動パターン（a constant pattern of behaviour）を示すグループをまとめて考えることに価値があると考えて，それをまとめ，Munchausen症候群と名付けた。その名称は，このような患者の病院放浪と虚言が，Münchhausen男爵による旅行や，奇想天外な逸話[16]に類似していることから名付けられた。つまり本論文は，病院放浪と虚言という継続的行動パターンを示すグループを1つにまとめ，それに名称を与えたことに意義があったと思われる。

次にAsherによってまとめられたMunchausen症候群の位置づけが，その後時代と共にどのように変化してきたかについて述べてみたい。

Asherは本症候群を考え定義した時点では，本症候群を，ヒステリー，精神分裂病，マゾヒスト，またはある種の精神病質の中で共通の行動パターンをとる一群と考えた。つまり，本症候群を広範囲に捉えたようである。しかし，最近本症候群について，山縣[21]は精神分裂病を疑われるものは稀で一種の精神病質が大多数を占めると述べ，浅井[1,2]は本症候群について，ヒステリー，詐病との違いを述べて区別し，更に精神分裂病の場合は含めないほうがよいとし，また，吉

松は，一種の人格障害があり，重症心気症という表現もあり得るが，境界例人格障害や自己愛人格障害とも関連があると述べている[22]。このように最近は，本症候群を特定の人格障害と考える傾向がある。

ところで DSM-Ⅲ の観点に立つと，具体的目的がないのに作為的に病気の症状や所見を自分で人工的に作り出したり操作する疾患は，「身体症状を伴う慢性虚偽性障害」（Chronic Factitious Disorder with Physical Symptoms）と呼ばれており，これが，Munchausen 症候群に相当するものであると考えられている。すなわち，DSM-Ⅲ における「身体症状を伴う慢性虚偽性障害」とは「A. 明らかに患者の意図的な操作下にある身体症状のまことしやかな呈示で，頻回の入院歴があるほどのもの。B. 患者の目標は明らかに『患者』という役割を演じることであり，患者の周囲の状況に照らしてみても（詐病の場合のように）他には理解しようがない」という A, B 2つの診断基準を満たすものであり，Munchausen 症候群の DSM-Ⅲ における診断としては Axis Ⅰ については「身体症状を伴う慢性虚偽性障害」を，Axis Ⅱ については人格障害の項目をその診断基準とすることができるであろう。

このように時代と共に，Asher が考えていた症候群の概念と多少差異が生じてはいるものの，Munchausen 症候群と DSM-Ⅲ における「身体症状を伴う慢性虚偽性障害」とをほぼ同一のものとみなすのが現在の一般的な見解であろう。Asher の Munchausen 症候群の概念は，現代に大部分継承されており，今日的意義を有していると言えるだろう。

なおここで私どもが本論文を日本語に翻訳し，それに関して解説を書くことになった経緯について記しておきたい。

1985年春，私どもの病院に6年間に及ぶ病院遍歴を病歴としてもつ20代の男性が Munchausen 症候群を疑われて入院し，著者らの1人加藤が主治医となり治療にあたった。そして，過去の論文を紐といていくうちに，各論文により Munchausen 症候群の疾患概念に少しずつずれが生じていることに気付いた。その概念を明確にさせるため，Munchausen 症候群を最初に提唱した Asher の論文を読み，それを1987年6月，医局の抄読会で発表した。更に本論文を『精神医学』の古典紹介として発表したいと考えた。しかし，解説を書くにあたり Asher 自身の略歴が本邦では見つからず，また，英国におい

て出版されている各種の人名事典を調べたが，略歴に関する資料は得られなかった。そのため，Munchausen 症候群の論文を発表したことのある英国の研究者に手紙を書いて問い合わせ，1987 年 11 月，Asher の略歴についての資料をようやく手にいれることができたのである。

ここで改めて，Richard Asher の略歴に関して貴重な資料[20]を提供してくださった the Royal College of Psychiatrists の Dr. Susan Floate Librarian 及び St. Thomas' Hospital の Dr. M. London に感謝の意を表したい。

なお我々が経験した症例については，1987 年 9 月第 10 回精神病理懇話会で発表したことを付記する。

追記：なお本訳稿の完成に際して，武田忠厚氏（秋田神経精神病院）訳の「ミュンヒハウゼン症候群」(佐藤時治郎教授退官記念誌，1987) を参照させていただいたことを記し，厚く感謝の意を表します。

文 献

1) 浅井昌弘：ポリサージェリー．三浦貞則編；リエゾン精神医学，医歯薬出版，東京，p. 73, 1984.
2) 浅井昌弘：Münchhausen 症候群．日本臨牀春季増刊；1185, 1987.
3) Asher R：Munchausen Syndrome. Med J 19；1271, 1955.
4) Atkinson MR, Earll CJM：Munchausen Syndrome with renal stones. JAMA 230；89, 1974.
5) Barbaro AC：The Munchausen Syndrome and its Symbolic Significance. Br J Psychiatry 151；76, 1987.
6) Barker JC：The Syndrome of Hospital Addiction (Munchausen Syndrome)：A report on the investigation of seven cases. J Ment Sci 108；167, 1962.
7) Bursten B：On Munchausen's Syndrome. Arch Gen Psychiatry 13；261, 1965.
8) 花村誠一：Münchhausen 症状群に関する役割理論的考察―そのピランデルロ効果について．臨床精神医学 8；69, 1979.
9) 保崎秀夫，浅井昌弘，白倉克之，他：Münchhausen 症状群について―その 2 症例と "Special Patient" との関連について．精神医学 17；583, 1975.
10) 保崎秀夫：Münchhausen 症候群．日本臨牀 35；692, 1977.
11) 保崎秀夫：Münchhausen 症候群．臨床精神医学 14；553, 1985.
12) London M：Munchausen's Syndrome and Drug Dependence. Br J Psychiatry 149；651, 1986.
13) 中西 忍，三好雅美，西尾 晃，他：Münchhausen 症候群の 1 例．内科 47；149, 1981.
14) 西川光夫：Munchausen (Münchhausen) 症候群．日本医事新報 2817；48, 1978.
15) 西川光夫：Münchhausen 症候群．内科 53；1363, 1984.
16) Raspe RE：Baron Munchausen's Narrative (小倉多加志訳：ほら男爵冒険談，英和対訳・学生文庫，南雲堂，1958).

17) Spiro HR : Chronic Factitious Illness—Munchausen's Syndrome. Arch Gen Psychiatry 18 ; 569, 1968.
18) 高木洲一郎, 工藤孝行, 吉田直子, 他：Münchhausen 症候群の1例. 神奈川医会誌 3(2)；7, 1976.
19) 渡辺洋一郎, 横山茂生, 渡辺昌祐：Münchhausen 症状群の2例. 精神医学 23；185, 1981.
20) Wolstenholme G：Asher, Richard Alan John. Munk's Roll 6；16, 1982.
21) 山縣　博：ミュンヒハウゼン症候群. 神経症の臨床, 金剛出版, 東京, p. 109, 1984.
22) 吉松和哉：心気症. 笠原　嘉編；異常心理学講座Ⅳ, みすず書房, 東京, p. 198, 1987.

現代精神医学の歴史的意義　主体と客体の相克
―あとがきにかえて―

　本巻には15編の欧州，英独仏語圏（一篇のみロシア語）の論著が，発表年代順に収録されている。精神医学およびその歴史を，①精神医学理論（théories），②臨床的実践知（pratiques），③制度（institutions）の範疇に三分する立場[27]，あるいは後二者を一括し，①「理論精神医学」(*theoretische* Psychiatrie)，②「実践精神医学」(praktische Psychiatrie)に二分する立場[2]があるが，いずれにせよ本巻所収の論著はすべて精神医学理論に関するものである。いずれも精神医学史に光り輝く巨星たちの代表的論著であり，必読の文献である。ゴチック建築にも似たその重厚な構成と濃厚な内容は読者にとって知的刺激，「驚き」(Staunen)に充ちたものとなることを確信する。そしてこの「驚き」のもっとも根源的なことは，自明的なことが自明的でないことの「困惑」(Ratholosigkeit)にほかならない（本巻 H. クンツ）。

　精神医学の方法論，疾病論，疾病分類論，疾病構成論等，つまりは固有の精神医学総論に相応するものは，1, 2, 6, 7, 8, 10, 11, 13章である。フランス精神医学中心の感は多少あるが，Lantéri-Laura の精神医学史のパラダイム的区分[27]に準拠して言えば，第一期（18世紀末-1860年頃）の単一精神病論（1章グリージンガー）時代から疾病分類論時代の第二期（1860-1926），精神諸疾患（maladies mentales）の分類論，病像/疾病構成論（8章ホッヘ，10章クレペリン，13章ビルンバウム）に相当する。さらには構造力動論的系譜（2章ジャクソン，6章ジャネ，7章ブロイラー）と機械論（11章ドゥ・クレランボー）は批判的に継承され，Ey の器質力動論[5],[17]となって結実した。これらの理論は精神分析学，現象学的，人間学的精神医学（9章クラーゲス，12章ミンコフスキー，14章クンツ）の洗礼を受けたパラダイム第三期（1927-1977＜Ey の逝去年＞）の「精神病理学的大構造パラダイム」(le paradigme des grandes structures psychopathologiques）に相当するものである。従って本巻にはパラダイム第三期の構造論を形成し，さらには第四期（1977年以降：症候論の「DSMパラダイム」）を準備した礎石的論著が収められている，と言える。また時代を代表する精緻な症状論的記載と疾病論的検討に関する論著が本巻には所収されている（3章クラマー，4章コルサコフ，5章セグラ，15章アッシャー）。

いずれも的確な解説が訳者によってなされており，当該論著に関する最近の研究成果，知見と動向に言及する必要を多少感じる面はあるにせよ（筆者の関心からは，とりわけKraepelinについてはそうであるが，これは一連の拙論等に譲ることにしたい）[19]，基本的には現在においても十分通じる内容であり——そしてなによりも読者には原著そのものに向き合って，熟読していただきたいからでもある——，ここで蛇足的な解説を加えることは割愛し，筆者の最近の論著[22]を土台に私見を披瀝しながら，本巻所収論著をも射程に収めた現代精神医学・医療を通覧し，責任編集者としての務めを果たすことにしたい。

はじめに

精神医学（といってもここでは西欧に限定）は理論とその実践において，常に矛盾に充ちたものであった。むしろその矛盾こそ，精神医学の本質であると言ってよいだろう。常に心理学派と身体学派（さらには社会学派）の二極分解の危機にさらされてきた。その理論上の問題は本質的には心身問題，主体と客体をめぐる問題に帰着する。また理論と実践との間そのものにも矛盾と対立が存在してきたし，さらには実践においてもさまざま潮流が存在してきた。その歴史は，一方では総じて主流を占めてきた，自然科学的，生物学的精神医学（主客の分裂，患者の客体化，精神の身体化）があり，他方では，精神力動的，精神保健的実践，精神医療の流れという，二重構造的展開過程であった（後者を大きく二分し，三重構造といってもよい）。前者においては患者（sujet：フランス語では被験者，症例，患者も主体もsujetと表現される。ここでは前者を小文字，後者を大文字で示す）という，精神障害を生きる主体（Sujet）の客体化，Sujetのsujet（症例）化＝客体化が鮮明であった。

精神医学，それはまた近代の知的，実践的総体的枠組みそのものと最も密接にからみあった医学の領域である，と言える。まことに「精神医学は文明の試験紙」[1]である。近代精神医学の誕生，原点そのものに既にして精神医学の二重構造の本質的問題が孕まれている。このような近代精神医学・医療の展開の基盤を，近代認識論のパラダイムである「主観・客観図式」[12),13]，主体と客体の分離とこれに対する相克として捉える，以上が筆者の本論における基本的立場である。

　筆者自身は近代精神医学の史的基盤の解明をいわばライフワークの一つと思い定めている。しかしこの課題はあまりにも広大かつ重要で，現在，道半ばの研究の最終目標，結論とも言えるものである。従ってこの精神医学・医療史論は私論かつ試論の域を出ないもので，本格的展開は筆者の今後の重要課題とさせていただくほかない。また紙幅の都合でもある。従って，以下の論述は基本的観点の提示と，相当に割愛し，圧縮し，要点のみの，厳密であるよりも相当に単純化した「象徴的」素描，思い切った大枠の提示にとどめざるを得ないことを最初にお断りしておきたい。以下近代（Pinel 以降），現代（Kraepelin, Freud 以降），現行（DSM-III 以降の再医学化時代）に便宜上，大きく時代区分をし，論述したい。

本　　論

I　近代（18世紀末-19世紀末）——Pinel[30),31] と Esquirol[4] の現代的意義[18]

1．近代精神医学，医療の誕生——Pinel の二面性（観察と同情）の背後にあるもの，Pussin の影

　Pinel, Ph. を現代精神医学，Kraepelin, E.[19]へと繋げるもの，それは博物学者としての Pinel の方法論，治療の基本である，「先入観をもたない観察」と「分類」（疾病分類学）である。治療論としては医学的，身体的治療とともに，英国由来の曖昧模糊としていた moral treatment を「心理的療法」（le traitement moral）の名の下に，「無意識の発見」以前（Pinel 自身は動物磁気を否定していた）の心理的，社会的，個人的，制度・集団的総合的非身体的療法として試行錯誤的に実

践し，精神医学固有の療法として確立した。観察と分類の科学者としての Pinel が治療の先駆的実践者として，模範とし，学んでいたのが，救済院元患者で監護人 Pussin, J. V. であった。彼（およびその妻）との共同事業がこの「心理的療法」であった。元患者の視点と人道的実践，つまりは経験的「精神看護」であったものが，医学的治療法となったこと（この逆ではない），医師と監護人（夫婦）の協力関係でこれがなされたこと，これが近代精神医学固有の最初の治療技法，「心理的療法」であった。後述するように，この現代的意義を今一度問い直す必要がある。とはいえ，夫妻の父性と母性的，親代わりの対応に象徴される「父親のような監護」(surveillance paternelle：Pinel)[31]，あるいは保護者的態度と相伴って病人，「迷妄した理性」者の被保護的立場を強調している。親子関係としての治療関係，これは「家庭看護」(Familienpfflege)についても基本的には同様のことが指摘されてきた。憐憫の情，「同情」(Sympathy)とパターナリズムが濃厚な治療関係，雰囲気である，と言ってよい[10]。

「同情し，慰めるべき，苦しむ病者」，これが「心理的療法」の出発であった。観察と同情，疾病分類と治療，この二種の営み，Pinel の二面性，この影にあるのが Pussin（夫妻）である。罪人と病人を峻別し，分類，収容し，大都会の喧噪，社会の荒波からの「難破船の避難港」(Parchappe, J. B. M.)としての保護院(ayle, asile)を構想した[1]。病因論としては遺伝，熱情，環境等の影響を認める多元因論で，症候論的分類論の精神病4種[31]（彼の『精神病概論』第二版，1809）は相互移行を認める単一精神病的立場で，治療論は非侵襲的，待機療法を推奨し，理性の回復，精神機能のバランスをめざした病む人間全体を扱うヒポクラテス的全体論的立場であった。哲学の医学への導入には抑制的であったものの感覚論，機能心理学に基づく，症候論を展開した。彼の『精神病概論』第二版[31]は初版(1800)[30]の論文集的色彩に代わり，病因論，症候論，病種分類，治療論，治療効果という体系的構成を示し，その現代性にあらためて驚きを覚える。

2．Esquirol，国家精神医学

　拙論で指摘したように[20]，近代医学は臨床医学の伝統の上に，衛生学，法医学を加えた三大応用医学を主柱として基礎医学の上に誕生した。医学の行政，司

法，さらに立法への関与，国家医学（médecine d'état, Staatsmedizin, Staatsheilkunde）である。精神医学もまた Esquirol, J. E. D. の主著『精神病論』（1838）[4]のサブタイトルにあるように，「医学的，衛生学的そして法医学的観点から考察した精神疾患（Des maladies mentales considérées sous rapports médical, hygénique et médico-légale）である。近代精神医学の勃興期に，Esquirol の主著の表題に（臨床）医学，衛生学，法医学の三領域，方法論的観点が明確に示されている。（公衆）衛生学的，法医学的精神医学，即ち社会混乱の治療を目的とした「国家医学的精神医学」である（Foucault, M.[8]が指摘するように「国家医学」的色彩はフランスよりドイツにおいて典型的である）。精神医学は他の医学よりも遅れて分科し，さらには我が国では諸外国よりも遅れて近代国家となっただけに，なおさら，国家医学的側面がとくに誕生期には濃厚となっている。行政処分としての強制入院，一般精神医療制度も国家医学的観点からは司法医療制度の不完全な代行制度とみなされてきた。精神医療制度は常に司法精神医療，構想の影に怯え，圧迫されてきた。「中間施設」とは社会とではなく，刑務所と精神病院との中間を意味する時代さえもあった。[21]国家精神医学の誕生と存在，これこそ近代以降の精神医学の伏流，潜在的構造として存続し，現代精神医学を造形している。

19世紀末から20世紀前半までの間に，国家医学は19世紀後半以降隆盛となる生物学的精神医学と結合し，さらには変質論・遺伝学，人種論・優生学と結びつき，優勝劣敗の社会的ダーウィニズムのイデオロギーの支配の下，帝国主義列強の弱肉強食時代に，ナチズムにおいて（我が国においても同様）頂点を迎えた。[24]「生きるに値しない生命の抹殺」（Vernichtung lebensunwerten Lebens）（Hoche, A. ら，1920），断種から安楽死へと精神障害者根絶への坂道を転げ落ちていく。Freiburg 精神科教授 Hoche らのこの著書が Hitler 政権成立（1933）より一昔前のことであることが注目される。その後もこの抹殺運動において医学，精神医学は一体となって，組織的に先頭にたち，ナチズムをリードしたのである。まさに「医学の狂気」（délire médical：Pinel, 1809）[31]である。

II 現代精神医学と医療，二重の流れの意義――Kraepelin[19]とFreud[7]

1. Kraepelin的なもの

精神医学には冒頭で触れた重層的な二重の流れが他の医学以上に常に顕著であったと思う。これはPinelの二面性にも象徴的に認められたことにも繋がる。一つは現代的疾病分類体系を完成させたKraepelin, E. に代表される，総じて精神医学が生物学的・身体的学派，医学化の指向＝思考を強化するもの，つまりは自然科学的医学としての精神医学，患者を客体とする立場である（精神病を対象とした，伝統的立場，生物学的，脳病論，局在論，身体療法を第一義とする）。変質論，衝撃的療法，ロボトミー等余りにも素朴で，単純な発想から生み出された精神医学理論に基づき有効性の吟味も不十分なまま，またその適用の限界を超えて，過度に拡大，拡張された理論から生み出された「治療法」（＝医学の狂気）の残骸の下にはその乱用の犠牲者が無数に横たわっている。発明者の栄誉の陰には犠牲者の怨嗟の声が鳴り響いている。一方，1960年代，Laing, R. D. らの「反精神医学」は精神病，統合失調症の生物学的実体という「虚構」，「神話」（これは筆者が分析，論証したように，Kraepelinにあっても早発性痴呆は仮説的存在であり，Kraepelin自身は疾患単位論者というよりも「疾患形態論[19]」者であった。祖述者たちの半ば意識的読み替え，単純化の弊害と誤解というほかない）を解体せんとした極端な家族因説，環境因説であった。

2. Freud的なもの

一方，医療は社会に生きる具体的生活者である医師と患者という相互の実践的影響過程である。自然科学的精神医学に汲み尽くせない，この人間の関係の技法として，人間と人間との関係を精神医療，技法の中核に据える立場である（民間療法，精神看護，精神療法における実践で，心因論，全体論）。端的にFreud, S. に象徴され，Sullivan, H. S. らに継承，発展されてきた精神力動論的軌跡，系譜である[29]。ここでも元患者のBeers, C. W. の20世紀前半の活動がその後，世界の精神衛生運動の母胎となったことを挙げてもよいだろう。

実際の精神医療はこれら両端のスペクトルの間で，あるいは双方が大なり小

なり混在しながら,大学精神医学も,病院精神医学も長らく苦闘してきた,というのが実態であろう。限界を超えた科学の乱用を実践的知,経験知として「健全な良識」によって,是正し,その時代のもっともよき治療を,たとえ治療的悲観論の時代においても,患者を支え,共に生きてきた精神医療でもある。

ちなみに精神科医としてのJaspers, K.の「了解」(Verstehen)は人間の全体的存在に主眼を置きつつも,生物学的精神医学と双璧をなす,あるいはこれを補完する,患者を彼の認識批判的な方法論的対象とみなす「客体的」精神医学と言える面がある。基本的には「主観・客観」図式の近代的認識論の枠内にとどまっている。端的に言えば「了解」は「過程」と「発展」の峻別のための,つまりは診断用と後になってしまった責任がJaspersにまったくないわけではないように思える。「了解」は「了解不能」の陰性に力点があり,肯定的側面,了解に基づく治療技法の発展については精神科医Jaspersと記述現象学派,Heidelberg学派は種々の事情があるにせよ,基本的には沈黙したままであった。「説明」的生物学的精神医学隆盛,治療的絶望時代の産物である。

3. その後の流れ

20世紀中盤から後半にかけての現象学的,人間学的,哲学的精神病理学,状況論の興隆の後,20世紀後半における向精神薬の開発,薬物治療,開放処遇,地域精神医療,精神保健運動,社会復帰と精神福祉等の病院・医療改革,精神分析の後退と戦後しばらく沈滞していた生物学的精神医学の隆盛(精神医学の再医学化,DSMパラダイム化)等,重要な動向があるが,これは紙幅の都合もあり,筆者にとっても私論を形成するほどには十分消化されていない課題,領域であり,ここではひとまず成書に譲ることにしたい。なお人間学的精神医学の領域として本巻にはH.クンツの論文と関,宮本による的確な解説が掲載されている。

III 現行精神医学と医療——Evidence, Ethics, Empathy Based Psychiatry

1. 現行精神医療——DSMというパラダイム

21世紀の精神医学は脳科学と精神保健の二極分解的様相を示すようにも思

われる。冒頭で分析した「精神医学と医療の二重の流れ」の 21 世紀的姿とも言える。現行精神医学は「再医学化 (remédicalisation)」時代, 自然科学的, 生物学的指向性が強まった時代である。さらには DSM という精神医学の操作的診断がその方法論的限界と適用領域を超えて, 支配的となり, 汎用化され, つまりはパラダイム化し, 患者を症状の束と見る極端な客体化が支配的な時代である。司法精神医学における責任能力論の基盤となるべき, 精神疾患の構造論がそこには欠如し, このため「自由性の病理学」(Ey) としてある精神医学が責任能力論の (共通, 公認の) 理論的根拠を喪失し, 精神鑑定は (皮肉にも診断においてもだが) 責任能力論において素人論に終始している惨状を呈している。[21] 筆者自身は後述するように, 種々の克服すべき問題はあるものの, Ey の「器質 (有機) 力動論」[5),17)] が精神疾患の構造論, 病態発生論として現時点でもっとも優れたものの一つと考える。「心的身体」(corps psychique) という心身二元論を超克した一元的理解も魅力である。しかし, 心的身体の人間関係での動的生成過程の把握が不十分で, そのため, とりわけ人格障害や神経症の治療技法論としての展開に困難があるのが難点である。器質力動論固有の本格的治療論は寡聞にして知らない。その後期器質力動論において現象学的成果をも射程に収めたものとなり, この「大統合理論」は器質論と精神分析理論との Jackson, H. 風階層構造論的媒介による力動論的融合であるとはいえ, Freud の意識と無意識の構造力動論のみ射程に入っているだけで, 後者の「対人関係」論が基本的には欠落している。心身一元論的だが, 社会的見地が少なくとも充分ではない。

　ともあれ器質力動論も含めた精神医学理論一般は, 物理理論のような反証可能性を完全に具備した科学理論にはなりがたい面をもっている。人間全体を扱う学問, 実践知としての定めであろう。また批判的合理主義者 Popper, K. のテーゼ, 反証可能性のみが経験科学的理論であるための唯一の絶対的条件であるとの主張には批判もある。これも批判のあるところだが, 人間科学, とくに精神医学には経験科学に汲み尽くせない先験的なものが常に存続し続けるのかもしれない。ともあれ人間科学と自然科学の相克のただ中に精神医学はあると言える。精神医学とくに医療の知は全体的, 人間学的志向, 理解が欠かせない。精神医学が医学的診断と治療という比較的狭い臨床精神医学に完全に埋没しきる

ようには思えない。とはいえ経験科学理論としての精神医学理論を位置づける限りにおいて，この科学的仮説を検証するものは反証可能性とともに，あるいはこれに代わる治療的，実践的有効性とするのも一つの考え方であろう[11]。現代の精神医学，医療は発展めざましい現代の脳科学の研究成果[3]を無視できない時代になっていることに異論を唱えることは困難である。この成果を踏まえた，Evidence, Ethics, Empathy に基づいた，治療的，臨床実践的検証による科学理論[9]としての「相互主体的構造力動論」の構築が，現代精神病理学の大きな課題の一つであると，筆者は考えている。「DSMパラダイム」の症状の羅列に，新たな科学的構造力動の息吹を吹き込むことこそ重要であると考える。そして21世紀の精神医学，医療を構成するものは脳科学，臨床精神医学，精神保健学，そして人間学であり＜さらには精神分析学と無意識の存在もやはり無視できない＞，これらが統合された「統合的精神医学」（Integrated Psychiatry, Psychiatrie intégrée）が目標となる。根底から揺れ動いている現代精神病理学だが，この「統合的精神医学」の基礎，精神医学的方法論の視座として，現代精神病理学の一つの姿が位置づけられように思われる。精神病理学の「批判的再発見」（critical rediscovery）と創造的再生を主張するHoff[14]の精緻な分析に基づく論旨も，筆者のこの主張と重なる面が少なくないように思える。また拙論で論じたように21世紀の精神保健学[23]は疾病の予防，狭義の健康のみならず，とくに若者においては人間の成長支援，即ち「志」の形成と実現をも支援するものである。そして志とは向上心・野心と理想・目標から成り，これを実現する力を支援することも新しい精神保健学の役割であると考えている。このためにも人間学的知，理解は欠かせないであろう。

2．主体の相互関係

一方，医療は社会に生きる具体的生活者である医師と患者という相互関係，相互の実践的影響過程である。これを主体と客体との関係ではなく，パターナリズムをも排した「主体と主体との関係」[28]として構築することが，現代的課題であると考えている。主体的理解を主眼とした「人間学的精神医学」[25]の，「共感」と社会的関係とを基盤とした「共同主観的存在構造」[16]論的展開と言ってもよい。

「相互主体的」アプローチである。他者が自我となる事態 (Ey)，主体の客体化としての精神疾患，さらには医師による対象化，客体化，身体化という二重，三重の客体化を受けている患者 (sujet) が主体 (Sujet) となること，さらには主体と主体としての関係を結ぶということはどういうことか。これは，狂気を互いに共有する正気＝正気を互いに共有する狂気ということなのかもしれない。「無意識の発見」以降，我々は脱中心化された主体，主体の分裂を発見した。Pinel の時代，啓蒙主義時代のような透明な主体，中心的主体はもはや存在しない。理性と反理性という二分法は消滅した。理性には狂気が潜む（「医学の狂気」を見よ）。他者の分有を通じ，共同主観化され，主体が形成される。「自己分裂的自己統一」[12] という不断の離れ業をしつつ，我々は我々の内なる狂気を抱え，生きているのである。精神病者が我々とは異物として存在するのではない。我々も，我々の社会も「正常」と「正気」の中で「逸脱」と「狂気」を抱えている。

　人間とは，そして社会とは本質的に「逸脱」する存在である。「精神障害」とはこの「狂気」，「逸脱」の中で主として個人のそれが精神医学の対象になったものに過ぎない。精神科医は専門家として「それらしく」努める責務があり，患者は人間として「それなりに」，そのままでも生きる権利を有している，と言うべきであろう。医師，患者関係の土台こそ人として共に生きるということにほかならない。

　医師は治療の場で積極的に自己分裂し，分有，共鳴（擬似的 folie à deux）し，＜真性でないだけに＞自己統一する。医師患者の主客分離ではなく，主・主融合，相互を「ユニット」として捉える立場である。方法論としての「共感 (Empathy)」[25] でもある。医師が sujet として患者 (sujet) との関係性に入る。あるいは物語る主語が主体となる，語り手と聞き手との共同作業である，とも言える。薬物療法は基本的にはこのようなユニット，相互主体化＝相互客体化過程の関係の物質的基盤，この力動の母胎の支持，調整薬として位置づけられよう。脳の物質的基盤そのものが妄想の形式も内容も直接作り出すわけではない。「妄想する能力 (aptitude à délirer)」(Falret)[6] が必要なのである。Pinel & Pussin の同情，近代精神医学以降の精神医療のパターナリズムからの脱却とは，患者を方法論的に対象化する「了解」ではなく，また「同情」でもなく，「共感」に基づ

く精神医学，医療である。つまりは Evidence, Ethics, Empathy の Triple E's が重要である。

　強調しておきたいことは主体と客体とは不即不離であり，主体のみの独立，実体化は本質的に誤りである。逆に構造主義以降の主体の不在もまた錯誤である。なぜなら認識主体の否定，不在ということが真理だとしても，このことを認識する者は誰かということが問題となる。この「真理」を認識するものは認識されるものに含まれない限りでの主体であり続ける。まさしくコギトは存在する。但し再発見された現代のコギトは前述したようにデカルトのような絶対的なコギト，実体的コギトではない[26]。ともあれ主体の否定からの弁証法的展開，「主体」と「客体」の相互連関構造における「主体」の回復こそがまさしく現代的課題である。

Ⅳ　最後に──現代の「巨大なもの」への批判的観点[22),29)]，社会精神医学のあらたな使命

　ナチズム，国家医学的問題への批判的観点は，国家医学の末裔である社会精神医学が精神医学に貢献できる優れた領域である，と考える。患者と社会との関係ではなく，自身に跳ね返って，精神科医，精神医学と社会との関係へ鋭く眼を向ける必要がある。20世紀後半以降，向精神薬の出現と開発，薬物治療という，批判はあるが有効な治療が普及し，診断も治療も定式化され，否応なく標準化されてしまった。巨大製薬資本とその造り出す多種多様の薬物と膨大な情報に埋没しかねない。精神科医の自立，独立を否応なく脅かし我々精神科医が主体として存立する基盤が極めて危ういものとなっている。標準化に根本的誤謬があれば，全世界の精神科医がこの誤謬の一大共犯となるような構造ができあがってしまった。ロボトミーを危険視し，治療選択をしないという自由度は現在では相当に狭小化されてしまった。国家的プロジェクトとして推進されている脳科学，遺伝子操作，再生医療は精神医療を大きく将来変える可能性＝危険性も孕んでいる。精神医学自体をとりまく巨大な存在の問題である。新たなナチ精神医療は声高にイデオロギーを叫ばず，「夜と霧」ではなく，アポロン的明るさ，「朝日の輝き」をもって，実証的科学の成果とともに，形式的倫理基

準をすり抜けて，より巧緻な形で復活するのかもしれない。ここに叡智を傾け，人類の未来を見据えた社会精神医学の重要かつ新たな使命があると考える。

影山 任佐

主な引用・参考文献

1) Baruck H：La psychiatrie française―de Pinel à nos jours. PUF, Paris, 1967（中田修監修・影山任佐訳：フランス精神医学の流れ―ピネルから現代へ―．東京大学出版会，1982）．
2) Birnbaum K：Geschichte der psychiatrischen Wissenschaft. Bumke's Handbuch der Geisteskrankheiten Band I, allgemeiner Teil I erster Teil. Springer, Berlin, S. 11-49, 1928.
3) Edelman GM：The Remembered Present-A Biological Theory of Consciousness. Asic Books, 1989.
4) Esquirol E：Des maladies mentales considérées sous les raports médical, hygiénique, médico-légal（T. Ⅰ，Ⅱ，Ⅲ）．Baillère, Paris, 1838.
5) Ey H：Traité des hallucinations, Masson, Paris, 1973（影山任佐・古川冬彦訳：幻覚Ⅰ．金剛出版，東京，1995）．
6) Falret JP：Des maladies mentales et des asiles d'aliénés ; leçons cliniques & considerations générales. Baillière, Paris, 1864.
7) Freud S：Gesammelte Werke. Fischer, Frankfurt am Main, 1987.
8) Foucault M：La naissance de la médicine sociale（1977）：In Daniel Defert et François Ewald：Dits et Écrits 1954-1988, Ⅱ 1976-1988. pp 207-228, Gaillmard, Paris, 1994（2001）．
9) Ghaemi SN：The Concept of Psychiatry. The Johns Hopkins University Press, Baltimore, 2007（村井俊哉訳：精神医学原論，みすず書房，東京．2009）．
10) Goldstein J：Consoler et classification. Insttitut Synthélabo. 1987/1997.
11) Hardy-Baylé MC：Modèles théoriques en psychiatrie-Épistémologie：In Guelfi JD et Rouillon F（éd）：Manuel de Psychiatrie. pp 13-22, Masson. Paris, 2007.
12) 廣松 渉：世界の共同主観的存在構造．勁草書房，東京，1972．
13) 廣松 渉：近代の超克論．朝日出版社，東京，1980．
14) Hoff P：Do social psychiatry and neurosciences need psychopathology-and yes, what for? International Review of Psychiatry 20(6)：515-520, 2008.
15) Jaspers K：Allgemeine Psychchopathologie. 4. Aufl. Springer, Berlin, Heidelberg（1948）（内村裕之，西丸四方，島崎敏樹，岡田敬蔵訳：精神病理学総論（上・中・下）．岩波書店，東京，1953, 55, 56）．
16) 影山任佐：妄想知覚について；共同主観的存在構造論からのアプローチ．現代思想4(8)：216-221，1976．
17) 影山任佐：器質力動論的幻覚論再考．臨床精神医学 27(7)：777-784，1998．
18) 影山任佐：Pinel, Esquirolらの精神医学とその実践，近代精神医学の黎明―臨床および病院精神医学と司法精神医学の誕生（松下正明ら編：臨床精神医学講座，S1巻精神医療の歴史）．pp 129-162，中山書店，東京，1999．
19) 影山任佐：クレペリン疾病論の構造分析―「疾患形態」説の現代的意義．坂口正道・岡崎裕士・池田和彦ほか（編）：精神医学の方位．pp 23-30，中山書店，東京，2007．

20) 影山任佐：国家医学と法医学成立過程—片山國嘉「法医学の系統図」分析—. 犯罪学雑誌 74：9-30, 2008.
21) 影山任佐：犯罪精神病理学の新たな課題—現行司法精神医学, 医療批判と将来的展望—. 犯罪精神病理学—実践と展開—. pp 7-44, 金剛出版, 東京, 2010.
22) 影山任佐：精神医学・医療の光と影. 影山任佐著：犯罪精神病理学—実践と展開—. pp 315-327, 金剛出版, 東京, 2010.
23) 影山任佐：キャンパス・メンタルヘルスの課題と将来的展望；「志」を実現する力. 外来精神医療 11(2)：6-7, 2011.
24) Klee E：Euthanasie im NS-Staat Die Vernichtung lebensunwerten Lebens. Fischer, Frankfurt am Main, 1983（松下正明監訳：第三帝国と安楽死. 批評社, 東京, 1999）.
25) Kohut K：The Restoration of the Self. International Universities Press, Madison, Conneticut, 1977（本城秀次ら監訳：自己の修復. みすず書房, 東京, 1995）.
26) 木田　元：反哲学史. 講談社, 東京, 2000.
27) Lantéri-Laura G：Essai sur les paradigms de la psychiatrie. Édition du Temps, Paris, 1998.
28) 三木　清：哲学的人間学. 三木　清全集 18 巻, 岩波書店, 東京, 1968.
29) 中井久夫：西欧精神医学背景史. みすず書房, 東京, 1999.
30) Pinel Ph：Traité médico-philosophique sur alienation, ou la manie. Richard, Caille et Ravier, Paris, 1800（影山任佐訳：精神病に関する医学＝哲学論. 中央洋書出版部, 1990）.
31) Pienl Ph：Traité médico-philosophique sur l'aliénation mental（2éd.）Brosson, Paris, 1809.

『精神医学』「古典紹介」掲載論文一覧

*は本シリーズ未収録

年	巻	号	著者	タイトル	翻訳/解説
1974	16	1	P. Pinel	Traité médico-philosophique sur l'aliénation mentale, ou la manie. Section VI. Principes du traitement médical des aliénés	藤井 薫・長岡興樹
		2・3	W. Griesinger	Über psychische Reflexactionen : Mit einem Blick auf das Wesen der psychischen Krankheiten	柴田收一
		4	K. L. Kahlbaum	Ueber Heboïdophrenie	浅井昌弘・保崎秀夫
		5	E. Hecker	Die Hebephrenie : Ein Beitrag zur klinischen Psychiatrie	赤田豊治
		6	S. J. M. Ganser	Ueber einen eigenartigen hysterischen Dämmerzustand	中田 修
		7・8	S. S. Korsakoff	Eine psychische Störung combiniert mit multiple Neuritis : Psychosis polyneuritica seu Cerebropathia psychica toxaemica	池田久男
		9	P. Janet	Les Obsessions et la psychasthénie (Tome I). La hiérarchie des phénomènes psychologiques	髙橋 徹
		10	A. Meyer	The Dynamic Interpretation of Dementia Praecox	西丸四方・大原 健
		11・12	L. Klages	Traumbewußtsein II. Das Wachbewußtsein im Traume	千谷七郎
1975	17	1	A. Hoche	Die Bedeutung der Symptomenkomplexe in der Psychiatrie	下坂幸三
		2	H. G. Creutzfeldt	Über eine eigenartige Erkrankung der Zentralnervensystems (Vorläufige Mitteilung)	横井 晋・割田 宏
		3	E. Kretschmer	Das apallische Syndrom	倉知正佳・大塚良作
		4	E. Minkowski, F. J. Farnell (tr.)	Bergson's Conceptions as applied to Psychopathology	越賀一雄
		5	E. Kraepelin	Die Erscheinungsformen des Irreseins	臺 弘
		6	G. De Clérambault	Coexistence de deux délires : Persécution et érotomanie	髙橋 徹・中谷陽二
		7	C. Wernicke	Der aphasische Symptomencomplex : Eine psychologische Studie auf anatomischer Basis	濱中淑彦
		8	W. von Jauregg	Über die Einwirkung der Malaria auf die progressive Paralyse	大塚俊男
		9	K. Birnbaum	Der Aufbau der Psychose	千谷七郎

『精神医学』「古典紹介」掲載論文一覧　497

年	巻	号	著者	タイトル	翻訳／解説
*		10	K. Bonhoeffer	Die exogenen Reaktionstypen	仲村禎夫
*		11	V. von Weizsäcker	Über medizinische Anthropologie	濱中淑彦
		12	A. Pick	Senile Hirnatrophie als Grundlage von Herderscheinungen	山縣博
		13	E. Kraepelin	Vergleichende Psychiatrie	宇野昌人・荻野恒一
*	1976 18	1	E. Kretschmer	Über psychogene Wahnbildung bei traumatischer Hirnschwäche	飯田眞・大田省吾
		2	W. Kleine	Periodische Schlafsucht	遠藤正臣・中川芙佐子
		3	H. Simon	Aktivere Krankenbehandlung in der Irrenanstalt	木村敏夫・坂口正道・広沢道孝・矢野和之
		4	K. Schneider	Die Schichtung des emotionalen Lebens und der Aufbau der Depressionszustände	赤田豊治
		5	S. S. Korsakov	K voprosy ob "ostrykh" formakh umopomeshatel'stva	今泉恭二郎
		7・8	L. Kanner	Autistic Disturbances of Affective Contact	牧田清志
		9・10・11	J. H. Jackson	Evolution and Dissolution of the Nervous System	越賀一雄・船津登・清水鴻一郎・角南健
1977 19	1・2・3	U. Cerletti	L'Elettroshock	村田忠良・遠藤正臣
		5	G. de Clérambault	Automatisme mental et scission du moi (1920)	髙橋徹・中谷陽二
*		6	R. von Krafft-Ebing	Epileptoide Dämmer- und Traumzustände	濱中淑彦
		7・9	R. Bálint	Seelenlähmung des Schauens, optische Ataxie, räumliche Störung der Aufmerksamkeit	森岩基・石黒健夫
		10	K. H. Stauder	Die tödliche Katatonie	伊東昇太
		11	K. Kleist	Über zykloide, paranoide und epileptoide Psychosen und über die Frage der Degenerationspsychosen	飯田眞・坂口正道
1978 20	1	C. Wernicke	Acute Hallucinose	影山任佐・中田修
*		2	A. Zeller	Zweiter Bericht über die Wirksamkeit der Heilanstalt Winnenthal -vom 1. März 1837 bis zum 29. Febr. 1840-	宇野昌人
		3			
		4	P. Chaslin	La confusion mentale primitive	大東祥孝・濱中淑彦
*		5	C. Lasègue	Du délire de persécutions	髙橋徹・影山任佐

年	巻	号	著者	タイトル	翻訳/解説
		6	K. Birnbaum	Simulation und vorübergehende Krankheitszustände auf degenerativem Boden	中田　修
		7	J. Capgras, J. Reboul-Lachaux	L'illusion des ((Sosies)) dans un délire systematisé chronique −présentation de malade−	大原　貢
*		8	J. Babinski	Contribution à l'étude des troubles mentaux dans l'hémiplégie organique cérébrale	遠藤正臣
		9・10	G. Gilles de la Tourette	Etude d'une affection nerveuse caractérisée par de l'incoordination motorice accompagnée d'écholalie et de coprolalie	保崎秀夫・藤村尚宏
		11	P. Schröder	Über Degenerationspsychosen (Metabolische Erkrankungen)	大川　治
1979	21	1	A. Strümpell	Ueber die Untersuchung, Beurteilung und Behandlung von Unfallkranken	太田幸雄
		2	E. Bleuler	Freud'sche Mechanismen in der Symptomatologie von Psychosen	下坂幸三
*		3	A. Pick	Störung der Orientierung am eigenen Körper −Beitrag zur Lehre von Bewußtsein des eigenen Körpers−	波多野和夫・濱中淑彦
*		4	M. Dax	Lesions de la moitie gauche de l'encephale coïncidant avec l'oubli des signes de la pensée	杉下守弘
		8	H. J. Weitbrecht	Offene Probleme bei affektiven Psychosen	伊東昇太
		9	K. Kahlbaum	Die Katatonie oder das Spannungsirresein −Eine klinische Form psychischer Krankheit−	迎　豊・市川　調・佐藤時治郎
		10・11・12	Ph. Chaslin	Groupe provisoir des folies discordantes	小泉　明
*	1980	22	1・3・4	H. Liepmann	Das Krankheitsbild der Apraxie ("motorische Asymbolie") auf Grund eines Falles von einseitiger Apraxie	遠藤正臣・中村一郎
		6	P. Broca	Pertre de la parole. Ramollissement chronique et destruction partielle du lobe antérieur gauche du cerveau	杉下守弘
		7・8	F. Mauz	Die Veranlagung zu Krampfanfällen	中内雅子・五味渕隆志・飯田　眞・野津　眞・松浪克文
1980	22	9・10	A. Pitres	Etude sur l'aphasie chez les polyglottes	渡辺俊三・佐藤時治郎・一之瀬正興

『精神医学』「古典紹介」掲載論文一覧

	年	巻	号	著者	タイトル	翻訳／解説
*	1981	23	12	J. Wyrsch	Über "Mischpsychosen"	木村 敏・小俣和一郎
*			1・2	A. Gelb K. Goldstein	Über Farbennamenamnesie －nebst Bemerkungen über das Wesen der amnestischen Aphasie überhaupt und die Beziehung zwischen Sprache und dem Verhalten zur Umwelt（Psychologische Analysen hirnpathologischer Fälle, X）	波多野和夫・濱中淑彦
			3・4・5	R. Gaupp	Krankheit und Tod des paranoischen Massenmörders Hauptlehrer Wagner. Eine Epikrise.	宮本忠雄・平山正実
			6・7	H. Berger	Über das Elektrenkephalogramm des Menschen	山口成良
			8・9・10	V. E. von Gebsattel	Zur Frage der Depersonalisation －Ein Beitrag zur Theorie der Melancholie－	木村 敏・髙橋 潔
*	1982	24	11・12	H. Lissauer	Ein Fall von Seelenblindheit nebst einem Beitrage zur Theorie derselben	波多野和夫・濱中淑彦
*			1・3・4	R. Gaupp	Ueber die Grenzen psychiatrischer Erkenntnis	曽根啓一・飯田 眞
*			5	J. Gerstmann	Fingeragnosie －Eine umschriebene Störung der Orientierung am eigenen Körper／Fingeragnosie und isolierte Agraphie：ein neues Syndrom	板東充秋・杉下守弘
			6・7	H. Binder	Über alkoholische Rauschzustände	影山任佐
			8・9・10	P. Janet	Les sentiments dans le délire de persécution	加藤 敏・宮本忠雄
	1983	25	11・12	J. Raecke	Hysterischer Stupor bei Strafgefangenen	柴田洋子
			1	J. Capgras	Le délire d'interprétation	影山任佐
			5・6	T. Ribot	Les maladies de la mémoire	渡辺俊三・小泉 明・佐藤時治郎・北條 敬・田崎博一
*			7・9	C. S. Freund	Ueber optische Aphasie und Seelenblindheit	相馬芳明・杉下守弘
	1984	26	11	H. Kunz	Die anthropologische Betrachtungsweise in der Psychopathologie	関 忠盛・宮本忠雄
*			3	P. Marie	Révision de la question de l'aphasie：I. La troisième circonvolution frontale gauche ne joue aucun rôle spéciale dans la fonction du langage	岡部春枝・大饗博司
*			4・5	P. Pinel	Traité médico-philosophique sur l'aliénation mentale, ou la manie	濱中淑彦
*			6・8	K. Bonhoeffer	Zur Frage der exogenen Psychosen	小俣和一郎
*			9			
*			10			

年	巻	号	著者	タイトル	翻訳／解説
*		12	E. Esquirol	Des maladies mentales considérées sous les rapports médical, hygiénique et médico-légal	濱中淑彦
1985	27	7・8	K. Wilmanns	Über Morde im Prodromalstadium der Schizophrenie	影山任佐
1986	28	6・7	V. E. von Gebsattel	Zur Psychopathologie der Sucht	下坂幸三
*		8・9	M. Lewandowsky, J. Zutt	Über Apraxie des Lidschlusses/Über die Unfähigkeit, die Augen geschlossen zuhalten. Apraxie des Lidschlusses oder Zwangsblicken?	大橋博司
		10・12	G. Ballet	La psychose hallucinatoire chronique/La psychose hallucinatoire chronique et la désagrégation de la personnalité	三村 將・濱中淑彦
1987	29	6・10	F. Mauz	Die Prognostik der endogenen Psychosen	曽根啓一・植木啓文・高井昭裕・児玉佳也
1988	30	2			
*		8・9	W. von Baeyer	Über konformen Wahn	大橋正和
		11・12	P. J. Möbius	Ueber die Eintheilung der Krankheiten	山岸 洋・波多野利夫・濱中淑彦
*	1989	31	5	R. Asher	Munchausen's Syndorome	加藤佳ংা・飯田 眞
1991	33	2	J. P. Falret	De la folie circulaire, ou forme de maladie mentale caractérisée par l'alternative régulière de la manie et de la mélancolie (1854)	西園マーハ文・濱田秀伯
1992	34	9	H. Claude, A. Borel, G. Robin	Démence précoce, schizomanie et schizophrénies	萩生田晃代・濱田秀伯
1993	35	10・11	G. Zilboorg	Ambulatory Schizophrenias	東 孝博・柏瀬宏隆
1994	36	1・2	M. Friedmann	Beiträge zur Lehre von der Paranoia	茂野良一・佐久間友則・大橋正和
1995	37	9・10	J. Séglas	Des hallucinations (1894)	田中覚郷・濱田秀伯
1998	40	2・3・4	C. Lasègue, J. Falret	La Folie à deux ou folie communiquée	中山道規・柏瀬宏隆・川村智範
		1	A. Cramer	Hallucinationen im Muskelsinn des Sprachapparates	加藤 敏・小林聡幸

精神医学主要文献 年表

(論文名：立体　著書名：イタリック)　　　　　　　　　　〔松下正明　作成〕

年	著者	論文・著書
1798	Pinel, P.	*Nosographie philosophique*
1799	Cabanis, P. J. G.	*Rapports du physique et du moral de l'homme* (-1802)
1801	Pinel, P.	*Traité médico-philosophique sur l'aliénation mentale, ou la manie*
1805	Esquirol, J. E. D.	Les passions considerées comme causes, symptômes et moyens curatifs de l'alienation mentale
1816	Auburtin, E.	Reprise de la discussion sur la forme et le volume du cerveau
1818	Heinroth, F. C. A.	*Lehrbuch der Störungen des Seelenlebens oder der Seelenstörungen und ihrer Behandlung*
1819	Gall, F. J.	*Anatomie et physiologie du système nerveux en général et du cerveau en particulier avec des observations sur la possibilité de reconnaître plusieurs dispositions intellectuelles, et morales de l'homme et des animaux, par la configuration de leurs têtes*
1820	Georget, E.	*De la folie*
1826	Bayle, A. L.	Traité des maladies du cerveau et des ses membranes
1828	Calmeil, L. F.	De la paralysie considérée chez les aliénés
1838	Esquirol, J. E. D.	*Des maladies mentales considerées sous les rapports médical, hygiénique et médico-légal*
1840	Zeller, E. A.	Zweiter Bericht über die Wirksamkeit der Heilanstalt Winnenthal
1842	Morel, B.-A	*Mémoire sur la manie des femmes en couches*
1843	Griesinger, W.	Über psychische Reflexactionen : Mit einem Blick auf das Wesen der psychischen Krankheiten
1845	Griesinger, W.	*Die Pathologie und Therapie der psychischen Krankheiten*
1846	Baillarger, J.	Des hallucinations, des causes qui les produisent et des maladies qu'elles caractérisent
1850	Falret, J.-P.	*Leçons cliniques de médecine mentale* (-1851)
1851	Falret, J.-P.	De la folie circulaire, ou forme de maladie mentale caractérisée par l'alternative régulière de la manie et de la mélancolie
1852	Lasègue, E. C.	Du délire de persécutions
1854	Falret, J.-P.	De la non-existence de la monomanie
1856	Snell, L.	Über Simulation von Geistesstörung

年	著者	論文・著書
1857	Griesinger, W.	*Infektionskrankheiten*
	Morel, B.-A.	*Traité des dégénérescences physiques, intellectuelles et morales de l'espéce humaine*
1858	Bucknill, J. C., Tuke, D. H.	A Manual of Psychological Medicine
1859	Neumann, H.	*Lehrbuch der Psychiatrie*
1860	Morel, B.-A.	*Traité des maladies mentales*
	Maudsley, H.	Edgar Allan Poe
1861	Broca, P.	Perte de la Parole : ramollissement chronique et destruction partielle du lobe antérieur gauche du cerveau
	Broca, P.	Remarques sur le siège de la faculté du langage articulé survies d'une observation d'aphémie
	Trousseau, A.	*Clinique medical de l'Hôtel-Dieu*
1863	Kahlbaum, K. L.	*Die Gruppierung der psychischen Krankheiten und die Einteilung der Seelenstörungen*
1864	Falret, J.-P.	*Des maladies mentales et des asiles d'aliénés, léçons cliniques et considérations générales*
1865	Dax, M.	Lesions de la moitie gauche de l'encephale coïncidant avec l'oubli des signes de la pensée
1866	Maudsley, H.	*Insanity*
1867	Charcot, J.-M.	*Maladies des Vieillards*
	Maudsley, H.	*The Physiology and Pathology of Mind*
	Meynert, T.	*Über die Notwendigkeit und Tragweite einer anatomischen Richtung in der Psychiatrie*
1868	Griesinger, W.	Zur Kenntnis der heutigen Psychiatrie in Deutschland
1871	Hecker, E.	Die Hebephrenie : Ein Beitrag zur klinischen Psychiatrie
	Maudsley, H.	*Insanity and its Treatment*
1873	Lasègue, E. C.	De l'anorexie hystérique
1874	Kahlbaum, K. L.	*Die Katatonie oder das Spannungsirresein : Eine klinische Form psychischer Krankheit*
	Wernicke, C.	*Der aphasiche Symptomenkomplex*
1876	Krafft-Ebing, R. von	*Lehrbuch der gerichtlichen Psychopathologie*
	Lombroso, C.	*L'uomo delinquente*
1877	Krafft-Ebing, R. von	Beiträge zur klinisch-forensischen Diagnostik epileptischer Traum und Dämmerzuztände
	Krafft-Ebing, R. von	Epileptoide Dämmer-und Traumzustände

年	著者	論文・著書
	Lasègue, E. C., Falret, J.	La folie à deux ou folie communiquée
1879	Krafft-Ebing, R. von	Lehrbuch der Psychiatrie
1880	Lasègue, E. C.	Le délire alcoolique n'est pas un délire mais un rêve
1881	Lasègue, E. C.	De l'évolution du délire de persécution
	Ribot, T. A.	Les maladies de la mémoire
	Wernicke, C.	Lehrbuch der Gehirnkrankheiten (-1883)
1883	Kraepelin, E.	Compendium der Psychiatrie
	Pavlov, I. P.	『心臓の遠心性神経の研究』（原文はロシア語）
	Ribot, T. A.	Les maladies de la volonté
1884	Bernheim, H.-M.	De la suggestion dans l'état hypnotique et dans l'état de veille
	Brochard, V. C. L	Croyance et volonté
	Jackson, J. H.	Evolution and Dissolution of the Nervous System (Croonian Lectures, 1884)
	Meynert, T.	Psychiatrie
1885	Gilles de la Tourette, G. E. A.	Etude d'une affection nerveuse caractérisée par de l'incoordination motorice accompagnée d'écholalie et de coprolalie
	Ribot, T. A.	Les maladies de la personnalité
	Ribot, T. A.	Les maladies de la volonté
1886	Bernheim, H.-M.	De la suggestion et de ses applications à la thérapeutique
	Krafft-Ebing, R. von	Psychopathia sexualis
1887	Chaslin, P.	Du rôle du rêve dans l'evolution du délire
	Falret, J.	Du délire chronique
	Jauregg, W. R. von	Über die Einwirkung fieberhafter Erkrankungen auf Psychose
	Korsakow, S. S.	Eine Störung der psychischen Thätigkeit bei alkoholisher Lähmung und ihre Beziehungen zur psychischen Störung bei multipler Neuritis nicht alkoholischen Ursprungs
	Korsakow, S. S.	Ob alkogolnom paralichie
	Kraepelin, E.	Psychiatrie, 2Aufl.
1888	Magnan, V.	Du délire chronique
	Meynert, T.	Über hypnotische Erscheinungen
	Moeli, C.	Über irre Verbrecher
	Ribot, T. A.	La psychologie de l'attention
	Strümpell, A.	Ueber die traumatischen Neurosen
	榊 俶	東京府癲狂院ノ患者統計表及ヒ精神病原因ノ追加
1889	Bergson, H.	Essai sur les données immédiates de la conscience
	Cramer, A.	Hallucinationen im Muskelsinn des Sprachapparates

年	著者	論文・著書
	Freund, C. S.	Ueber optische Aphasie und Seelenblindheit
	Janet, P.	L'automatisme psychologique
	Korsakow, S. S.	Eine psychische Störung combiniert mit multiple Neuritis : Psychosis polyneuritica seu Cerebropathia psychica toxaemica
	Kraepelin, E.	Psychiatrie, 3Aufl.
	Oppenheim, H.	Die traumatischen Neurosen nach den in Nervenklinik der Charité
1890	Baillarger, J.	Recherches sur les maladies mentales
	Kahlbaum, K. L.	Ueber Heboïdophrenie
	Krafft-Ebing, R. von	Der klinische Unterricht in der Psychiatrie
	Lissauer, H.	Ein Fall von Seelenblindheit nebst einem Beitrage zur Theorie derselben
	Séglas, J.	Diagnostic des délires de persécution systématisés
1891	Meynert, T.	Amentia, die Verwirrtheit
	Sérieux, P.	Le délire chronique à évolution systématique et les psychoses dégénérés
1892	Chaslin, P.	La confusion mentale primitive
	Friedmann, M.	Über eine besondere schwere Form von Folgezuständen nach Gehirnerschütterung und über den vasomotorischen Symptomenkomplex bei derselben im Allgemeinen
	Korsakow, S. S.	K voprosy ob "ostrykh" formakh umopomeshatel'stva
	Lombroso, C.	Nouvelle recherches de psychiatrie et d'anthropologie criminelle. Bibliotheque de Philosophie contemporaine
	Magnan, V., Sérieux, P.	Le délire chronique à évolution systématique et les psychoses dégénérés
	Meynert, T.	Populäre-wissenschaftliche Vorträge (gesammelt)
	Pick, A.	Über die Beziehungen der senilen Hirnatrophie zur Aphasie
	榊 俶	癲狂院設立ノ必要ヲ論ズ
1893	Binswanger, O.	Die pathologische Histologie der Grosshirnrinden-Erkrankung bei der allgemeinen progressiven Paralyse
	Kahlbaum, K. L.	Ueber einen Fall von Pseudoparanoia
	Korsakow, S. S.	Kurs psikhiatri
	Kraepelin, E.	Psychiatrie, 4Aufl.
	Magnan, V.	Leçon clinique sur les maladies mentales
	Wernicke, C.	Gesammelte Aufsätze und kritische Referate zur Pathologie des Nervensystems
	榊 俶	狐憑病に就て

年	著 者	論文・著書
1894	Binswanger, O.	Die Abgrenzung der allgemeinen progressiven Paralyse
	Charcot, J. M.	Poliklinische Vorträge (übersetzt von Freud, S.)
	Lombroso, C.	L'uomo di genio
	Oppenheim, H.	Lehrbuch der Nervenkrankheiten
	呉 秀三	『精神病学集要』(-1895)
1895	Freud, S., Breuer, J.	Studien über Hysterie
	Pitres, A.	Etude sur l'Aphasie chez les Polyglottes
	Séglas, J.	Leçons cliniques sur les maladies mentales et nerveuses
	Strümpell, A.	Ueber die Untersuchung, Beurteilung und Behandlung von Unfallkranken
	Ziehen, T	Psychiatrie
1896	Bergson, H.	Matière et mémoire
	Binswanger, O.	Die Pathologie und Therapie der Neurasthenie
	Kraepelin, E.	Psychiatrie, 5Aufl.
	Ribot, T. A.	La psychologie des sentiments
	Séglas, J.	Maladies meniales
	榊 俶	進行性麻痺狂ノ原因
1897	Bonhoeffer, K.	Ein Beitrag zur Lokalisation der choreatischen Bewegungen
	James, W.	The will to believe
	Pavlov, I. P.	消化腺の研究(原文はロシア語)
	呉 秀三	故医科大学教授医学博士榊俶先生之伝
1898	Aschaffenburg G.	Die Katatoniefrage
	Ganser, S. J. M.	Ueber einen eigenartigen hysterischen Dämmerzustand
	Janet, P.	Névroses et idées fixes
	Möbius, P. J.	Ueber die Eintheilung der Krankheiten
	Pick, A.	Beiträge zur Pathologie und pathologischen Anatomie des Centralnervensystems mit Bemerkungen zur normalen Anatomie desselben
	Pitres, A.	L'aphasie amnésique et ses variétés cliniques
1899	Christian, J.	De la démence praécoce des jeunne gens
	Kraepelin, E.	Psychiatrie, 6Aufl.
	Wernicke, C.	Krankenvorstellungen aus der Psychiatrischen Klinik in Breslau, 3Bände
	Wernicke, C.	Über die Klassifikation der Psychosen
1900	Binswanger, O.	Die psychologische Denkrichtung in der Heilkunde
	Freud, S.	Die Traumdeutung
	Hoche, A. E.	Shakespeare und die Psychiatrie

年	著者	論文・著書
	Liepmann, H.	Das Krankheitsbild der Apraxie ("motorische Asymbolie") auf Grund eines Falles von einseitiger Apraxie
	Séglas, J.	Sur les phénoménes dits hallucinations psychiques
	Wernicke, C.	Acute Hallucinose
	Wernicke, C.	*Grundriß der Psychiatrie im klinischen Vorlesungen*
	Wundt, W.	*Die Volkspsychologie*
1901	Bonhoeffer, K.	*Die akuten Geisteskrankheiten der Gewohnheitstrinker*
	Freud, S.	*Zur Psychopathologie des Alltagslebens*
	Pick, A.	Senile Hirnatrophie als Grundlage von Herderscheinungen
	Reacke, J.	Hysterischer Stupor bei Strafgefangenen
1902	Alzheimer, A.	Die Seelenstörung auf arteriosklerotischer Grundlage
	Sérieux, P., Capgras, J.	Les psychose à base d'interprétations délirantes
1903	Ballet, G. (ed.)	*Traité de pathologie mentale*
	Bernheim, H.-M.	*Hypnotisme, suggestion, psychothérapie avec considérations nouvelles sur l'hystérie*
	Cramer, A.	*Gerichtliche Psychiatrie*
	Gaupp, R.	Ueber die Grenzen psychiatrischer Erkenntnis
	Janet, P.	*Les obsessions et la psychasthénie*
	Kraepelin, E.	*Psychiatrie*, 7Aufl. (-1904)
	Vogt, O.	Zur anatomischen Gliederung des Cortex cerebri
1904	Alzheimer, A.	Histologische Studien zur Differentialdiagnose der progressiven Paralyse
	Ballet, G	*Traité de pathologie mentale*
	Bonhoeffer, K.	Der Korsakowsche Symptomenkomplex in seinen Beziehungen zu den verschiedenen Krankheitsformen
	Ganser, S. J. M.	Zur Lehre vom hysterischen Dämmerzustande
	Kraepelin, E.	*Vergleichende Psychiatrie*
	Pick, A.	Zur Symptomatologie der linksseitigen Schläfenlappenatrophie
	Stransky, E.	Zur Lehre von Dementia praecox
1905	Dupré, E.	*La mythomanie*
	Friedmann, M.	Beiträge zur Lehre von der Paranoia
1906	Alzheimer, A.	Über einen eigenartigen, schweren Erkrankungsprozess der Hirnrinde
	Binder, H.	Die psychopathischen Dauerzustände und die abnormen seelischen Reaktionen und Entwicklungen

年	著者	論文・著書
	Bleuler, E.	Freud'sche Mechanismen in der Symptomatologie von Psychosen
	Fischer, O.	Presbyophrenie
	Marie, P.	Révision de la question de l'aphasie : l'aphasie de 1861à 1866 ; essai de critique historique sur la genèse de la doctrine Broca
	Pick, A.	Über einen weiteren Symptomenkomplex im Rahmen der Dementia senilis, bedingt durch umschriebene stärkere Hirnatrophie
	Wernicke, C.	*Grundriss der Psychiatrie*, 2Aufl.
	Wilmanns, K.	Zur Psychopathologie der Landstreicher
1907	Adler, A.	*Studie über Minderwertigkeit von Organen*
	Bergson, H.	*L'Evolution créatrice*
	Bonhoeffer, K.	Klinische Beiträge zur Lehre von den Degenerationspsychosen
	Lewandowsky, M.	Über Apraxie des Lidschlusses
	Siefert, K.	*Über die Geistesstörungen der Haft*
	Vogt, O.	Über die myelogenetische Gliederung des Cortex cerebri
	Wilmanns, K.	Zur Differentialdiagnostik der funktionellen Psychosen
1908	Aschaffenburg, G.	*Schwurgerichte und Schöffengerichte*
	Birnbaum, K.	*Psychosen mit Wahnbildungen und wahnhaften Einbildungen bei Degenerativen*
	Bleuler, E.	Die Prognose der Dementia praecox（Schizophreniegruppe）
	Bleuler, E.	Komplexe und Krankheitsursachen bei Dementia praecox
	Wilmanns, K.	*Über Gefängnispsychosen*
1909	Bálint, R.	Seelenlähmung des Schauens, optische Ataxie, räumliche Störung der Aufmerksamkeit
	Birnbaum, K.	Simulation und vorübergehende Krankheitszustände auf degenerativem Boden
	Bonhoeffer, K.	Zur Frage der exogenen Psychosen
	Janet, P.	*Les névroses*
	Jaspers, K.	Heimweh und Verbrechen
	Kraepelin, E.	*Psychiatrie*, 8Aufl.（& 1910, 1913, 1915）
	Rüdin, E.	*Über die klinischen Formen der Seelenstörungen bei zu lebenslänglicher Zuchthausstrafe Verurteilten*
	Sérieux, P., Capgras, J.	Les folie raisonnantes. Le délire d'interprétation
1910	Bonhoeffer, K.	*Die symptomatischen Psychosen im Gefolge von akuten Infektionen und inneren Erkrankung*

年	著者	論文・著書
	Dupré, E., Logre, B.	Les délires d'imagination
	Gaupp, R.	Über paranoische Veranlagung und abortive Paranoia
	Klages, L.	*Prinzipien der Charakterolgie*
	Meyer, A.	The Dynamic Interpretation of Dementia Praecox
1911	Alzheimer, A.	Über eigenartige Krankheitsfälle des späteren Alters
	Ballet, G.	La psychose hallucinatoire chronique
	Bernheim, H.-M.	*De la suggestion*
	Bleuler, E.	*Dementia Praecox oder Gruppe der Schizophrenien*
	Bleuler, E.	Psychoanalyse Freuds. Verteidigung und Kritische Bemerkungen
	Gaupp, R.	Über den Begriff der Hysteric
	Jung, C. G.	*Wandlungen und Symbole der Libido*
	Kleist, K.	Die Streitfrage der akuten Paranoia
	Kleist, K.	Die klinische Stellung der Motilitätpsychosen
1912	Bleuler, E.	Das autistische Denken
	Bonhoeffer, K.	*Die Psychose im Gefolge von akuten Infektionen, Allgemeinerkrankungen und inneren Erkrankung*
	Capgras, J.	Délire d'imagination symptomatique
	Chaslin, P.	*Eléments de sémiologie et clinique mentale*
	Freud, S.	Totem und Tabu (-1913)
	Hoche, A. E.	Die Bedeutung der Symptomenkomplexe in der Psychiatrie
	Schröder, P.	Intoxikationspsychosen
1913	Ballet, G.	La psychose hallucinatoire chronique et désagrégation de la personnalité
	Blondel, C.	*La conscience morbide*
	Hoche, A. E.	Ueber den Wert der "Psychoanalyse"
	Jaspers, K.	Kausale und "verständliche" Zusammenhänge zwischen Schicksal und Psychose bei der Dementia praecox (Schizophrenie)
	Jaspers, K.	*Allgemeine Psychopathologie*
	Klages, L.	*Ausdrncksbewegung und Gestaltungskraft*
	Pick, A.	*Die agrammatischen Sprachstörungen*
	Specht, G.	Zur Frage der exogenen Schädigungstypen
	Stern, F.	Beiträge zur Klinik hysterischer Situationspsychosen
	林　道倫	麻痺性痴呆大脳皮質に於ける鉄反応の組織学的研究
1914	Babinski, J.	Contribution à l'étude des troubles mentaux dans l'hémiplégie organique cérébrale (&1918, 1923)

精神医学主要文献 年表 509

年	著者	論文・著書
	Birnbaum, K.	*Die Psychopathischen Verbrecher*
	Bleuler, E.	*Die Ambivalenz*
	Freud, S.	*Zur Geschichte der psychoanalytischen Bewegung*
	Gaupp, R.	*Zur Psychologie des Massenmords：Hauptlehrer Wagner von Degerloch*
	Ribot, T. A.	*Essai sur l'imagination créatrice*
	Ribot, T. A.	*La vie inconsciente et les mouvements*
	Schilder, P.	*Selbstbewußtsein und Persönlichkeitsbewußtsein*
	呉　秀三	『箕作阮甫』
	三宅鑛一	『白痴及び低能児』
1915	Binswanger, O.	*Lehrbuch der Psychiatrie*
	Gaupp, R.	*Die Klassifikation in der Psychopathologie*
	Schröder, P.	*Von den Halluzinationen*
1916	Bleuler, E.	*Lehrbuch der Psychiatrie*
1917	Bonhoeffer, K.	*Die exogenen Reaktionstypen*
	Economo, B. C. von	*Die Encephalitis lethargica*
	Kraepelin, E.	*Hundert Jahre Psychiatrie. Ein Beitrag zur Geschichte der menschlichen Gesittung*
	Pick, A.	*Zur Verständnis des sogenannten Vorbeiredens in hysterischen Dämmerzuständen*
1918	Birnbaum, K.	*Psychische Verursachung seelischer Störungen und die psychisch bedingten abnormen Seelenvorgänge*
	Capgras, J.	*Le délire d'interprétation*
	Kretschmer, E.	*Der sensitive Beziehungswahn*
	今村新吉	喜劇と妄想
	呉　秀三	精神病者私宅監置ノ実況及ビ其統計的観察
1919	Janet, P.	*Les médications psychologique*
	Jauregg, W. R. von	*Über die Einwirkung der Malaria auf die progressive Paralyse*
	Klages, L.	*Traumbewußtsein*
	Kretschmer, E.	*Über psychogene Wahnbildung bei traumatischer Hirnschwäche*
	Raecke, J.	*Lehrbuch der gerichtlichen Psychiatrie*
	Schneider, K.	*Reine Psychiatrie, symptomatische Psychiatrie und Neurologie*
	Binding, K., Hoche, A.	*Die Freigabe der Vernichtung lebensunwerten Lebens*
	Birnbaum, K.	*Psychopathologische Dokumente*
	Clérambault G. de, Porcher, Y.	*Automatisme mental et scission du moi*

年	著　者	論文・著書
	Clérambault, G. de	Automatisme mental
	Creutzfeldt, H. C.	Über eine eigenartige Erkrankung des Zentralnervensystems（Vorläufige Mitteilung）
1920	Gaupp, R.	Der Fall Wagner. Eine Katamnese, zugleich ein Beitrag zur Lehre von der Paranoia
	Kraepelin, E.	Die Erscheinungsformen des Irreseins
	Schröder, P.	Degeneratives Irresein und Degenerationpsychosen
	Vogt, O., Vogt, C.	*Zur Lehre der Erkrankung des striären Systems*
1921	Birnbaum, K.	*Kriminalpsychopathologie und psychobiologische Verbrecherkunde*
	Clérambault, G. de	Érotomanie
	Clérambault, G. de	Coexistence de deux délires : Persécution et érotomanie
	Clérambault, G. de	Les délires passionnels ; Érotomanie revendication, jalousie
	Gaupp, R.	Die dramatische Dichtung eines Paranoikers über den Wahn
	Jung, C. G.	*Psychologische Typen*
	Kirchhoff, Th.	*Deutsche Irrenärzte*, 2 Bände（& 1924）
	Kleist, K.	Autochthone Degenerationspsychosen
	Kretschmer, E.	*Körperbau und Charakter. Untersuchung zum konstitutionelle Problem und Lehre von den Temperament*
	Schneider, K.	Die Schichtung des emotionalen Lebens und der Aufbau der Depressionszustände
	Schneider, K.	Der Krankheitsbegriff in der Psychiatrie
	三宅鑛一	伴狂性精神病 Simulationspsychose に就て
	森田正馬	『神経質及神経衰弱症の療法』
1922	Gruhle, R.	*Psychiatrie für Ärzte*
	Gruhle, R.	Psychologie des Abnormen
	Hoffmann, H.	*Vererbung und Seelenleben*
	Jaspers, K.	*Strindberg und van Gogh*
	Kretschmer, E.	*Medizinische Psychologie*
	Lange, J.	*Katatonische Erscheinungen im Rahmen manischer Erkrankungen*
	Pick, A.	Störung der Orientierung am eigenen Körper −Beitrag zur Lehre von Bewußtsein des eigenen Körpers−
	Raecke, J.	Das Vorbeihalluzinieren, ein Beitrag zum Verständnis des Krankheitssymptoms des Vorbeiredens
	Schröder, P.	Degenerationspsychosen und Dementia praecox
	森田正馬	『精神療法講義』

年	著　者	論文・著書
1923	Birnbaum, K.	*Der Aufbau der Psychose, Grundzüge der psychiatrischen Strukturanalyse*
	Capgras, J., Reboul-Lachaux, J.	L'illusion des ≪Sosies≫ dans un délire systematisé chronique : présentation de malade
	Claude, H., Borel, A., Robin, G.	Considérations sur la constitution schizoïde et la constitution paranoïaque
	Gans, A.	Betrachtungen über Art und Ausbreitung des Krankhaften Prozesses in einem Fall von Pickscher Atrophie des Stirnhirns
	Jakob, A.	*Die Extrapyramidalen Erkrankung*
	Pavlov, I. P.	『条件反射による動物の高次神経活動（行動）の客観的研究の20年』（原文はロシア語）
	Schneider, K.	*Die psychopathischen Persönlichkeiten*
	呉　秀三，下田光造	On the brain of dementia praecox
	呉　秀三	『呉氏医聖堂叢書』
	植松七九郎	On the pathology of senile psychosis. The differential diagnostic significance of Redlich-Fischer's miliary plaques
1924	Bumke, O.	Zur Frage der funktionellen Psychosen
	Claude, H., Borel, A., Robin, G.	Démence précoce, schizomanie et schizophrénie
	林　道倫	Einige wichtige Tatsachen aus der ontogenetischen Entwicklung des menschlichen Kleinhirns
1925	Gelb, A., Goldstein, K.	Über Farbennamenamnesie -nebst Bemerkungen über das Wesen der amnestischen Aphasie überhaupt und die Beziehung zwischen Sprache und dem Verhalten zur Umwelt（Psychologische Analysen hirnpathologischer Fälle, X）
	Economo, B. C. von	*Die Cytoarchitektonik der Grosshirnrinde des erwachsenen Menschen*
	Economo, B. C. von	*Ueber den Schlaf*
	Kleine, W.	Periodische Schlafsucht
	Lange, J.	Über die Paranoia und die paranoische Veranlagung
	Minkowski, E.	La notion de schizophrénie
	Simon, H.	*Die aktivere Krankenbehandlung in der Irrenanstalt*
	Straus, E.	Wesen und Vorgang der Suggestion
1926	Gaupp, R., Mauz, F.	Krankheitseinheit und Mischpsychosen
	Janet, P.	*De l'angoisse à l'extase* (-1927)
	Klages, L.	*Die Grundlagen der Charakterkunde*
	Kleist, K.	*Episodische Dammerzustände*

年	著　者	論文・著書
	Malinowski, B.	Crime and Custom in Savage Society
	Minkowski, E.	Bergson's Conceptions as applied to Psychopathology
	Onari, K., Spatz, H.	Anatomische Beiträge zur Lehre von der Pickschen umschriebenen Grosshirnrinden Atrophie（Picksche Krankheit）
	Pavlov, I. P.	『大脳両半球の働きに就いての講義』（原文はロシア語）
	Riese, W.	Vincent van Gogh in der Krankheit
	Schröder, P.	Über Degenerationspsychosen（Metabolische Erkrankungen）
	呉　秀三	『シーボルト先生　其生涯及功績』
	森田正馬	『神経衰弱及脅迫観念の根治法』
	大成　潔, Spatz, H.	Anatomische Beiträge zur Lehre von der Pickschen umschriebenen Grosshirnrinden-Atrophie
1927	Adler, A.	Menschenkenntnis（& 1929）
	Economo, B. C. von	Zehn Vorlesungen über den Zellaufbau der Grosshirnrinde des Menschen
	Gerstmann, J.	Fingeragnosie -Eine umschriebene Störung der Orientierung am eigenen Körper/ Fingeragnosie und isolierte Agraphie : ein neues Syndrom
	Heidegger, M.	Sein und Zeit
	Kraepelin, E., Lange, J.	Psychiatrie,（9Aufl.）
	Lange, J.	Die Paranoiafrage
	Minkowski, E.	Le sentiment d'influence
	Minkowski, E.	La schizophrénie
	Minkowski, M.	Klinischer Beitrag zur Aphasie bei polyglotten, speziell im Hinblick aufs Schweizerdeutsche
	Schneider, K.	Die abnormen seelischen Reaktionen
	Simon, H.	Aktivere Krankenbehandlung in der Irrenanstalt（-1929）
	Weizsäcker, V. von	Über medizinische Anthropologie
	Wilmanns, K.	Die sogenannte verminderte Zurechnungsfähigkeit als zentrales Problem der Entwurfe zu einem deutschen Strafgesetzbuch
	下田光造	癲癇の病理
	今村新吉	精神分離症の心理学的説明原理としての社会的本能欠陥
	三宅鑛一	『精神測定法』
1928	Binswanger, L.	Lebensfunktion und innere Lebensgeschichte
	Gebsattel, V. E. von	Zeitbezogenes Zwangsdenken in der Melancholie
	Kleist, K.	Über zykloide, paranoide und epileptoide Psychosen und über die Frage der Degenerationspsychosen

年	著者	論文・著書
	Lange-Eichbaum, W.	*Genie, Innsinn und Ruhm*
	Schneider, K.	*Zur Einführung in die Religionspsychopathologe*
	Schneider, K.	*Störungen des Gedächtnisses*
	Straus, E.	*Das Zeiterlebnis in der Depression und in der psychopathischen Verstimmung*
	森田正馬	『神経質ノ本態及療法』
	内村祐之	*Ueber die Gefässversorgung des Ammonshornes*
	内村祐之	*Zur Pathogenese der örtlich elektiven Ammonshornerkrankung*
	尼子富士郎	老齢者の生理及び病理研究
1929	Berger, H.	*Über das Elektrenkephalogramm des Menschen*
	Berze, J., Gruhle, H. W.	*Psychologie der Schizophrenie*
	Economo, B. C. von	*Die Encephalitis lethargica, ihre Nachkrankheiten und ihre Behandlung*
	Economo, B. C. von	*Der Zellaufbau der Grosshirnrinde und der progressive Cerebration*
	Gruhle, R.	*Psychologie der Schizophrenie*
	Klages, L.	*Der Geist als Widersacher der Seele*（-1932）
	Kretschmer, E.	*Geniale Menschen*
	Scheler, M.	*Philosophische Weltanschauung*
	今村新吉	ヒステリーに就て
1930	Adler, A.	*Praxis und Theorie der Individualpsychologie*
	Binswanger, L.	*Traum und Existenz*
	Mauz, F.	*Prognostik der endogenen Psychosen*
	Schneider, C.	*Die Psychologie der Schizophrenie*
	Storch, A.	*Die Welt der beginnenden Schizophrenie und die archaische Welt*
	三宅鑛一	『責任能力；精神病学より見たる』
1931	Kunz, H.	*Die Grenze der psychopathologischen Wahninterpretationen*
1932	Baeyer, W. R. von	*Über konformen Wahn*
	Bergson, H.	*Les deux sources de la morale et de la religion*
	Janet, P.	*Les sentiments dans le délire de persécution*
	Jaspers, K.	*Philosophie*
	Lacan, J.	*De la psychose paranoïaque dans ses rapports avec la personnalité*
	Mayer-Gross, W.	*Die Klinik der Schizophrenie*
	林 道倫	*Zur Geschichte der epidemischen Encephalitis in Japan*

年	著者	論文・著書
	三宅鑛一	『精神病学提要』
1933	Binswanger, L.	Über Ideenflucht
	Freud, S.	Neue Folge der Vorlesungen zur Einfürung in die Psychoanalyse
	Minkowski, E.	Le temps vécu
1934	Ey, H.	Hallucinations et délires
	Goldstein, K.	Der Aufbau des Organismus
	Hoche, A. E.	Handbuch der gerichtlichen Psychiatrie
	Kleist, K.	Gehirnpathologie
	Stauder, K. H.	Die tödliche Katatonie
	林　道倫	Übertragung des Virus von Encephalitis epidemica auf Affen
	辻山義光	老人斑ノ病理組織学的研究補遺
1935	Binder, H.	Über alkoholische Rauschzustände
	Gebsattel, V. E. von	Zur Psychopathologie der Phobien
	尼子富士郎	『老年者の生理及病理概論』
1936	Dugas, L.	Sur la dépersonnalisation
	Ey, H.	Essai d'application des principles de H. Jackson à une conception dynamique de la Neuro-Psychiatrie
	Klages, L.	Grundlegung der Wissenschaft vom Ausdruck
	Levin, M.	Periodic somnolence and morbid hunger : a new syndrome
	Minkowski, E.	Vers une cosmologie
	Rothschild, D.	A clinicopathologic study of Alzheimer's disease ; Relationship to senile conditions
	Straus, E.	Geschehnis und Erlebnis
	丸井清泰	『精神病学』
1937	Gebsattel, V. E. von	Zur Frage der Depersonalisation—Ein Beitrag zur Theorie der Melancholie—
	Mauz, F.	Die Veranlagung zu Krampfanfällen
	Wyrsch, J.	Über "Mischpsychosen"
	三宅鑛一	『精神鑑定例』
1938	Cerletti, U., Bini, L.	L'elettroshock
	Gaupp, R.	Krankheit und Tod des paranoischen Massenmörders Hauptlehrer Wagner. Eine Epikrise
	Gebsattel, V. E. von	Die Welt des Zwangskranken
	Schipkowensky, N.	Schizophrenie und Mord
	Spatz, H.	Die systematischen Atrophien. Eine wohlgekennzeichnete Gruppe der Erbkrankheiten des Zentralnervensystems

年	著者	論文・著書
	Vogt, O., Vogt, C.	Sitz und Wesen der Krankheiten im Lichte der topistischen Hirnforschung und des Varierens der Tiere
	内村祐之, 秋元波留夫, 石橋俊実	あいぬノいむニ就イテ（あいぬノ精神医学的研究, 第1報）
1939	Freud, S.	Der Mann Moses und die Monotheistische Religion
	Gebsattel, V. E. von	Die Störungen des Werdens und des Zeiterlebens im Rahmen psychiatrischer Erkrankungen
	Sullivan, H. S.	*Conceptions of Modern Psychiatry* (& 1941, 1947)
	安河内五郎, 向笠広次	精神分離症ノ電撃痙攣療法ニツイテ
	島崎敏樹	人間的分化機能の喪失を来した癲癇痙攣性脳損傷例
	内村祐之, 長与又郎, 西丸四方	『傑出人脳の研究』
1940	Bini, L.	La tecnica e le manifestazioni dell'elettroshock
	Cerletti, U.	L'Elettroshock
	Kretschmer, E.	Das apallische Syndrom
	Wilmanns, K.	Über Morde im Prodromalstadium der Schizophrenie
	内村祐之, 秋元波留夫, 菅 修ほか	東京府下八丈島住民の比較精神医学的併びに遺伝病理学的研究
1941	Bürger-Prinz, H.	Schizophrenie und Mord
	Cairns, H., Oldfield, R. C., Pennybacker, J. B., Whitteridge, D.	Akinetic Mutism with an Epidermoid Cyst of the 3rd Ventricle
	Kunz, H.	Die anthropologische Betrachtungsweise in der Psychopathologie
	Rümke, H. C.	Het kernsymptoom der Schizophrenie en het "praecoxgevoel"
	Zilboorg, G.	Ambulatory schizophrenias
	Zilboorg, G.	*The History of Medical Psychology*
	下山光造	躁鬱病の病前性格に就いて
1942	Binswanger, L.	*Grundformen und Erkenntnis menschlichen Daseins*
	Delay, J.	*Les dissolutions de la mémoire*
	Gaupp, R.	Die Lehre von der Paranoia
	Kunz, H.	Zur Theorie der Perversion
	林 道倫	精神分裂病の病理解剖
	内村祐之, 諏訪 望, 岡田敬蔵	東京府下三宅島住民の比較精神医学的並びに遺伝病理学的研究
	満田久敏	精神分裂病の遺伝臨床的研究

年	著者	論文・著書
	Kanner, L.	Autistic Disturbances of Affective Contact
1944	Jung, C. G.	*Psychologie und Alchemie*
1946	Jung, C. G.	*Zur Psychologie der Ubertragung*
	Kunz, H.	*Die anthropologische Bedeutung der Phantasie*
	Schneider, K.	*Beiträge zur Psychiatrie*
1947	Luria, A. R.	『外傷性失語症』（原文はロシア語）
	Schneider, K.	Der Aufbau der körperlich begründbaren Psychosen
	Vogt, O., Vogt, C.	Morphologische Gestaltungen unter normalen und pathologischen Bedingungen
1948	Ey, H.	*Etudes Psychiatriques*（& 1950, 1954）
	Gebsattel, V. E. von	Zur Psychopathologie der Sucht
	Gruhle, R.	*Verstehende Psychologie*
	Jung, C. G.	*Über die psychische Energetik und das Wesen der Träume*
	今村新吉	『精神病理学論稿』
1949	Janzarik, W.	Die Paranoia
	Kanner, L.	Problems of nosology and psychodynamics in early infantile autism
	Kretschmer, E.	*Psychotherapeutische Studien*
	内村祐之	性格学と双生児研究
1950	Ey, H.	*Etude psychiatrique*
	Guiraud, P.	*Psychiatrie Générale*
	Jaspers, K.	*Vernunft und Existenz*
	Jung, C. G.	*Gestaltungen des Unbewussten*
	Schneider, K.	Klinische Psychopathologie
	Zutt, J.	Über die Unfähigkeit, die Augen geschlossen zuhalten. Apraxie des Lidschlusses oder Zwangsblicken?
	林 道倫	精神分裂病の研究
1951	Asher, R.	Munchausen's Syndrome
	Scholz, W.	*Die Krampfschädigungen des Gehirns*
1952	Benedetti, G.	*Die Alkoholhalluzinosen*
	Schneider, K.	*Psychiatrie heute*
	Schneider, K.	Über den Wahn
	Sullivan, H. S.	*Interpersonal Theory of Psychiarty*
	内村祐之，白木博次	Zur Gehirnpathologie der Atombombenschädigungen
1953	Kleist, K.	Die Gliederung der neuropsychischen Erkrankungen
	Weitbrecht, H. J.	Offene Probleme bei affektiven Psychosen
	満田久敏	内因性精神病の遺伝臨床的研究

年	著者	論文・著書
1954	Baeyer, W. R. von	Über Freiheit und Verantwortlichkeit der Geisteskranken
	Ey, H.	Etudes psychiatriques
	Gebsattel, V. E. von	Prolegomena einer medizinischen Anthropologie
	Huber, G.	Zur nosologischen Differenzierung lebensbedrohlicher katatoner Psychosen
	Jung, C. G.	Von den Wurzeln des Bewusstseins
1955	Baeyer, W. R. von	Der Begrifff der Begegnung in der Psychiatrie
	Gruhle, R.	Gutachtentechnik
	Janz, D.	Anfallsbild und Verlanfsform epileptischer Erkrankungen
1956	Binswanger, L.	Drei Formen Missgluckten Daseins
	Kanner, L., Eisenberg, L.	Early infantile autism 1943-1955
	Kolle, K.	Große Nervenärzte, 3Bände (& 1959, 1963)
	Straus, E.	Vom Sinn der Sinne, 2Aufl.
	Sullivan, H. S.	Clinical Study of Psychiatry
	内村祐之	双生児の研究
1957	Ackerknecht, E. H.	Kurze Geschichte der Psychiatrie
	Binswanger, L.	Schizophrenie
	Kolle, K.	Die Wahnkranke im Licht alter und neuer Psychopathologie
	Leonhard, K.	Aufteilung der endogenen Psychosen
	Pauleikhoff, B.	Atypische Psychosen
1959	Baruk, H.	Traité de Psychiatrie
	Bilz, R.	Trinker
	Janzarik, W.	Dynamische Grundkionstellationen in endogenen Psychosen
1960	Binswanger, L.	Melancholie und Manie
	Ey, H.	Manuel de Psychiatrie
	Weitbrecht, H. J.	Depresive und Manische endogene Psychosen
1961	Foucault, M.	Histoire de la folie
	Kretschmer, E.	Hysterie, Reflex und Instikt
	Wieck, H.	Zur Klinischen Stellung des Durchgangs-Syndrome
1962	Jung, C. G.	Erinnerungen, Träume, Gedanken
	Luria, A. R.	『人間の高次皮質機能』(原文はロシア語)
	Sullivan, H. S.	Schizophrenia as a Human Process
1963	Ey, H.	Conscience
	Jaspers, K.	Gesammelte Schriften zur Psychopathologie
	Luria, A. R.	『人間の脳と心理過程』(原文はロシア語)
	Straus, E., Zutt, J.	Die Wahnwelten (Endogene Psychosen)

年	著者	論文・著書
	Weitbrecht, H. J.	*Psychiatrie im Grundriß*
	神谷美恵子	限界状況における人間の存在
	辻山義光	『特発性脳萎縮』
1964	Baeyer, W. R. von., Häfner, H., Kisker, K. P.	*Psychiatrie der Verfolgten*
	Binder, H.	*Die Urteilsfähigkeit in psychologischer, psychiatriatrischer und juristischer Sicht*
	Sullivan, H. S.	Fusion of Psychiatry and Social Sciences
1965	千谷七郎	Paranoiafrage について
1966	Foucault, M.	*Maladie mentale et psychologie*
	Gajdusek, D. C., Gibbs, C. J., Alpers, M.	Experimental transmission of a kuru-like syndrome to chimpanzees
	Minkowski, E.	*Traité de psychopathologie*
	Pauleikhoff, B.	Die paranoid-halluzinatorische Psychose im 4, Lebensjahrzehnt
	Tellenbach, H.	Zur Phänomenologie der Verschränkung von Anfallsleiden und Wesensänderung beim Epileptiker
	神谷美恵子	『生きがいについて』
1968	Janzarik, W.	*Schizophrene Verläufe*
	内村祐之	『わが歩みし精神医学の道』
1969	Huber, G.	*Schizophrenie und Zyklothymie, Ergebnisse und Probleme*
	Janz, D.	*Die Epilepsien*
1970	Ellenberger, H. F.	The Discovery of the Unconscious
1971	Bürger-Prinz, H.	*Ein Psychiater berichtet*
	Kanner, L.	Followup Study of eleven autistic children originally reported in 1943
	神谷美恵子	『人間をみつめて』
1972	Sullivan, H. S.	Personal Psychopathology
	内村祐之	『精神医学の基本問題』
1973	Ey, H.	*Traité des Hallucinations*
1974	Luria, A. R.	『記憶の神経心理学』（原文はロシア語）
1975	Luria, A. R.	『神経言語学の基本問題』（原文はロシア語）
1975	笠原 嘉, 木村 敏	うつ状態の臨床的分類に関する研究
1979	Luria, A. R.	『意識と言語』（原文はロシア語）

総　目　次（第Ⅰ―Ⅳ巻）

第Ⅰ巻　「精神医学総論」

1　W. グリージンガー　精神的反射作用について――精神疾患の本質瞥見
　　翻訳・解説　柴田収一　　　　　　　　　　　　　　　　　　　　　　3
2　J. H. ジャクソン　神経系の進化と解体
　　翻訳　越賀一雄，船津　登，清水鴻一郎，角南　健／解説　越賀一雄　　42
3　A. クラマー　発声器官の筋感幻覚
　　翻訳　加藤　敏，小林聡幸／解説　小林聡幸，加藤　敏　　　　　　　112
4　S. コルサコフ　Wahnsinn の急性形に関する問題について
　　翻訳・解説　今泉恭二郎　　　　　　　　　　　　　　　　　　　　125
5　J. セグラ　幻　　覚
　　翻訳　田中寛郷，濱田秀伯／解説　濱田秀伯　　　　　　　　　　　153
6　P. ジャネ　強迫症と精神衰弱――心理現象の階層的秩序
　　翻訳・解説　髙橋　徹　　　　　　　　　　　　　　　　　　　　　178
7　E. ブロイラー　精神病の症状のなかにみられるフロイト機制
　　翻訳・解説　下坂幸三　　　　　　　　　　　　　　　　　　　　　201
8　A. ホッヘ　精神医学における症状群の意義について
　　翻訳・解説　下坂幸三　　　　　　　　　　　　　　　　　　　　　222
9　L. クラーゲス　夢意識について　第Ⅱ部　夢のなかの覚醒意識
　　翻訳・解説　千谷七郎　　　　　　　　　　　　　　　　　　　　　240
10　E. クレペリン　精神病の現象形態
　　翻訳・解説　臺　　弘　　　　　　　　　　　　　　　　　　　　　305
11　G. ドゥ・クレランボー　精神自動症と自我分裂
　　翻訳　髙橋　徹，中谷陽二／解説　髙橋　徹　　　　　　　　　　　338
12　E. ミンコフスキー　精神病理学に適用されたベルグソンの思想
　　翻訳・解説　越賀一雄　　　　　　　　　　　　　　　　　　　　　356
13　K. ビルンバウム　精神疾患の構成
　　翻訳・解説　千谷七郎　　　　　　　　　　　　　　　　　　　　　381
14　H. クンツ　精神病理学における人間学的考察方法
　　翻訳・解説　関　忠盛，宮本忠雄　　　　　　　　　　　　　　　　412
15　R. アッシャー　ミュンヒハウゼン症候群
　　翻訳・解説　加藤佳彦，飯田　眞　　　　　　　　　　　　　　　　467
　　現代精神医学の歴史的意義　主体と客体の相克―あとがきにかえて―　　483
　『精神医学』「古典紹介」掲載論文一覧／精神医学主要文献　年表／総目次／人名総索引

第Ⅱ巻　「統合失調症・妄想」

1　統合失調症

1　E. ヘッカー　破瓜病――臨床精神医学への一寄与
　　翻訳・解説　赤田豊治　　　　　　　　　　　　　　　　　　　　　　4

2　K. L. カールバウム　緊張病──精神疾患の一臨床類型
　　　翻訳・解説　迎　　豊，市川　潤，佐藤時治郎　　　　　　　　　　　41
3　K. L. カールバウム　類破瓜病について
　　　翻訳　浅井昌弘／解説　保崎秀夫　　　　　　　　　　　　　　　　75
4　A. マイヤー　早発性痴呆の力動的解釈
　　　翻訳　西丸四方，大原　貢／解説　西丸四方　　　　　　　　　　　93
5　Ph. シャラン　不統一精神病暫定群
　　　翻訳・解説　小泉　明　　　　　　　　　　　　　　　　　　　　122
6　H. クロード，A. ボレル，G. ロバン　早期痴呆と類分裂病，分裂病
　　　翻訳　丹生谷（萩生田）晃代，濱田秀伯／解説　濱田秀伯　　　　215
7　K. シュタウダー　致死性緊張病
　　　翻訳・解説　伊東昇太　　　　　　　　　　　　　　　　　　　　233
8　G. ジルボーグ　アンビュラトリィ・スキゾフレニア
　　　翻訳　東　孝博，柏瀬宏隆／解説　柏瀬宏隆，東　孝博　　　　　259

2　妄　　想

1　C. ラセーグ　被害妄想について
　　　翻訳　髙橋　徹，影山任佐／解説　髙橋　徹　　　　　　　　　　282
2　C. ラセーグ，J. ファルレ　二人組精神病あるいは伝達精神病
　　　翻訳　中山道規，柏瀬宏隆，川村智範
　　　解説　柏瀬宏隆，中山道規，川村智範　　　　　　　　　　　　　306
3　J. カプグラ　解釈妄想病
　　　翻訳・解説　影山任佐　　　　　　　　　　　　　　　　　　　　342
4　G. バレ　慢性幻覚精神病／慢性幻覚精神病および人格の解体
　　　翻訳　三村　將，濱田秀伯／解説　濱田秀伯　　　　　　　　　　378
5　M. フリードマン　パラノイア学説への寄与
　　　翻訳　茂野良一，佐久間友則，大橋正和／解説　茂野良一，大橋正和　408
6　J. カプグラ，J. ルブル＝ラショー　慢性系統性妄想における「瓜二つ」の錯覚
　　　翻訳・解説　大原　貢　　　　　　　　　　　　　　　　　　　　433
7　P. ジャネ　迫害妄想における諸感情
　　　翻訳　加藤　敏，宮本忠雄／解説　加藤　敏　　　　　　　　　　455
8　W. フォン・バイヤー　同形妄想について
　　　翻訳・解説　大橋正和　　　　　　　　　　　　　　　　　　　　498
9　G. ドゥ・クレランボー　ふたつの妄想の共存──被害妄想と恋愛妄想
　　　翻訳・解説　髙橋　徹，中谷陽二　　　　　　　　　　　　　　　537
　あとがき──解釈妄想病と kraepelin の Paranoia の変遷過程の分析──　599
　＜Kraepelin 疾病分類変遷表＞

第Ⅲ巻　「神経心理学／脳器質性疾患・外因精神病」

1　神経心理学

1　P. ブローカ　話し言葉の喪失──大脳の左前葉の慢性軟化と部分的破壊
　　　翻訳・解説　杉下守弘　　　　　　　　　　　　　　　　　　　　　4
2　T. リボー　記憶の病
　　　翻訳　渡辺俊三，小泉　明，佐藤時治郎

　　　　解説　渡辺俊三，小泉　明，北條　敬，田崎博一　　　　　　　　　　　　　　　21
　3　A. ピートル　博言家の失語症についての研究
　　　　翻訳　渡辺俊三，佐藤時治郎，一之瀬正興／解説　渡辺俊三，佐藤時治郎　　　　56
　4　R. バリント　「注視」の精神麻痺，視覚失調，空間性注意障害
　　　　翻訳　森岩　基，石黒健夫／解説　石黒健夫　　　　　　　　　　　　　　　　93
2　脳器質性疾患・外因精神病
　1　S. コルサコフ　多発神経炎に合併する精神障害
　　　　　　　　　　──多発神経炎性精神障害または中毒性精神病性脳障害
　　　　翻訳・解説　池田久男　　　　　　　　　　　　　　　　　　　　　　　　　132
　2　C. ヴェルニッケ　急性幻覚症
　　　　翻訳　影山任佐，中田　修／解説　中田　修　　　　　　　　　　　　　　　143
　3　A. ピック　病巣症状を基礎とした老人性脳萎縮
　　　　翻訳・解説　山縣　博　　　　　　　　　　　　　　　　　　　　　　　　　161
　4　K. ボンヘッファー　外因性精神病の問題について
　　　　翻訳・解説　小俣和一郎　　　　　　　　　　　　　　　　　　　　　　　　170
　5　K. ボンヘッファー　外因反応型
　　　　翻訳・解説　仲村禎夫　　　　　　　　　　　　　　　　　　　　　　　　　181
　6　W. フォン・ヤウレック　進行麻痺に対するマラリアの効果について
　　　　翻訳・解説　大塚俊男　　　　　　　　　　　　　　　　　　　　　　　　　199
　7　H.G. クロイツフェルト　中枢神経系の独特な一巣性疾患について（暫定的報告）
　　　　翻訳　横井　晋，割田　宏／解説　横井　晋　　　　　　　　　　　　　　　214
　8　W. クライネ　周期嗜眠症
　　　　翻訳　遠藤正臣，榎戸(中川)芙佐子／解説　遠藤正臣　　　　　　　　　　　233
　9　H. ベルガー　ヒトの脳波について
　　　　翻訳・解説　山口成良　　　　　　　　　　　　　　　　　　　　　　　　　265
　10　H. ビンター　アルコール酩酊状態について
　　　　翻訳・解説　影山任佐　　　　　　　　　　　　　　　　　　　　　　　　　321
　11　F. マウツ　痙攣発作素質
　　　　翻訳　中内雅子，五味渕隆志，飯田　眞／解説　五味渕隆志，飯田　眞　　　　385
　12　E. クレッチュマー　失外套症候群
　　　　翻訳　倉知正佳，大塚良作／解説　大塚良作，倉知正佳　　　　　　　　　　419
　13　V. フォン・ゲープザッテル　嗜癖の精神病理学
　　　　翻訳　下坂幸三／解説　佐藤哲哉，斉藤さゆり，飯田　眞　　　　　　　　　428
　　解　説　神経心理学と脳器質性疾患・外因精神病──あとがきにかえて──　　　453

第Ⅳ巻　「気分障害・非定型精神病／児童精神医学／
　　　　　精神科治療／社会精神医学・司法精神医学」

1　気分障害・非定型精神病
　1　J.-P. ファルレ　循環精神病あるいはマニーとメランコリーとの規則的交替に
　　　　　　　　　　よって特徴づけられる精神病の1型について
　　　　翻訳　西園マーハ文，濱田秀伯／解説　濱田秀伯　　　　　　　　　　　　　　4
　2　K. シュナイダー　感情生活の成層性と抑うつ状態の構造
　　　　翻訳・解説　赤田豊治　　　　　　　　　　　　　　　　　　　　　　　　　　26

3 P. シュレーダー　変質精神病（易変性疾患）について
　　翻訳・解説　大川　治　　　　　　　　　　　　　　　　　　　　　　　40
4 K. クライスト　循環様，妄想様，てんかん様精神病と変質精神病の問題について
　　翻訳・解説　飯田　真，坂口正道　　　　　　　　　　　　　　　　　　61
5 V. フォン・ゲープザッテル　離人症問題に寄せて──メランコリー理論への一寄与
　　翻訳　木村　敏，高橋　潔／解説　木村　敏　　　　　　　　　　　　107
6 H. ヴァイトブレヒト　情動精神病にみる未決定の諸問題
　　翻訳・解説　伊東昇太　　　　　　　　　　　　　　　　　　　　　　149

2　児童精神医学

1 G. ジル・ドゥ・ラ・トゥーレット　反響言語症および汚言症を伴う非協調運動の特徴を
　　　　　　　　　　　　　　　　　もった神経疾患についての研究
　　翻訳　保崎秀夫，藤村尚宏／解説　藤村尚宏，保崎秀夫　　　　　　　168
2 L. カナー　情緒的接触の自閉的障害
　　翻訳・解説　牧田清志　　　　　　　　　　　　　　　　　　　　　　206

3　精神科治療

1 P. ピネル　精神病あるいは狂気に関する医学＝哲学的論稿
　　　　　　第1版第6部　精神病者の医学的治療の原則
　　翻訳　藤井　薫，長岡興樹／解説　藤井　薫　　　　　　　　　　　　266
2 A. ツェラー　ヴィンネンタール療養所の活動，第2報
　　　　　　　──1837年3月1日から1840年2月29日まで
　　翻訳・解説　宇野昌人　　　　　　　　　　　　　　　　　　　　　　290
3 H. シモン　精神病院におけるより積極的患者治療
　　翻訳　木村敏夫，坂口正道，広沢道孝／解説　矢野和之　　　　　　　313
4 U. チェルレッティ　電　撃
　　翻訳　村田忠良，遠藤正臣／解説　遠藤正臣　　　　　　　　　　　　347

4　社会精神医学・司法精神医学

1 A. シュトリュンペル　災害患者の診断，判定および治療について
　　翻訳・解説　太田幸雄　　　　　　　　　　　　　　　　　　　　　　428
2 S.J.M. ガンゼル　特異なヒステリー性もうろう状態について
　　翻訳・解説　中田　修　　　　　　　　　　　　　　　　　　　　　　454
3 J. レッケ　既決囚におけるヒステリー性昏迷
　　翻訳・解説　柴田洋子　　　　　　　　　　　　　　　　　　　　　　468
4 E. クレペリン　比較精神医学
　　翻訳　宇野昌人，荻野恒一／解説　荻野恒一，宇野昌人　　　　　　　487
5 K. ビルンバウム　詐病と変質性基礎に基づく一過性疾病状態
　　翻訳・解説　中田　修　　　　　　　　　　　　　　　　　　　　　　496
6 R. ガウプ　パラノイア性大量殺人者教頭ヴァーグナーの病と死──断案
　　翻訳　宮本忠雄，平山正実／解説　平山正実，宮本忠雄　　　　　　　514
7 K. ウィルマンス　精神分裂病前駆期における殺人について
　　翻訳・解説　影山任佐　　　　　　　　　　　　　　　　　　　　　　568
　あとがき──解説にかえて──　　　　　　　　　　　　　　　　　　599

人名総索引（第Ⅰ―Ⅳ巻）

＊太字は本シリーズ収載文献のページ

A

Abély, M. P.　Ⅱ　209, 211
Abély, M. X.　Ⅱ　451
Abraham, K.　Ⅰ　238
Accornero, N.　Ⅳ　357, 360, 382
Ackerknecht, E. H.　Ⅰ　33
Adler, A.　Ⅰ　200, 426　Ⅳ　528
Adrian, E. D.　Ⅲ　314
Alajouanine, T.　Ⅱ　208
Allers　Ⅲ　193
Alpers　Ⅳ　403
Altschul　Ⅳ　423
Alzheimer, A.　Ⅰ　227, 228, 335　Ⅱ　114　Ⅲ　168, 218　Ⅳ　100, 421
Andreas-Salomé, L.　Ⅳ　147
Anstie, F. E.　Ⅰ　43, 59, 66, 73, 81, 82
Anton, G.　Ⅲ　108　Ⅳ　100
Aretäus　Ⅳ　151
Aretée　Ⅳ　267
Aristoteles　Ⅰ　269, 294, 455　Ⅳ　267
Arnaud, F.-L.　Ⅰ　174　Ⅱ　400, 566
Arnold, F.　Ⅰ　8
Arnold, J. W.　Ⅰ　3, 8, 13, 25
Arstein　Ⅱ　216
Aschaffenburg, G.　Ⅰ　201, 335　Ⅱ　72, 73, 259　Ⅲ　178, 195, 256　Ⅳ　34, 37, 587
Aschner　Ⅲ　255
Asher, R.　Ⅰ **467-482**
Atkinson, M. R.　Ⅰ　477

Auburtin, E.　Ⅲ　4, 10-13
Aurelianus　Ⅳ　267
Autenrieth, F.　Ⅰ　40
赤田豊治　Ⅱ　36, 37　Ⅳ　33, 34
秋元波留夫　Ⅱ　92　Ⅲ　318　Ⅳ　600
新井尚賢　Ⅲ　157
浅田一　Ⅳ　466
浅井昌弘　Ⅰ　479　Ⅱ　89, 92　Ⅳ　201

B

Babinski, J.　Ⅲ　465
Bachofen, J. J.　Ⅰ　300
Baeyer, W. R. v.　Ⅱ **498-536**
Bailey, S.　Ⅲ　48
Baillarger, J. G. F.　Ⅰ　42, 116, 154, 162, 175, 351　Ⅱ　43, 49, 51, 68, 208, 371, 483, 559, 560　Ⅲ　38, 39　Ⅳ　17, 22, 23, 151, 621
Baldwin, J. M.　Ⅱ　493, 495
Balfour, A.-J.　Ⅰ　184
Balinsky, I. M.　Ⅰ　150
Bálint, R.　Ⅲ **93-130**, 455, 456
Ball, B.　Ⅰ　175　Ⅱ　224, 388, 399, 565, 566
Ballet, G.　Ⅰ　165, 174, 176　Ⅱ　185, 224, 358, **378-407**, 492　Ⅳ　24
Barbaro　Ⅰ　477
Barker, J. C.　Ⅰ　477
Baruk, H.　Ⅱ　210, 211

Basset, J.   II 209
Bastian, M. C.   III 59, 60, 89
Baudelaire, C.   II 339   IV 137
Bauer, K. H.   II 533   IV 493
Bayer, v.   III 406, 407
Bayle, A. L. J.   I 146   IV 19, 21, 24
Bazhenov, N. N.   I 150
Beard, G. M.   IV 170, 177-179, 184, 186, 187, 190, 192-196, 198, 201, 202
Beattie   III 57, 89
Beck, A.   III 266, 268, 314
Beck, E.   III 231
Beevor   I 62, 70, 75
Bekhterev, V. M.   I 149, 150
Bell, C.   I 42
Benedetti, G.   III 158
Benoit, G.   II 372
Benon, R.   IV 159
Berger, H.   III 262, 263, **265-320**, 462, 463
Bergmann, G. v.   I 296
Bergson, H.   I 99, 105, 106, 107, 109, 182, 185, 200, 356, 359, 360, 376, 414   III 447   IV 147
Beringer, K.   II 532, 533   IV 161, 571
Berkeley, G.   I 245, 290
Berkley   II 108
Bernard, C.   II 213, 302, 339   III 60, 67, 89
Berner, P.   II 431
Bernstein, A. N.   I 150
Bertolani, A.   IV 360, 420
Berze, J.   I 453
Best   III 127, 129
Betzendahl, W.   I 452   IV 558
Bianchi, M. L.   III 59, 60, 89
Billiard, M.   III 262, 263
Bilz, R.   III 145, 151, 158
Binder, H.   I 428   III **321-384**, 463
Bing   III 323, 359, 360, 370
Bini, L.   IV 349, 356, 358-360, 367, 381, 382, 384, 385, 419, 420, 424, 609
Binswanger, H.   I 427
Binswanger, L.   I 226, 414, 418, 425, 427, 429, 442, 447, 448, 452, 460-463   III 379, 447, 464   IV 50, 136-138, 140, 147, 153, 386, 604
Binswanger, O.   III 317, 400   IV 56, 63, 80
Biondi   III 231
Birnbaum, K.   I 310, 316, **381-411**   III 355   IV 56, 62, 101, **496-513**, 564, 611
Blasius   I 296
Bleuler, E.   II 68, 195, 209, 210, 216-220, 223, 226, 259, 261-265, 274, 277, 367, 403, 502, 503, 568, 591   III 160, 335, 370, 379, 380, 383, 393   IV 45, 47
Block   IV 75, 76
Blondel, C.   II 492
Blume   II 512, 518-523, 525
Blumenan, L. V.   I 150
Blumental   IV 91
Boas   III 234, 254
Bocknik, H. J.   IV 486
Boening, H.   III 316-318
Bollnow, O. F.   I 454
Bolsi   IV 385, 423
Bonhoeffer, K.   I 319, 334, 410   II 114, 233   III 141, 158-160, **170-198**, 322, 336, 343, 359, 373, 387, 388, 458-460   IV 44, 46, 47, 51, 52, 56-58, 64, 68, 91, 101, 153, 512, 513, 604
Boon   IV 382, 390, 391
Borel, A.   II **215-232**
Bormann   IV 79
Börner   I 295
Bostroem, A.   II 246   IV 56, 75, 76
Bouillaud, J. B.   III 9, 10, 12, 13
Bourdin   III 58, 89
Bouteille, E. M.   IV 168, 169
Bovet, T.   I 428
Braceland, F J.   II 277, 278

Brain, L.　Ⅰ 91
Braummühl, A. v.　Ⅱ 253, 254
Bremer　Ⅲ 401, 412
Broadbent, M.　Ⅰ 48, 55　Ⅲ 83　Ⅳ 202
Broca, P.　Ⅲ **4-20**, 453, 454, 466
Brochard　Ⅰ 184
Browne, C.　Ⅰ 72
Bruch, H.　Ⅳ 250
Brun, R.　Ⅳ 450
Bruns　Ⅲ 108, 110, 122, 126
Buchner　Ⅲ 435
Budge　Ⅰ 6, 8, 9, 23, 24, 35, 36
Bühler, K.　Ⅳ 84
Bumke, O.　Ⅰ 236-238, 382, 406, 412, 423, 453
　Ⅱ 256, 532　Ⅲ 322, 333, 386, 389　Ⅳ 47,
　50, 56, 58, 91, 100, 150, 385, 423, 587, 591
Bunge　Ⅲ 329
Bürger-Prinz, H.　Ⅱ 532　Ⅳ 37, 38, 52, 157,
　591, 594-596
Bursten, B.　Ⅰ 477
Busse　Ⅰ 300
Büssow　Ⅳ 157

C

Cabanis, J. G.　Ⅰ 145
Cairns, H.　Ⅲ 424-426, 464
Caldwell, K. P. S.　Ⅰ 476
Calmeil, L. F.　Ⅳ 19
Camus, P.　Ⅱ 208, 345, 350　Ⅳ 379
Capgras, J.　Ⅱ **342-377**, 401, 405, **433-454**,
　492, 555, 567, 568, 578, 580, 581
Carpenter　Ⅲ 29, 47
Carus, C. G.　Ⅰ 8, 302
Caton　Ⅲ 265, 266, 307, 314
Ceillier, A.　Ⅱ 492
Celse　Ⅳ 267
Celsus　Ⅳ 151
Cerletti, U.　Ⅳ **347-426**, 609

Challiol, V.　Ⅳ 360, 368, 422, 425
Chamberlain, H. S.　Ⅰ 205
Charcot, J.-M.　Ⅰ 93, 113, 147, 174, 175, 195
　Ⅱ 208, 224, 263, 399, 400　Ⅲ 60, 83, 87, 89
　Ⅳ 169-173, 176, 188, 448, 449, 610
Charpentier, B.　Ⅱ 152, 155, 157, 205
Chaslin, P.　Ⅰ 174, 351, 361　Ⅱ **122-214**,
　216, 218, 222, 226　Ⅲ 466
Chiarugi, V.　Ⅰ 40, 145
Christian, J.　Ⅱ 225
Ciotola　Ⅳ 356, 360
Claude, H.　Ⅱ **215-232**, 339, 375, 403, 404,
　406, 484, 492　Ⅲ 50
Clérambault, G. de　Ⅰ **338-355**　Ⅱ 340, 373,
　405, 406, 448, 456, 466, 478, 480, 485, 489,
　492, **537-557**, 568　Ⅳ 599
Clifford, L. L.　Ⅰ 91
Cobb　Ⅳ 423
Codet, O.　Ⅱ 225
Coelius　Ⅳ 267
Colin, H.　Ⅱ 397
Connel, M.　Ⅲ 83
Conolly, J.　Ⅰ 146
Conrad, K.　Ⅲ 384, 423　Ⅳ 105, 306
Conte, A.　Ⅰ 145
Cotard, J.　Ⅰ 174　Ⅱ 397, 401
Cousin　Ⅰ 191
Cramer, A.　Ⅰ **112-124**, 140, 175　Ⅲ 323,
　335, 337, 366, 369
Creutzfeldt, H. G.　Ⅲ **214-232**, 461　Ⅳ 599
Critchley, M.　Ⅲ 261-263
Cros　Ⅲ 57, 89
Crow, T. J.　Ⅱ 230
Cuvier, F.　Ⅰ 15
Cuvier, G.　Ⅲ 46
Cybulski　Ⅲ 266, 268, 302, 308, 314
千谷七郎　Ⅰ 295, 296, 405, 406　Ⅳ 39, 105,
　513

D

d'Allonnes, R. II 482
Dana III 253, 260
Danckert I 296
Daniel, P. M. III 231
Danilewski III 267, 268, 314
Darwin, C. R. I 98, 414 IV 400
Daumézon, G. II 208, 209, 211
Dax, M. III 18, 465
De Boor, W. IV 56
De Laurenzi IV 360, 382
De Massary II 208
de Sanctis, S. IV 256
Debs I 185
Déjerine, J. J. III 16, 18, 19, 119, 453
Dejeurine II 118
Delay, J. II 224 III 51
Delbrück, A. II 374 III 389, 393
Denucé, P. III 88
Deny, G. II 208, 345, 350, 375 IV 24
Descartes, R. I 184, 430, 464 IV 267
D'Hervey I 295
Dickson, T. I 59
Dieren, E. v. III 213
Dietz IV 456, 462, 465
Dilthey, W. I 452, 461 III 447 IV 147
Donath I 296
Dostojewski, F. M. III 391 IV 558
Dreyfuss, G. L. II 234
Dromard, G. II 343, 345, 375
Du Bois-Reymond, E. H. I 91 IV 369
Dugas L. IV 107, 109
Dumas, G. II 343 III 51
Dunn III 36
Dupré, E. II 224, 357, 374, 375, 397, 400, 401, 404, 492, 562 IV 599
Düser IV 571
Dutil I 96
Duttenhoffer I 36
土居健郎 IV 600

E

Ebbinghaus, H. I 246 IV 100
Economo, C. v. IV 375, 376, 415
Einthoven, E. III 271, 277, 287
Eisenberg, L. IV 261
Eliasberg III 344
Ellenberger, H. F. II 492, 496
Emminghaus, H. I 115
Erb, W. I 236 IV 421
Ernst I 456
Ervin, S. III 90
Esquirol, J. E. D. I 122, 146, 148, 149, 175 II 222, 304, 565 III 466 IV 18, 20, 22, 23, 586, 592
Ewald, G. III 389 IV 56, 66, 67, 69, 70, 73, 94, 97, 98, 157, 557
Ey, H. I 99, 100, 103, 106-109, 123, 220, 354 II 92, 209, 211, 213, 228, 231, 375, 404, 492 III 50, 197, 381, 383, 384 IV 306
遠藤正臣 III 259, 260 IV 418, 420
榎戸（中川）芙佐子 III 259

F

Falret, J. I 174, 195 II **306-341**, 344, 363, 365, 371, 380, 384, 387, 560, 563-566, 569 III 38, 46 IV 19
Falret, J.-P. I 146 II 43, 68, 208, 284, 304, 339, 341, 400, 560, 563, 569, 577, 581 IV **4-25**, 151
Fankhauser, E. I 219
Farnell, F. J. I 356, 377
Farnier II 401
Faust, C. I. IV 100

Fechner, G.　Ⅲ 48　Ⅳ 370
Féré, C.　Ⅰ 173　Ⅱ 132, 176, 208　Ⅳ 176, 188, 202
Férriar, J.　Ⅳ 267-269
Ferrier, D.　Ⅰ 43, 57, 58, 70, 75, 76, 80, 91, 93
Ferrus, G. M. A.　Ⅳ 18
Fichte, J. G.　Ⅰ 144　Ⅳ 129
Fillenbaum, S.　Ⅲ 90
Fink, M.　Ⅱ 73
Fischer, F.　Ⅰ 414, 457, 461
Fischer, G.　Ⅳ 53, 390
Fischer, M.　Ⅲ 193
Fischer, O.　Ⅲ 168
Flechsig, P.　Ⅲ 121
Flescher, G.　Ⅳ 360, 385, 423, 424
Flügel, F.　Ⅳ 52
Fodéré, F. E.　Ⅱ 261
Foerster, O.　Ⅱ 531
Forel, A.　Ⅰ 407　Ⅱ 118, 374
Forestus　Ⅳ 267
Förster, E.　Ⅲ 97, 386　Ⅳ 423
Foucault, M.　Ⅳ 286, 289, 607
Foville　Ⅱ 304, 380, 564　Ⅲ 38　Ⅳ 19
Franck　Ⅰ 62
François-Franck, M.　Ⅰ 96
Frank　Ⅰ 94
Frauchiger　Ⅰ 296
Freud, S.　Ⅰ 39, 147, 200-202, 204, 206, 207, 211, 213-220, 237, 238, 301, 304, , 334, 422, 425-427, 446, 447, 460, 464　Ⅱ 112, 119, 121, 209, 217, 225, 261-264, 274, 452, 493　Ⅲ 447, 448　Ⅳ 147, 151, 156, 370, 373, 424, 451
Freund, C. S.　Ⅲ 465
Friedmann, M.　Ⅱ **408-432**, 559, 568　Ⅲ 234　Ⅳ 31, 69, 416, 450, 563
Fries　Ⅰ 458
Frith, C. D.　Ⅰ 123
Fulton, J. F.　Ⅳ 401

Fünfgeld, E.　Ⅳ 79
Fursac, J. R. de　Ⅰ 371　Ⅱ 205
Fürstner, C.　Ⅰ 141, 236
藤井薫　Ⅳ 285, 286, 606
藤村尚宏　Ⅳ 201, 203, 204
藤縄昭　Ⅱ 431
船津登　Ⅰ 97
古河太郎　Ⅰ 107

G

Gajdusek, D. C.　Ⅲ 230, 231
Gall, F. J.　Ⅲ 8, 9, 10　Ⅳ 19
Gamper, E.　Ⅲ 423
Gannushkin, P. B.　Ⅰ 150
Gans, A.　Ⅲ 168
Gansen　Ⅰ 140
Ganser, S. J. M.　Ⅳ **454-467**, 468, 485, 511, 599, 610
Garnier, P.　Ⅱ 381, 493, 553, 564
Garten　Ⅲ 265, 268, 309
Gaupp, R.　Ⅱ 66, 429, 430　Ⅲ 179, 256, 322, 340, 414, 463　Ⅳ 61, 71, 105, 149, 450, **514-567**, 587, 599, 611, 612
Gayte　Ⅰ 184
Gebsattel, V. E. v.　Ⅰ 414-416, 418, 420, 430, 452, 461, 463　Ⅲ **428-451**, 464　Ⅳ **107-148**, 153, 604, 605
Geiger, L.　Ⅰ 293
Geiger, M.　Ⅲ 325
Gelb, A.　Ⅰ 452　Ⅲ 465
Gélineau, J. B. E.　Ⅲ 233, 234, 260, 262
Gelma, M.　Ⅱ 397
Georget, E.-J.　Ⅱ 563
Gérard, J.　Ⅳ 157
Gérente　Ⅱ 380
Gerson　Ⅰ 407
Gerstmann, J.　Ⅲ 465
Gesell, A. L.　Ⅳ 246

Gibbs　Ⅲ 230
Gibert　Ⅳ 202
Giessler　Ⅰ 295
Gilbert, G. J.　Ⅲ 263
Gills de la Tourette, G.　Ⅳ **168-205**, 605
Glaser, J.　Ⅳ 592
Gloning　Ⅲ 90
Gloor, P.　Ⅲ 316, 318
Goethe, J. W. v.　Ⅰ 204-206, 214, 216, 302　Ⅳ 529
Gogh, v.　Ⅳ 587
Goldstein, K.　Ⅰ 452　Ⅱ 229　Ⅲ 465
Goltz, F. L.　Ⅲ 255
Gotch　Ⅲ 267, 314
Gowers, W. R.　Ⅰ 96　Ⅳ 369, 400
Graf　Ⅳ 65, 68, 83
Granville, M.　Ⅰ 58　Ⅲ 29, 35
Grasset, M.　Ⅲ 58, 67, 89
Greidenberg, B. S.　Ⅰ 126
Greving　Ⅱ 255
Griesinger, W.　Ⅰ **3-41**, 145, 148, 460　Ⅱ 9, 48, 51　Ⅲ 38, 39, 191　Ⅳ 20, 22, 55, 308, 559
Grinker　Ⅳ 402
Gross, A.　Ⅰ 335
Gruhle, H. W.　Ⅰ 335, 412, 422, 423, 425, 426, 428, 429, 453, 463, 464　Ⅱ 499, 531, 532　Ⅲ 322, 328, 340, 379, 386　Ⅳ 161, 515, 558, 591
Grünbaum, A. A.　Ⅲ 128
Grünthal, E.　Ⅲ 168
Grützner　Ⅰ 115
Gudden, B. A.　Ⅰ 335　Ⅲ 369
Guillaume, P.　Ⅱ 493
Guiraud, P.　Ⅱ 373
Guislain, J.　Ⅰ 28, 36, 328　Ⅱ 48　Ⅳ 22, 152, 310
Guleke　Ⅲ 275, 278-281, 283, 315
五味渕隆志　Ⅲ 413, 414

後藤彰夫　Ⅳ 600

H

Haas　Ⅲ 334
Häfner, H.　Ⅳ 36
Hagen, F. R. W.　Ⅰ 148
Hall, M.　Ⅰ 4-6, 8, 9
Hall, S.　Ⅱ 119
Haller, A. v.　Ⅰ 3
Hamilton, W.　Ⅰ 90
Hammond M.　Ⅳ 170, 184, 187, 188, 190, 195, 196, 203
Hannard, P.　Ⅱ 580
Hans, W.　Ⅳ 515
Hansen　Ⅰ 296
Hartley, D.　Ⅲ 48, 454
Hartmann, F.　Ⅲ 110, 127
Hartmann, H.　Ⅰ 424　Ⅱ 517
Hartmann, N.　Ⅳ 34
Haslam, J.　Ⅳ 285
Haug, K.　Ⅳ 108, 109, 141, 144, 145
Hauptmann, A.　Ⅲ 388
Hauptmann, G.　Ⅳ 547
Head, H.　Ⅱ 458
Heckel, E.　Ⅰ 145, 148, 312
Hecker, E.　Ⅱ **4-40**, 68, 76, 90-92, 106, 121, 194, 222, 263, 572, 575, 582, 587, 591　Ⅳ 599
Hegel, G. W. F.　Ⅰ 144, 455　Ⅱ 578
Heidegger, M.　Ⅰ 414, 430-441, 443-445, 451, 454-458, 460-464　Ⅱ 495, 526　Ⅳ 123, 124, 136, 137, 142, 147
Heilbronner, K.　Ⅰ 212　Ⅱ 567　Ⅲ 321-324, 335, 336, 341, 343, 350, 364, 365, 368, 370, 371
Heilig　Ⅲ 322
Heine, H.　Ⅳ 529, 549, 555
Heinroth, J. C. A.　Ⅰ 33　Ⅱ 303, 340　Ⅳ 19,

306, 309, 561
Heling　Ⅲ 373
Heller, T.　Ⅳ 256
Helmholz, H.　Ⅲ 48, 303
Henle, F. G. J.　Ⅰ 8, 35, 36
Henneberg　Ⅲ 234, 254
Heracrates　Ⅰ 264, 446
Herbart, J. F.　Ⅰ 38, 39
Hermann　Ⅰ 91
Herz, E.　Ⅳ 64, 97
Hesnard, A. L. S.　Ⅱ 225
Hess, W. R.　Ⅳ 376, 377, 379, 393
Heuyer, G.　Ⅱ 478
Hey, J.　Ⅳ 465
Hildebrandt　Ⅰ 295
Hilpert, P.　Ⅲ 292, 312
Hippocrates　Ⅳ 267
Hirschmann, J.　Ⅲ 383
Hirt, F.　Ⅳ 53
Hitler, A.　Ⅲ 195
Hitzig, J. E.　Ⅰ 43, 75, 80, 93　Ⅱ 365, 366
Hoch, P.　Ⅱ 107, 228, 229, 277
Hoche, A.　Ⅰ **222-239**, 334, 382　Ⅱ 591　Ⅲ 185, 340, 365　Ⅳ 46, 83, 101, 107, 599
Hochheimer, W.　Ⅰ 453
Hoff, H.　Ⅱ 120
Hoffbauer, J. C.　Ⅳ 586, 592
Hoffmann, H.　Ⅲ 261, 277, 308　Ⅳ 61, 525, 557, 561
Hoffmansthal, H.　Ⅲ 447
Hölderlin, J. C. F.　Ⅳ 307, 534
Homburger, A.　Ⅱ 114, 247, 531
Hönigswald　Ⅰ 414
Hoppe, F.　Ⅰ 113, 115, 117, 118　Ⅲ 363
Horn, P.　Ⅳ 450
Horseley　Ⅲ 314
Horstius　Ⅳ 267
Huber, G.　Ⅱ 257　Ⅳ 162, 163
Hübner, A.　Ⅲ 323, 341, 369

Hugo, V.　Ⅱ 354
Hume, D.　Ⅰ 183, 245, 290, 294
Husserl, E.　Ⅰ 414, 429, 461　Ⅱ 495　Ⅳ 136
Hutter　Ⅳ 153
Huxley, T.　Ⅰ 74, 91　Ⅱ 118
濱田秀伯　Ⅰ 173, 174　Ⅱ 223, 398, 399　Ⅳ 17, 18
花村誠一　Ⅰ 477
原田憲一　Ⅲ 467
林宗義　Ⅳ 492
東孝博　Ⅱ 272, 273
平井俊策　Ⅲ 424
平山正実　Ⅳ 560, 561
広沢道孝　Ⅳ 335
保崎秀夫　Ⅰ 477　Ⅱ 90, 230　Ⅳ 203, 204, 600

I

Ideler, K. W.　Ⅱ 303, 340　Ⅳ 19
Ilberg, G.　Ⅲ 159
Itard, J. M. G.　Ⅳ 169, 171, 188
市川潤　Ⅱ 65, 66
一之瀬正興　Ⅲ 86
飯田眞　Ⅰ 217, 476, 477　Ⅲ 413, 414, 417, 446, 447　Ⅳ 54, 97-99
池田久男　Ⅲ 140, 141
今泉恭二郎　Ⅰ 142, 143
今村新吉　Ⅰ 377
石黒健夫　Ⅲ 124, 125
伊東昇太　Ⅱ 256, 257　Ⅳ 160, 161
岩瀬正次　Ⅱ 258

J

J. J. トムスン　Ⅱ 116
Jackson, J. H.　Ⅰ **42-111**, 147, 195, 220　Ⅱ 118, 121　Ⅲ 23, 25, 26, 43, 46, 50, 165　Ⅳ 202, 365, 386, 394, 423

Jackson, S.   III   80, 81
Jacobi, M.   IV   52, 309, 314
Jaensch, E. R.   IV   79
Jahn, D.   II   243, 255, 256
Jahrreiss   III   331   IV   370
Jakob, A.   III   229, 230
Jamblich   I   280
James, W.   I   184, 291, 380   III   48
Janet, P.   I   99, 109, 147, **178-200**, 337   II   212, 213, **455-497**   III   48, 51   IV   109, 122, 139, 462, 599
Janz, D.   III   415, 416
Janzarik, W.   I   38, 40   IV   105, 306, 309, 562
Jaspers, K.   I   300, 334, 407, 414, 424, 425, 433, 453, 454, 461, 462   II   66, 502, 531, 533, 534   III   325, 326, 331, 382, 432, 458, 463   IV   33, 156, 161, 558, 587, 591, 611
Jauregg, W. v.   III   **199-213**, 460, 461
Jeanne d'Arc   II   392
Jendrassik   III   122
Jérusalem, W.   I   184
Jessen, W.   I   39   IV   572
Joffroy   II   224, 357, 399
Johnson, K. J.   IV   108
Jolly, F.   III   159, 234, 253
Jones, H.   IV   170
Jouffroy   I   191
Jouvet, M.   III   263
Juliusburger, O.   I   237   IV   85
Jung, C. G.   I   207, 215, 216, 217   II   112, 121
Jussieu, B. de   IV   15

K

Kahlbaum, K. L.   I   120, 148, 337   II   4, 5, 12, 27, 37, 38, **41-74**, 75-92, 106, 121, 175, 194, 222, 227, 251, 257, 263, 264, 577, 582, 587, 591   IV   24, 43, 151, 575, 599
Kahler   III   254, 256

Kahn, E.   II   397, 520   IV   61, 90
Kaldewey   IV   81-83, 98
Kallmorgen, W.   IV   486
Kalmus, E.   II   514, 515, 518-520, 522, 525
Kanabich   III   260
Kandinsky, V.   I   116, 120, 135, 148, 149, 175, 176
Kanner, L.   IV   **206-264**, 605, 606
Kant, I.   I   144, 290, 378, 430, 443, 454-456, 458
Kant, O.   IV   558
Kappers, A.   IV   390, 391, 393
Kasdorff, H.   I   296, 303
Kaufmann   III   267, 268, 302, 308, 314
Kehrer, F.   III   387, 401, 412   IV   558, 564
Kelp   II   51
Kierkegaard, S.   I   433, 455   III   431, 436, 441
Kinnier   IV   385
Kirkbride, T.   I   146
Kisker, K. P.   II   230, 534   IV   34-36, 38
Klaesi, J.   I   218   II   255
Klages, L.   I   **240-304**, 414   IV   36, 38, 143, 599
Kleine, W.   III   **233-264**, 461, 462, 467
Kleist, K.   I   148   II   71-74, 430, 512   III   160, 191, 234-236, 238, 243, 244, 252, 254, 256-258, 260, 359, 373, 390, 413, 460, 462   IV   43, 47, 48, 50, 53-58, **61-106**, 152, 306, 373, 379, 603, 604
Klippel   II   197, 385
Knauer   III   182, 189-193   IV   379
Koch, R.   III   211
Koffka, K.   I   405
Köhler, W.   I   204, 216, 405
Kolle, K.   I   219   III   160, 197   IV   52, 64, 65, 76, 97, 558, 562
Konrad   I   131
Koopmans   IV   397
Korsakow, S. S.   I   **125-152**   III   **132-142**,

456, 457　Ⅳ 599
Kovalevsky, P. I.　Ⅰ 126, 129, 131, 149
Kozhevnikov, A. Ya.　Ⅰ 144, 150
Kraepelin, E.　Ⅰ 40, 127, 143, 148-151, 217, 219, 220, 228, 237, 238, 304, **305-337**, 384, 406, 428　Ⅱ 38-40, 66, 69, 72, 74, 105-108, 114, 118-121, 123, 140, 194-196, 205, 210, 215, 216, 218, 225, 233, 234, 257, 259-262, 264, 274, 344, 365, 370, 376, 384, 385, 389, 400-403, 406, 409, 410, 427, 429, 430, 431, 492, 559, 561-563, 567-582, 584, 588　Ⅲ 159, 160, 168, 189, 194-196, 256, 322, 323, 330, 332, 337, 338, 354, 365, 366, 387, 389, 447, 457　Ⅳ 24, 31, 43-46, 49, 50, 52, 53, 55-57, 61, 69, 72, 89, 99, 101, 102, 104, 105, 147, 150, 151, 153, 159, 306, 314, 320, 369, 370, 412, 421, **487-495**, 555, 556, 561-564, 570, 571, 575, 591, 595, 599, 602, 604, 612
Krafft-Ebing, R. v.　Ⅰ 126, 128-131, 141, 148, 149　Ⅱ 121, 352, 553, 569, 579, 380, 587　Ⅲ 199, 466
Kranz, H.　Ⅱ 533
Krauss　Ⅰ 295, 452
Krehr　Ⅱ 114
Kreindler　Ⅳ 375
Krentz　Ⅲ 413
Kretschmer, E.　Ⅰ 409　Ⅱ 217, 219, 226, 227, 240, 243, 256, 430, 431　Ⅲ 353, 388, 392, 402, 407, 414, **419-427**, 463, 464, 466　Ⅳ 37, 43, 61, 62, 64, 71, 101, 151, 152, 159, 161, 516, 556, 562, 588, 599
Krishaber, M.　Ⅰ 195
Kroll　Ⅳ 364, 365, 368, 369, 400, 406, 423
Kronfeld, A.　Ⅰ 452
Krueger　Ⅲ 354
Krüger　Ⅲ 234-236, 247-249, 251, 257
Külpe　Ⅳ 84
Kunz, H.　Ⅰ **412-466**　Ⅱ 500, 526
Küppers　Ⅳ 378, 407

Kürschner　Ⅰ 6, 7
Kussmaul, A.　Ⅰ 113
Kutner　Ⅲ 335, 336, 343, 354, 365, 369, 371　Ⅳ 46
影山任佐　Ⅱ 301, 369, 370, 582　Ⅲ 156, 378, 379　Ⅳ 590, 591
上出弘之　Ⅳ 600
神谷美恵子　Ⅱ 273　Ⅳ 287, 289
笠原嘉　Ⅱ 431　Ⅳ 600
柏瀬宏隆　Ⅱ 272, 273, 336, 337
加藤普佐次郎　Ⅳ 609
加藤正明　Ⅳ 600
加藤敏　Ⅰ 121, 122　Ⅱ 490, 491
加藤佳彦　Ⅰ 476, 477
勝木保次　Ⅰ 107
川村智範　Ⅱ 336, 337
木戸又三　Ⅲ 157
木村敏　Ⅳ 145, 147, 605
木村敏夫　Ⅳ 335
切替辰哉　Ⅳ 161
小林聡幸　Ⅰ 121, 122
小木貞孝　Ⅱ 375, 399, 555　Ⅳ 466, 484, 510
小泉明　Ⅱ 206, 207　Ⅲ 47, 48
越賀一雄　Ⅰ 97, 98, 376, 377
久郷敏明　Ⅱ 258
倉知正佳　Ⅲ 423, 424
呉秀三　Ⅰ 335　Ⅳ 609
黒沢良介　Ⅱ 230

L

La Rochefoucauld, F.　Ⅲ 430
Lacan, J.　Ⅱ 225, 372, 375, 492, 559　Ⅳ 564
Ladame, P.-L.　Ⅱ 234
Laforgue, R.　Ⅱ 225
Lagache, D.　Ⅱ 492
Lallemand　Ⅲ 10
Lambert, W. E.　Ⅲ 90
Lange, J.　Ⅰ 336　Ⅱ 73, 74　Ⅲ 386, 387,

389, 408　Ⅳ 39, 58, 65, 70, 74, 121, 141, 150, 159, 492, 558, 563, 564
Langermann, J. G.　Ⅰ 146　Ⅱ 303, 340
Langfeldt, G.　Ⅱ 229
Lantéri-Laura, G.　Ⅱ 212, 371, 599
Laplanche, J.　Ⅳ 448
Larry 男爵　Ⅲ 9
Lasègue, E.-C.　Ⅱ **282-305, 306-341**, 363, 371, 380, 396, 400, 546, 563-566　Ⅳ 23, 24
Laughter　Ⅳ 267
Laurent, E.　Ⅳ 190, 202
Laycock, T.　Ⅰ 42, 59, 91　Ⅲ 28, 35, 36, 46
Leder, A.　Ⅲ 416
Legrain, M.　Ⅰ 127　Ⅱ 371, 560, 578　Ⅳ 46
Legrand du Saulle, H.　Ⅱ 208
Leidesdorf, M. v.　Ⅲ 212
Leischner, A.　Ⅲ 90
Lélut, L.-F.　Ⅰ 162
Lemke, R　Ⅳ 159
Leonardo（da Vinci）　Ⅳ 372
Leonhard, K.　Ⅰ 409　Ⅱ 71, 74, 299　Ⅳ 55, 58, 99, 100, 104, 105, 306
Leroy, R.　Ⅱ 566, 567
Leuret, F.　Ⅱ 344, 560, 569
Levin, M.　Ⅲ 260, 261
Levy, D.　Ⅳ 250
Lévy-Valensi, J.　Ⅱ 218, 226
Lewandowsky, M.　Ⅲ 387, 465
Lhermitte, J.　Ⅱ 224, 385　Ⅳ 376
Libert, L.　Ⅱ 344, 345, 363
Liepmann, H.　Ⅰ 147　Ⅲ 103, 110, 122, 125, 144, 161, 465　Ⅳ 100
Linne, C. v.　Ⅳ 15
Lipps, G. F.　Ⅰ 246, 290-292, 294　Ⅲ 447　Ⅳ 147
Lissauer, H.　Ⅲ 466
Lister, J.　Ⅰ 74
Llopis, B.　Ⅳ 306
Locke, J.　Ⅰ 245

Loeb, J.　Ⅰ 336　Ⅲ 111-113
Logre, J.　Ⅱ 374, 492
London, M.　Ⅰ 477
Longhi, L.　Ⅳ 349, 360, 385, 386
Lôo, P.　Ⅱ 211
Lordat　Ⅲ 57, 89
Lotmar　Ⅲ 330
Louyer-Villermay　Ⅲ 41, 46
Löwenberg, K.　Ⅲ 168
Löwith, K.　Ⅰ 451, 458　Ⅳ 136
Ludwig Ⅱ 世　Ⅳ 544, 545, 587
Lugaro, E.　Ⅳ 369, 408, 414
Luxenburger, J. H.　Ⅳ 149, 152, 588

M

Magnan, V.　Ⅰ 127, 128, 147, 149, 159, 176, 352, 407　Ⅱ 218, 304, 363, 370-373, 380-382, 384, 385, 389, 396, 400-402, 405, 492, 553, 560, 561, 563-565, 569, 578-581, 587, 591　Ⅲ 46　Ⅳ 23, 46, 47, 50, 56, 57, 89, 101
Magnus Huss　Ⅲ 138, 423
Maier, H. W.　Ⅲ 379
Malinowski, B. K.　Ⅳ 495
Mallet　Ⅱ 208
Malthus, T. R.　Ⅳ 534
Marc, C. C. H.　Ⅳ 586, 592
Marcel　Ⅲ 153, 159
Marchand, L.　Ⅱ 450
Marie, P.　Ⅱ 121　Ⅲ 7, 14, 16-19, 453, 466　Ⅳ 173, 176, 421
Marinesco, G.　Ⅳ 375
Marxow, F. von　Ⅲ 266, 269, 289, 310, 314
Masselon　Ⅱ 205, 343, 345, 363
Matisse, H.　Ⅲ 447
Matthews, B. H. C.　Ⅲ 314
Maudsley, H.　Ⅰ 147
Mauthner　Ⅳ 375

Mauz, F.　Ⅲ **385-418**, 463　Ⅳ 99, 105
Mayer, W.　Ⅳ 55
Mayer-Gross, W.　Ⅰ 335, 423　Ⅱ 119, 246, 256, 532　Ⅲ 379　Ⅳ 54, 58, 59, 65, 109, 121, 127, 128, 144, 145, 591, 592, 595
Mead, G, H.　Ⅱ 496
Medow　Ⅱ 246　Ⅳ 64, 70, 79
Meduna, L.　Ⅳ 349, 420
Meggendorfer, F.　Ⅱ 532　Ⅲ 160, 322, 330, 341, 354, 366, 370, 383
Meige, M. H.　Ⅰ 173
Mendel, E.　Ⅱ 569　Ⅲ 234
Mercier, C.　Ⅰ 43
Merzheevsky, I. P.　Ⅰ 147, 150
Meyer, A.　Ⅱ **93-121**, 261, 262, 274, 559　Ⅲ 457　Ⅳ 599
Meyer, E.　Ⅲ 322, 335, 340
Meyer, G. H.　Ⅰ 35, 36, 300
Meyer, J.-E.　Ⅳ 147
Meynert T.　Ⅰ 114, 125, 127, 129, 130, 138-143, 145, 147, 226, 385　Ⅳ 55, 64, 85
Mignot, H.　Ⅱ 364
Mill, J. S.　Ⅰ 91
Mills, M. M.　Ⅲ 83
Minkowski, E.　Ⅰ 109, 199, 200, **356-380**, 414, 461　Ⅱ 210, 217, 221, 228　Ⅲ 50, 90, 447, 464　Ⅳ 147, 148, 599
Minkowski, M.　Ⅰ 220
Mitchell, W.　Ⅰ 97, 163
Möbius, P. J.　Ⅱ 561, 587　Ⅳ 47, 56
Moeli, K.　Ⅰ 407　Ⅲ 366　Ⅳ 465, 466, 512
Monakow, C. v.　Ⅰ 220, 379　Ⅲ 119, 120, 122
Moniz, E　Ⅳ 415, 425
Monro, H.　Ⅰ 58
Monroe　Ⅰ 295
Montesquieu, C.　Ⅳ 266
Montyel, M. de　Ⅱ 517
Moreau de Tours, J.　Ⅱ 209, 341
Morel, B. A.　Ⅰ 146, 147　Ⅱ 123, 195, 205, 209, 222, 223, 302, 304, 340, 380, 400, 563, 564, 569　Ⅲ 46　Ⅳ 23, 56, 101, 151
Morgan　Ⅳ 390
Morgenthaler　Ⅰ 219
Morsier, G. de　Ⅱ 456
Mortimer　Ⅲ 35
Moser, K.　Ⅲ 338
Mosso　Ⅲ 272, 296　Ⅳ 375
Mueller, B.　Ⅲ 323
Müller, J.　Ⅰ 4, 5, 8, 19, 20, 22, 39, 91　Ⅲ 106　Ⅳ 379
Müller, L. R.　Ⅲ 255
Münkemöller　Ⅲ 341
Münzer　Ⅲ 252
牧田清志　Ⅳ 259, 260, 606
丸井清泰　Ⅱ 120
松下正明　Ⅲ 465　Ⅳ 612
三村將　Ⅱ 398
満田久敏　Ⅱ 230　Ⅳ 52, 105
三浦百重　Ⅰ 377
三浦岱栄　Ⅱ 92　Ⅳ 600
三宅鉱一　Ⅳ 513
宮本忠雄　Ⅰ 459, 460　Ⅱ 490　Ⅳ 560, 561
森鷗外　Ⅰ 205
森口美都男　Ⅰ 378
森岩基　Ⅲ 124, 125
守田嘉男　Ⅲ 129
森山公夫　Ⅳ 306
迎豊　Ⅱ 65, 66, 74
向笠広次　Ⅳ 426
村上仁　Ⅰ 200, 377　Ⅱ 230, 453
村田忠良　Ⅳ 418

N

Nabias　Ⅲ 88
Nageotte, J.　Ⅱ 208
Nasse, O. J. F.　Ⅰ 5
Neele, E.　Ⅱ 71

Neisser, C.　Ⅰ 120　Ⅲ 390　Ⅳ 84, 88, 89, 315, 318, 456, 457, 462, 465
Neminski, P.　Ⅲ 267, 268, 275, 282, 302, 307, 308, 314, 316
Neubürger, M.　Ⅱ 251, 256
Neumann, H.　Ⅱ 38, 69, 90, 121, 261
Niessl v. Mayendorf, E. G.　Ⅲ 121　Ⅳ 77
Nietzsche, F. W.　Ⅰ 205, 300, 414　Ⅲ 436
Nissl, F.　Ⅰ 39, 335　Ⅲ 218　Ⅳ 53, 357, 414, 421, 485, 591
Nitsche, P.　Ⅳ 467
Noack　Ⅲ 234
Nodet, C.-H.　Ⅱ 404
Nonne, M.　Ⅳ 450
Nothnagel, H.　Ⅲ 199
Novalis　Ⅲ 432
永江三郎　Ⅲ 157
長岡興樹　Ⅳ 285
仲村禎夫　Ⅲ 193, 194
中西忍　Ⅰ 477
中田修　Ⅲ 156, 157, 381, 384　Ⅳ 592, 596, 462, 463, 510, 600, 601, 611
中谷陽二　Ⅰ 349　Ⅱ 553
中内雅子　Ⅲ 413
中山道規　Ⅱ 336, 337
中安信夫　Ⅰ 123
丹生谷(萩生田)晃代　Ⅱ 223
西丸四方　Ⅱ 117, 118, 120, 453
西尾友三郎　Ⅳ 600
西川光夫　Ⅰ 477
西園マーハ文　Ⅳ 17
野上芳美　Ⅳ 600

O

荻野恒一　Ⅰ 200　Ⅱ 453, 495　Ⅳ 491, 492, 494
小俣和一郎　Ⅲ 177, 178
大原貢　Ⅱ 117, 120, 449, 450
大橋博司　Ⅰ 377　Ⅲ 128
大橋正和　Ⅱ 428, 429, 530, 531
大川治　Ⅳ 51, 52
太田幸雄　Ⅳ 446, 447, 610
大塚宣夫　Ⅱ 258
大塚良作　Ⅲ 423, 424
大塚俊男　Ⅲ 210, 211

P

Pinel, P.　Ⅰ 145, 146　Ⅱ 406　Ⅲ 466　Ⅳ 18, 20, 22, **266-289**, 314, 320, 324, 586, 592, 599, 606, 607
Piper　Ⅲ 285
Pitres, A.　Ⅰ 55, 56, 62, 94, 96　Ⅲ 50, **56-92**, 455　Ⅳ 176, 188, 202
Plater, F.　Ⅳ 267
Platner, E.　Ⅳ 586, 592
Platon　Ⅰ 282
Pohlisch, K.　Ⅲ 327, 343, 373　Ⅳ 64, 65
Polatin, P.　Ⅱ 229, 277
Pollnow, H.　Ⅰ 453
Popper　Ⅳ 90
Porcher, Y.　Ⅰ 350
Postel, J.　Ⅱ 213, 339, 375　Ⅳ 286
Pötzl, O.　Ⅲ 129
Prévost　Ⅳ 349
Preyer　Ⅰ 112, 113
Prinzhorn, H.　Ⅰ 296
Probst　Ⅲ 120, 121
Proebster　Ⅲ 312
Pronier　Ⅱ 519
Protopopov, V. P.　Ⅰ 150
Proust, M.　Ⅱ 461　Ⅲ 57, 67, 89
Puddu　Ⅳ 360, 381, 382, 419

Q

Quétel, C.　Ⅱ 339

人名総索引　535

R

Radestock　I 295
Raecke, J.　Ⅲ 322, 323, 335, 365, 366　Ⅳ 463, 465, **468-486**, 563, 588, 611
Raithel　Ⅳ 594
Ranvier, L. A.　Ⅲ 87
Rash, B.　I 145
Garcin, R.　Ⅱ 208, 224
Raymond, F.　I 195
Reboul-Lachaux, J.　Ⅱ **433-454**
Reckel, K.　Ⅲ 383
Redlich, E.　Ⅲ 234, 252, 254
Régis, E.　Ⅱ 222, 353, 528, 560
Reichardt　Ⅱ 234　Ⅲ 387, 390
Reil, J. C.　I 3　Ⅳ 314
Reil, T. Ch.　I 146
Reimann, J.　I 410
Reiss, E.　Ⅲ 322, 330, 335, 349　Ⅳ 157
Rennert, H.　Ⅳ 105, 306
Ribot, T. A.　I 43, 147, 195　Ⅱ 116, 343, 351, 457　Ⅲ **21-55**, 454, 455
Richards, E.　Ⅳ 226
Richet, D.　Ⅱ 458
Richter, H.　Ⅲ 168　Ⅳ 572
Riebeth　Ⅱ 503
Riedel, O.　Ⅱ 514, 518, 522, 525
Rieger, K.　I 121
Riese　Ⅳ 587
Rigano　Ⅱ 456
Rilke, R. M.　I 445
Rimland, B.　Ⅳ 261
Rinckenbach, J.　Ⅲ 59, 60, 89
Ritter, J.　I 448
Robertson, A.　I 62
Robin, G.　Ⅱ **215-232**, 465
Rodin, A.　Ⅲ 447
Rogers, D.　Ⅱ 72, 74, 533

Rohde　Ⅲ 234
Rohr, K.　I 296, 297, 303
Roller, C.　I 120
Roos　Ⅲ 231　Ⅳ 397
Rosenbakh, P. Ya.　I 126, 129　Ⅳ 501, 509
Rosenfeld, M.　Ⅲ 322, 329, 331, 336, 343, 357, 360, 365　Ⅳ 379
Rosenkötter　Ⅲ 262
Roser　I 38
Rosett　Ⅳ 387, 400
Ross　I 43
Rossolimo, G. I.　I 144
Rostan　Ⅲ 10
Roth, M.　Ⅳ 169
Rothacker　I 296
Rothmann, D. J.　Ⅲ 255
Rothschild, D.　I 296
Rousseau, J.-J.　Ⅱ 354, 357
Royce, J.　Ⅱ 493
Rüdin, E.　I 315, 335　Ⅱ 532　Ⅲ 387　Ⅳ 64
Ruffin, H.　I 428
Rümke, H. C.　Ⅱ 230
Rutter, M.　Ⅳ 261

S

Sakel　Ⅳ 355, 420
Salmon　Ⅳ 376, 390, 392
Samt　Ⅲ 256
Sanctis, S. de　Ⅱ 195
Sander　Ⅱ 569
Sandras　Ⅳ 169
Santha, v.　Ⅳ 423
Sartre, J. P.　Ⅱ 495
Saucke　I 298
Sauer　Ⅲ 234, 260
Saury　Ⅱ 208
Saussure, F. de　Ⅱ 225

Schäfer   IV 108, 121, 141
Schaffer   III 120, 121
Schau, B.   IV 79
Scheid, K. F.   I 444, 457
Scheidegger   II 234, 235, 245, 248, 249, 251, 255, 256
Scheler, M.   I 413, 414   II 495   III 429, 447   IV 26, 29, 32, 34, 136, 147, 602
Schelling, F. W.   I 144, 455
Scherner   I 295
Schilder, P.   I 424   III 347   IV 86, 107, 127, 141
Schiller, J. C. F. v.   IV 529, 536, 537
Schindler   I 293, 295
Schipkowensky, N.   IV 565, 583, 584, 587, 588, 592, 594
Schleier   III 277
Schleiermacher, F.   IV 308
Schmiedeberg   III 329
Schneider, C   I 431   II 499, 527, 532   III 416
Schneider, K.   I 411, 413, 414, 419, 450   II 73, 74, 240, 410, 533, 561   III 196, 197, 329, 341, 382, 383, 407, 449, 463   IV **26-39**, 99, 152, 154, 562, 595, 602, 603
Scholz, W.   III 423   IV 52, 410, 558
Schönberg   III 323, 359, 360, 370
Schönfeldt, M.   II 517, 519
Schopenhauer, A.   I 295
Schorer, C. E.   IV 463
Schröder, H. E.   I 296, 303
Schröder, P.   III 171, 179, 234, 235, 248-251, 256, 322, 329, 330, 338, 366, 369, 373   IV **40-51**, 55, 63, 64, 77, 101-103, 595, 603, 604
Schüle, H.   I 127, 143, 148, 328   II 249, 261, 380, 579, 587   III 185, 193
Schuler, A.   I 300, 302, 303
Schulte, W.   II 503   III 308   IV 338
Schultz, J. H.   I 296

Schultze, E.   IV 100
Schultz-Hencke   I 427
Schulz, B.   IV 157
Seelert   III 345, 360   IV 69, 70
Séglas, J.   I 118, 122, **153-177**, 351   II 182, 205, 208, 353, 371, 372, 376, 382, 387, 388, 397, 400, 401, 484, 567, 578, 581
Sequard, B.   III 47
Serbsky, V. P.   I 143, 144, 150   II 260
Sérieux, P.   II 344, 363, 364, 370-376, 401, 405, 451, 492, 555, 560-562, 567-569, 571, 578-581, 583
Shakespeare, W.   IV 529, 537
Sharkey   I 43
Sharpey   III 30, 32, 36
Shcherbak, A. E.   I 150
Sherrington, C. S.   IV 401
Shorter, E.   II 71, 74
Siefert, E.   IV 64, 512, 513
Siemerling, E.   III 182, 365   IV 469, 482
Sikorsky, I. A.   I 144   II 517
Simmel, G.   I 414
Simon, H.   IV 311, **313-346**, 608, 609
Simon, M.   I 162, 295
Singer   III 234, 252, 253
Sioli, E.   II 113   III 387, 413
Smit, W. M.   IV 493
Snell, L.   IV 466
Sommer   III 295, 304
Spatz, H.   III 168, 223   IV 514
Specht, G.   I 293   II 234, 367   III 182-188, 192, 330   IV 69, 71, 100, 306, 538
Speer, E.   IV 517
Spencer, H.   I 42, 43, 74, 83, 89, 91, 97-99, 105-107, 110, 183, 192, 195, 414   III 48, 454
Speyr, W. v.   I 219   III 159
Spielberg   I 201
Spielmeyer, W.   II 254   III 220   IV 347, 423
Spinoza, B. de   I 183, 294

Spiro, H. R.　I　477
Spitta　I　295
Spurzheim, J. G.　III　10
Staehelin, J.　III　380
Stahl, G.　II　303, 340
Stauder, K. H.　II **233-258**　III　390
Steiner, J.　II　251
Stelzner, H.　IV　592
Stephens　II　229
Stern, F.　IV　372, 464
Stern, W.　III　331, 335, 351, 360
Sternberger　I　438
Stertz, G.　III　180, 251, 389, 460
Stiefler, G.　III　234, 254
Stier　III　322, 330, 338, 340, 344, 346, 350, 360, 370, 388
Stillger　IV　80
Stilling　I　6, 7, 12, 23, 35
Stöcker　III　234, 235, 247-249, 251, 260
Stocking　II　229
Storch, A.　I　418, 452, 460, 461　II　120, 501, 526
Störring, G.　IV　109, 134, 144
Stransky, E.　II　195, 210, 216
Straus, E.　I　379, 414, 418, 422, 430, 451, 452, 461　II　120, 520, 533　III　447, 464　IV　123, 128, 142, 145, 147, 148
Strecker　II　120
Streiker　I　113
Stricker, S.　I　165　III　212
Strindberg, A.　II　355
Strohmeyer, W.　I　7
Strümpell, A.　I　295　IV **428-453**, 610
Sullivan, J. St.　II　533
Symonds　I　89
斉藤さゆり　III　447
坂口正道　IV　54, 97-99, 335
坂田徳男　I　377, 378
佐久間友則　II　428

佐藤哲哉　III　447
佐藤時治郎　II　65, 66　III　47, 86, 87
関忠盛　I　459, 460
柴田収一　I　37, 38
柴田洋子　IV　483, 484
茂野良一　II　428, 429
島崎敏樹　III　424
島薗安雄　IV　600
霜山徳爾　III　450
新福尚武　IV　600
柴崎浩　III　129
清水鴻一郎　I　97
下坂幸三　I　214, 215, 235, 236　III　446, 450
杉下守弘　III　6, 7
角南健　I　97

T

Taine, H.　I　183　III　48
Tanzi, E.　II　356　IV　408, 414
Taylor, M.　II　73, 74
Tellenbach, H.　III　416　IV　148
Terrien　II　364
Teulié, G.　II　484
Thiele, R.　IV　98, 595
Thomsen, J.　IV　56, 70
Tindall, J.　I　74
Tissié　I　295
Todd, J.　I　62
Tokarsky, A. A.　I　150
Torti, E.　IV　351
Tournay　IV　376, 377
Tournefort, J. P. de　IV　15
Trélat, W. U.　II　344
Trénel　II　218, 221
Trousseau, A.　III　23, 46, 57, 58, 67, 89　IV　169, 170, 178, 179, 188, 190, 193, 200, 204
Tschermak, E.　IV　100
Tuke, D. H.　I　148

Tuke, W.　I 145
Tyndall, J.　I 91
高木洲一郎　I 477
高橋潔　Ⅳ 145
高橋徹　I 194, 195, 349　Ⅱ 301, 302, 553
竹中星郎　Ⅱ 257
田中寛郷　I 123, 173
田崎博一　Ⅲ 48

U

Ule, G.　Ⅲ 426
Unzer　I 3
Urstein　Ⅱ 195
Uspensky, S. N.　I 126
内村祐之　I 236, 238, 336　Ⅱ 40, 90, 92, 431, 571　Ⅲ 318　Ⅳ 423, 600
内沼幸雄　I 337
上田宣子　Ⅳ 486
宇野昌人　Ⅳ 305, 306, 491, 492, 608
臺弘　I 333, 334　Ⅳ 492, 495, 600

V

Valentin　I 7, 36, 37
Van Deen　I 6-9, 12, 37
Verschuer, v.　Ⅲ 412　Ⅳ 588
Viale　Ⅳ 348
Viereck　Ⅳ 560
Villiers, C.　Ⅲ 35, 46
Virchow, R.　Ⅱ 38　Ⅳ 261
Vogt, O.　Ⅳ 347
Voisin, F.　Ⅱ 208　Ⅳ 15, 18
Vold, M.　I 285, 295
Volkelt　I 295
Volkmann　I 5-7
Vorkastner　Ⅲ 323

W

Wallon, H　Ⅱ 350, 493
Walter, F. K.　Ⅳ 418
Weber, M.　I 296
Weichbrodt　Ⅳ 41
Weitbrecht, H. J.　Ⅱ 533　Ⅳ 36, 37, 105, **149-165**, 605
Weizsäcker, V. v.　I 427, 428, 452　Ⅱ 531
Wernicke, C.　I 113, 145, 147, 148, 328, 354, 385, 460　Ⅱ 66, 121, 346, 409, 427　Ⅲ **143-160**, 161, 165, 179, 194, 196, 357, 457-459, 466　Ⅳ 48-50, 52, 53, 55-57, 64, 74, 76, 77, 85, 100-102, 110, 375, 465, 466, 478, 604
Wertheimer, M.　I 405
West, D. J.　Ⅳ 565
Westphal, C.　I 96, 120　Ⅱ 5　Ⅳ 70, 485
Wetzel, A.　Ⅳ 161, 515, 583, 586, 587
Weygandt, W.　I 295, 335　Ⅱ 528
Whytt, R.　I 3
Wieck, H.　Ⅲ 197
Wierus (Weyer), J.　Ⅳ 275
Willige　Ⅳ 69, 77, 79, 87, 97
Wilmanns, K.　I 335, 425　Ⅱ 72, 74, 532　Ⅲ 379　Ⅳ 46, 50, 56, 57, 485, 512, 513, **568-597**, 612
Wilson, K.　Ⅳ 385, 387, 388
Winkler, W.　Ⅳ 337
Winslow, F. B.　Ⅲ 36, 57, 89
Winters　Ⅱ 120
Wittson　Ⅳ 158
Wlassak　Ⅲ 330, 357
Wollenberg, R.　Ⅱ 517　Ⅳ 515, 542
Wunderlich, K. R. A.　I 38, 41
Wundt, W.　I 148, 246, 295, 334, 335　Ⅱ 259, 260　Ⅲ 48, 108　Ⅳ 493
割田宏　Ⅲ 228

渡辺俊三　Ⅲ 47, 48, 86, 87
渡辺洋一郎　Ⅰ 477

Y

Yeo, G.　Ⅰ 75
山縣博　Ⅰ 479　Ⅲ 165, 166
山口成良　Ⅲ 313, 314
吉益 脩夫　Ⅱ 92
安河内五郎　Ⅳ 426
安永浩　Ⅰ 218　Ⅱ 431
横井晋　Ⅲ 228, 229　Ⅳ 600
横山茂生　Ⅲ 424, 426
矢野和之　Ⅳ 336

吉松和哉　Ⅰ 479

Z

Zeller, E. A.　Ⅰ 28, 37, 38, 40　Ⅱ 48, 67　Ⅳ **290-312**, 607, 608
Zendig　Ⅱ 72
Ziehen　Ⅱ 121　Ⅲ 324, 334, 341, 389　Ⅳ 70, 100
Zilboorg, G.　Ⅱ **259-279**　Ⅳ 286
Zimmerman　Ⅱ 461
Zöllich　Ⅲ 276
Zondek　Ⅳ 376
Zutt, J.　Ⅰ 427　Ⅱ 120, 495, 534　Ⅲ 466

〈編集委員〉

松下　正明（まつした・まさあき）
1937 年生まれ
東京都健康長寿医療センター理事長　東京大学名誉教授
専門領域：老年精神医学，神経病理学，司法精神医学，
　　　　　精神医学史

影山　任佐（かげやま・じんすけ）
1948 年生まれ
東京工業大学教授
専門領域：犯罪学，社会病理の精神医学，精神医学史，
　　　　　精神保健・メンタルヘルス

現代精神医学の 礎（いしずえ）　I
精神医学総論（せいしんいがくそうろん）

2012 年 2 月 15 日　第 1 刷発行
編　集　松下正明
　　　　影山任佐
発行者　藤田美砂子
発行所　時空出版 株式会社
〒112-0002　東京都文京区小石川 4-18-3
　　　　電話　03(3812)5313
　　　http://www.jikushuppan.co.jp
印刷・製本　三報社印刷株式会社

ⓒ 2012 Printed in Japan
ISBN978-4-88267-045-2

入手困難だった第1級原典を第一人者の翻訳・解説で

現代精神医学の礎

全4巻　　A5判　上製

編集/　松下正明・影山任佐

Ⅰ 精神医学総論

Ⅱ 統合失調症・妄想

Ⅲ 神経心理学
　　脳器質性疾患・外因精神病

Ⅳ 気分障害・非定型精神病
　　児童精神医学／精神科治療
　　社会精神医学・司法精神医学

時空出版株式会社　〒112-0002 東京都文京区小石川4-18-3
TEL 03(3812)5313　FAX 03(3812)5785　http://www.jikushuppan.co.jp